Thieme

Pneumologie

Ein historisches Kaleidoskop – Überraschendes, Kurioses, Lehrreiches

Herausgegeben von

Robert Kropp

Mit Beiträgen von

U. Costabel
R. Dierkesmann
D. A. Enarson
C. Gradmann
V. Gross
I. Hansen-Schaberg
G. Hünermund
D. Kirsten
H. J. Klippe
U. Koehler
N. Konietzko
R. F. Kroidl
R. Kropp
R. Kropp
B. Lehnigk
A. Ley
R. Loddenkemper
G. Loytved
C. Mörgeli
T. Nelson
M. Öchsner-Pischel
T. Penzel
M. Petzoldt
C. Reincke
H. L. Rieder
A. Rouillon
T. Schaberg
I. Schütz †
S. Schwarz
G. Siemon
G. F. Strasser
M. Teschner
D. Tracht
T. Ulrichs
R. Wettengel

160 Abbildungen
22 Tabellen

Georg Thieme Verlag
Stuttgart · New York

Bibliografische Information der Deutschen Nationalbibliothek

Die Deutsche Nationalbibliothek verzeichnet diese Publikation in der Deutschen Nationalbibliografie; detaillierte bibliografische Daten sind im Internet über
http://dnb.d-nb.de abrufbar.

Wichtiger Hinweis: Wie jede Wissenschaft ist die Medizin ständigen Entwicklungen unterworfen. Forschung und klinische Erfahrung erweitern unsere Erkenntnisse, insbesondere was Behandlung und medikamentöse Therapie anbelangt. Soweit in diesem Werk eine Dosierung oder eine Applikation erwähnt wird, darf der Leser zwar darauf vertrauen, dass Autoren, Herausgeber und Verlag große Sorgfalt darauf verwandt haben, dass diese Angabe **dem Wissensstand bei Fertigstellung des Werkes** entspricht.
Für Angaben über Dosierungsanweisungen und Applikationsformen kann vom Verlag jedoch keine Gewähr übernommen werden. **Jeder Benutzer ist angehalten**, durch sorgfältige Prüfung der Beipackzettel der verwendeten Präparate und gegebenenfalls nach Konsultation eines Spezialisten festzustellen, ob die dort gegebene Empfehlung für Dosierungen oder die Beachtung von Kontraindikationen gegenüber der Angabe in diesem Buch abweicht. Eine solche Prüfung ist besonders wichtig bei selten verwendeten Präparaten oder solchen, die neu auf den Markt gebracht worden sind. **Jede Dosierung oder Applikation erfolgt auf eigene Gefahr des Benutzers.** Autoren und Verlag appellieren an jeden Benutzer, ihm etwa auffallende Ungenauigkeiten dem Verlag mitzuteilen.

Rüdigerstraße 14
70469 Stuttgart
Deutschland
Telefon: +49/(0)711/8931-0
Unsere Homepage: www.thieme.de

Printed in Germany

Umschlaggestaltung: Thieme Verlagsgruppe
Satz: Hagedorn Kommunikation GmbH, Viernheim
gesetzt aus 3B2
Druck: Grafisches Centrum Cuno, Calbe

ISBN 978-3-13-165111-2 1 2 3 4 5 6

Vorwort

Als im Jahre 2003 die Zeitschrift Pneumologie ihr „Historisches Kaleidoskop" begann, wurden im „Editorial" Sinn und Zweck dieser Serie benannt. Unter anderem hieß es dort:

„(...)Im Laufe der Zeit kann sich, so hoffen wir,
aus den vielerlei Bildern dieser Serie
ein vertieftes Wissen, ein Gefühl für die
Vergangenheit der Lungenheilkunde,
nicht nur der Phthisiologie, bilden
und ein anderer, ein weiterer Blick entstehen.(...)"

Seither sind über 50 Artikel unterschiedlicher Thematik und Länge, zusammengekommen, geschmückt mit aussagekräftigen Abbildungen. Hierzu konnten Autoren gewonnen werden, denen vor allem und als erstes herzlich für Ihre Mühe und für die Qualität ihrer Manuskripte gedankt sei. Dank gilt darüber hinaus dem damaligen Herausgeber der „Pneumologie", Herrn Professor Dr. U. Costabel, und den Kollegen, die das nicht immer leichte, teils mühselige Geschäft der Review übernahmen und immer wieder mit weiterführenden Ideen halfen.

Nun gelang es, eine umfängliche Auswahl der bisherigen Artikel des „Historischen Kaleidoskops" in einem Buch zusammenzuführen. Bis auf das erste Kapitel, das zwei Artikel aus der „Geburtsstunde" des „Historischen Kaleidoskops" aus dem Jahre 2003 wiedergibt, sind die einzelnen Artikel, ganz aktuell beginnend mit dem Jahr 2011, in umgekehrter Chronologie dargestellt. Das Buch nimmt den Leser so nicht nur auf eine „Zeitreise" in die Historie der Pneumologie mit, sondern ermöglicht auch einen Einblick in die Entwicklung der Serie „Historisches Kaleidoskop": Jeder kann jetzt auf einfache Weise nachlesen und sich einen Eindruck über das bisher Erarbeitete verschaffen.

Dass dieses Buch realisiert werden konnte, ist mehreren Sponsoren, der Norddeutschen Gesellschaft für Pneumologie, dem Bremischen Landesverband zur Bekämpfung der Tuberkulose und der Lungenkrankheiten e.V., der Hochgebirgsklinik Davos-Wolfgang, der Schleswig-Holsteinischen Gesellschaft zur Verhütung und Bekämpfung der Tuberkulose und der Lungenkrankheiten e.V., dem Niedersächsischen Verein zur Bekämpfung der Tuberkulose, Lungen- und Bronchialerkrankungen e.V., der Firma Riemser Arzneimittel AG, schließlich und gleichermaßen dem Thieme Verlag und seinen immer freundlichen und hilfreichen Mitarbeitern zu schulden. Allen sei ebenfalls herzlich gedankt.

Petersberg im Februar 2011 Robert Kropp

Anschriften

Prof. Dr. med. Ulrich Costabel
Ruhrlandklinik
Tüschener Weg
4045239 Essen

Prof. Dr. med. Rainer Dierkesmann
Haeberlinstr. 31
70563 Stuttgart

Prof. Donald A. Enarson
International Union Against Tuberculosis
and Lung Disease
68 boulevard Saint Michel
75006 Paris
Frankreich

Prof. Dr. phil. M. A. Christoph Gradmann
University of Oslo
Section of Medical Anthropology
and Medical History
P. O. Box 1130
Blindern, 0318 Oslo
Norwegen

Prof. Dr. Volker Gross
Fachhochschule Giessen-Friedberg
Fachbereich KMUB-Medizintechnik
Wiesenstrasse 14
35390 Giessen

Prof. Dr. Inge Hansen-Schaberg
Birkenweg 15
27356 Rotenburg

Dr. med. vet. Georg Hünermund
Betzenroder Straße 1
36151 Burghaun

Prof. Dr. Detlev Kirsten
Bei den Rauhen Bergen 12
22927 Großhansdorf

Dr. med. Heinz J. Klippe
Hinter den Höfen 7
22885 Stellau

Prof. Dr. med. Ulrich Koehler
Klinik für Innere Medizin
SP Pneumologie, Intensiv- und Schlafmedizin
Philipps-Universität
Baldingerstr. 1
35043 Marburg

Prof. Dr. med. Nikolaus Konietzko
Spillheide 78
45239 Essen

Dr. med. Rolf F. Kroidl
Frommholdstr. 71
21680 Stade

Dr. med. Robert Kropp
Liegnitzer Straße 5
36100 Petersberg

Dr. phil. Dipl. Biol. Ruthild Kropp
Bertramstraße 24
60320 Frankfurt am Main

Dr. med. Burghart Lehnigk
Zentrum für Pneumologie und Thoraxchirurgie
Krankenhaus Großhansdorf
Wöhrendamm 80
22927 Großhansdorf

Dr. Astrid Ley
Stiftung Brandenburgische Gedenkstätten
Heinrich-Grüber-Platz
16515 Oranienburg

Prof. Dr. med. Robert Loddenkemper
Deutsches Zentralkomitee zur Bekämpfung
der Tuberkulose
Stralauer Platz 34
10243 Berlin

Dr. med. Gunther Loytved
Gartenstraße 11
App. 801
97072 Würzburg

Prof. Dr. med. Christoph Mörgeli
Medizinhistorisches Institut und
Museum der Universität Zürich
Hirschgraben 82
8001 Zürich
Schweiz

Dr. phil. Timothy Nelson
Bibliothek Davos
Promenade 88
7270 Davos Platz
Schweiz

Monika Öchsner-Pischel
Freiberufliche Kunsthistorikerin M. A.
Rambacher Straße 17
65193Wiesbaden

Prof. Dr. Thomas Penzel
Universitätsklinikum Charité
Chariteplatz 1
10117 Berlin

Michael Petzoldt
c/o Deutsches Evangelisches Klinikpfarramt
Hochgebirgsklinik Davos-Wolfgang
7265 Davos-Wolfgang
Schweiz

Dr. med. Christian Reincke
Klinik Innere Medizin
SP Pneumologie, Intensiv- und Schlafmedizin
Universitätsklinikum Giessen und Marburg GmbH
Baldingerstr. 1
35033 Marburg

PD Dr. med. Hans L. Rieder, MD, MPH
Jetzikofenstr. 12
3038 Kirchlindach
Schweiz

Dr. Annik Rouillon
International Union Against Tuberculosis
and Lung Disease
68 boulevard Saint Michel
75006 Paris
Frankreich

Prof. Dr. med. Tom Schaberg
Diakoniekrankenhaus
Verdener Str. 200
27342 Rotenburg

Dr. med. Stefan Schwarz
Asklepios Klinik Harburg
Lungenheilkunde (Pneumologie) im Thoraxzentrum
Eißendorfer Pferdeweg 52
21075 Hamburg

Dr. med. Ingeborg Schütz †

Prof. Dr. med. Gerhard Siemon
Prüllstr. 80
93093 Donaustauf

Prof. Dr. Gerhard F. Strasser
Professor emeritus of German and
Comparative Literature
The Pennsylvania State University,
Piflaser Weg 10 B
84034 Landshut

Dr. med. Martin Teschner
Klinik für Thoraxchirurgie
Städtisches Klinikum
Wildeshauser Straße 97
27753 Delmenhorst

Daniela Tracht
Ritterhaus Bubikon
Allmenstrasse 9
8608 Bubikon
Schweiz

Dr. med. Dr. PH Timo Ulrichs
Koch-Metschnikow-Forum
Langenbeck-Virchow-Haus
Luisenstr. 59
10117 Berlin

Prof. Dr. med. Ralf Wettengel
Schillbachstr. 13
07743 Jena

Inhaltsverzeichnis

1 Einleitung

Ein etwas anderer Blick

R. Kropp, U. Costabel

In einer eigenen Rubrik wird die „Pneumologie" zukünftig Beiträge zu historischen Themen aus dem gesamten Bereich der Lungen- und Bronchialheilkunde samt ihrer Randgebiete anbieten [1]. Dieses „Historische Kaleidoskop", wie wir es nennen möchten, wird in loser Folge Artikel über die unterschiedlichsten Facetten unseres Faches zum Inhalt haben. Grundsätzliches, medizinische Entwicklungen, Fortschritte, Irrwege, der ärztliche Alltag, soziale und kulturelle Auswirkungen sollen zur Sprache kommen. Im Laufe der Zeit kann sich so aus den vielerlei Bildern dieser Serie ein vertieftes Wissen, ein Gefühl für die Vergangenheit der Lungenheilkunde, nicht nur der Phthisiologie, bilden und ein anderer, ein weiterer Blick entstehen.

„Die Medicin von heute gleicht so wenig der Medicin von damals, sie ist so sehr verschieden von jener zweitausendjährigen, traditionellen Medicin, dass es gegenwärtig schon als Zeichen von besonderer Gelehrsamkeit gilt, wenn jemand überhaupt noch ein volles und vorurteilloses Verständnis der Vergangenheit besitzt." (Rudolf Virchow). Weiß man um die „ahistorische" Denkweise vieler heutiger Menschen, sicherlich auch vieler Ärzte, ist deren Verhaftung in der aktuellen Medizin mit ihren fast ausnahmslos naturwissenschaftlichen Methoden und damit ihre geistige Abhängigkeit von ihr begreiflich. So geht Vieles in unserer schnelllebigen Zeit mit ihren häufigen Umbrüchen rasch verloren, verschwindet aus der Erinnerung und wäre doch wert, bewahrt zu werden.

Hingegen lehrt die historische Dimension die Bedingtheit der aktuellen Medizin, auch unserer Pneumologie. Die Kenntnis früherer Gedankengänge, das Verständnis für Entwicklungen und Handlungsweisen etc. können entscheidend zum besseren Begreifen heutiger Verhältnisse beitragen. Die Beschäftigung mit der Geschichte kann frühere Überlegungen und Konzepte aufzeigen, damalige und auch heutige Verfahren begreiflich machen, die geisteswissenschaftliche Fundierung der Medizin in Erinnerung rufen – und vor allem die Heutige Bescheidenheit lehren [2, 3, 4]. Darüber hinaus soll das Historische Kaleidoskop über derzeitige medizinhistorische Forschungsrichtungen und -ergebnisse informieren. Nicht zuletzt werden interessante Einzelheiten erzählt und manchen zum Erinnern, auch zum Schmunzeln bringen.

Bei der Vielfältigkeit dieses Vorhabens ist ein Dialog mit den Lesern sinnvoll und wünschenswert; wir sind daher dankbar für jede Stellungnahme, jede Überlegung und jeden Vorschlag, vor allem zu Themen und Autoren.

Das Historische Kaleidoskop wird von einem Gremium erfahrener, an der Geschichte der Pneumologie interessierter Persönlichkeiten verantwortet, welchem derzeit angehören:

Professor Dr. U. Costabel, Essen, Professor Dr. H. S. Fuchs, Bonn, Professor Dr. H. Jungbluth, Gießen, Dr. H. J. Klippe, Großhansdorf, Professor Dr. N. Konietzko, Essen, Dr. R. Kropp, Fulda (federführend), Professor Dr. R. Loddenkemper, Berlin, Professor Dr. G. Neumann, Stuttgart, Dr. M. Teschner, Bremen.

Wir wünschen allen Lesern Gewinn und Vergnügen bei der Lektüre des Historischen Kaleidoskops.

Literatur

[1] Teschner M. Warum Geschichte der Pneumologie?. Pneumologie 2003; 57: 340-341

[2] Bartmann K. Kritik der Ursachenforschung bei Infektionskrankheiten. Stuttgart: Wissenschaftliche Verlagsgesellschaft mbH 2001

[3] Bartmann K. Gedanken zu Gewinn und Wandel von Wissen in der Humanmedizin. Prax Klein Pneumol 1987; 41: 467-473

[4] Bergdolt K. Warum Medizingeschichte? Deutsches Ärzteblatt 1998; 95: 812-816

Warum Geschichte der Pneumologie?

M. Teschner

Die Gegenwart bietet einerseits in kontinuierlicher Abfolge, andererseits in periodischer Regelmäßigkeit Repetitionen des Vergangenen. Es wäre daher zu vermuten, dass das Wissen auf einer Summation erworbener Erkenntnisse basiert. Gerade die Medizin zeigt allerdings, dass im Gegenteil diese mathematische Logik eher außer Kraft gesetzt wird: Tatsächlich kann keine Rede von einer kontinuierlichen oder auch nur intermittierenden Summation sein, da innerhalb kurzer Zeitabläufe - erfahrungsgemäß während weniger Mediziner-Generationen - praktisches und theoretisches Wissen in großer Vielfalt verloren geht. Während sich der Zugewinn an empirischer Erfahrung aus einer willkürlichen Selektion von als relevant beurteilten Fakten und damit zwangsweise aus dem subjektiven Resultat von Addition und Subtraktion ergibt, führt der Wissensverlust die Wissenschaft an sich und den Anspruch an eine objektive Denkweise ad absurdum.

Damit stellt sich die Frage, warum die Halbwertzeit von Erfahrungen und Faktenwissen derart gering ist?

Einerseits ist während der letzten Jahrzehnte in den einzelnen Fachdisziplinen der Medizin ein rascher, zum Teil exponentiell steigender Zugewinn an neuen Erkenntnissen zu beobachten, die zu Recht zu einer Revision herkömmlicher Lehrmeinungen Anlass geben. Andererseits verleiten gerade neu entwickelte apparative Techniken zu einer Fehlbewertung im Sinne einer Überschätzung ihrer Möglichkeiten, während parallel hierzu frühere, vor allem auch klinische Verfahren unterschätzt werden und in Vergessenheit geraten.

Das Streben nach Aktualität im Rahmen einer zukunftweisenden Forschung bedeutet zweifellos die Grundlage für jeden Fortschritt, intendiert durch die Suche nach Verbesserung der Diagnostik und Therapie in der Medizin. Nicht selten ist der Drang nach Innovation jedoch mit einem gewissen Zwang verbunden, - aus welcher Intention auch immer - Neues zu entdecken. Sich mit der Vergangenheit zu befassen wird hingegen als mühsam und ineffektiv empfunden; gleichwohl bedeutet der Schritt zurück zum Ursprung das rationale Erkennen der Basis, und den Weg der Entwicklung zu verfolgen eine Chance zur summativen Wissensbildung und zur Erhaltung vorhandener Kenntnisse.

Die folgenden allgemeinen Gedanken sollen im Bereich der Pneumologie an der Tuberkulose exemplifiziert werden.

Die Tuberkulose im historischen Kontext – Intentionen paläopathologischer Untersuchungen einer Erkrankung, deren Genese seit 120 Jahren bekannt ist

Die pandemische Verbreitung der Tuberkulose [1] konnte nach Isolation der Mykobakterien als Ursache der Erkrankung 1882 durch Robert Koch [2] trotz der seit 1994 begonnenen Entwicklung spezifischer antituberkulös wirksamer Chemotherapeutika mit hoher therapeutischer Effizienz [3] bis heute nicht verhindert werden [4]. Verantwortlich für diese Situation ist nicht das Therapieversagen der in Kombination verabreichten Antituberkulotika; im Vordergrund stehen ursächlich die inadäquate Anwendung der antituberkulotischen Therapie, die demografische Entwicklung mit Zunahme der Weltbevölkerung und Änderung der Altersstruktur, der Einfluss der HIV-Epidemie, die Auswirkungen von Migration und Bevölkerungsbewegungen, die Armut vieler Länder und genetische Faktoren [5, 6].

Mit dem Wissen um die Effizienz der antituberkulösen Chemotherapie stellt sich die Frage, welchen Sinn die Analyse und Re-Evaluation von urhistorischen und altgeschichtlichen Reminiszenzen bei einer Erkrankung macht, deren Ätiologie, Pathogenese und Therapie längst bekannt sind. Historische Erkenntnisse werden nicht selten als antiquiert angesehen und spielen - so eine weitverbreitete Meinung [7] - in der modernen medizinischen Forschung keine Rolle.

Sicherlich bedeutet die umfassende Kenntnis der Pathogenese, Epidemiologie, Pathologie und Klinik einer Erkrankung prinzipiell die Rationale der „Evidence based medicine“ [8]; insofern könnte die geschichtliche Entwicklung als unbedeutend für die aktuelle Diagnostik und Therapie bewertet werden. Die Beurteilung des Erfolges oder Misserfolges der diagnostischen und therapeutischen Anstrengungen benötigt neben dem aktuellen Standard jedoch einen historischen Bezugspunkt. Eine Reflektion kann nur dann auf einer fundierten Basis stattfinden, wenn durch diesen Fixpunkt die maximale zeitliche Distanz zwischen Ursprung und gegenwärtigem Stand der Dinge markiert werden kann; je größer diese Variable ist, desto (selbst-)kritischer kann die Validität dessen beurteilt werden, was als „State of the Art“ zur klinischen Anwendung kommt; nur dann ist der Versuch einer Qualitätssicherung von Diagnostik und Therapie sinnvoll. Die (subjektiv forcierte) Relevanz aktuell diskutierter Fragen - unabhängig des Themenbereiches - muss dann relativiert werden, wenn der historische Kontext Berücksichtigung findet. Es scheint banal festzustellen, dass die Bedeutung des jetzigen Seins und Handelns vom Individuum im Allgemeinen und von den politisch Verantwortlichen eines Sozialkollektivs im Speziellen überschätzt wird. Eine postprozessuale Reflektion in der modernen Medizin anzustreben ist jedoch alles andere als banal; sie erfordert Erfahrung, kritische Distanz und eine Bilanz im Spiegel der Zeit.

Die Tuberkulosesituation heute ist ein klassisches Beispiel eines fokal erkannten und punktuell behandelten, aber global ungelösten Problems. Zweifellos ist die Entwicklung neuer Chemotherapeutika sinnvoll, um einer zunehmenden Resistenzentwicklung begegnen zu können; andererseits bleibt diese Forschung aber auf längere Sicht auch in den hochtechnisierten Ländern ohne Sinn, wenn Faktoren wie mangelhafter Hygienestatus, fehlende medizinische Versorgung oder inadäquate antituberkulöse Therapie, welche die endemische Infektsituation unterhalten, nicht weltweit beseitigt werden. Da diese kausalen Zusammenhänge allseits transparent und bekannt sind, drängt sich die Frage auf, ob und inwieweit überhaupt die Intention besteht, diese Probleme zu lösen. Hierzu ist eine distanzierte Analyse sowohl der medizinischen und gesundheitspolitischen Kernkompetenzen als auch der teils interdependenten, teils divergenten ökonomischen und bevölkerungspolitischen Firmen- und Länderinteressen erforderlich. Angesichts der Inzidenz und Mortalität ist darüber hinaus eine kritische medizinisch orientierte Bilanz über den Umgang mit einer Krankheit angezeigt, die bereits vor Jahren als eradiziert angesehen wurde [9]. Ohne Zweifel müssen hierzu die Grenzen der reinen Wissenschaftsgeschichte der akademischen Medizin überschritten werden und auch politische, soziale und kulturhistorische Aspekte des Umgangs mit Gesundheit und Krankheit analysiert und in Bezug auf die aktuellen kontextuellen gesundheitspolitischen Dimensionen immer wieder neu diskutiert werden [10, 11].

Vor diesem Hintergrund erscheint es nicht nur gerechtfertigt, sondern erforderlich, zur Grundlage dieser Diskussion beizutragen und den Ursprüngen der Entwicklung der „Weißen Pest“ anhand medizinhistorischer Quellenanalysen nachzugehen.

Literatur

[1] Hauer B, Loddenkamper R. Epidemiologie (Teil 1). In: Konietzko N, Loddenkemper R. Tuberkulose. Stuttgart: G. Thieme Verlag 1999, p. 24

[2] Koch R. Die Ätiologie und die Bekämpfung der Tuberkulose. In: Klassiker der Medizin, Bd. 19. Leipzig: J. A. Barth Verlag 1912, p. 11

[3] Kropp R, Siemon G. Therapie der Tuberkulose. In: Konietzko N, Loddenkemper. Tuberkulose. Stuttgart: G. Thieme Verlag 1999, p. 106

[4] Dolin PJ, Raviglione MC, Kochi A. Global tuberculosis incidence and mortality during 1990 - 2000. Bull WHO 1994; 72: 213-220

[5] Maher D, Kochi A. Combating tuberculosis. A global view of tuberculosis and ways to fight this treatment disease. RT International 1997; 110: 80-81

[6] Kaufmann SHE. Die Immunantwort gegen die Tuberkulose. In: Konietzko N, Loddenkemper R. Tuberkulose . Stuttgart: G. Thieme Verlag 1999, p. 74-75

[7] Bergdoldt K. Warum Medizingeschichte?. Deutsches Ärzteblatt 1998; 95: 31-34

[8] Rosenberg WM, Sackett DL. On the need for evidence-based medicine. Therapie 1996; 51: 212-217

[9] Daniel A. Abschied von der Tuberkulose. Münster: LVA Westfalen 1989

[10] www.medgesch.uni-hd/inst_medgesch01.htm

[11] Bartmann K. Gedanken zu Gewinn und Wandel von Wissen in der Humanmedizin. Prax Klein Pneumol 1987; 41: 467-473

[12] Bartmann K. Kritik der Ursachenforschung bei Infektionskrankheiten. Stuttgart: Wissenschaftliche Verlagsgesellschaft mbH 2001

2 Zauberberg en Miniature im Spielzeugmuseum Davos

R. Kropp, T. Nelson

Zu den Orten in der Welt, deren Namen fest mit der Tuberkulose verbunden sind, gehört sicherlich Davos in Graubünden. Spaziert man dort auf der „Promenade" von Davos Dorf in Richtung Davos Platz, findet man rechterhand einige Häuser nach dem Hotel Steigenberger Belvédère das private Spielzeugmuseum Angela Prader Davos. Seit 1996 wurde es vom Ehepaar Angela und Jürg Prader aufgebaut und betreut; zur Museums-Philosophie äußerten sich die Besitzer wie folgt: „Das Museum soll nicht nur seltene Exponate zeigen, sondern auch die handwerkliche und künstlerische Meisterschaft der damaligen Hersteller vor Augen führen. Entsprechend war die Welt der Spielzeuge früher eine andere Welt als wir sie heute kennen. Wir sehen es als unsere Aufgabe, die frühere Spielzeugwelt auch für spätere Generationen zu erhalten."

Beginnend mit einer Ausstellung interessanter Puppen ist das Museum im Laufe der Jahre zu einer der vielseitigsten und größten Sammlungen Europas gewachsen; es enthält einen umfangreichen Fundus verschiedenartigster kunsthistorisch bedeutender Spielsachen und technischer Spielzeuge des 18. – 20. Jahrhunderts in originalem Zustand, welche in den drei Stockwerken des Hauses als Dauer-Ausstellung in 90 Vitrinen auf 600 m^2 exemplarisch zu besichtigen sind. Darüber hinaus werden immer wieder Sonderausstellungen zu unterschiedlichen Themen angeboten (Tab. 2.**1**). Eine besucherfreundliche Ausstellungstechnik und gute Beleuchtung erhöhen das Vergnügen der Besichtigung.

Tabelle 2.**1** Frühere Sonderausstellungen.

2010/2011	„Taschen, Täschchen – vergessene Kostbarkeiten"
2009/2010	„Welt der Spielzeugbahnhöfe"
2008/2009	„Arche Noah – Menschen, Boot und Tiere"
2007/2008	„Barbie – Mädchentraum und Kultfigur"
2006/2007	„Die schrägen 50er-Jahre – Wohnkultur im Puppenhaus"
2005/2006	„Das Rote Kreuz im Spielzimmer"
2004/2005	„MECCANO Konstruktionen mit Metallbaukasten"
2003/2004	„Spielzeugeisenbahnen nach Schweizer Vorbild"

Unter den sehr sehenswerten Exponaten der Spielzeugkunst und Spielzeugkultur, seit 1730 bis um 1960, darunter seltene oder sogar einmalige Ausstellungsstücke, sticht als besondere Attraktion dieses international hoch eingestuften Museums ein großes Schaumodell eines Tuberkulose-Sanatoriums hervor (Abb. 2.**1**). Dieses zauberhafte Exponat ist, wie Frau Prader erzählt, ein handgemachtes Unikat, welches die Stimmung in einem damaligen Tuberkulose-Sanatorium vermitteln soll. Die Abb. 2.**2** bis Abb. 2.**4** zeigen Ausschnitte des Modells, ein Krankenzimmer, einen Ordinationsraum für den Arzt und ein Speisezimmer.

Das Modell ist dem Sanatorium Berghof aus dem Roman Der Zauberberg[1] (1924) von Thomas Mann nachempfunden. Architektonisch entspricht es in etwa dem früheren Internationalen Sanatorium Dr. Philippi bzw. Sanatorium Valbella in Davos Dorf (Abb. 2.**5**, Abb. 2.**6**). (Infolge der Internierung von Hunderten deutscher Militärpatienten in Davos im ersten Weltkrieg wurde das Sanatorium nochmals umbenannt. Ab 1918 hieß es dann Deutsches Kriegerkurhaus. Das Gebäude steht noch, allerdings ist die Fassade durch Umbau stark verändert.) Die Inneneinrichtung des Modells ist historisch nachgebildet, die Figuren und alles Zubehör stammen aus der Zeit des Romans. Hinter dem Modell steht ein großes Talent. Diese Person ließ sich eindeutig von der Beschreibung des Sanatoriums im „Zauberberg" inspirieren, sowohl für das Exterieur (vgl. Kuppel) wie auch für diverse Details des

[1] *Das Bild auf dem Umschlag der neuesten Taschenbuchausgabe zeigt das Sanatorium Valbella und stammt aus der Sammlung der Dokumentationsbibliothek Davos (DBD)*

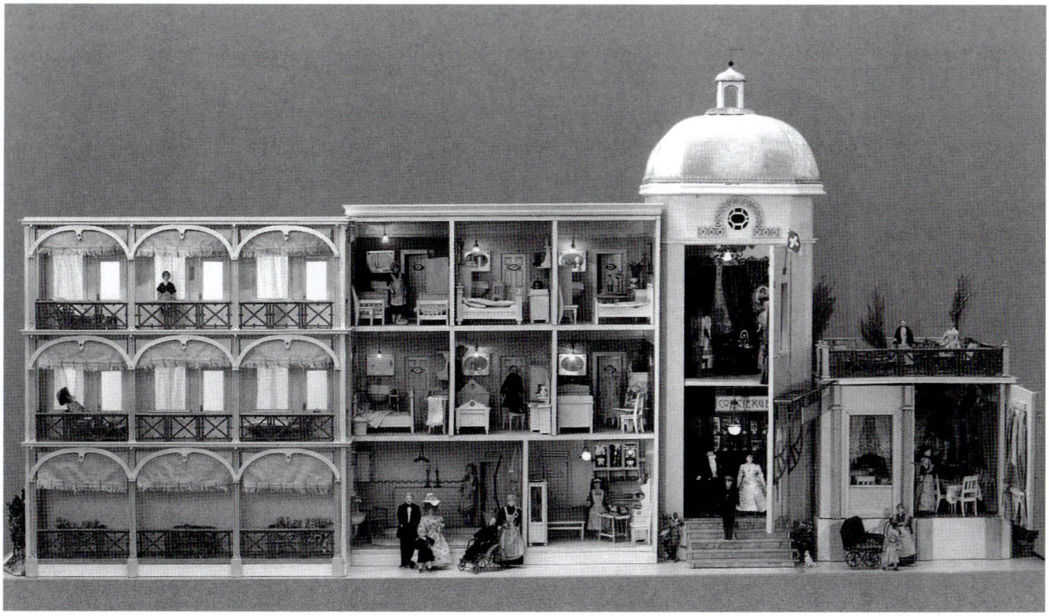

Abb. 2.**1** Schaumodell, Übersicht.

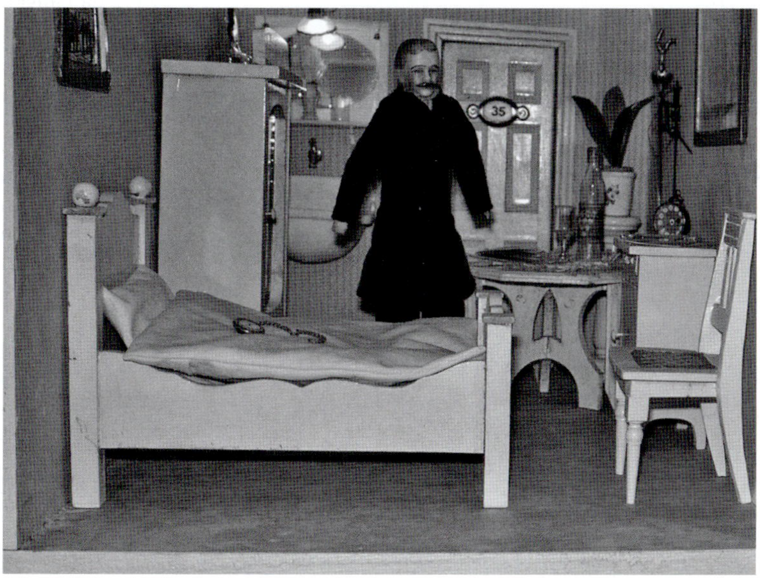

Abb. 2.**2** Schaumodell, Krankenzimmer.

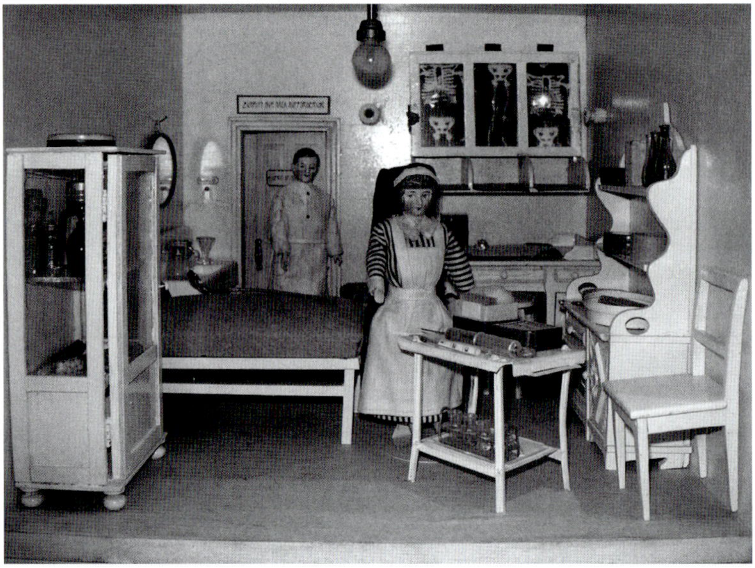

Abb. 2.**3** Schaumodell, Ordinationsraum.

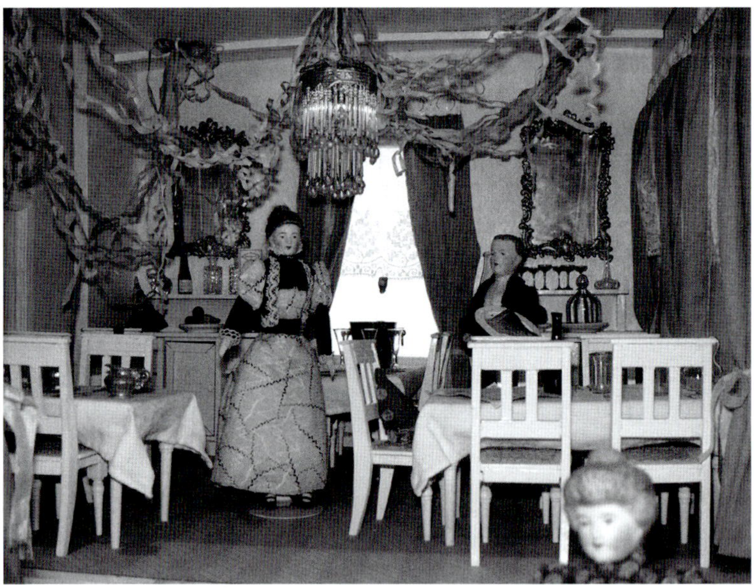

Abb. 2.**4** Schaumodell, Speisezimmer.

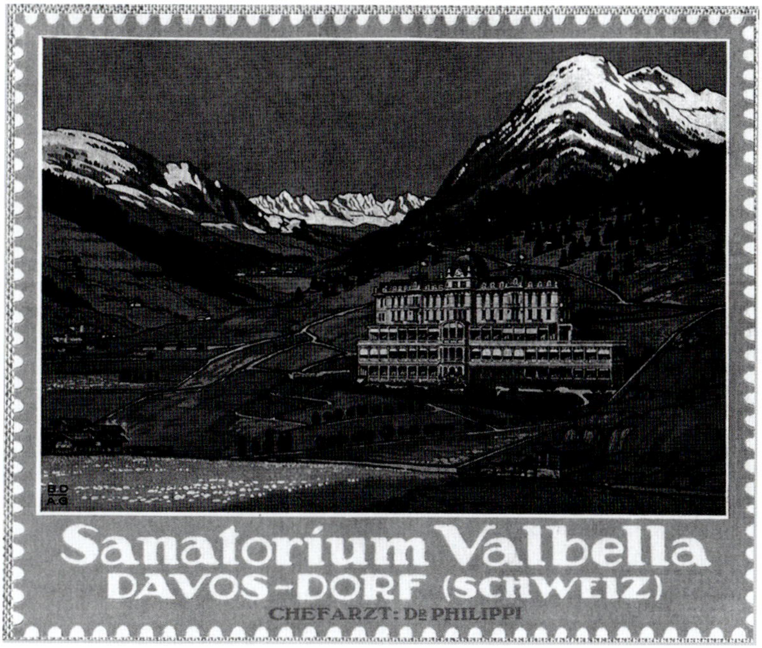

Abb. 2.**5** Sanatorium Valbella, Davos Dorf. Aus einem Prospekt 1915–1916.

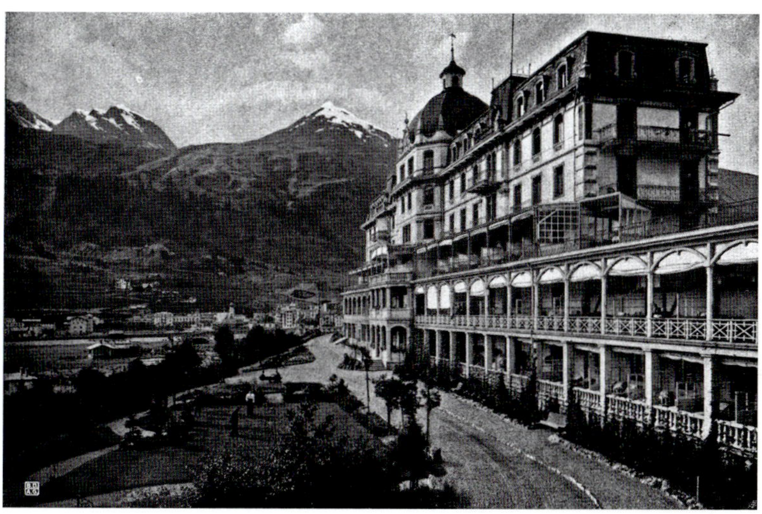

Abb. 2.**6** Sanatorium Valbella, Davos Dorf. Fotografie 1915–1916 (E. Himmelsbach).

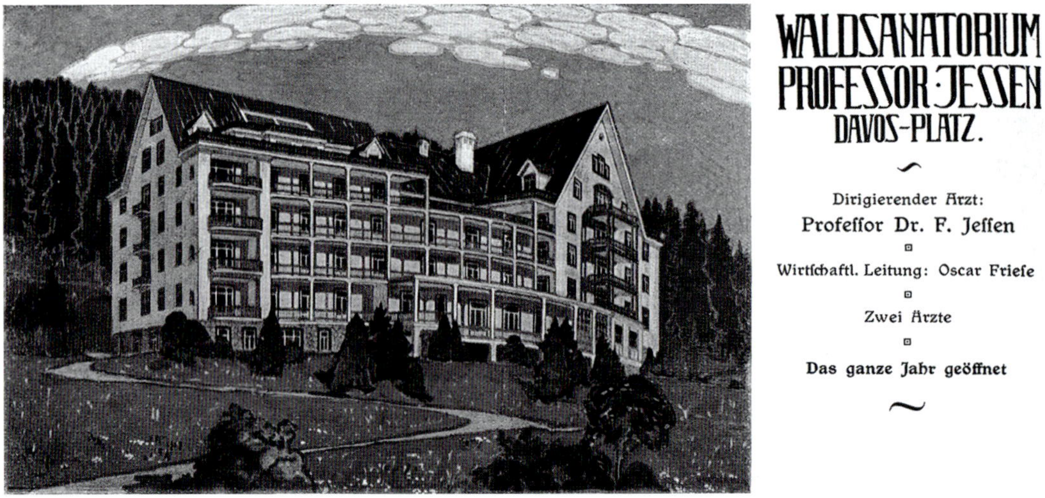
WALDSANATORIUM
PROFESSOR JESSEN
DAVOS-PLATZ.
Dirigierender Arzt:
Professor Dr. F. Jessen
Wirtschaftl. Leitung: Oscar Friese
Zwei Ärzte
Das ganze Jahr geöffnet

Abb. 2.**7** Waldsanatorium Davos Platz. Farbige Zeichnungen aus einem Prospekt, ca. 1912.

Interieurs (vgl. Nummernschild an der Tür des Krankenzimmers).

Welches Sanatorium aber stand Pate bei der Arbeit Thomas Manns an seinem Roman? Die Frage lässt sich mit einem Namen nicht beantworten. Bei seiner Schilderung des Alltags im Sanatorium Berghof hat sich der Künstler große Freiheiten erlaubt, und einen Berghof gab es in Davos genauso wenig wie einen Berg namens Zauberberg. Dennoch ist manches im Roman durchaus „historisch". Über einen Mangel an Stoff für einen Sanatoriumsroman konnte sich der Verfasser an diesem Ort wahrlich nicht beschweren! Erinnern wir uns: Davos wurde in der Zeit der Belle Époque zu einer ordentlichen, kosmopolitischen Stadt. 1910 lebten fast 10 000 Menschen hier (1870 waren es knapp 2000), es gab 26 Sanatorien, 34 Hotels und 51 Pensionen. (In einigen Hotels und Pensionen kamen auch Patienten unter.) Laut der wöchentlichen Statistik fluktuierte in der Zeit unmittelbar vor dem Ersten Weltkrieg die Zahl der anwesenden Patienten und Touristen, je nach Saison, zwischen 3000 und 5500. Die Gäste – z.T. sehr wohlhabend – kamen aus aller Herren Ländern, entsprechend war auch das Bedürfnis nach Zerstreuung und Information. Fast allwöchentlich erschien eine Kurortszeitschrift in vier Sprachen, alle als Separatdrucke erhältlich (Deutsch, Englisch, Französisch und Russisch). Zu jeder Ausgabe gab es eine „Fremden-Liste" (12 bis mehr als 20 Seiten!) mit Namen und Herkunftsort der Gäste.

Thomas Mann besuchte seine Frau Katia im Frühling 1912, als sie im Waldsanatorium Prof. Jessen (heute Waldhotel Bellevue), Davos Platz, weilte (Abb. 2.**7**, Abb. 2.**8**). Belegt ist „Frau Thomas Mann, München" in den „Fremden-Listen" seit dem 22. März. „Herr Thomas Mann, München" wird als Gast in den Listen von 18. und 31. Mai, und vom 8. Juni registriert (Abb. 2.**9**, Abb. 2.**10**)[2]. Im Waldsanatorium – und an anderen Orten – sammelte er Material für seinen Roman. Das Innenleben einer Heilstätte konnte er hier genau beobachten, und die Inneneinrichtungen dieses Hauses dienten als Vorlage für seine Arbeit. Von Außen gesehen aber diente dem Verfasser, wie bereits erwähnt, das Sanatorium Valbella in Davos Dorf und nicht das Waldsanatorium oberhalb der „Promenade" am Platz. (Die dritte, „historische" Davoser Heilstätte, Sanatorium Schatzalp, das ja im Roman beim richtigen Namen genannt wird, scheint weniger wichtig zu sein als Anregung für die Schilderung von Räumlichkeiten und Architektur im Roman.)

Wer den literarischen Text von Thomas Mann kennt, wird im liebevoll hergerichteten Modell des fiktiven Sanatoriums Berghof im Spielzeugmuseum Davos Bezüge zum Roman – und auch zur tatsächlichen Sanatoriumsgeschichte – auf Schritt und Tritt entdecken können.

[2] *„Frau Thomas Mann" und „Herr Thomas Mann, München" sind der Fremdenliste vom 31. Mai 1912 auf der Seite 2, in der mittleren Spalte, Waldsanatorium Prof. Jessen, gelistet.*

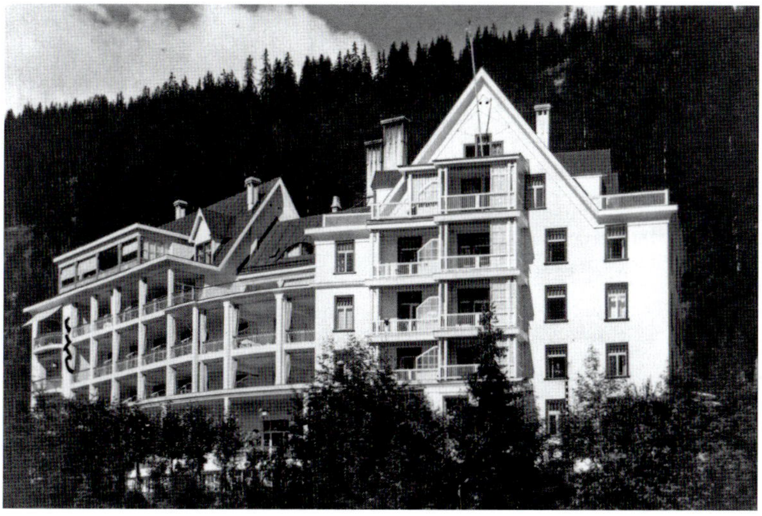

Abb. 2.**8** Waldsanatorium Davos Platz. Fotografie 1920 (E. Meerkämper).

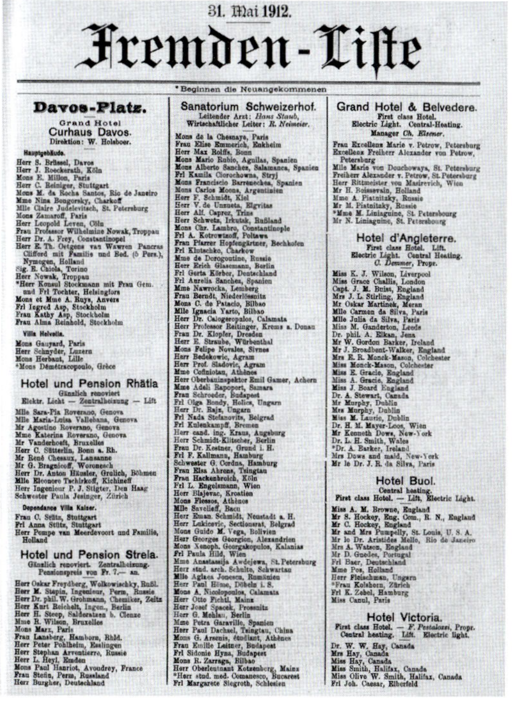

31. Mai 1912.

Fremden-Liste

* Beginnen die Neuangekommenen

Davos-Platz.

Grand Hotel Curhaus Davos.

Hotel und Pension Rhätia

Hotel und Pension Strela.

Sanatorium Schweizerhof.

Grand Hotel & Belvedere.

Hotel d'Angleterre.

Hotel Buol.

Hotel Victoria.

Abb. 2.**9** Fremdenliste vom 31. Mai 1912, Titelblatt.

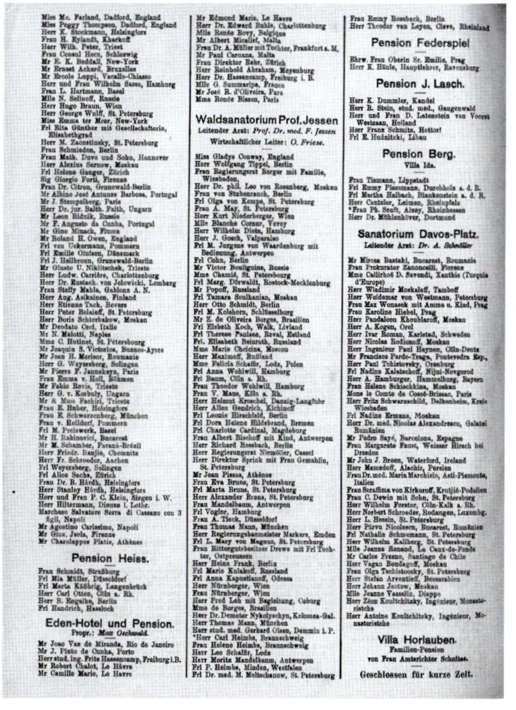

Waldsanatorium Prof. Jessen

Pension Heiss.

Eden-Hotel und Pension.

Pension Federspiel

Pension J. Lasch.

Pension Berg.

Sanatorium Davos-Platz.

Villa Horlauben.

Geschlossen für kurze Zeit.

Abb. 2.**10** Fremdenliste vom 31. Mai 1912, Seite 2.

Verwendete Literatur

[1] Davoser Blätter, Jg. 41 (1912). Verschiedene Ausgaben von März – Juni
[2] Davoser Revue, Jg. 69, Nr. 3 (August 1994). Sondernummer „Der Zauberberg“
[3] Mann, Thomas. Der Zauberberg. (Frankfurt/M.: S. Fischer Verlag, 2008). Das Bild auf dem Umschlag der neuesten Taschenbuchausgabe zeigt das Sanatorium Valbella und stammt aus der Sammlung der Dokumentationsbibliothek Davos (DBD). Frankfurt/M: S.Fischer, 2008
[4] Rott, Marianne. Zauberberg-Wanderung. Vom Waldhotel Davos zum Thomas-Mann-Platz auf der Schatzalp. (Würzburg: Königshausen & Neumann, 2009)
[5] Sprecher, Thomas. Davos im Zauberberg (Zürich: Verlag Neue Zürcher Zeitung, 1996)

3 Ein Kochbuch für Tuberkulöse

R. Kropp

Bis zum Siegeszug der Chemotherapie der Tuberkulose etwa seit der Mitte des letzten Jahrhunderts war das therapeutische Arsenal des Phthisiologen trotz aller Bemühungen zwar umfangreich, aber relativ wirkungslos. Unter den damaligen Behandlungsmöglichkeiten standen die Heilstättenaufenthalte, die Liegekuren sowie die operativen Verfahren, vor allem der Pneumothorax in seinen Varianten, im Vordergrund. Hierzu gehörten auch spezielle diätetische Maßnahmen, eine Therapieform, die recht gut zu vertragen war (vor allem im Vergleich zu den monströsen chirurgischen Verstümmelungen oder zu den „Folterapparaten" für die Therapie der Knochentuberkulose). Man hatte die Bedeutung der Mangelernährung erkannt. So schreibt E. v. Leyden im Vorwort seines Handbuches der Ernährungstherapie (nach [1]): „Die Diät darf den therapeutischen Anordnungen nicht untergeordnet werden, sie hat ihre eigenen Indikationen und ihre eigenen Leistungen. In manchen Fällen soll sie das allein Maßgebende und allein imstande sein, das Leben zu erhalten und die Gesundheit wieder herzustellen. In solchen Fällen bilden die Medikamente nur eine Unterstützung der Ernährungstherapie."

Im Folgenden besteht natürlich nicht die Absicht, ehemalige Therapiekonzepte zu empfehlen; vielmehr soll auf die Denkweise früherer Arztgenerationen hingewiesen und ein Blick auf das therapeutische Rüstzeug in der Zeit vor der Chemotherapie[1] am Beispiel der Diätetik geworfen werden.

Seit Jahrtausenden haben Ärzte immer wieder intuitiv versucht, den Kranken durch planmäßige Schonung und Übung unter Verwendung von Licht, Luft und zweckmäßiger Ernährung zu bessern und zu heilen. So spielte die Diätetik seit dem Altertum auch zur Behandlung der Phthise, der Schwindsucht, eine zentrale Rolle. Sehr unterschiedliche Diäten wurden im Laufe der Jahrhunderte empfohlen, nach heutigem Verständnis meist ohne stringente Begründungen, ohne genaue Beschreibung der vermuteten bzw. postulierten Wirkungsmechanismen. Eine ausführlichere Beschreibung ist im Handbuch der Tuberkulose 1923 zu finden [2].

Dies änderte sich erst im Laufe des neunzehnten Jahrhunderts mit der Erarbeitung modernerer wissenschaftlicher Methoden und der genaueren Kenntnis der Krankheit; schon bei einer vergleichenden Betrachtung der beiden Titelblätter (Abb. 3.**1**, Abb. 3.**2**) der Bücher von L. Fleckles 1835 [3] und von G. Rosenfeld [4] 90 Jahre später (1925) meint man, in Schriftbild und Textformulierung einen Ausdruck dieser unterschiedlichen Auffassungen und Einstellungen zu entdecken.

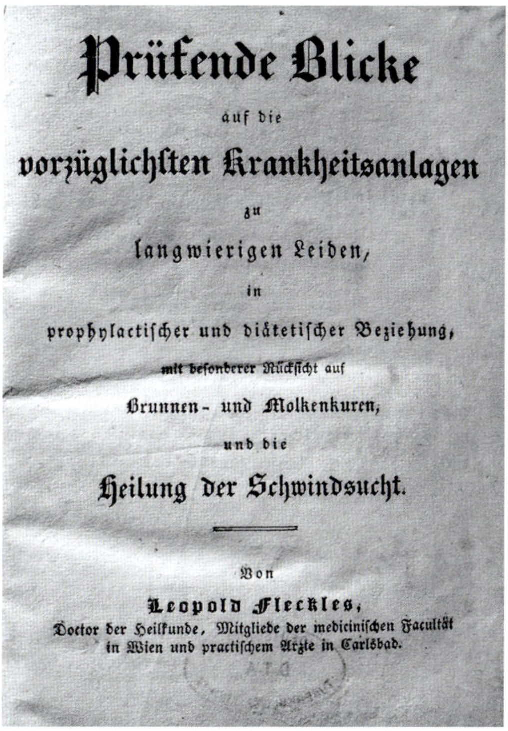
Prüfende Blicke
auf die
vorzüglichsten Krankheitsanlagen
zu
langwierigen Leiden,
in
prophylactischer und diätetischer Beziehung,
mit besonderer Rücksicht auf
Brunnen- und Molkenkuren,
und die
Heilung der Schwindsucht.

Von
Leopold Fleckles,
Doctor der Heilkunde, Mitgliede der medicinischen Facultät
in Wien und practischem Arzte in Carlsbad.

Abb. 3.**1** Titelblatt 1835.

[1] *Um Missverständnissen vorzubeugen: Unter „Chemotherapie" ist die heutige antituberkulöse Chemotherapie zu verstehen. Die Bezeichnung wurde zuvor auch in anderem Zusammenhang gebraucht.*

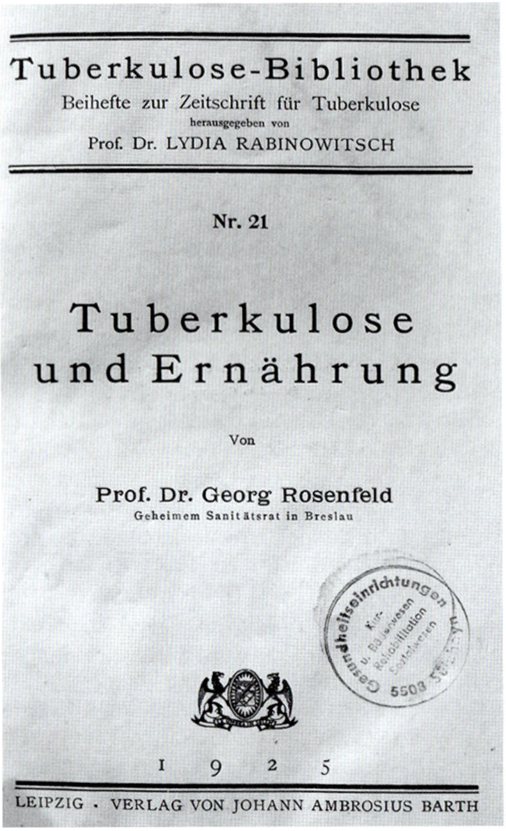
Tuberkulose-Bibliothek
Beihefte zur Zeitschrift für Tuberkulose
herausgegeben von
Prof. Dr. LYDIA RABINOWITSCH

Nr. 21

Tuberkulose und Ernährung

Von

Prof. Dr. Georg Rosenfeld
Geheimem Sanitätsrat in Breslau

1925

LEIPZIG · VERLAG VON JOHANN AMBROSIUS BARTH

Abb. 3.**2** Titelblatt 1925.

Hermann Brehmer (1826 - 1889) war wohl der erste, der eine konsequente Diätetik als essenziellen Teil der Behandlung der Tuberkulose empfahl [5]. Brehmer, der die Heilstätten-Idee entwickelte (seit 1856) und die weltweit erste Tuberkulose-Heilstätte in Görbersdorf/Schlesien gründete, verstand unter einem Heilstättenaufenthalt nicht nur die Isolierung des Tuberkulosepatienten in günstigem Klima; er forderte zusätzlich eine strenge Diät und körperliche Ruhe durch täglich stundenlange Liegekuren. Hierdurch sollten für den kranken Menschen schädliche Einwirkungen in der häuslichen/beruflichen Umgebung (vor allem Unter-, Fehlernährung, miserable Wohnverhältnisse und harte Arbeitsverhältnisse) ausgeschaltet und der Organismus gekräftigt (heute würden wir etwa sagen: die Immunabwehr gestärkt) werden. Brehmers Diätvorschriften bedeuteten eine kalorienreiche Kost, eine „Mastkur", wie aus einem Beispiel ersehen werden kann (Tab. 3.**1**).

Tabelle 3.**1** Speiseplan nach Brehmer für Patienten mit Schluckschwierigkeiten (nach J. Voigt [6], S. 146).

Morgens 7 Uhr	250 ccm Milch mit 5 ccm Cognac, dazu eine geröstete Semmel von 60 g
Morgens 8 Uhr	1 Tasse Cacao mit Milch gekocht, 180 ccm
Morgens 10 Uhr	1 Glas Milch mit Cognac
Mittags	1 Tasse Fleischbrühe mit Eigelb, 150 g Milchreis und 1 Glas Rothwein
Nachmittags 4 Uhr	150 ccm süßer Milchkaffee mit 60 g gerösteter Semmel
Nachmittags 6 Uhr	1 Glas Milch mit Cognac
Abends 8 Uhr	300 ccm Milchsuppe mit 60 g gerösteter Semmel
Nachts	200 ccm Milch im Glas

In den anfänglichen Tuberkulose-Heilstätten wurde von alkoholischen Getränken jeglicher Art reichlich Gebrauch gemacht.

Die Auffassungen Brehmers wurden in der Folgezeit verfeinert und modifiziert, zunächst durch seinen Schüler Peter Dettweiler (1837 - 1904) [7]:

„Die Liegekur bezweckt nichts Geringeres, als durch persönliche Hygiene und Diät, durch stete Belehrung, Überwachung, durch Beispiel und festgeregelte Tagesordnung, nicht am wenigsten durch die Persönlichkeit des Arztes, eine an die jeweilige Leistungsfähigkeit angepasste Lebensweise herbeizuführen bzw. zu erzwingen."

„Wie die Dinge heute liegen, steht die Ernährungstherapie über jeder anderen, sie steht auch in erster Linie bei allen Maßnahmen der Prophylaxe, der Beseitigung der Disposition."

In der Folge wurde die Diätetik ein wesentlicher Teil der Behandlung der Tuberkulosekranken [8, 9]. Die folgende Aufstellung zeigt einen üblichen Speisezettel in den Heilstätten zwischen den Weltkriegen [10] (Tab. 3.**2**).

Alkohol war nicht verboten; mäßiger Genuss war unbedenklich. Insbesondere schien es falsch zu sein, ihn Kranken, die ihn lange Zeit regelmäßig zu sich nahmen, von heute auf morgen zu verwehren.

Unterschiedliche Anschauungen über die Art der Kost, der Diät wurden propagiert. Mehrere „Schulen" entstanden. So sollte die Nahrung vor allem

Tabelle 3.**2** Üblicher Speisezettel in den Heilstätten zwischen den Weltkriegen [10].

7 Uhr	Hafersuppe
8 Uhr	1. Frühstück: Milch, Brot, Butter, Honig
10 Uhr	2. Frühstück: Milch, Brot, Butter, Speck, Käse, Ei
12 : 30 Uhr	Mittagessen: Suppe, Fleisch mit Beilage, Gemüse, Süßspeise, Obst
16 Uhr	Nachmittagskaffee: (wie 1. Frühstück)
19 Uhr	Abendessen: Suppe, Fleischgericht. Milchreis, ¼ Liter Milch

kochsalzarm, -frei sein[2], „da die Erfahrung gezeigt habe, dass eine kochsalzarme Ernährung für den Verlauf der Tuberkulose günstig sei" [11]; ausführlich wurde behandelt, auf welche Weise sie trotzdem schmackhaft gestaltet werden könne, gerade auch für chronisch Kranke, die an sich schon eher appetitlos waren [12, 13, 14]. Fettreiche, eiweißreiche und kohlenhydratreiche Diäten konkurrierten miteinander und wurden jeweils zur einzig zu empfehlenden Ernährung erhoben. Gerson [9] postulierte eine alkalische Diät, Hermannsdorfer [15] später eine saure Kost. Der viele Jahre dauernde Streit über die beste beziehungsweise die einzig hilfreiche Diät ist in einer umfangreichen Literatur zu verfolgen. Dort finden sich auch eingehende Untersuchungen, die Wirksamkeit der Tuberkulosediät durch spezielle (Labor-) Untersuchungen nachzuweisen [16, 17] und statistische Erhebungen über die Erfolge der Diätetik bei der Behandlung der Tuberkulose (z. B. [4]). Einen Überblick gestattet das ausführliche Diät-Kapitel im Handbuch der Tuberkulose 1923 [2][3]. Es war überwiegende Überzeugung, „dass die (diätetische [der Autor]) Allgemeinbehandlung des Tuberkulosekranken von großer Bedeutung ist. Es darf nicht vorkommen, dass sie den Patienten vorenthalten wird. Es ist auch nicht statthaft, sie in allgemeiner Fassung zu verordnen, sondern sie ist dem einzelnen Kranken streng dosiert anzupassen. Nur so wird der Arzt in der Behandlung der Tuberkulose wirklich künstlerische Arbeit leisten." [18]

Die Bedeutung, die Notwendigkeit der Diät bei Tuberkulosekranken wurde allerdings auch bezweifelt [19, 20]. So schreibt Amrein [21]: „Eine Mästung über das physiologische Maß der Gewichtszunahme bei früher Abgemagerten hinaus ist nicht anzuraten. Sie kann später unliebsame Folgen haben (Herz, Zirkulation usw.). Immer aber möchte ich wieder betonen, dass wir nicht einer verallgemeinernden und allein seligmachenden Ernährungsform uns verschreiben dürfen; denn eine solche bedeutet nicht eine Notwendigkeit, sondern vielmehr - eine Mode."

Von der damaligen Bedeutung der Diätetik zeugen auch spezielle „Kochbücher für Tuberkulöse" (z. B. [22]), deren eines im Besitz des Deutschen Tuberkulose-Archivs ist und hier etwas ausführlicher behandelt werden soll (Abb. 3.**3**). Zweck dieses erstmals 1928 aufgelegten Buches ist ausschließlich die Anleitung zur **praktischen** Durchführung einer kochsalzlosen, fett-, vitamin- und mineralsalzreichen Ernährungsweise, wohingegen hinsichtlich der theoretisch-wissenschaftlichen Grundlagen auf die entsprechende Literatur verwiesen wird (Abb. 3.**4**).

In einem Eingangskapitel werden zunächst „allgemeine Grundsätze der diätetischen Behandlung des Tuberkulösen" besprochen. „Gute, kräftigende Ernährung ist eine der wichtigsten Waffen im Kampfe gegen die Tuberkulose in all ihren Erscheinungsformen" (S. 1), das ist die Devise, deren Verwirklichung allerdings wegen des häufigen Appetitmangels der Patienten große praktische Schwierigkeiten mit sich bringen konnte, auch wegen der grundsätzlich **kochsalzfreien** Kost. Diese schmackhaft zuzubereiten, war sehr schwierig[4] und überhaupt nur möglich, wenn „ausschließlich sehr zarte und ganz frische Rohstoffe verarbeitet werden. Alle Ersatzmittel sind vollständig unmöglich." Im Gegensatz zu anderen empfohlenen Diäten (z. B. [1, 9]) beträgt die Zusammensetzung der Diät in diesem Kochbuch:

Eiweiß : Fett : Kohlehydrate = 1,5 : 2,7 : 4,0

[2] *Ausgehend von der Beobachtung, dass Tiere und „Primitivmenschen" ihrer Nahrung kein Kochsalz zur Würzung hinzufügen und (deshalb?) kaum an Tuberkulose erkranken, versuchte man, diese Ernährungssituation zu imitieren, d. h. die Diät für Tuberkulosekranke ohne Zusatz von Kochsalz zu halten [24, 25].*

[3] *In der Neuauflage des Handbuchs 1958 wird die Diätetik kaum mehr - und wenn, dann vorwiegend unter historischen Gesichtspunkten - behandelt [26].*

[4] *„Ohne Kochsalz zu kochen ist eine schwierige Kunst." (Seite 14)*

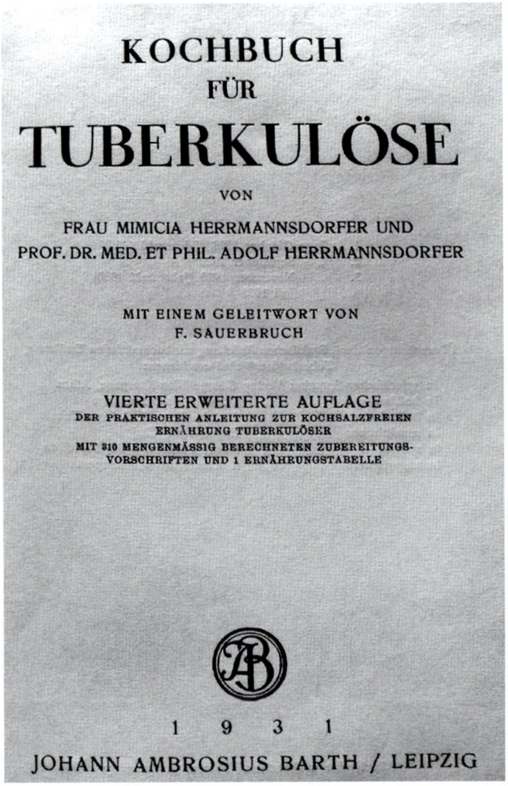

KOCHBUCH
FÜR
TUBERKULÖSE
VON
FRAU MIMICIA HERRMANNSDORFER UND
PROF. DR. MED. ET PHIL. ADOLF HERRMANNSDORFER

MIT EINEM GELEITWORT VON
F. SAUERBRUCH

VIERTE ERWEITERTE AUFLAGE
DER PRAKTISCHEN ANLEITUNG ZUR KOCHSALZFREIEN ERNÄHRUNG TUBERKULÖSER
MIT 310 MENGENMÄSSIG BERECHNETEN ZUBEREITUNGSVORSCHRIFTEN UND 1 ERNÄHRUNGSTABELLE

1 9 3 1
JOHANN AMBROSIUS BARTH / LEIPZIG

Abb. 3.**3** Kochbuch für Tuberkulöse, Titelblatt.

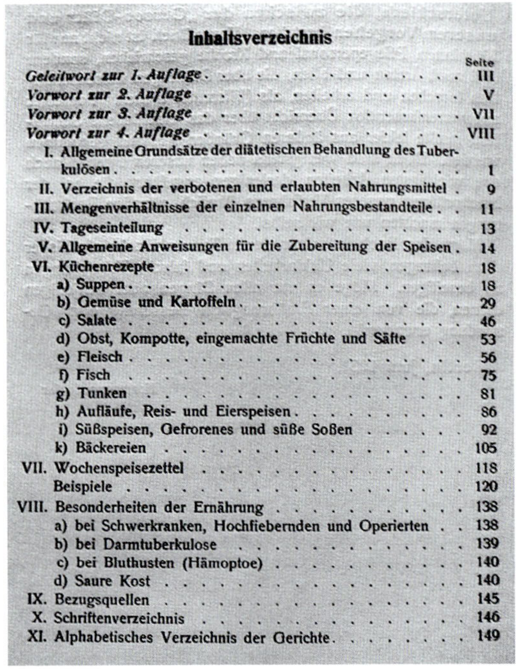

Inhaltsverzeichnis

Abb. 3.**4** Kochbuch für Tuberkulöse, Inhaltsverzeichnis.

Ein Kranker erhielt täglich im Durchschnitt 90 g Eiweiß, 200 g Fett (einschließlich 40 g Lebertran) und 240 g Kohlehydrate.

Es folgt eine Aufzählung verbotener und erlaubter Speisen und Getränke, wobei die Verbotsliste neben Salz stark salzhaltige Nahrungsmittel nennt (Abb. 3.**5**).

Eine ausführliche Gewürz-Liste schließt sich an. „Arzt, Köchin und Pflegepersonal müssen wissen, was und wie viel der Kranke essen soll. Nicht minder wichtig aber ist es, laufend festzustellen, was er nicht isst. Bevor das Geschirr abgeräumt wird, sollte die Diätleiterin auf einem Rundgange durch die Krankenräume sich darüber unterrichten. ... Kranke, die gewohnheitsmäßig schlecht essen oder bestimme Speisen zurückweisen, werden in eine Liste eingetragen, die dem Stationsarzt unterbreitet wird. Diese Maßnahmen tragen wesentlich dazu bei, die Befolgung der Diätvorschriften zu sichern. Eine gut geleitete Ernährungsabteilung hat keine oder nur sehr kleine Abfalleimer."

Anschließend werden allgemeine Anweisungen für die Zubereitung der Speisen gegeben, beginnend mit einer „Tageseinteilung" der Mahlzeiten (Abb. 3.**6**) und gefolgt von einem Kapitel mit 310 (!) Küchenrezepten.

Dieses[5] enthält 30 verschiedene Suppen (bis zu Hirn-, Leber-, Milz- und Pflaumensuppen), 50 Gemüse- und Kartoffelzubereitungen, 25 Salate, von grünem bis zu Rettichsalat, 10 Kompotte (auch Zuckergurken und gebratene Bananen), 47 Fleischgerichte (etwa auch Minutenfleisch, Pfefferpotthast und Lungenragout!) und 14 Fischzubereitungen. Es folgen Tunken, Aufläufe und Eierspeisen, kalte und warme Süßspeisen (auch „Arrakcreme auf russische Art" oder „Hasenöhrle"), schließlich Bäckereien. Das Buch schließt mit „Besonderheiten der Ernährung" bei Darmtuberkulose, bei Bluthusten, für Operierte.

Dieses Kochbuch erlebte mehrere Auflagen und wurde in verschiedene Sprachen übersetzt.

Die einzelnen Rezepte entsprechen im Wesentlichen den hiesigen Koch-Gepflogenheiten. Einige

[5] *In Klammern gesetzt sind Beispiele etwas außergewöhnlicher Speisen.*

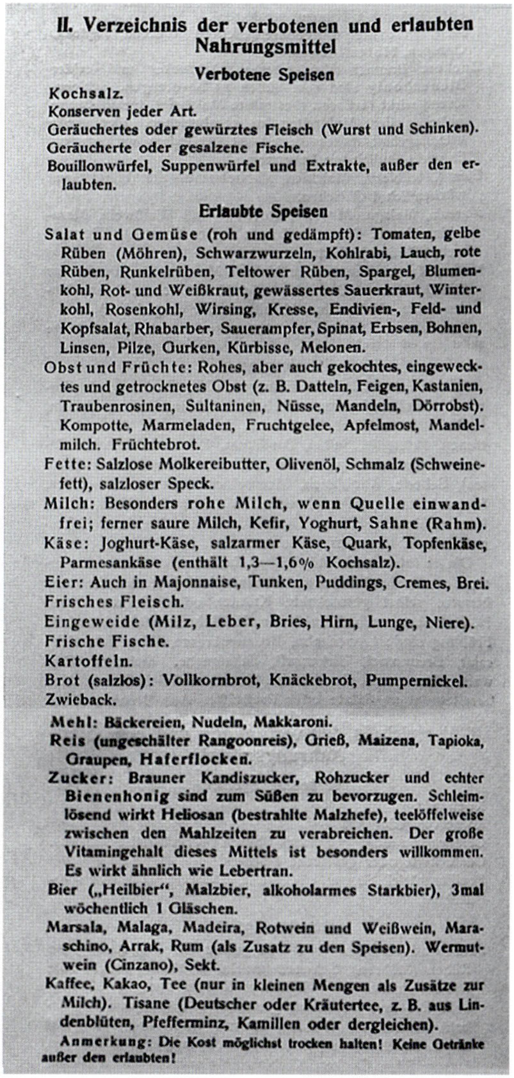

II. Verzeichnis der verbotenen und erlaubten Nahrungsmittel

Verbotene Speisen

Kochsalz.
Konserven jeder Art.
Geräuchertes oder gewürztes Fleisch (Wurst und Schinken).
Geräucherte oder gesalzene Fische.
Bouillonwürfel, Suppenwürfel und Extrakte, außer den erlaubten.

Erlaubte Speisen

Salat und Gemüse (roh und gedämpft): Tomaten, gelbe Rüben (Möhren), Schwarzwurzeln, Kohlrabi, Lauch, rote Rüben, Runkelrüben, Teltower Rüben, Spargel, Blumenkohl, Rot- und Weißkraut, gewässertes Sauerkraut, Winterkohl, Rosenkohl, Wirsing, Kresse, Endivien-, Feld- und Kopfsalat, Rhabarber, Sauerampfer, Spinat, Erbsen, Bohnen, Linsen, Pilze, Gurken, Kürbisse, Melonen.
Obst und Früchte: Rohes, aber auch gekochtes, eingewecktes und getrocknetes Obst (z. B. Datteln, Feigen, Kastanien, Traubenrosinen, Sultaninen, Nüsse, Mandeln, Dörrobst). Kompotte, Marmeladen, Fruchtgelee, Apfelmost, Mandelmilch. Früchtebrot.
Fette: Salzlose Molkereibutter, Olivenöl, Schmalz (Schweinefett), salzloser Speck.
Milch: Besonders rohe Milch, wenn Quelle einwandfrei; ferner saure Milch, Kefir, Yoghurt, Sahne (Rahm).
Käse: Joghurt-Käse, salzarmer Käse, Quark, Topfenkäse, Parmesankäse (enthält 1,3—1,6% Kochsalz).
Eier: Auch in Majonnaise, Tunken, Puddings, Cremes, Brei.
Frisches Fleisch.
Eingeweide (Milz, Leber, Bries, Hirn, Lunge, Niere).
Frische Fische.
Kartoffeln.
Brot (salzlos): Vollkornbrot, Knäckebrot, Pumpernickel. Zwieback.
Mehl: Bäckereien, Nudeln, Makkaroni.
Reis (ungeschälter Rangoonreis), Grieß, Maizena, Tapioka, Graupen, Haferflocken.
Zucker: Brauner Kandiszucker, Rohzucker und echter Bienenhonig sind zum Süßen zu bevorzugen. Schleimlösend wirkt Heliosan (bestrahlte Malzhefe), teelöffelweise zwischen den Mahlzeiten zu verabreichen. Der große Vitamingehalt dieses Mittels ist besonders willkommen. Es wirkt ähnlich wie Lebertran.
Bier („Heilbier", Malzbier, alkoholarmes Starkbier), 3mal wöchentlich 1 Gläschen.
Marsala, Malaga, Madeira, Rotwein und Weißwein, Maraschino, Arrak, Rum (als Zusatz zu den Speisen). Wermutwein (Cinzano), Sekt.
Kaffee, Kakao, Tee (nur in kleinen Mengen als Zusätze zur Milch). Tisane (Deutscher oder Kräutertee, z. B. aus Lindenblüten, Pfefferminz, Kamillen oder dergleichen).
Anmerkung: Die Kost möglichst trocken halten! Keine Getränke außer den erlaubten!

Abb. 3.**5** Verzeichnis verbotener Speisen.

eher ausgefallene oder wohl weniger bekannte mögen zur Illustration dienen.[6]

Hirnsuppe (Nr. 23). 1 großes Kalbshirn wird gewässert, gehäutet und fein gewiegt. Dann dünstet man es mit 60 g Zwiebeln und 20 g grüner Petersilie in 80 g Butter, stäubt 30 g Mehl und 1 Teelöffel Nährhefe darüber und gießt mit 2½ Litern Grundbrühe auf. Dann mengt man 1 Teelöffel Cenovis-Extrakt, 1 Messerspitze Liebig und etwas geriebene

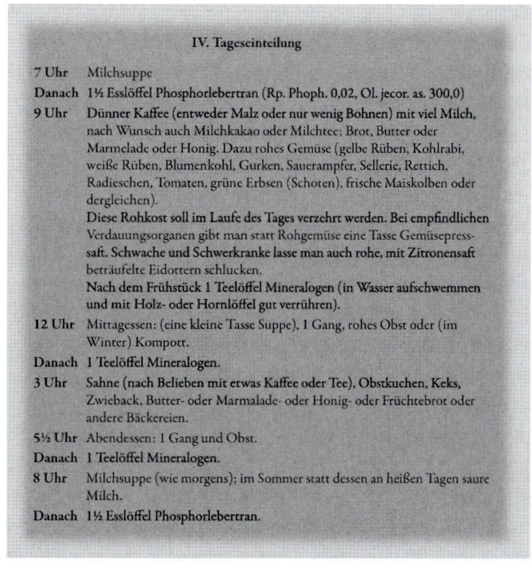

IV. Tageseinteilung

7 Uhr	Milchsuppe
Danach	1½ Esslöffel Phosphorlebertran (Rp. Phoph. 0,02, Ol. jecor. as. 300,0)
9 Uhr	Dünner Kaffee (entweder Malz oder nur wenig Bohnen) mit viel Milch, nach Wunsch auch Milchkakao oder Milchtee; Brot, Butter oder Marmelade oder Honig. Dazu rohes Gemüse (gelbe Rüben, Kohlrabi, weiße Rüben, Blumenkohl, Gurken, Sauerampfer, Sellerie, Rettich, Radieschen, Tomaten, grüne Erbsen (Schoten), frische Maiskolben oder dergleichen). Diese Rohkost soll im Laufe des Tages verzehrt werden. Bei empfindlichen Verdauungsorganen gibt man statt Rohgemüse eine Tasse Gemüsepresssaft. Schwache und Schwerkranke lasse man auch rohe, mit Zitronensaft beträufelte Eidottern schlucken. Nach dem Frühstück 1 Teelöffel Mineralogen (in Wasser aufschwemmen und mit Holz- oder Hornlöffel gut verrühren).
12 Uhr	Mittagessen: (eine kleine Tasse Suppe), 1 Gang, rohes Obst oder (im Winter) Kompott.
Danach	1 Teelöffel Mineralogen.
3 Uhr	Sahne (nach Belieben mit etwas Kaffee oder Tee), Obstkuchen, Keks, Zwieback, Butter- oder Marmelade- oder Honig- oder Früchtebrot oder andere Bäckereien.
5½ Uhr	Abendessen: 1 Gang und Obst.
Danach	1 Teelöffel Mineralogen.
8 Uhr	Milchsuppe (wie morgens); im Sommer statt dessen an heißen Tagen saure Milch.
Danach	1½ Esslöffel Phosphorlebertran.

Abb. 3.**6** Tageseinteilung der Mahlzeiten.

Muskatnuss daran und lasse alles aufkochen. Hierauf gibt man gehackte grüne Petersilie daran und legiert mit 2 Eidottern, die man mit 1 - 2 Teelöffeln Dartex verrührt. Kochzeit: 25 Minuten.

Lungenragout (Nr. 159). 1½ Pfund Kalbslunge und 1 Kalbsherz kocht man in Grundbrühe mit 1 Zwiebel weich, nimmt das Fleisch heraus und schneidet alles nudelartig. Es wird nun eine braune Schwitze von 80 g Butter, 40 g Mehl und 1 Teelöffel Nährhefe bereitet. Diese streut man noch besser erst nach dem Zugießen darüber, weil sie beim Rösten des Mehles leicht bitter wird. Man nimmt die Brühe mit 1 Teelöffel Cenovis-Extrakt und ½ Teelöffel Liebig zum Aufgießen, tut die geschnittene Fleischmasse hinein und lässt sie nochmals unter Hinzufügen von 1 Zwiebel, die mit 3 Nelken gespickt ist, mit 2 Lorbeerblättern, etwas Citrovinessig und Zitronensaft, 3 Wacholderbeeren und etwas englischer Soße aufkochen. Kochzeit: 1 Stunde.

Milzklößchen (Nr. 161). 1 kg Kalbsmilz wird ausgeschabt. Das Mus wird mit 3 Eiern, 3 - 4 Esslöffeln Mehl und so viel Semmelbröseln vermischt, dass die Masse dicklich wird. Dann gibt man etwas fein gehacktes Basilicum und Zitronensaft daran. Hierauf werden mit Hilfe von 2 Esslöffeln kleine Klößchen in sehr heiße Butter gesetzt und schnell ganz kurz auf beiden Seiten gebraten. Bratzeit: 3 - 4 Minuten.

Kalbsmilch-Auflauf (Nr. 210). 1 kg Kalbsmilch wässert man und entfernt Haut und Blut. Dann tut

[6] *Damalige Produkte wie Cenovis, Dartex, Cinovin u. a. werden nicht eigens erklärt.*

man sie in Wasser, in dem man 1 Lorbeerblatt, 1 Zwiebel, 1 Nelke, 1 Sträußchen Petersilie, 3 - 4 Pfefferkörner, 2 Zitronenscheiben, 1 Sträußchen Rosmarin und 2 Esslöffel Weißwein aufgekocht hat. Darin lässt man die Kalbsmilch gar werden, nimmt sie heraus, befreit sie von dem Abfall, überspült sie mit kaltem Wasser und schneidet sie in kleine Würfel. Man bereitet eine holländische Soße, die mit Ei legiert und mit etwas Weißwein und englischer Soße abgeschmeckt wird. Die Kalbsmilch wird nun in eine gebutterte Auflaufform getan. Man gießt die Soße darüber, bestreut alles mit Parmesankäse und belegt mit Butterflöckchen. Dann backt man den Auflauf 10 - 15 Minuten in heißer Röhre.

Saures Milchgelee (Nr. 237). 1 Liter saure Milch schlägt man mit 120 g Zucker und dem Saft einer Zitrone glatt. 12 Blatt rote Gelatine weicht man ein, drückt sie aus und löst sie auf; dann gibt man sie an die Milch und schmeckt das Ganze mit 1 Esslöffel Rum oder Arrak ab. Man stellt das Gelee auf Eis. Es kann mit eingezuckerten Erdbeeren gereicht werden.

Dauerkuchen (Nr. 280). 50 g Butter, 200 g Zucker, ¾ Tasse Milch, 2 ganze Eier, 2 Tassen Mehl, ¼ Backpulver und eine Handvoll Weinbeeren werden untereinander gemischt, in eine gebutterte Form gefüllt und ¾ Stunden bei mittlerer Hitze gebacken.

Mit der Durchsetzung der erfolgreichen antituberkulösen Chemotherapie verloren diese ausgefeilten Überlegungen, Vorschläge und Usancen ihren Stellenwert und wurden nur noch gezielt bei manifester Mangelernährung zusätzlich eingesetzt. Denn es konnte nachgewiesen werden, z. B. von der WHO [23], dass der Einfluss der diätetischen Maßnahmen gegenüber der Wirkung der Medikamente zu vernachlässigen ist, etwas, das uns Heutigen selbstverständlich, ja banal erscheint und eigentlich keine spezielle Prüfung benötigte.

Literatur

[1] Gerson M. Einiges zur Diätbehandlung der Lungentuberkulose (Rundfunkvortrag vom 18. Februar 1930). Zschr Ärztl Fortbildung 1930; 27, Nr. 11: 1-13
[2] Brauer L, Schröder G, Blumenfeld F. Handbuch der Tuberkulose. 2. Band. Leipzig; Johann Ambrosius Barth 1923
[3] Fleckles L. Prüfende Blicke auf die vorzüglichsten Krankheitsanlagen in prophylaktischer und diätetischer Beziehung, mit besonderer Rücksicht auf Brunnen- und Molkenkuren, und die Heilung der Schwindsucht. Stuttgart; J. Scheible"s Buchhandlung 1835
[4] Rosenfeld G. Tuberkulose und Ernährung. Tuberkulose-Bibliothek Nr. 21. Leipzig; Johann Ambrosius Barth 1925
[5] Brehmer H. Die chronische Lungenschwindsucht und die Tuberkulose der Lungen. Berlin; Enslin Verlag 1857
[6] Voigt J. Tuberkulose. Geschichte einer Krankheit. Köln; Vgs Verlagsgesellschaft 1994
[7] Dettweiler P. Die Behandlung der Lungenphthise in geschlossenen Anstalten mit besonderer Beziehung auf Falkenstein i. T. 2. Auflage. Berlin; 1884
[8] Zur Diätetik für Lungenkranke. Die Gartenlaube 1868; 16: 39
[9] Gerson M. Diättherapie der Lungentuberkulose. Leipzig; Franz Deuticke 1934
[10] Deist H. Die Tuberkulose. Stuttgart; F. Enke 1951: 229-231
[11] Ruhm F. Allgemeine Diätküche. Wien; Ruhm-Verlag (o. J.)
[12] Bernhardt. Richtlinien für die kochsalzarme Ernährung Tuberkulosekranker (SHG-Diät). Bücher der Hygiene und Volksernährung. Berlin; Rothgießer und Diesing
[13] Herrmannsdorfer M, Herrmannsdorfer A. Praktische Anleitung zur kochsalzfreien Ernährung Tuberkulöser. 2. Aufl. Leipzig; Johann Ambrosius Barth 1929
[14] Herrmannsdorfer A. Wirkungen kochsalzfreier Ernährung auf tuberkulöse Erkrankungen. Z Tuberk 1930; 56: 257
[15] Herrmannsdorfer A. Der Einfluss besonderer Ernährungsart auf schwere Formen tuberkulöser Erkrankungen. Med Klin 1929; 76: 1235
[16] Jaffé, Steffens. Hämatologische Untersuchungen bei Hauttuberkulose während der Behandlung mit GHS-Diät. Münch Med Wschr 1929; 76: 703-705
[17] Stamm M. Blutuntersuchungen bei der Behandlung Tuberkulöser mit der Sauerbruch-Herrmannsdorfer-Gersondiät. Z Tuberk 1931; 60: 322
[18] Schröder G, Kaufmann K. Ernährung und Kostformen. In: Handbuch der Tuberkulose, 2. Band. Leipzig; Johann Ambrosius Barth 1923: 100-134
[19] Desmo. Nachteile der zwangsweisen Überernährung der Phthisiker. Bullet de thérap 1882; 102: 1
[20] Sauerbruch F, Herrmannsdorfer A. Ein klärendes Wort zur ablehnenden Kritik der Ernährungsbehandlung der Tuberkulose. Münch Med Wschr 1930; 77: 43
[21] Amrein O. Spezielle Ernährungsformen bei Tuberkulose. Mode oder Notwendigkeit?. Die Tuberkulose 1930; 10: 115
[22] Sternberg W. Die Küche in der modernen Heilanstalt. Kochkunst und ärztliche Kunst. Stuttgart; Enke 1907 / 09
[23] Ramakrishnan CV, Rajendran K, Jacob PG. et al. The role of diet in the treatment of pulmonary tuberculosis. Bull Org mond Santé 1961; 25: 339-359
[24] Jesionek A. Zur Diätbehandlung der Hauttuberkulose. Münch Med Wschr 1929; 76: 867
[25] Jesionek A, Bernhardt L. Diätetische Behandlung der Hauttuberkulose und Ernährungsbiologie. Tuberkulose-Bibliothek (Beihefte zur Zeitschrift für Tuberkulose). Leipzig; Johann Ambrosius Barth 1930
[26] Hein J, Kleinschmidt H, Uehlinger E. Handbuch der Tuberkulose. Stuttgart; Thieme 1958

4 30 Jahre Kuratorium Tuberkulose in der Welt

G. Siemon

Zusammenfassung

Das Kuratorium versteht sich als ein gemeinnütziger Verein zur Bekämpfung der Tuberkulose in der Welt, eine Vereinigung von Idealisten in der ärztlichen Profession. Seine Aufgaben sind die Bekämpfung der Tuberkulose insbesondere in den Entwicklungsländern, die Verbreitung von Kenntnissen zur Verhütung und Bekämpfung der Tuberkulose und die Förderung der Forschung auf dem Gebiet der Tuberkulose. Bei Projekten in Santa Cruz (Bolivien), Kathmandu (Nepal), Lomé (Togo), Kiew (Ukraine) und Stawropol (Russland) wurden Laboreinrichtungen zur bakteriologischen Diagnostik und Therapieüberwachung geschaffen und in Zusammenarbeit mit der WHO, der IUATLD und den örtlichen Organisationen zur Bekämpfung der Tuberkulose das einheimische Personal unterwiesen und Behandlungsstrategien entwickelt.

Mehr als 30 Jahre hat das Kuratorium Tuberkulose in der Welt trotz z. T. schwieriger politischer Situationen eine erfolgreiche, segensreiche Arbeit geleistet, die zu hohen Anerkennungen geführt hat.

Durch Flucht und Vertreibung hatten nach dem Ende des zweiten Weltkriegs Millionen Deutsche ihre Heimat verloren und übervölkerten die zerstörten Städte. Wie immer in schweren Krisenzeiten grassierte die Tuberkulose und verbreitete sich vor allem in Lagern und überbelegten Wohnungen.

Am 4. November 1953 wurde daher in München ein „Komitee zur Wohnraumbeschaffung für Tuberkulosekranke in Bayern e. V." gegründet, das sich am 5. November 1954 in einen gemeinnützigen Verein umwandelte [1, 3].

Zur Finanzierung der Wohnraumbeschaffung wurden Weihnachts-Siegelmarken verkauft [2, 3, 4], den Tuberkulosekranken zur Hilfe, der Bevölkerung zum Schutz. 1951/1952 waren, wie den Tuberkulose-Jahresberichten zu entnehmen war, über 10 000 an offener Tuberkulose Erkrankte ohne eigenes Schlafzimmer, über 200 ohne eigenes Bett [5].

Es wurden Siedlungen errichtet und Bedürftigen Baukostenzuschüsse als Darlehen gewährt.

Dank intensiver Werbung und Unterstützung mit zahlreichen kleinen und großen Spenden konnten die staatlichen Maßnahmen [6, 7] ergänzt und vielen TB-Kranken mithilfe langfristiger Darlehen adäquate Wohnungen vermittelt werden. Damit wurde eine drastische Verbesserung hygienischer Verhältnisse erreicht, die zusammen mit der modernen antituberkulösen Chemotherapie zu einem schnellen Rückgang der Tuberkuloseinzidenz und -prävalenz in Bayern wie im gesamten Bundesgebiet führte. Das Komitee zur Wohnraumbeschaffung für Tuberkulosekranke in Bayern e. V. hatte äußerst erfolgreich gearbeitet und konnte aufgelöst werden.

Die zurückfließenden Darlehen wurden nicht mehr für die Tuberkulosebekämpfung in Deutschland benötigt. Sie sollten jedoch weiter im Kampf gegen die Tuberkulose eingesetzt werden.

Das Kuratorium und seine Aufgaben

„Das Kuratorium versteht sich als ein gemeinnütziger Verein zur Bekämpfung der Tuberkulose in aller Welt, eine Vereinigung nicht von professionellen Idealisten sondern von Professionellen mit Restidealen - auch in dieser Zeit - gerade in dieser Zeit - gerade in der ärztlichen Profession." (H. Blaha) Seine Aufgaben sind satzungsgemäß die Bekämpfung der Tuberkulose insbesondere in den Entwicklungsländern, die Verbreitung von Kenntnissen zur Verhütung und Bekämpfung der Tuberkulose und die Förderung der Forschung auf dem Gebiet der Tuberkulose; die Aufgaben des Komitees zur Wohnraumbeschaffung für Tuberkulosekranke in Bayern werden - sofern noch Darlehensanfragen eingehen - fortgeführt.

Organisatorisch steht dem Vorstand ein geschäftsführender Beirat zur Seite.

Bei Überlegungen, ob das Kuratorium hauptsächlich die IUATLD bei der weltweiten Bekämpfung der Tuberkulose unterstützen oder eigene Projekte in Angriff nehmen sollte, entschied man sich für ein zweigleisiges Vorgehen.

Projekte bedeuten ganz persönlichen Einsatz und auch persönlichen Erfolg, d. h. eine ganz andere Form der Identifizierung, als wenn man nur Geld sammeln würde. Auch nimmt man am Wohl und Wehe einer Nation ganz anders Anteil, wenn dort ein eigenes Projekt durchgeführt wird. Voraussetzungen sind jedoch die Schaffung einer geeigneten Infrastruktur mit engagierten Mitarbeiterinnen und Mitarbeitern vor Ort und die Möglichkeiten engmaschiger Kontakte durch Besuche und regelmäßigen Schriftwechsel, die heutzutage durch moderne Kommunikationsmittel wesentlich einfacher sind als zur Gründungszeit des Kuratoriums.

Am 13.10.1978 erfolgte die Gründungsversammlung des „Kuratoriums Tuberkulose in der Welt e. V." im Zentralkrankenhaus Gauting. Zu Vorsitzenden wurden Prof. Dr. Herbert Blaha und Prof. Dr. Kurt F. Petersen, zum Geschäftsführer Dr. Bernhard Kranig gewählt. Der Eintrag ins Vereinsregister vollzog sich im Februar 1979. Anregungen zur Gründungsversammlung kamen von der Internationalen Union zur Bekämpfung der Tuberkulose (IUATLD, später UNION), Dr. Annik Rouillon, Dr. K. Styblo und Dr. M. A. Bleiker. Mitgezogen haben das Deutsche Zentralkomitee zur Bekämpfung der Tuberkulose und die Deutsche Gesellschaft für Pneumologie. Großzügige Unterstützung erfuhr das Kuratorium im Zentralkrankenhaus Gauting durch die LVA Oberbayern. Nach dem Wechsel der Trägerschaft begleitet der Asklepios-Konzern die Kuratoriumsarbeit wohlwollend.

Hintergrund

Um die Jahrhundertwende vom 19. zum 20. Jahrhundert und bis zum 2. Weltkrieg waren in unseren Ländern Armut, Krankheit, auch die Bevölkerungsentwicklung wesentlich durch die Tuberkulose mitbestimmt. Mit Besserung der wirtschaftlichen und hygienischen Verhältnisse ging weit vor Einführung der Chemotherapie die Zahl der Tuberkulosekranken zurück. Heroische chirurgische Eingriffe wie Lungenresektionen, Thorakoplastiken, Pneumothoraxbehandlungen, Ölplombeneinlagen oder Phrenicusexhairesen gehören lange der Vergangenheit an. Die Tuberkulose ist zu einer gut behandelbaren Krankheit geworden. Jedoch könnte die deutliche Zunahme der Erregerresistenz ohne eine mit ihr Schritt haltende Entwicklung neuer wirksamer Antituberkulotika zu einer Renaissance der chirurgischen Therapie führen.

Unverändert ist und bleibt die Tuberkulose ein Weltproblem. Nach WHO-Hochrechungen erkranken weltweit jährlich etwa 9,2 Millionen Menschen an der Tuberkulose; circa 1,7 Millionen sterben an ihr [8]. Viele erfolgreiche Behandlungsansätze durch Regierungsmaßnahmen und den Einsatz von Nichtregierungsorganisationen (NGOs) aus Industrieländern in den Entwicklungsländern wurden leider durch die gerade in diesen Regionen um sich greifende HIV-Seuche zunichte gemacht.

Die Ursachen für die Ausbreitung der Tuberkulose noch vor dem Auftreten von HIV-Infektionen sind komplex. Fernwirkungen der Zivilisation mit dem Sog übervölkerter Städte auf arme Bevölkerungsschichten und die Entwicklung von Slums sowie die Unterschätzung der Brisanz der Tuberkulose von politischer Seite spielen dabei ebenso eine Rolle wie die Begünstigung der Resistenzbildungen durch eine inkonsequente antituberkulöse Therapie, weil z. B. die Patienten über die Notwendigkeit einer kontinuierlichen und ausreichend langen Behandlung unzureichend aufgeklärt oder gar weil die in den Industrieländern nicht benötigten Antituberkulotika nur sporadisch zur Verfügung gestellt wurden.

So haben Industrienationen in den Entwicklungsländern, in die wir mit unseren Hilfsmaßnahmen gegangen sind, die Tuberkuloseausbreitung wahrscheinlich begünstigt. Es besteht gewissermaßen eine Bringschuld. Andererseits bleiben auch die Industrieländer durch Tourismus, Entsendung von Facharbeitern, Aufnahme von Flüchtlingen oder Einwanderung nicht von einer Einschleppung der Tuberkuloseerreger verschont.

Projekte

Jedes Projekt des Kuratoriums hat seine Eigenheiten. Die Projektbetreuer müssen sich auf die Besonderheiten der Länder einstellen. Dabei ist es oft nicht einfach, sich mit einer völlig fremden kulturellen und sozialen Mentalität vertraut zu machen. Politisch sind Strukturen vorhanden, die weit von unseren Vorstellungen von Demokratie abweichen. Veränderungen in den politischen Systemen, Gesetzesänderungen und wechselnde Zuständigkeiten in der Administration erschweren eine erfolgreiche Arbeit.

Untersuchungsmodalitäten und die Durchführung von Behandlungen nach europäischen Vorstellungen sind nur begrenzt möglich und müssen den Besonderheiten des Gastlandes angepasst werden, um zum Erfolg zu führen. Ziel ist „Hilfe zur Selbsthilfe", d.h. nach der Schaffung technischer Einrichtungen und der Anleitung des Personals ein eigenständiges Betreiben der Tuberkulose-Zentren zu ermöglichen, wobei Beratung und Hilfe aus der Ferne zur Verfügung gestellt und regelmäßige Kontrollbesuche mit gezielten Trainingsmaßnahmen durchgeführt werden. Bei allen Projekten werden vorhandene Strukturen genutzt. Einheimische Fachkräfte müssen angeleitet und Lücken im Fachwissen geschlossen werden. In der Regel benötigen die Projekte Hilfe bei der Organisation und finanzielle Unterstützung bei den notwendigen Investitionen. Eine laufende Betreuung und Überwachung ist erforderlich, um die Einhaltung der Standards und Vorgaben der WHO und der IUALTD zu gewährleisten. Unterstützt wurde anfangs auch die Medikamentenbeschaffung.

Die Projekte verstehen sich als „Brückenköpfe" (H. Blaha), von denen aus die Tuberkulosebekämpfung im Gastland qualitativ und quantitativ ihren Ausgang nehmen und sich verbreiten kann.

Da das Kuratorium bei seinen Aktivitäten recht bald an finanzielle Grenzen stieß, wurden mit Erfolg Anträge für die Projektvorhaben bei dem Bundesministerium für wirtschaftliche Zusammenarbeit und Entwicklung (BMZ) gestellt. Die Mittel des BMZ unterstützten die Projekte in Santa Cruz/Bolivien, in Kathmandu und in drei Distrikten der Terai-Region/Nepal, in Lomé/Togo und in Stawropol/Südrussland ganz wesentlich (Abb. 4.**1**).

Santa Cruz/Bolivien

Das erste Projekt des Kuratoriums startete 1982/83 in Santa Cruz/Bolivien. Auf Bitten der lokalen Filiale des Bolivianischen Roten Kreuzes wurden Tuberkulosebekämpfungszentren eingerichtet, Ende 1982 das „Centro I" (Abb. 4.**2**), dem 1986 das „Centro II" folgte. Beide Projekte sind integriert, arbeiten jedoch selbständig in zwei Stadtteilen mit unterschiedlichen Einzugsgebieten. Von Anfang an wurden durch Dres. Bernhard und Hildegard Kranig alle Behandlungsverläufe minutiös dokumentiert und ausgewertet, zeitweise mit Unterstützung durch das Bayerische Landesamt für Statistik und Datenverarbeitung. Die Erfolge der Tuberkulosebehandlung führten zu einer immer stärkeren Frequentierung beider Zentren. Das brachte eine ständig steigende Zahl an Laboruntersuchungen und einen erheblichen Medikamentenmehrbedarf mit sich. Die weitere Betreuung erfolgt durch Dr. G. Loytved, Gesundheitsamt Würzburg, und Dr. R. Mütterlein, TBC-Klinik Parsberg, unterstützt von den medizinisch-technischen Assistentinnen Antje Beneke und Katrin Lübbe, Gauting.

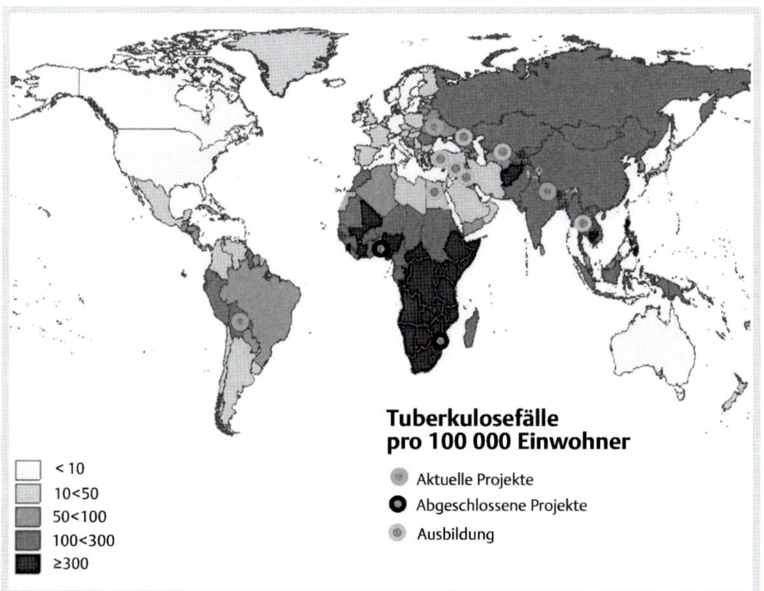

Abb. 4.**1** Projekte – Überblick.

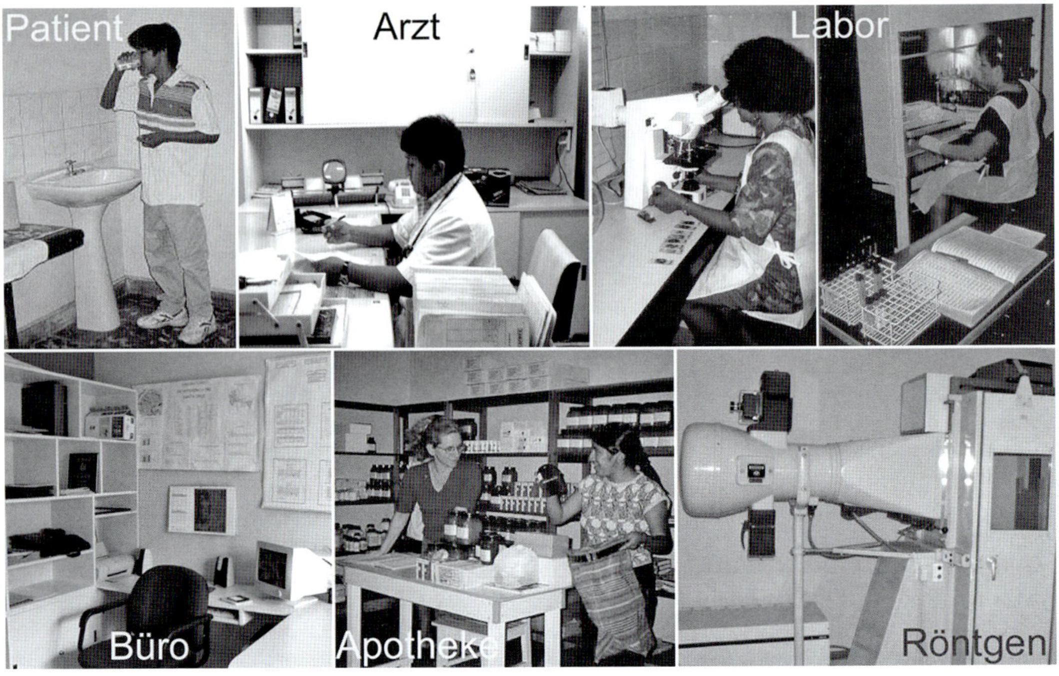

Abb. 4.**2** Bolivien, Zentrum I – Einblicke.

Seit 1983 wurden in beiden Zentren etwa 80 000 Patienten mit pulmonalen Beschwerden untersucht. Bei ca. 17 000 (21 %) konnte eine Tuberkulose nachgewiesen und behandelt werden. Nach anfänglichen Schwierigkeiten gelang es, bei den meisten Patienten die Therapie ordnungsgemäß durchzuführen und mit einer Heilungsrate von mehr als 85 % zu beenden [9].

Nachdem das Labor im Zentrum I die Aufgaben eines regionalen Referenzlabors übertragen bekommen hatte, konnte ein Projekt zur direkten und indirekten Qualitätskontrolle in der Stadt und im Departement Santa Cruz über eine Zeitdauer von vier Jahren implementiert werden. Mehr als 160 Laboranten wurden zwischen 2002 und 2005 bis zu dreimal geschult. Trotz politischer Unruhen, der Versorgungsengpässe und der zeitweiligen Unpassierbarkeit der Straßen wegen Überschwemmungen wurde die Qualität der Tuberkulosediagnostik in den peripheren Laboratorien eines Gebietes, das größer als Deutschland ist, verbessert, ihre Ausstattung komplettiert und die Arbeitsplatzsicherheit erhöht. Die Schulung der Ärzte und leitenden Krankenschwestern trug zur Verbesserung der Diagnostik und der Therapie sowie zur Reduzierung der Zahlen der Therapieabbrecher bei. Darüber hinaus gelang es, im Referenzlabor neueste molekularbiologische Testmethoden zur Bestimmung der Mykobakterien-Spezies und der Multiresistenz einzuführen.

Beide Zentren nahmen ab Oktober 2005 an der Studie C der UNION teil. Verglichen werden die Behandlungserfolge der Patienten, die mit den üblichen vier, einzeln verabreichten Medikamenten therapiert werden, mit den Ergebnissen der Kranken, die diese Medikamente kombiniert in einer einzelnen Tablette verabreicht bekommen.

2007 erhielt das Kuratorium für seine seit Jahren hervorragende Arbeit eine Auszeichnung der staatlichen Gesundheitsbehörde in Santa Cruz. In Anerkennung der Verdienste bei der Tuberkulosebekämpfung in der Stadt erhöhten die städtischen Stellen den über Jahre hinweg unverändert geringen Zuschuss für den Unterhalt der Zentren (Strom, Wasser etc.) auf das Doppelte.

Im April 2008 eröffnete die Repräsentantin des Kuratoriums Ilona Westermann de Patiño mit einem Bildervortrag die Ausstellung „25 Jahre Kuratorium in Santa Cruz" im Goethe-Institut des dortigen Deutsch-Französischen Zentrums.

Kathmandu/Nepal

Durch verschiedenste NGOs waren in Nepal mehrere Jahre TB-Projekte durchgeführt worden, wegen fehlender Behandlungsüberwachung allerdings nicht auf dem aktuellen Stand einer hochwirksamen und verkürzten Kombinationstherapie (ohne RMP).

Auf Initiative des damaligen Präsidenten der nepalesischen Ärztekammer Dr. Pahari und des deutschen Botschafters in Nepal, Dr. Harder, wurde das Projekt in Kathmandu mit der Partnerorganisation N. A. T. A. (Nepal Antituberculosis Association) unter der Bezeichnung „German Nepal Tuberculosis Project" (GENETUP) in Angriff genommen. Es wurde Ende 1985 konzipiert und 1986 realisiert. Unter der Aufsicht und Betreuung von Prof. Feldmann, Dr. Neher, Dr. Breyer und der Mithilfe der medizinisch-technischen Assistentinnen Cecilia Irasga und Antje Beneke, Zentralkrankenhaus der LVA Oberbayern, jetzt Asklepiosklinik in Gauting, wurden eine Tuberkuloseambulanz und ein modernes Labor eingerichtet. Angeschlossen wurde eine kleine Bettenstation. Das Labor fungierte bald als TB-Referenzlabor in Nepal, viele Einrichtungen wie z. B. die Universitätsklinik schickten ihr Probenmaterial zur Testung.

Die von Anfang an vollüberwachte Therapie erfolgte aus logistischen Gründen dreimal wöchentlich unter Verwendung der beiden wichtigsten Medikamente als Kombination in einer Tablette. Das führte nach zwei Monaten zu einer etwas niedrigeren Konversionsrate, ohne die hohe Gesamtheilungsrate von über 85 % zu beeinträchtigen. Es konnte auch gezeigt werden, dass mit konsequenter Behandlungsüberwachung eine hohe Therapietreue (d. h. niedrige Abbruchzahlen) erreicht werden konnte [10].

Wesentliche Teile der TB-Bekämpfungsstrategie in Nepal fanden Eingang in das nationale TB-Manual. 1994 wurde das Labor als Referenzlabor für die WHO/IUATLD Studie zur „Anti-Tuberculosis Drug Resistance in the Wold" anerkannt. Dies führte zu Einsendungen von Sputumproben aus verschiedenen Gegenden Nepals zur kulturellen Anzüchtung und Empfindlichkeitstestung. Zwischen 1995 und 2007 wurden in Zusammenarbeit mit der WHO insgesamt vier landesweite Resistenzstudien durchgeführt, was dem TB-Bekämpfungsprogramm Nepals damals eine weltweit führende Rolle einbrachte.

Mit Unterstützung des BMZ wurden von 1998 bis 2004 in drei peripheren Distrikten mit einer Bevölkerung von über 5 Mio., in denen eine TB-Inzidenz von ca. 200/100 000 Einwohnern bestand, Therapieprogramme mit direkter Überwachung der Medikamenteneinnahme (DOTS) (Abb. 4.**3**)bis auf die Dorfebene eingeführt. 2005 wurden diese drei Distrikte dann voll der Verantwortung das Nationalen Tuberkulose Kontrollprogramms (NTP) übertragen.

Trotz politisch instabiler Lage konnten die Patienten zwischen 2001 - 2006 weitgehend regelmäßig zur Therapie in die Ambulanzen kommen.

Ein DOTS-Plus-Programm wurde 2006 landesweit in insgesamt fünf regionalen Ambulanzen übernommen. Die gesamte TB-Diagnostik einschließlich follow up wurde wiederum im Labor des Kuratoriums durchgeführt.

GENETUP hat an allen Medikamentenstudien der IUATLD teilgenommen und alle Datensätze vollständig geliefert.

Die FIND (Foundation of Innovative New Diagnostics) hatte das Labor für eine "Feasibility Study" ausgesucht und ein MGIT-Gerät (Mycobacteria Growth Indicator Tube oder Bactec 960) mit allen notwendigen Reagenzien für die Anzucht von Mykobakterien und deren Empfindlichkeitstestung zur Verfügung gestellt. Schwierigkeiten bei der Stromversorgung mit häufigen Abschaltungen und „Abstürzen" der elektronisch gesteuerten Regelsysteme wie auch der Computer wurden mithilfe einer unterbrechungsfreien Stromversorgung mit 16 Auto-Batterien überbrückt. Dieses Beispiel zeigt, mit welchen Schwierigkeiten man im Land immer wieder konfrontiert wurde.

Das Labor verfügt seit 2003 über eine Ausstattung für molekularbiologische Testsysteme. Das Personal erhielt eine entsprechende Ausbildung und führt seitdem die Tests zur Identifizierung von Tuberkuloseerregern sowie von anderen Mykobakterien als einziges Labor im Lande rasch und zuverlässig durch. Als weitere Anwendung dieser Methoden erlaubt die Detektion von Mutationen in Genabschnitten, die mit einer Resistenz gegen die wichtigsten Antituberkulotika (Isoniazid und Rifampicin) assoziiert sind, inzwischen eine rasche Diagnose multiresistenter Tuberkulosefälle. Zurzeit wird eine Weiterentwicklung dieser Tests für Medikamente der zweiten Line gegen konventionelle Testmethoden validiert.

Die Universität in Kathmandu benutzt dieses Labor zur Anfertigung von Dissertationen.

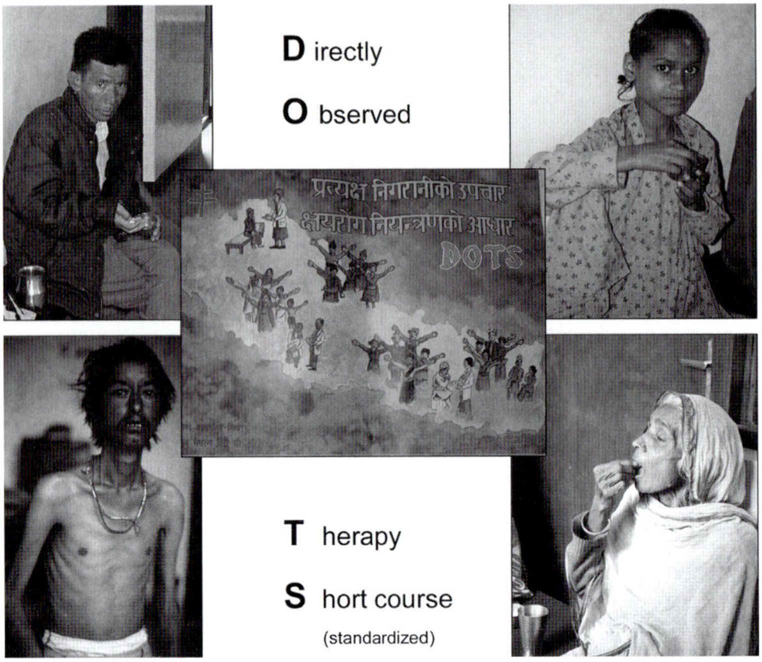

Abb. 4.**3** Nepal (1985 bis heute).

Am Welt-Tuberkulose-Tag erhielt das Kuratorium die höchste Auszeichnung der Regierung Nepals, den „Dixa-Daxa-Gold-Medal-Award 2005", für die hervorragende Arbeit bei der TB-Bekämpfung in Nepal während der letzten 20 Jahre.

Togo

Das Projekt „Nachtigal", genannt nach Dr. Gustav Nachtigal, Arzt und Afrikaforscher, der 1884 Togo und Kamerun im Auftrag Bismarcks unter deutsche „Schutzmacht" stellte, begann zu einer Zeit, als Maßnahmen zur Bekämpfung der Tuberkulose in Togo infolge fehlender Infrastrukturmaßnahmen beeinträchtigt waren; die Erkrankung konnte damals weder rechtzeitig erkannt noch zweckmäßig behandelt werden. Nicht zuletzt auf Anregung von Dr. Dr. Franz Hochreiter, Konsul der Republik Togo in Bayern, wurden 1987/88 Vorbereitungen getroffen und Anträge zur Kofinanzierung über das BMZ gestellt. Partner in Togo war das CNART (Comité National Antituberculeux de la Republique Togolaise). Hilfreich war die Unterstützung durch Vertreter der Hanns-Seidel-Stiftung, die eine Außenstelle in Lomé hatte, sowie den damaligen deutschen Leiter der École National d'Administration und vor allem durch das Deutsche Aussätzigen Hilfswerk (DAHW, heute die Deutsche Lepra- und Tuberkulosehilfe).

Vorbesprechungen erfolgten in Togo mit Prof. Dr. H. Blaha, Prof. Dr. K. F. Petersen, der zusammen mit Herrn Thau den Aufbau und die Inbetriebnahme des Labors überwachte, und Prof. Dr. G. Siemon als künftigen Betreuer des Projekts (Abb. 4.**4**).

Im CHU (Centre Hospitalier Universitaire) in Lomé wurde im Bereich der pneumologische Abteilung (Leiter Prof. Tidjani) nach Plänen von Prof. K. F. Petersen ein Labortrakt gebaut und mit Laborgeräten aus Deutschland bestückt. Auf Vermittlung von Dr. B. Kranig konnte ein wenig gebrauchtes Röntgengerät nach Überholung installiert werden. Ein Mitarbeiter des Labors erhielt auf Projektkosten eine spezielle Weiterbildung in der Labordiagnostik der Tuberkulose (Mikroskopie, Anlegen von Kulturen und Resistenzbestimmungen) in Algier, weiter ein Arzt eine Weiterbildung in Bamako/Mali. Die künftigen einheimischen Mitarbeiter des Projekts sollten ihre Weiterbildung unter „afrikanischen" Bedingungen erhalten, deswegen wurden Aufenthalte in Deutschland bewusst nicht in Erwägung gezogen.

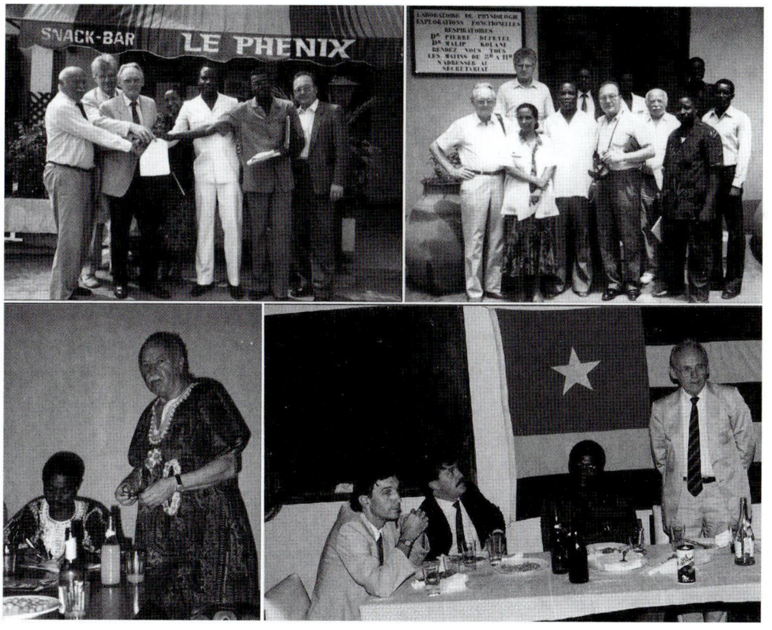

Abb. 4.4 Togo (1987–1998), Delegationen.

Das DAHW hatte zur Erkennung und Behandlung der Lepra bereits eine hervorragende Infrastruktur aufgebaut. Aufgrund der modernen „Triple-Drug-Therapie“ der Lepra ging die Erkrankungszahl stark zurück. Mitarbeiter des DAHW konnten somit dank einer ausgezeichnet funktionierenden Zusammenarbeit nach entsprechenden zentral organisierten Schulungen für die Labordiagnostik der TB und die Verteilung der Medikamente gewonnen werden.

Trotz mehrerer Aufenthalte in Togo gelang es jedoch nicht, mit den dortigen Ärzten, die ihre eigenen Vorstellungen von dem Projekt hatten, eine dauerhafte Zusammenarbeit zu erreichen, so dass das Leistungsniveau starken Schwankungen unterworfen war. Trotzdem verlief das Projekt erfolgreich, bis einerseits zunehmende politische Unruhen, andererseits HIV-Infektionen, die anfangs von Regierungsseite „verboten“ waren, immer weiter um sich griffen und somit das Projekt sehr beeinträchtigten. Nach Beendigung der „Anschubfinanzierung“ durch das BMZ konnte das Kuratorium die finanziellen Belastungen nicht mehr weiter tragen. Die Einrichtungen wurden daher dem DAHW zur weiteren Nutzung übertragen.

Stawropol/Russland

2004 wurde das Kuratorium von politischer Seite um Hilfe bei der Tuberkulosebekämpfung in Stawropol (Geburtsregion von M. Gorbatschow) gebeten. Ein Laborneubau wurde geplant, die wichtigsten Sanatorien und TBC-Krankenhäuser der Region wurden besucht, deren Laboratorien begutachtet und Verbesserungsvorschläge unterbreitet. Während der Projektbesuche wurde das Laborpersonal in den bestehenden Räumen mit den modernen Methoden vertraut gemacht und speziell für die Anwendung molekularbiologischer Techniken intensiv geschult. Vordringliches Ziel war eine rasche, verbesserte Diagnostik bei der Resistenzbestimmung als Voraussetzung für eine frühzeitige gezielte Behandlung.

An den groß angelegten Fortbildungsmaßnahmen für TB-Ärzte und Laborpersonal war auch das Kuratorium maßgeblich beteiligt. In drei Städten der Stawropoler Region (Stawropol, Budennowsk Pjatigorsk) wurden im Auftrag des Ministry of Health Stawropols mit lokalen Referenten, Vertretern der WHO aus Moskau, zweitägige Seminare mit dem Schwerpunkt „Multiresistente TB“ durchgeführt, in denen die Epidemiologie und Entstehung, die Diagnostik und Behandlung eingehend

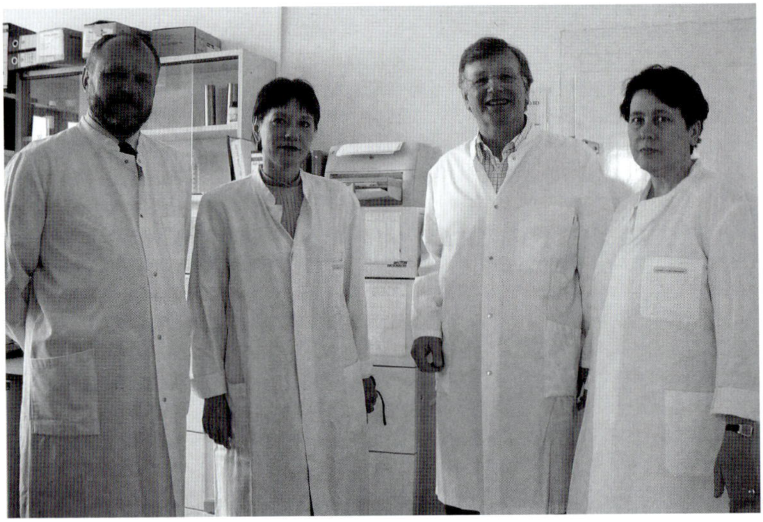

Abb. 4.**5** Stawropol.

abgehandelt wurden. Ca. 380 Teilnehmer wurden insgesamt gezählt.

Das lokale Fernsehen hat stets über die Aktivitäten des Kuratoriums im Stawropolki Krai (Region Stawropol) berichtet und die Gefahren, die von der in Russland doch stärker verbreiteten multiresistenten Tuberkulose ausgehen, thematisiert.

Die Schulungskomponente im BMZ-Antrag war damit in Stawropol wirksam erbracht worden.

Anfang 2006 war immer noch nicht mit dem Laborneubau begonnen worden, schließlich fand am 10. Mai 2006 die Grundsteinlegung statt, weitere Verzögerungen folgten, weil die Container mit den Laborausrüstungen sieben Monate vom Zoll nicht freigegeben wurden. Ab Dezember 2007 war das Labor schließlich betriebsbereit, einschließlich der Unterdruckklimatisierung im eigentlichen TB-Labor, die zusätzlich ein Modul zur Fernwartung aus Deutschland enthält. Somit konnte das Projekt unter Zeitdruck am 20.12.2007 abgeschlossen werden.

Inzwischen liegen die Untersuchungsergebnisse der molekularbiologischen Untersuchungen vor, und dieses Labor hat in Moskau bei den zuständigen Stellen um die Zertifizierung nachgesucht.

An der offiziellen Einweihung und Übergabe sollte von deutscher Seite auch ein Vertreter des Koch-Metschnikow-Forums teilnehmen.

In der TB-Klinik Stawropols (Abb. 4.**5**) hat das Kuratorium mit Geldern von „Sternstunden" für die separate Kinderklinik einen Spiel- und Sportplatz erbaut, die Innenausstattung verbessert, moderne UV-Lampen zur Keimreduktion beschafft und ein PC-Netzwerk aufgebaut mit Lernmodulen, sodass Schulstoff während des langen Krankenhausaufenthaltes - zusätzlich zu dem Unterrichtsangebot - vermittelt werden kann. Die Auswahl der Lehrmittel wurde von Lehrkräften der Universität Stawropol getroffen.

Weitere Aktivitäten

Zusätzlich zu den aufgeführten Projekten erfolgte eine regelmäßige Unterstützung der Tuberkulosebehandlungsstätten in Kiew/Ukraine sowie Beratung und Ausbildung durch kompetente Kollegen des Kuratoriums in Maputo/Mozambique, Kairo/Ägypten, Bagdad/Irak, Damaskus/Syrien, Bangkok/Thailand und Istanbul/Türkei.

Ausblick

Die Rückzahlung der Wohnungsbau-Darlehen ist bis auf einen minimalen Betrag abgeschlossen. Die Finanzierung der Projekte erfolgt durch Spenden, in einem geringen Umfang durch den Verkauf der Weihnachtssiegelmarken und über BMZ-Anträge, wobei das Kuratorium einen Eigenanteil aufzubringen hat. Es bestehen Verpflichtungen gegenüber den installierten Labors und Ambulanzen. Bei der Planung der Einrichtungen ging man davon aus, dass sich die Projekte nach 10 Jahren faktisch selber tragen sollten. Der Weg aus der Abhängigkeit in die Selbständigkeit gestaltet sich schwierig und langwieriger als angenommen. Sowohl in Santa Cruz als auch in Kathmandu wurden aber wichtige Schritte in diese Richtung gemacht.

Das Kuratorium versucht, sich nicht zu übernehmen, jedoch seine Möglichkeiten voll auszuschöpfen. Die Tuberkulose lässt sich auf dieser Erde nicht ausrotten. Es können Zeichen der Solidarität gesetzt werden, Beispiele aufgezeigt, Modelle und Instrumente angeboten werden. Es sind Unternehmungen, die zeitlich und dem Umfang nach absehbar sind. Ein Projekt hat jedoch nur Aussicht auf längerfristigen Erfolg, wenn vor Ort Partner gefunden werden, die sich engagieren und mit organisatorischem Geschick unter schwierigen Bedingungen das Projekt vorantreiben und weiterentwickeln.

Die wertvolle Arbeit des Kuratoriums wurde durch mehrere Anerkennungen und Auszeichnungen gewürdigt, so in Bolivien und Nepal, wie auch durch die Verleihung der Alexandre-Besredka-Medaille der Stiftung Immunität und Umwelt im Mai 2000 in Berlin „für die weltweit von hoher fachlicher Kompetenz getragene Förderung der menschlichen Gesundheit, insbesondere der Aktivitäten auf dem Gebiet einer Bekämpfung der Tuberkulose".

„Es mag absurd erscheinen, ein solches Unternehmen ins Leben gerufen zu haben und weiterzuführen. Noch absurder mag es erscheinen, nichts zu tun." (H. Blaha)

Literatur

[1] Sixt K. Die Weihnachtssiegelmarke. Maschinengeschriebenes Manuskript. (Anhang: Spendenaufrufe 1953 u. 1954), Quelle: Deutsches Tuberkulose-Archiv (DTA). München; 1957: 1-3

[2] Loytved G. Weihnachtssiegelmarken. Pneumologie 2006; 60: 701-710

[3] Komitee zur Wohnraumbeschaffung für Tuberkulosekranke in Bayern e.V., Hrsg. 10 Jahre Komitee zur Wohnraumbeschaffung für Tuberkulosekranke in Bayern e.V. (1953 - 1963), 60 Jahre Weihnachtssiegelmarken (1904 - 1964). Sonderheft mit Weihnachtssiegelmarken, 1964. Quelle: Archiv des Kuratoriums Tuberkulose in der Welt e.V., Gauting. München;

[4] Kropp R, Loytved G. Siegelmarken zum Gedenken an den 24. März 1882. Bundesverband der Pneumologen - Berufs- und Verbandspolitische Mitteilungen April 2007; 76: 28-30

[5] Deutsches Zentralkomitee zur Bekämpfung der Tuberkulose, Hrsg. Tuberkulose-Jahrbuch 1956. Berlin; Springer-Verlag 1958: 171-174

[6] Deutsches Zentralkomitee zur Bekämpfung der Tuberkulose, Hrsg. Tuberkulose-Jahrbuch 1963. Berlin; Springer-Verlag 1965: 123

[7] Deutsches Zentralkomitee zur Bekämpfung der Tuberkulose, Hrsg. Tuberkulose-Jahrbuch 1964/65, Bd. 14. Berlin; Springer-Verlag 1967: 145-146

[8] World Health Organization (WHO). Global tuberculosis control - epidemiology, strategy, financing. WHO Report 2009. WHO/HTM/TB/2009.411, www.who.int/tb/publications. Geneva; 2009

[9] Gonzales T, Loytved G. Resultados del tratamiento de la tuberculosis (TB) con el regimen de 8 meses durante 8 años (1998 - 2005) en Santa Cruz (SCZ), Bolivia. 12th Annual Meeting, IUATLD, North America Region, San Diego, CA, USA, 28.2.- 1.3.2008 (Poster)

[10] Neher A, Breyer G, Shrestha B, Feldmann K. Directly observed intermittent short-course chemotherapy in the Kathmandu valley. Tubercle and Lung Disease 1996; 77: 302-307

5 Robert Koch und sein Kampf gegen die Tuberkulose

R. Loddenkemper, T. Schaberg

Vor hundert Jahren, am 27. Mai 1910, starb Robert Koch (Abb. 5.**1**) im Alter von 66 Jahren während eines Kuraufenthaltes in Baden-Baden an Herzversagen als Folge eines Herzinfarktes. Dies soll Anlass sein, dieses überragenden deutschen Forschers zu gedenken, der für die Bakteriologie, Infektiologie, Phthisiologie, Hygiene und Immunologie so entscheidende Grundlagen geschaffen hat und aus dessen Schule so berühmte Forscher wie Emil von Behring und Paul Ehrlich stammen.

Entdeckung des Tuberkel-Bazillus

Die überragende Leistung im Leben von Robert Koch war sicherlich die Entdeckung des Erregers der Tuberkulose, durch die er mit einem Schlag weltberühmt wurde und für die er 1905 mit dem Nobelpreis ausgezeichnet wurde. Am 24. März 1882 hielt er seinen historischen Vortrag „Über Tuberkulose" vor der „Physiologischen Gesellschaft zu Berlin" in einem relativ kleinen Bibliotheksraum im Hygienischen Universitäts-Institut (Abb. 5.**2**).

Er benutzte zur Untermauerung seiner Entdeckung mikroskopische Ausstriche, Kulturen, die Schilderung seiner Tierversuche, Zeichnungen (Abb. 5.**3**) - heute würde man dies unter „Multimedia" subsumieren. Etwa 70 Personen waren seine Zuhörer, die am Schluss des Vortrags so fasziniert waren, dass sie sprachlos blieben. Übrigens war Rudolf Virchow, dem Robert Koch dadurch aus dem Weg gegangen war, dass er nicht vor der Berliner Medizinischen Gesellschaft sprach, nicht unter diesen Zuhörern. Virchow ließ sich aber von Koch am darauffolgenden Tag alle Unterlagen und Präparate zeigen.

Schon wenige Tage später, am 12. April 1882, erfolgte die detaillierte Veröffentlichung des Vortrags unter dem Titel „Die Aetiologie der Tuberculose" in der „Berliner Klinischen Wochenschrift" (Abb. 5.**4**). Auf dem Gründungskongress der Deutschen Gesellschaft für Innere Medizin in Wiesbaden im April 1882 standen dann Robert Koch und die Tuberkulose ganz im Mittelpunkt.

Kindheit und Studium

Robert Koch wurde am 11. Dezember 1843 als drittes von 13 Kindern in Clausthal im Oberharz geboren. Seine Familie war seit Generationen im Erzbergbau beschäftigt. Ein Onkel mütterlicherseits machte Robert Koch schon in der Schulzeit mit der Mikroskopie und der Fotografie bekannt, Methoden, die er später bei seinen Forschungen einsetzte. Nach dem Abitur 1862 begann Robert Koch zunächst ein philologisches Studium an der Universität Göttingen, wechselte dann aber bald zur Medizin, wo Jakob Henle, einer der bekanntesten Anatomen seiner Zeit, einer seiner akademischen Lehrer

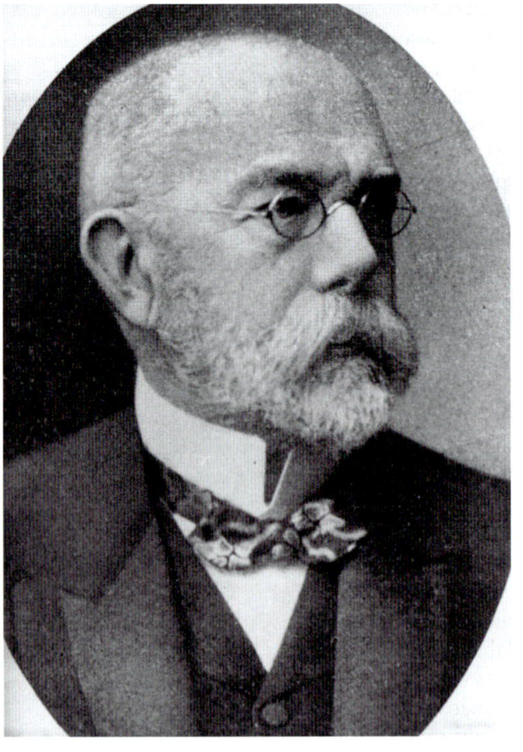

Abb. 5.**1** Robert Koch (Quelle: Robert-Koch-Institut).

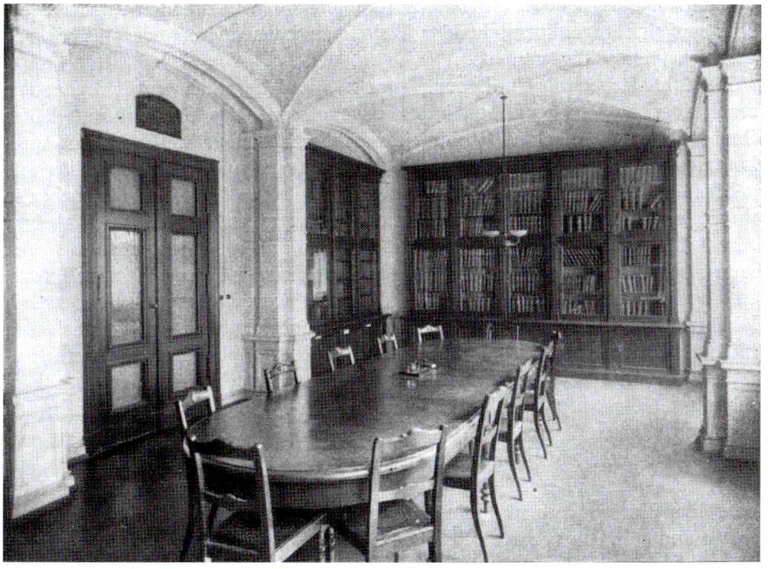

Abb. 5.2 Bibliotheksraum im Hygienischen Universitäts-Institut Berlin, in dem Robert Koch seinen Vortrag am 24. März 1882 hielt (Quelle: DZK).

war. Koch führte bereits als Student bei Henle eine erste, preisgekrönte und veröffentlichte Untersuchung durch. Henle war überzeugt, dass zahlreiche Krankheiten durch Mikroorganismen verursacht waren, und stellte hierfür seine Kriterien auf, die Robert Koch dann später erweiterte („Henle-Koch-Postulate"). Nach einer weiteren Veröffentlichung bei dem Physiologen Meißner wurde Robert Koch im Alter von 22 Jahren promoviert und bestand kurze Zeit später, nach einem kurzen Zwischenstudienaufenthalt in Berlin, um bei Rudolf Virchow zu hören, 1866 sein Staatsexamen.

Vom Landarzt zum Forscher

Nach kurzer Tätigkeit als Assistenzarzt im Allgemeinen Krankenhaus in Hamburg 1866 begann für Robert Koch eine wechselvolle Zeit als Landarzt, zunächst in Langenhagen bei Hannover. Nach der Heirat 1867 mit Emmy Fraatz, ebenfalls aus seinem Geburtsort Clausthal stammend, ließ er sich in Niemegk im Regionsbezirk Potsdam nieder. Kurz darauf wurde sein einziges Kind Gertrud geboren. Da die Praxis nicht gut lief, wechselte er bereits ein Jahr später nach Rackwitz in Posen. 1870 meldete er sich freiwillig zum Sanitätsdienst im Deutsch-Französischen Krieg und machte dabei ausgiebige Erfahrungen mit dem Wundfieber. Nachdem er die Amtsarztprüfung absolviert hatte, erhielt er 1872 eine Stelle als Kreisphysikus (Amtsarzt) in Wollstein, wo er zusätzlich eine kleine Privatpraxis betrieb.

In seinem Arbeitszimmer richtete er sich dort eine kleine Laborecke ein, wo er zunächst tierexperimentell den Milzbranderreger und später die Erreger der Wundinfektionskrankheiten entdeckte. Die Publikationen darüber wurden von dem Breslauer Botaniker Ferdinand Julius Cohn gefördert. Die Universität Breslau wollte ihm eine außerordentliche Professur übertragen, aber er erhielt lediglich den Ruf als Stadtphysikus. Im Sommer 1879 zog Robert Koch mit Familie nach Breslau, bat jedoch schon im Oktober wegen des zu geringen Verdienstes um Rückversetzung nach Wollstein. Dort erhielt er schon kurz darauf den Ruf an das kaiserliche Gesundheitsamt in Berlin.

Entdeckung des Tuberkel-Bazillus

Nach dem Start im Juli 1880 im kaiserlichen Gesundheitsamt, das 1876 gegründet und in bescheidenen Räumen eines Mietshauses in der Luisenstraße 47 bei der Charité untergebracht war, baute sich Koch rasch eine Forschungsgruppe auf, zu der unter anderem Friedrich Löffler und August Georg Gaffky gehörten. Ab Sommer 1881 wandte er sich der Erforschung der Tuberkulose zu, damals in Deutschland die schlimmste Volkskrankheit, an

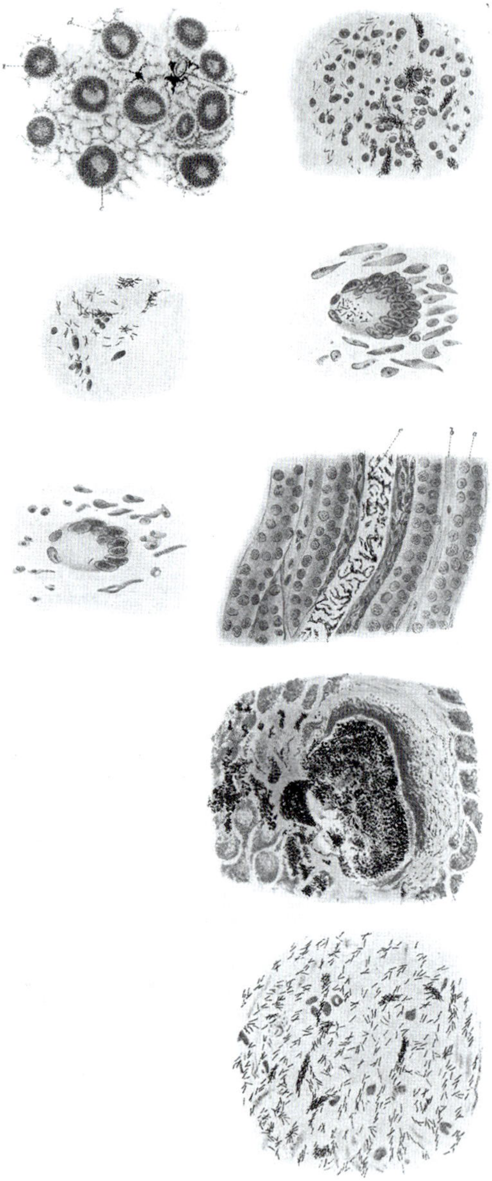

Abb. 5.**3** Zeichnungen pathologischer Präparate Robert Kochs von 1884 (Quelle: Robert-Koch-Institut).

der in Preußen etwa 320 von 100 000 Menschen, besonders im mittleren Alter, starben. Er entdeckte und fotografierte den Erreger unter dem Mikroskop, konnte ihn in Kulturen anzüchten und übertrug ihn auf verschiedene Tiere. Nach der unglaublich kurzen Zeit von weniger als acht Monaten

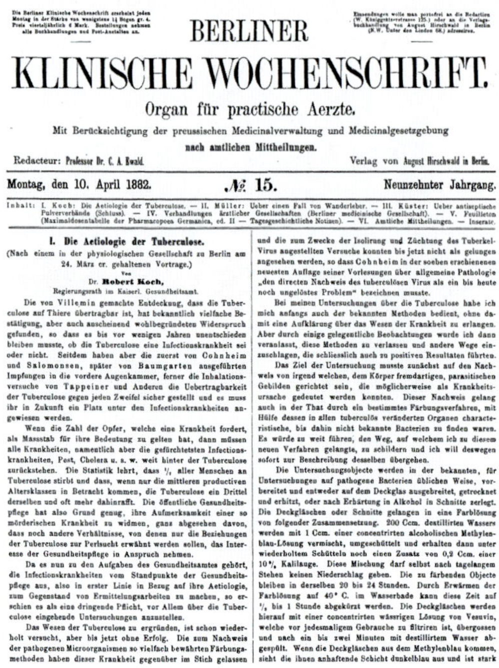

Die Berliner Klinische Wochenschrift erscheint jeden Montag in der Stärke von wenigstens 1½ Bogen gr. 4. Preis vierteljährlich 6 Mark. Bestellungen nehmen alle Buchhandlungen und Post-Anstalten an.

Einsendungen wolle man portofrei an die Redaction (W. Königgrätzerstrasse 125.) oder an die Verlagsbuchhandlung von August Hirschwald in Berlin (N.W. Unter den Linden 68.) adressiren.

BERLINER

KLINISCHE WOCHENSCHRIFT.

Organ für practische Aerzte.

Mit Berücksichtigung der preussischen Medicinalverwaltung und Medicinalgesetzgebung nach amtlichen Mittheilungen.

Redacteur: Professor Dr. C. A. Ewald. Verlag von August Hirschwald in Berlin.

Montag, den 10. April 1882. № 15. Neunzehnter Jahrgang.

Inhalt: I. Koch: Die Aetiologie der Tuberculose. — II. Müller: Ueber einen Fall von Wanderleber. — III. Küster: Ueber antiseptische Pulververbände (Schluss). — IV. Verhandlungen ärztlicher Gesellschaften (Berliner medicinische Gesellschaft). — V. Feuilleton (Maximaldosentabelle der Pharmacopoea Germanica, ed. II — Tagesgeschichtliche Notizen). — VI. Amtliche Mittheilungen. — Inserate.

I. Die Aetiologie der Tuberculose.

(Nach einem in der physiologischen Gesellschaft zu Berlin am 24. März cr. gehaltenen Vortrage.)

Von

Dr. Robert Koch,

Regierungsrath im Kaiserl. Gesundheitsamt.

Die von Villemin gemachte Entdeckung, dass die Tuberculose auf Thiere übertragbar ist, hat bekanntlich vielfache Bestätigung, aber auch anscheinend wohlbegründeten Widerspruch gefunden, so dass es bis vor wenigen Jahren unentschieden bleiben musste, ob die Tuberculose eine Infectionskrankheit sei oder nicht. Seitdem haben aber die zuerst von Cohnheim und Salomonsen, später von Baumgarten ausgeführten Impfungen in die vordere Augenkammer, ferner die Inhalationsversuche von Tappeiner und Anderen die Uebertragbarkeit der Tuberculose gegen jeden Zweifel sicher gestellt und es muss ihr in Zukunft ein Platz unter den Infectionskrankheiten angewiesen werden.

Wenn die Zahl der Opfer, welche eine Krankheit fordert, als Massstab für ihre Bedeutung zu gelten hat, dann müssen alle Krankheiten, namentlich aber die gefürchtetsten Infectionskrankheiten, Pest, Cholera u. s. w. weit hinter der Tuberculose zurückstehen. Die Statistik lehrt, dass $^1/_7$ aller Menschen an Tuberculose stirbt und dass, wenn nur die mittleren productiven Altersklassen in Betracht kommen, die Tuberculose ein Drittel derselben und oft mehr dahinrafft. Die öffentliche Gesundheitspflege hat also Grund genug, ihre Aufmerksamkeit einer so mörderischen Krankheit zu widmen, ganz abgesehen davon, dass noch andere Verhältnisse, von denen nur die Beziehungen der Tuberculose zur Perlsucht erwähnt werden sollen, das Interesse der Gesundheitspflege in Anspruch nehmen.

Da es nun zu den Aufgaben des Gesundheitsamtes gehört, die Infectionskrankheiten vom Standpunkte der Gesundheitspflege aus, also in erster Linie in Bezug auf ihre Aetiologie, zum Gegenstand von Ermittelungsarbeiten zu machen, so erschien es als eine dringende Pflicht, vor Allem über die Tuberculose eingehende Untersuchungen anzustellen.

Das Wesen der Tuberculose zu ergründen, ist schon wiederholt versucht, aber bis jetzt ohne Erfolg. Die zum Nachweis der pathogenen Microorganismen so vielfach bewährten Färbungsmethoden haben dieser Krankheit gegenüber im Stich gelassen und die zum Zwecke der Isolirung und Züchtung des Tuberkel-Virus angestellten Versuche konnten bis jetzt nicht als gelungen angesehen werden, so dass Cohnheim in der soeben erschienenen neuesten Auflage seiner Vorlesungen über allgemeine Pathologie „den directen Nachweis des tuberculösen Virus als ein bis heute noch ungelöstes Problem" bezeichnen musste.

Bei meinen Untersuchungen über die Tuberculose habe ich mich anfangs auch der bekannten Methoden bedient, ohne damit eine Aufklärung über das Wesen der Krankheit zu erlangen. Aber durch einige gelegentliche Beobachtungen wurde ich dann veranlasst, diese Methoden zu verlassen und andere Wege einzuschlagen, die schliesslich auch zu positiven Resultaten führten.

Das Ziel der Untersuchung musste zunächst auf den Nachweis von irgend welchen, dem Körper fremdartigen, parasitischen Gebilden gerichtet sein, die möglicherweise als Krankheitsursache gedeutet werden konnten. Dieser Nachweis gelang auch in der That durch ein bestimmtes Färbungsverfahren, mit Hülfe dessen in allen tuberculös veränderten Organen characteristische, bis dahin nicht bekannte Bacterien zu finden waren. Es würde zu weit führen, den Weg, auf welchem ich zu diesem neuen Verfahren gelangte, zu schildern und ich will deswegen sofort zur Beschreibung desselben übergehen.

Die Untersuchungsobjecte werden in der bekannten, für Untersuchungen auf pathogene Bacterien üblichen Weise, vorbereitet und entweder auf dem Deckglas ausgebreitet, getrocknet und erhitzt, oder nach Erhärtung in Alkohol in Schnitte zerlegt. Die Deckgläschen oder Schnitte gelangen in eine Farblösung von folgender Zusammensetzung. 200 Ccm. destillirten Wassers werden mit 1 Ccm. einer concentrirten alcoholischen Methylenblau-Lösung vermischt, umgeschüttelt und erhalten dann unter wiederholtem Schütteln noch einen Zusatz von 0,2 Ccm. einer 10 % Kalilauge. Diese Mischung darf selbst nach tagelangem Stehen keinen Niederschlag geben. Die zu färbenden Objecte bleiben in derselben 20 bis 24 Stunden. Durch Erwärmen der Farblösung auf 40° C. im Wasserbade kann diese Zeit auf $^1/_2$ bis 1 Stunde abgekürzt werden. Die Deckgläschen werden hierauf mit einer concentrirten wässrigen Lösung von Vesuvin, welche vor jedesmaligem Gebrauche zu filtriren ist, übergossen und nach ein bis zwei Minuten mit destillirtem Wasser abgespült. Wenn die Deckgläschen aus dem Methylenblau kommen, sieht die ihnen anhaftende Schicht dunkelblau aus und ist stark

Abb. 5.**4** Titelseite der „Berliner Klinischen Wochenschrift" vom 12. April 1882 (Quelle: Robert-Koch-Institut).

konnte er in seinem historisch bedeutsamen Vortrag am 24. März 1882 über seine detaillierten Forschungsergebnisse berichten.

Hundert Jahre später, 1982, wurde dieser Tag zum Welttuberkulosetag ausgerufen, wodurch die großartige Leistung Robert Kochs seither jährlich weltweit in Erinnerung gerufen wird.

Misserfolg der Tuberkulin-Therapie

Die nächsten Jahre waren weiterhin äußerst produktiv, 1883 wurde von ihm und seinem Team in Indien der Cholera-Erreger entdeckt. 1884 veröffentlichte Robert Koch seine Postulate, nach denen ein Erreger als Verursacher von Krankheiten anzusehen ist. 1885 wurde er zum Professor für Hygiene an der Friedrich-Wilhelms-Universität und zum Direktor des Hygiene-Instituts ernannt. Diese Aufgaben nahm Robert Koch bis 1891 wahr.

Weiterhin blieb aber die Tuberkulose sein Lieblingsthema. Mit dem Tuberkulin, einem Filtrat von Tuberkel-Bazillen-Kulturen, hatte er gehofft, ein Heilmittel gegen die Tuberkulose gefunden zu

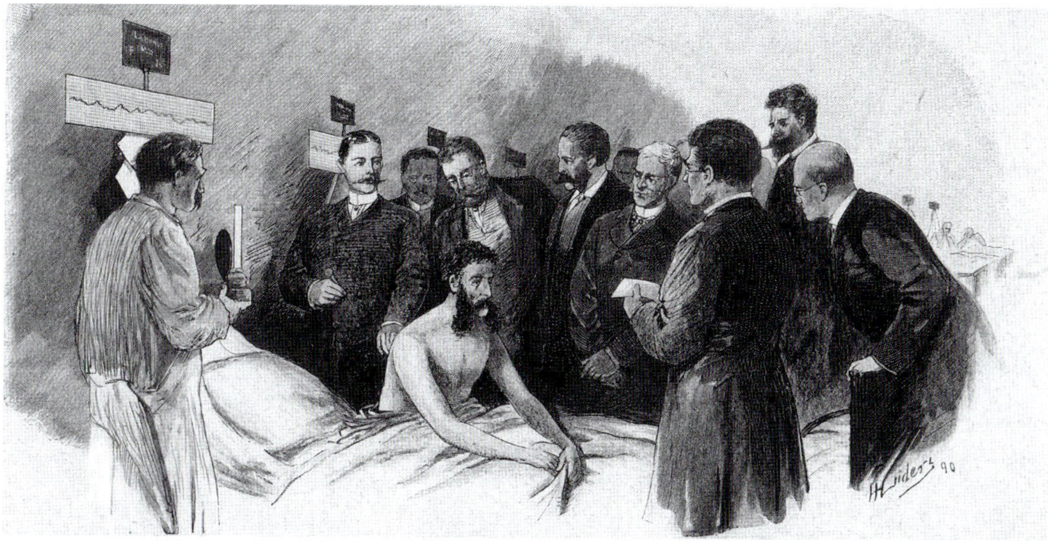

Abb. 5.**5** Robert Koch demonstriert ausländischen Ärzten seine Tuberkulin-Therapie (Quelle: akg-images).

haben. Er stellte dies etwas voreilig auf dem X. Internationalen Kongress in Berlin 1890 vor. Hierzu scheint er von politischer Seite gedrängt worden zu sein, Kaiser Wilhelm II. wollte der Welt eine Sensation verkünden. Die Ankündigung einer möglichen Heilung der Tuberkulose schlug in der Tat wie eine Bombe ein und erweckte die Hoffnung vieler Patienten und Ärzte, die in Scharen nach Berlin strömten (Abb. 5.**5**).

Leider stellte sich schon recht bald die Unwirksamkeit des Tuberkulins als Heilmittel heraus, was für Robert Koch eine persönliche Niederlage bedeu-

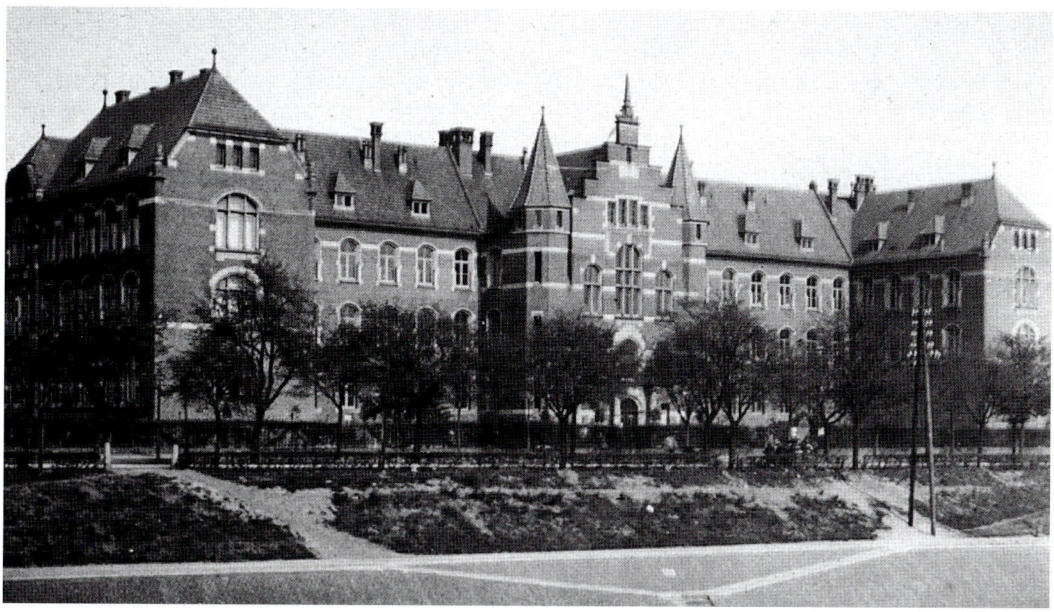

Abb. 5.**6** Hauptgebäude des Instituts in Berlin am Nordufer (Quelle: Robert-Koch-Institut).

tete. Es ist zu vermuten, dass dieser Fehlschlag ein Grund dafür war, dass Robert Koch erst 1905, vier Jahre nach seinem früheren Schüler Emil von Behring, den Nobelpreis für Medizin erhalten hat. Immerhin wurde das Tuberkulin 1907 durch Pirquet als Diagnostikum eingeführt und findet noch heute weltweit Anwendung.

1891 wurde eigens für seine Forschungen das Königlich-Preußische Institut für Infektionskrankheiten, das heutige Robert-Koch-Institut (RKI), gegründet. Seine Leitung übernahm Robert Koch, gleichzeitig legte er die eher ungeliebte ordentliche Professur an der Universität nieder.

1893 wurde er geschieden und heiratete die 30 Jahre jüngere Hedwig Freiberg, die ihm schon 1890 als Versuchsperson bei seinen Tuberkulin-Studien gedient hatte. Seine junge Frau begleitete ihn auf seinen zahlreichen Expeditionsreisen zwischen 1896 und 1907 nach Italien, Indien und verschiedenen Ländern in Afrika, auf denen er Untersuchungen zur Rinderpest, Lepra, Pest, Malaria, Schlafkrankheit und anderen durchführte. 1900 wurde der Neubau des Instituts für Infektionskrankheiten, des heutigen Hauptsitzes des RKI (Abb. 5.**6**), eingeweiht, dessen Leitung Robert Koch aber 1904 an seinen Nachfolger Gaffky übergab.

Unerfreulich und erstaunlich für zwei so herausragende Forscher war der Disput mit Emil von Behring über die Rolle von Mycobacterium bovis. Behring, der 1901 den ersten Nobelpreis für Medizin erhalten hatte, vertrat die Ansicht, dass M. bovis der hauptsächliche Erreger der menschlichen Tuberkulose sei, wogegen Robert Koch den Erreger als (fast) nicht infektiös für den Menschen ansah.

Nobelpreis für Medizin 1905

Endlich, 1905, erhielt Robert Koch auf einer Expeditionsreise in Afrika die Nachricht, dass er für den Nobelpreis ausgewählt worden sei (Abb. 5.**7**). Seine Nobelpreisrede „Der derzeitige Stand des Kampfes gegen die Tuberkulose" endete mit dem optimistischen Satz „Wenn die Arbeit in dieser kraftvollen Weise fortgesetzt wird, muss der Sieg bald gewonnen werden". Leider hat sich dies ja bis heute nicht bewahrheitet.

1906 trat Robert Koch dem Präsidium des Deutschen Zentralkomitees zur Bekämpfung der Tuberkulose (DZK) bei, nachdem dieses seinen Namen (ursprünglich „DZK zur Errichtung von Heilstätten für Lungenkranke") geändert und seine Aufgaben in Richtung Tuberkulosefürsorge erweitert hatte. 1907 wurde in Würdigung seiner wegweisenden Leistungen die „Robert-Koch-Stiftung zur Bekämpfung der Tuberkulose" gegründet, die heute jährlich den Robert-Koch-Preis, einen der höchstdotierten Mediziner-Preise Deutschlands, verleiht. 1908 unternahm er eine USA-Reise mit mehreren Vorträgen und im Anschluss daran besuchte er seinen früheren Schüler Shibasaburo Kitasato, der inzwischen Leiter des japanischen Instituts für Infektionskrankheiten geworden war.

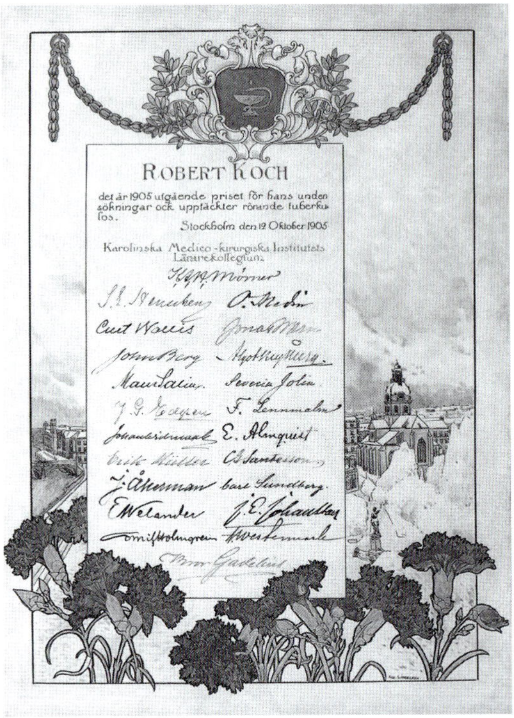

Abb. 5.**7** Robert Kochs Nobelpreisurkunde (Quelle: Robert-Koch-Institut).

Die letzten Wochen

Seit Jahren hatten ihn Infektionen auf seinen langen Infektionsreisen in die Tropen angegriffen und seit einiger Zeit klagte er bereits über Herzrhythmusstörungen. Er schien auch vorgealtert zu sein (Abb. 5.**8**).

Am 7. April 1910 hielt Robert Koch seinen letzten Vortrag mit dem Titel „Epidemiologie der Tuberkulose" in einer Sitzung der Akademie der Wissen-

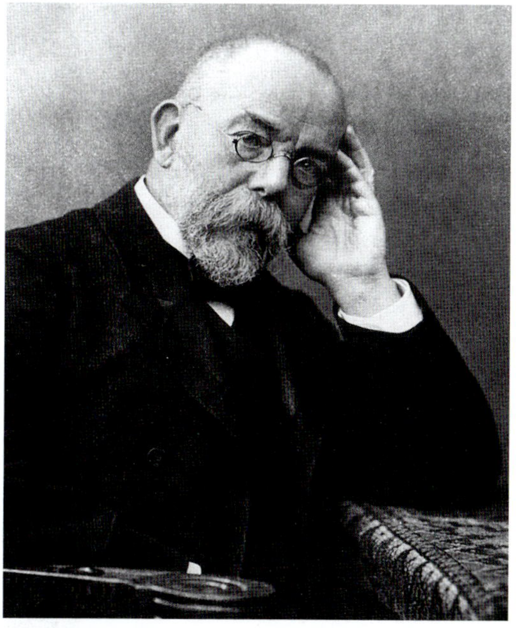

Abb. 5.**8** Robert Koch in seinen letzten Lebensjahren (Quelle: Robert-Koch-Institut).

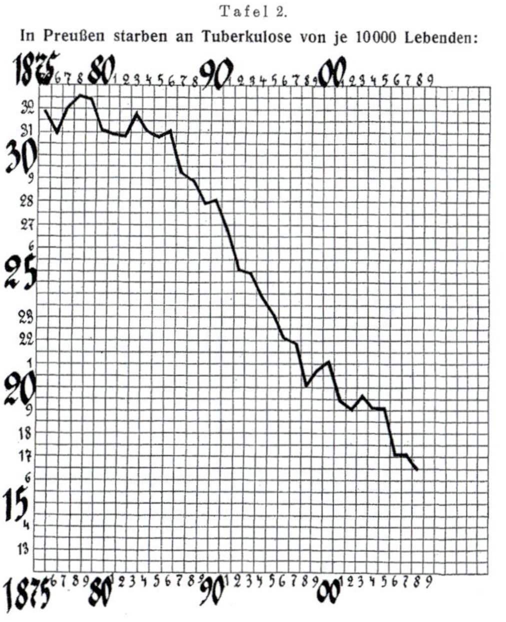

Abb. 5.**9** Tafel 2 aus Robert Kochs Vortrag „Epidemiologie der Tuberkulose", gehalten am 7. April 1910, zwei Tage vor seinem Herzinfarkt (nach dem Tode Kochs veröffentlicht in: Zeitschrift für Hygiene und Infektionskrankheiten 1916; Bd. 67) (Quelle: Robert-Koch-Institut).

schaften zu Berlin. Darin stellte er fest, dass sich die Lungenschwindsuchts-Sterblichkeit seit 1882 in Preußen halbiert hatte, von 32 auf nahezu 16 Todesfälle pro 10 000 Lebende (Abb. 5.**9**). Er führte dabei mehrere Faktoren als ursächlich für diesen Rückgang an: neben der Abnahme der allgemeinen Sterblichkeit, dem allgemeinen epidemiologischen Verhalten der Tuberkulose wie dem bei anderen Seuchen, der Entdeckung des ansteckenden Charakters der Schwindsucht, wodurch die Menschen vorsichtiger geworden seien, hob er die „Isolierung der Phthisiker in Krankenanstalten und die Verbesserung der Wohnungsverhältnisse, insbesondere des Schlafraums" hervor. Seinen Vortrag beendete er mit der Forderung nach Verbesserung der epidemiologischen Überwachung (heute „Surveillance" genannt) und der Einrichtung von zusätzlichen Fürsorgestellen und anderweitigen Einrichtungen zur Bekämpfung der Tuberkulose. Damit unterstrich Robert Koch noch einmal die große Bedeutung der staatlich zu fördernden Tuberkulosekontrolle sowie der notwendigen Verbesserung der sozialen Strukturen - Forderungen, die heute mehr denn je gelten.

Nur zwei Tage später, in der Nacht vom 9. auf den 10. April 1910, erlitt er einen heftigen Angina-Pectoris-Anfall mit starken, in die linke Schulter ausstrahlenden Schmerzen, begleitet von einem Lungenödem; nach der Beschreibung handelte es sich wohl um einen akuten Herzinfarkt mit Linksherzversagen. Er musste mehrere Wochen das Bett hüten und reiste dann am 20. Mai zur Kur in ein Sanatorium in Baden-Baden. Dort wurde er am Abend des 27. Mai 1910 tot in einem Sessel sitzend aufgefunden, mit Blick auf die blühenden Bäume im Garten.

Die Einäscherung erfolgte in Baden-Baden im kleinen Kreis seiner Angehörigen und engsten Freunde. Die Asche wurde in einer Urne nach Berlin überführt und am 10. Dezember, einen Tag vor seinem 67. Geburtstag, unter großer öffentlicher Anteilnahme im eigens von seinen Mitarbeitern für ihn errichteten Mausoleum seines Instituts beigesetzt (Abb. 5.**10**).

Paul Ehrlichs langer Nachruf auf Robert Koch wurde bereits am 2. Juni 1910 in der „Frankfurter Zeitung" veröffentlicht. Er endet mit dem Satz „Sein Genius wird unvergänglich fortleben und mit ihm sein Werk", ein Satz, der auch heute noch voll unterstrichen werden kann.

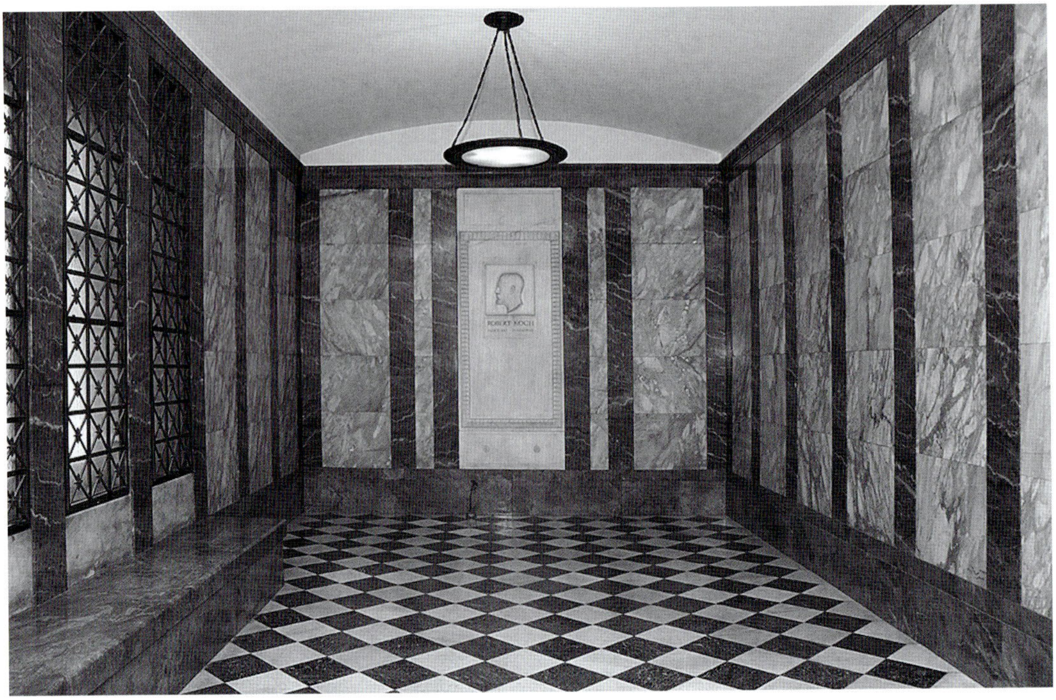

Abb. 5.**10** Kochs Mausoleum im Robert Koch-Institut (Quelle: Robert-Koch-Institut).

Hundert Jahre nach Robert Kochs Tod ist die Tuberkulose in Deutschland fast verschwunden. Weltweit ist aber die Tuberkulose immer noch eine der führenden Infektionskrankheiten, bei der sich die Situation infolge der HIV-Koinfektion und der Entwicklung multiresistenter Erreger in den letzten Jahren sogar dramatisch verschlechtert hat. Entgegen der optimistischen Prognose am Ende seiner Nobelpreisrede liegt ein Sieg über diese Krankheit in weiter Ferne.

Literatur

[1] Bochalli R. Robert Koch. Der Schöpfer der modernen Bakteriologie (2. Auflage). Stuttgart; Wissenschaftliche Verlagsgesellschaft 1982

[2] Gradmann C. Robert Koch und die Tuberkulose: die Begründung der medizinischen Bakteriologie. Pneumologie 2009; 63: 702-708

[3] Kathe J. Robert Koch und sein Werk. Berlin; Akademie-Verlag 1961

[4] Koch R. I. Die Aetiologie der Tuberculose. Berliner Klin Wschr 1882; 19: 221-230

[5] Kropp R, Schaberg T. Paul Ehrlich: Nachruf auf Robert Koch. Pneumologie 2007; 61: 171-175

[6] Machmann H. Biographische und literarische Notizen über Robert Koch aus Anlass des 100. Jahrestages - 24. März 1982 - seiner Bekanntgabe des Tuberkelbazillus. Pädiatrie und Grenzgebiete 1982; 21: 83-112

[7] Rössle R. Tuberkulose. In: Philipps-Universität Marburg/Lahn, Hrsg. Behring zum Gedächtnis. Berlin; Bruno Schultz Verlag 1942: 137-148

[8] Steinbrück P. Robert Koch und sein Werk. Seine Auswirkungen auf die Tuberkulosebekämpfung. Z Erkrank Atm.Org 1982; 158: 5-23

[9] Vasold M. Robert Koch. Der Entdecker von Krankheitserregern. Heidelberg; Spektrum der Wissenschaften 2002

6 Ex Libris: von Ärzten – über Ärzte – für Ärzte

R. Kropp

Infolge der Erfindung der Kunst des Buchdruckens mit beweglichen Lettern durch Johann Gutenberg um 1440 wurden Bücher vermehrt verfügbar; sie blieben aber für lange Zeit immer noch ein seltener, damit kostbarer Schatz. Deshalb wurden sie von ihren Besitzern gern als ihr Eigentum gekennzeichnet. Dies geschah nun nicht nur durch einfaches Hineinschreiben seines Namens, wie es zum Beispiel während des Mittelalters in den Scriptorien der Klöster üblich war, sondern durch Hinzufügen seines Wappens - in der Zeit des Aufkommens dieses Brauches, im fünfzehnten/sechzehnten Jahrhundert, wohl naheliegend.

Wer in alten Büchern stöbert, findet auf der Innenseite des vorderen Einbandes häufig etwas Ungewohntes, ein eingeklebtes, selten auch eingebundenes Blatt unterschiedlicher Größe mit der Bezeichnung „Ex libris". Ex libris[1], wörtlich „aus den Büchern", bedeutete „aus der Bücherei des ..." Stattdessen wurde auch verwandt „Bibliotheca", „Ex Bibliotheca", „E Collectione", „Buchzeichen", „Bücherzeichen".

Diese Bucheignerzeichen, Bibliothekzeichen enthielten somit immer die Bezeichnung „Exlibris" sowie Namen und Wappen (Abb. 6.**4**) des Bucheigentümers. Zusätzlich waren sie häufig mit seinem Titel versehen und einer geeigneten lateinischen, griechischen, später auch deutschsprachigen Inschrift.

Natürlich hatte nur derjenige Veranlassung, ein Exlibris zu benutzen, der eine größere Anzahl an Büchern besaß. Zu diesen vermögenderen Leuten gehörten auch Ärzte und Chirurgen[2], und schon aus dem 16. Jahrhundert sind erste Exlibris von Ärzten erhalten. Auf den Ärzte-Exlibris sind fast immer die Titel der Besitzer vermerkt; neben „Dr." findet man zum Beispiel:

Doctor artium et medicinae
Philosophiae & Medicinae Doctor
Medicinae Doctor
Doctor utriusque medicinae (= studierter Chirurg)
Doctor Medicinae et Chirurgiae
Chirurgiae Doctor

Auch Ärzte-Exlibris enthielten häufig Zitate, Sinnsprüche, Sentenzen. Beispielhaft werden Folgende genannt:

ΘΕΟΙΦΙΛΑΝΘΡΩΠΟΙ
ΦΡΟΝΙΜΩΣΚΑΙΑΚΕΡΑΙΩΣ
ΦΡΟΝΕΙΝΕΙΣΤΟΣΟΦΡΟΝΕΙΝ
ΠΑΝΤΑΜΕΤΡΙΑ.
Habent sua fata libelli.
Construens bibliothecam congregavit de regionibus libros.
Aliis medendo debilitamur[3].
Non refert quam multos, sed quam bonos (libros) habeas[4].
Vitam brevem prolongemus.
Vita sine litteris mors est.

Pflichttreue macht stark.
„Aus der Kriegsbücherei".
Gibst Du mir mein Buch nicht zurück, so wartet Dein des Henkers Strick.
Hilf Herre Doktor medicus,
Gieb mir ein Tränkelein.
Der Tod hat mich am Hempte,
Der Tod zwickt mich am Bein.

Diese Exlibris entwickelten sich in kurzer Zeit von einem einfachen Bucheignerzeichen zu einer eigenen Kunstgattung, zu kleinen graphischen Kunstwerken. Sie wurden in unterschiedlichen Drucktechniken gearbeitet, vor allem als Holzschnitt, Kupferstich, Stahlstich, Radierung, Lithographie,

[1] *Im weiteren Verlauf auch als ein Wort geschrieben: „Exlibris". Im Englischen: „exlibris" oder „bookplate".*

[2] *Arzt und Chirurg (=Schneidarzt) waren zu der Zeit zwei unterschiedliche Berufe, der Letztere gehörte zur Zunft der Bader und Balbierer. Nur selten war ein Arzt auch Chirurg, und umgekehrt.*

[3] *Indem wir andere heilen, schwächen wir uns selber.*

[4] *Es kommt nicht darauf an, möglichst viele, sondern möglichst gute (Bücher) zu haben.*

auch als Stempel [1]. Bekannte Künstler versuchten sich in dieser Kunst, so in der Anfangszeit Lucas Cranach der Ältere, Albrecht Dürer, Hans Holbein der Jüngere, später zum Beispiel Paul Klee, Oskar Kokoschka, Alfred Kubin. Daneben gab es Spezialisten, die sich vorwiegend mit der Herstellung von Exlibris beschäftigten [2].

Aus der Vielzahl der Ärzte-Exlibris werden im Folgenden einige charakteristische, besonders eindrucksvolle Exemplare verschiedener Epochen gezeigt. Zahlreiche weitere Beispiele finden sich in der angegebenen Literatur. Leider enthalten die mir zugänglichen Quellen (siehe Literaturverzeichnis) kaum Exlibris speziell von Lungenärzten (Abb. 6.**15**)[5].

Die Abb. 6.**1** wurde 1509 von Lucas Cranach d. Ä. gestaltet und zeigt die Patrone der Ärzte, Cosmas und Damian, in der üblichen Gelehrtentracht des frühen 16. Jahrhunderts, mit Uringlas und Salbenbüchse als Zeichen ihres Standes. Auf der Abb. 6.**2** sieht man ein Exlibris von etwa 1720 in typischer Wappenform. Dieses Exlibris wurde - als seltenere Variante - nicht eingeklebt, sondern auf ein Folioblatt gedruckt und in die Bücher vorgebunden. Das auf Abb. 6.**3** dargestellte Exlibris wurde 1690 von dem zu seiner Zeit berühmten Kupferstecher Marchand geschaffen. Dargestellt ist ein Dr. Gottfried Thomasius in vornehmem Gewand und mit Allonge-Perücke. Seine Bibliothek umfasste über 27 000 Bände: „In mir aber wohnte seit frühester Jugend ein unbezähmbarer Drang nach dem Besitz von Büchern" ([8], Seite 45).

Bücherzeichen geben einen Einblick in die herrschende Kunstrichtung, in die Zeitgeschichte, die aktuelle Mode, in Titel- und Rangwesen; sie lassen Charaktereigenschaften der Besitzer erkennen, ihre Vorlieben; sie zeigen deren Beruf an. Dabei ist es immer wieder schwierig und manchmal sogar unmöglich, den Sinn einer Exlibris-Komposition oder ihrer Wahlsprüche zu begreifen, wenn man nicht das Leben, die Geistesrichtung, den Beruf des Bibliothekbesitzers aus anderen Quellen kennt. Aber gerade das reizt die Liebhaber dieser kleinen Kunstwerke, sie zu betrachten und den Lebenswegen ihrer Besitzer nachzuspüren.

Statt des ursprünglich gebräuchlichen eigenen Wappens enthielten die Exlibris seit dem 18. Jahrhundert überwiegend andere Motive, Gleichnisse und Sinnbilder; es kam zum Wechsel von Wappen-Exlibris zu Motiv-Exlibris. Intensiver als zuvor kamen die herrschenden Kunstrichtungen zur Darstellung, so das Rokoko, das Biedermeier. Und die Zahl der Exlibris, auch der Ärzte-Exlibris wuchs; aus dem 18. Jahrhundert sind fast 200 erhalten. Auf ihren Exlibris haben die Ärzte eine Fülle von Berufssymbolen gezeigt: Schädel, Uringlas, Instrumente, Salbenbüchsen, Kräuterbücher; häufig sieht man einen Kranich, als Zeichen der Wachsamkeit. Beliebte Symbole waren auch Hippokrates, Äskulap, seine Tochter Hygieia, der Äskulapstab mit der Schlange.

Seit dem 19. Jahrhundert dienten die Exlibris nicht mehr vorwiegend zur Eigentümerkennzeichnung der Bücher, sondern eher als Schmuck, als Kunstwerk; sie wurden zum Sammel-, zum Tauschobjekt. Ihre vielleicht größte Zeit waren die Jahre zwischen 1880 und 1930 (Abb. 6.**8** bis Abb. 6.**14**, ohne Herstellungsdatum). Kaum ein namhafter Künstler war um 1900 auf diesem Gebiete nicht tätig. So sind Jugendstil-Exlibris z. B. von Heinrich Vogeler oder von Max Klinger heute noch begehrte Sammelobjekte. Als Motive wurden Totenkopf (Abb. 6.**9**), Tod (Abb. 6.**8**, Abb. 6.**14**), Sense, Sensenmann, Gerippe, Skelett, früher selten gebräuchlich, jetzt häufiger verwandt. Das Motiv „Der Arzt als Tröster" zeigt die Abb. 6.**10**, das Exlibris eines Spezialarztes (Augenarzt) die Abb. 6.**12**. Eine neue Gattung kam auf: nach 1870 entstanden humoristische Exlibris (Abb. 6.**8**, Abb. 6.**14**). Selbst „Universalexlibris", fertiggedruckte Bücherzeichen, in die nur noch der Name des Besitzers nachträglich eingefügt werden musste, waren nicht ungewöhnlich.

Zu dieser Zeit, 1891, wurde die Deutsche Exlibris-Gesellschaft e. V. (DEG) in Berlin gegründet.[6] Sie ist die älteste der weltweit über 30 nationalen Exlibrisvereinigungen, die in der Fédération Internationale des Sociétés d"Amateurs d"ExLibris (FISAE)[7] vereint sind. Von ihnen werden regelmäßige Ausstellungen und, neben anderen Aktivitäten, in zweijährigen Abständen (internationale) Kongresse organisiert.

---

[5] *Albert Fraenkel (1864 - 1938), Tuberkuloseforscher. Erster Ärztlicher Direktor der Tuberkuloseklinik Heidelberg-Rohrbach.*

[6] *www.exlibris-deg.de*

[7] *Adresse: International Federation of Ex-libris Societies (FISAE)*
c/o Benoît Junod, 21 Route de Lullier, CH-1254 Jussy (GE), Suisse
Tel. + 41 22 7590040, Mobil + 41 78 7450869, Fax + 41 22 9097292
www.fisae.org/

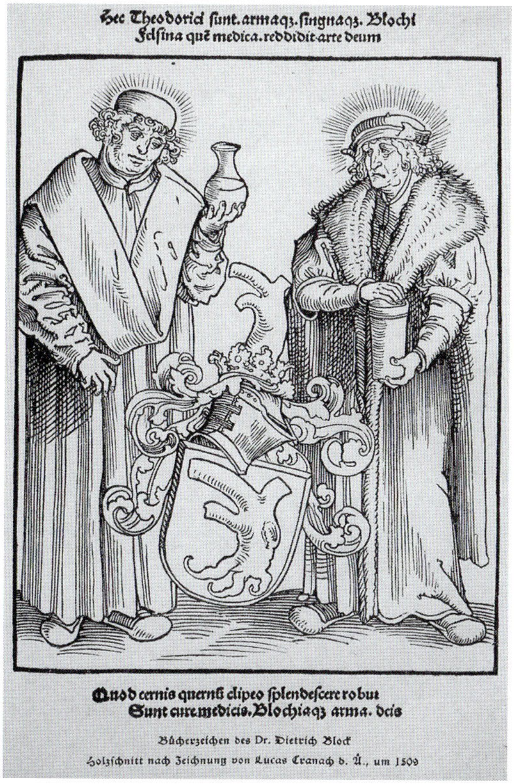

Abb. 6.**1** Exlibris des Dr. Dietrich Block. Holzschnitt nach einer Zeichnung von Lucas Cranach d. Ä., um 1509.

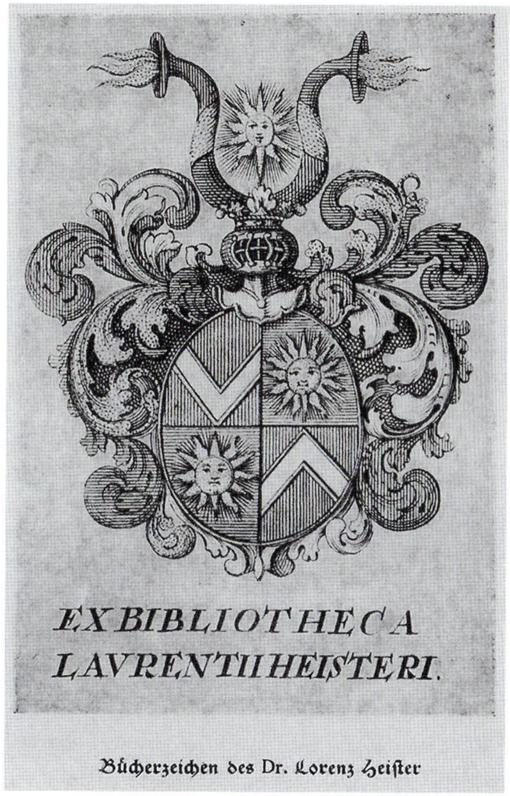

Abb. 6.**2** Exlibris des Dr. Lorenz Heister. Kupferstich um 1720.

Heute sind Exlibris aus der Mode gekommen. Dabei waren sie ein nützliches, oft kunstvolles Accessoire der Bücherfreunde; hierauf soll diese kleine Abhandlung hinweisen.

Literatur

[1] Blum G. Exlibris für Ärzte vom 16. Jahrhundert bis zur Gegenwart. Bonn; Hartmannbund-Verlag GmbH 1983

[2] Blum G. Der Tod im Exlibris. Wiesbaden; Verlag Claus Wittal 1990

[3] Hein W-H, Borchardt A. Apotheker-Exlibris. In: Monographien zur pharmazeutischen Kulturgeschichte, Band 10. Eschborn/Ts; Govi-Verlag Pharmazeutischer Verlag 1997

[4] Kreyenberg G. Deutsche Ärzte-Exlibris aus den Jahren 1500 - 1870. Medizinischer Monatsspiegel. Darmstadt; Wissenschaftliche Information E. Merck, Darmstadt. Verlag- und Druckerei-GmbH 1963

[5] Kreyenberg G. Ex Libris für Ärzte. Köln; Deutscher Ärzte-Verlag 1983

[6] Scholz A, Dziulikowski W. Ärzte-Exlibris der Gegenwart. Medicamentum. VVB Pharmazeutische Industrie Berlin 1977; 43: 4-30

[7] Vogt H. Medizinische Karikaturen von 1800 bis zur Gegenwart. München; J. F. Bergmann Verlag 1980

[8] Waehmer K. Bücherzeichen deutscher Ärzte. Bilder aus vier Jahrhunderten. Leipzig/Wolgast; „Der Kentaur" Verlag 1919

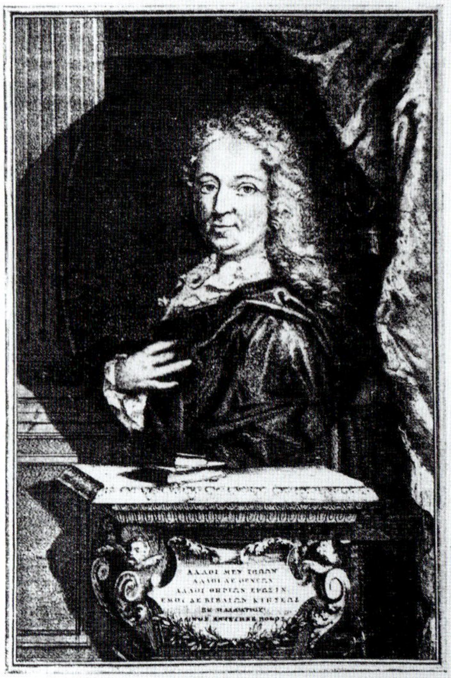

Bücherzeichen I des Dr. Gottfried Thomasius

Gezeichnet von Hirschmann, gestochen von Marchand um 1690, stark verkleinert

Abb. 6.**3** Exlibris des Dr. Gottfried Thomasius. Kupferstich von Marchand um 1690.

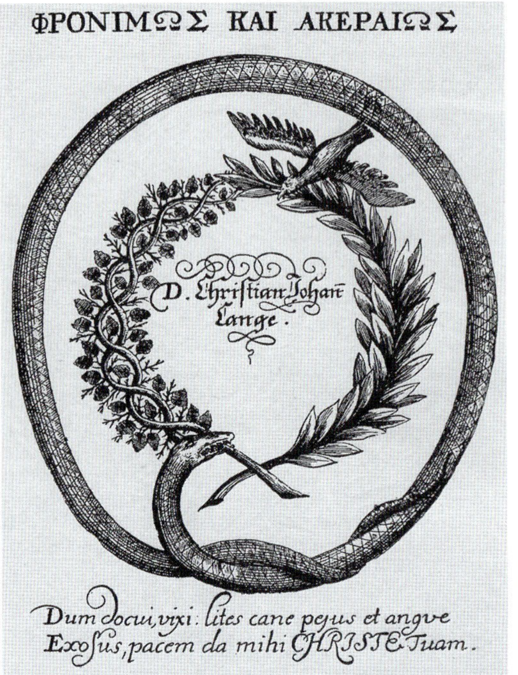
ΦΡΟΝΙΜΩΣ ΚΑΙ ΑΚΕΡΑΙΩΣ
D. Christian Johan Lange.
Dum docui, vixi: lites cane pejus et angue
Exosus, pacem da mihi CHRISTE Tuam.

Bücherzeichen des Dr. Christian Johann Lange

Kupferstich um 1690

Abb. 6.**5** Exlibris des Dr. Christian Johann Lange, Kupferstich um 1690. Anstelle des bisher üblichen Wappens sieht man Sinnbilder: Schlange und Taube. Die griechische Inschrift heißt: „Klug und unschuldig".

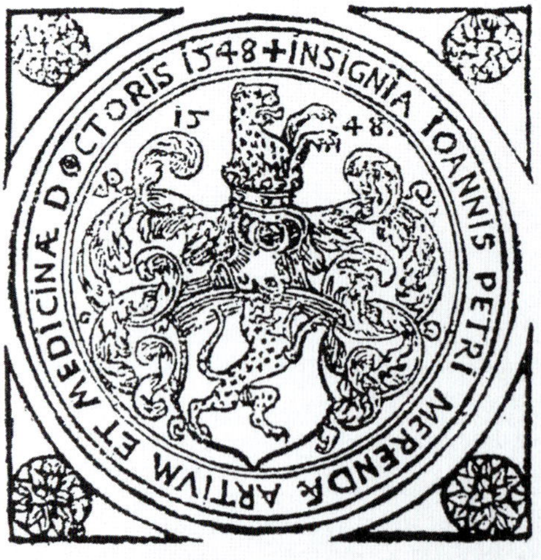
1548 + INSIGNIA IOANNIS PETRI MERENDÆ ARTIVM ET MEDICINÆ DOCTORIS
15 48

Zwei Bücherzeichen des Dr. Johann Peter Merenda

Holzschnitte 1540 und 1548

Abb. 6.**4** Exlibris des Dr. Johann Peter Merenda, Holzschnitt von 1548. Die Inschrift lautet: Insignia Johannis Petri Merendae Artium et Medicinae Doctoris.

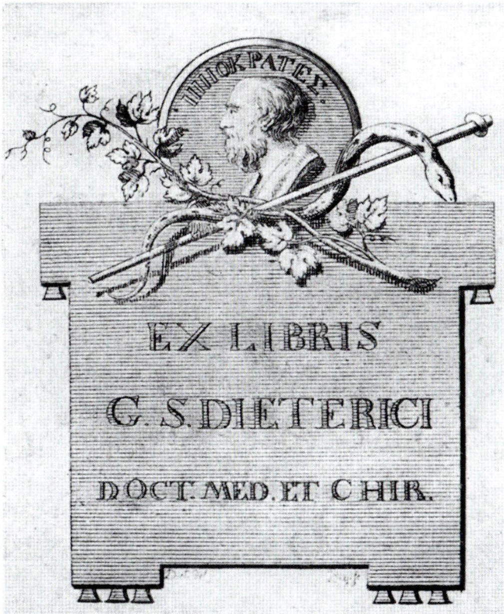

Abb. 6.**6** Exlibris des Dr. Gottlob Siegfried Dieterici. Gestochen um 1795. Dargestellt ist Hippokrates.

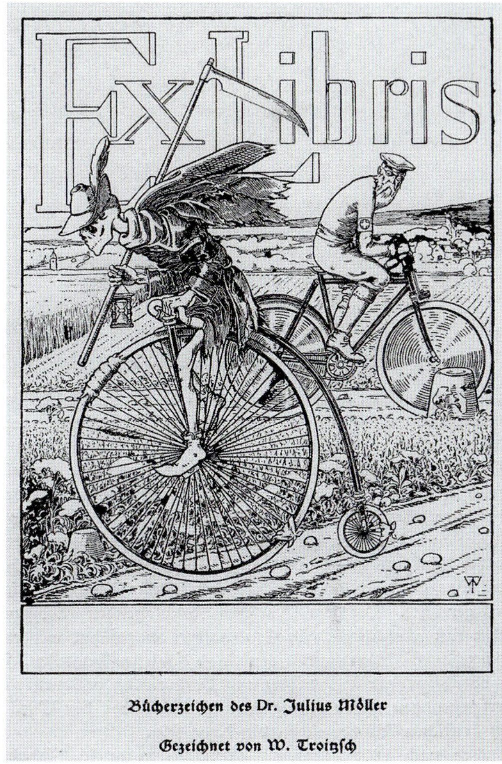

Abb. 6.**8** Exlibris des Dr. Julius Möller.

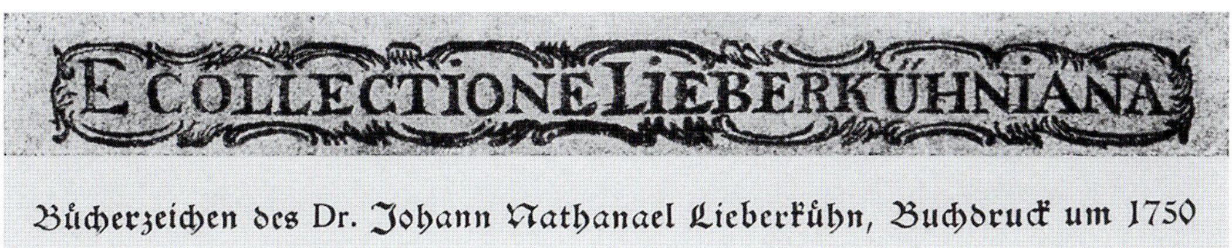

Abb. 6.**7** Exlibris des Dr. Johann Nathanael Lieberkühn. Buchdruck um 1750.

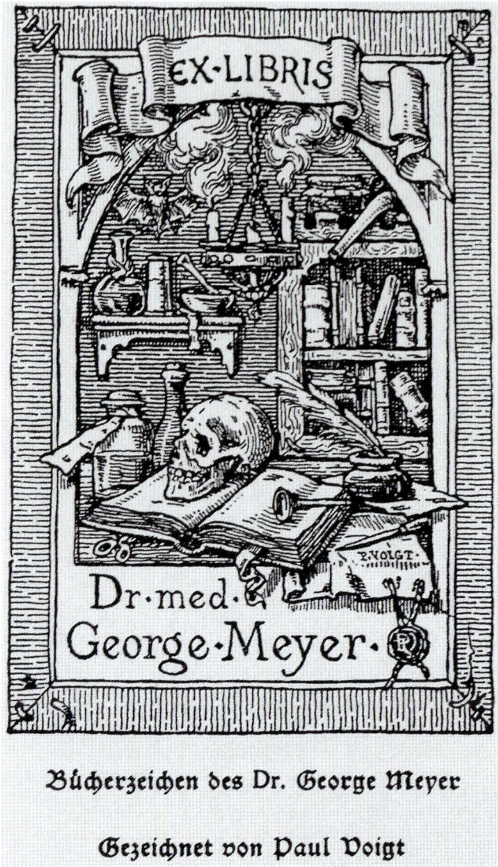
EX·LIBRIS
P. VOIGT.
Dr·med·
George·Meyer·
Bücherzeichen des Dr. George Meyer
Gezeichnet von Paul Voigt

Abb. 6.**9** Exlibris des Dr. George Meyer.

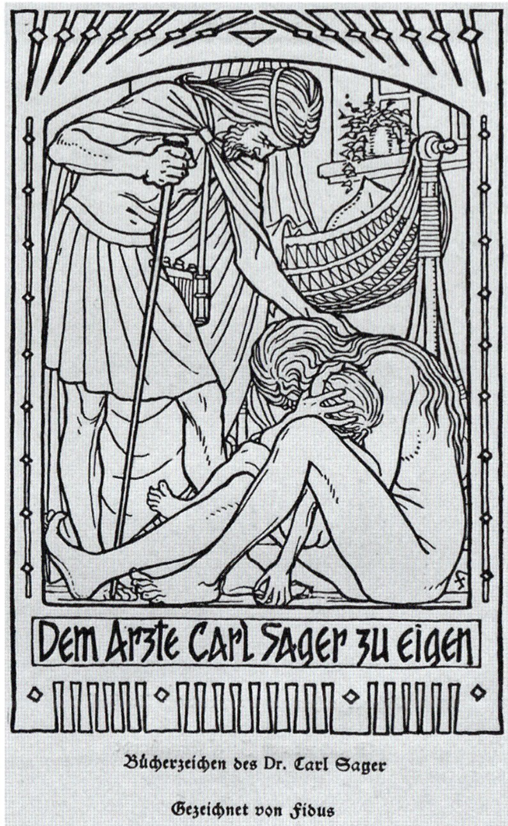
Dem Arzte Carl Sager zu eigen
Bücherzeichen des Dr. Carl Sager
Gezeichnet von Fidus

Abb. 6.**10** Exlibris des Dr. Carl Sager.

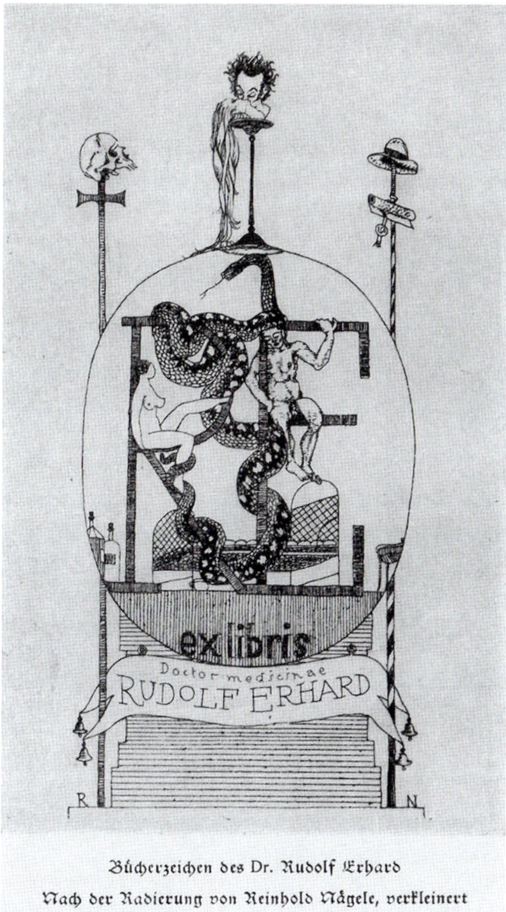
ex libris
Doctor medicinae
RUDOLF ERHARD
R
N
Bücherzeichen des Dr. Rudolf Erhard
Nach der Radierung von Reinhold Nägele, verkleinert

Abb. 6.**11** Exlibris des Dr. Rudolf Erhard. Radierung.

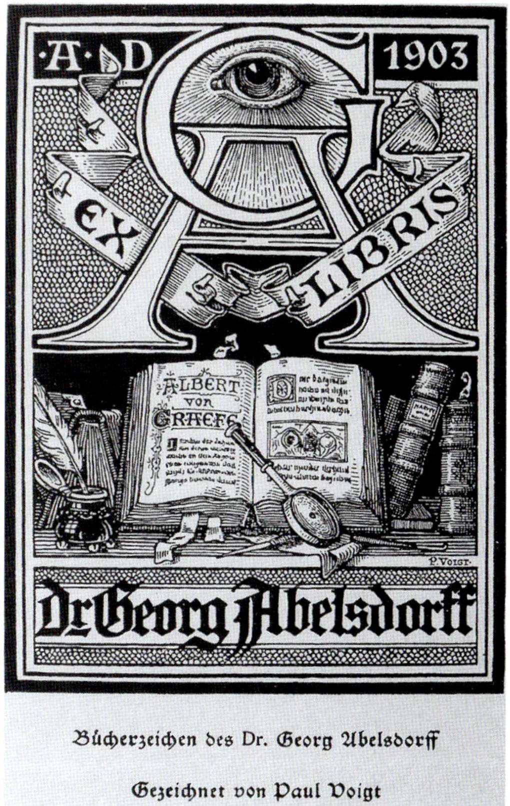
A·D
1903
EX LIBRIS
ALBERT VON GRAEFE
P. VOIGT
Dr Georg Abelsdorff
Bücherzeichen des Dr. Georg Abelsdorff
Gezeichnet von Paul Voigt

Abb. 6.**12** Exlibris des Augenarztes Dr. Georg Abelsdorff; 1903.

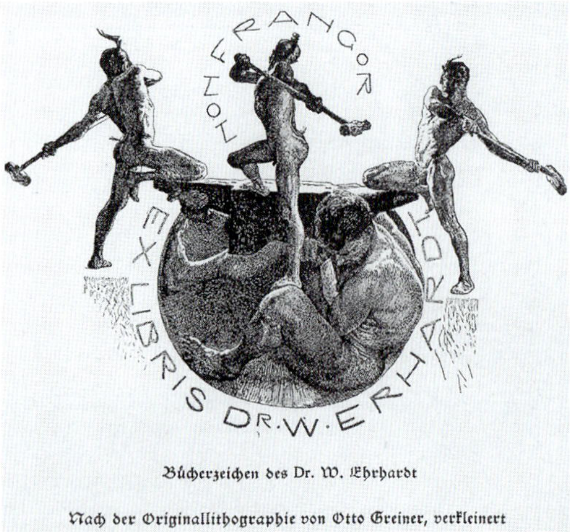

Abb. 6.**13** Exlibris des Dr. W. Erhardt. Die Inschrift lautet: „Non Frangor“.

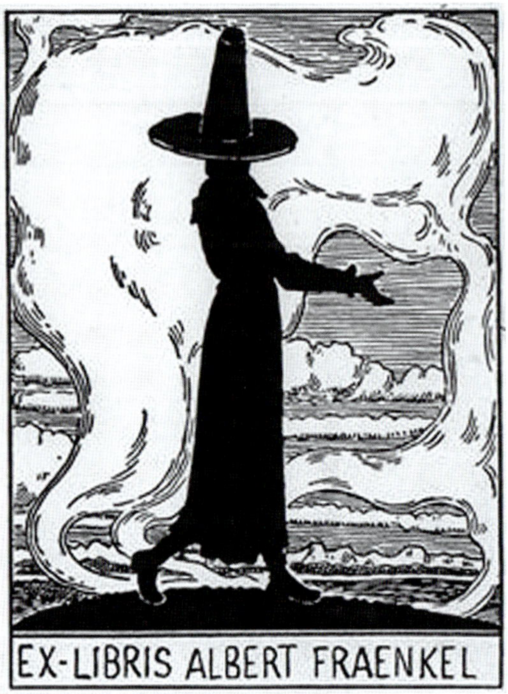

Abb. 6.**15** Exlibris des Albert Fraenkel.

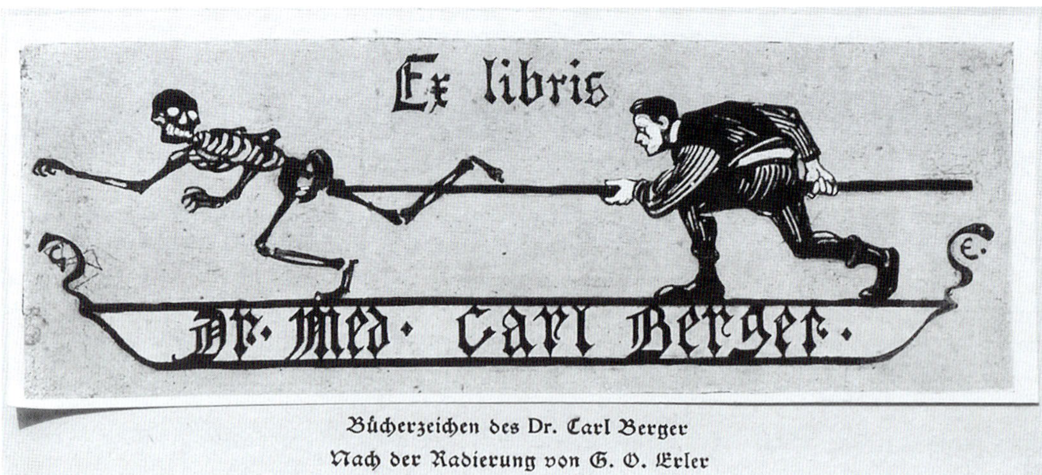

Abb. 6.**14** Exlibris des Dr. Carl Berger. Radierung.

7 Die Lungenkrankheit von Thomas Bernhard – Realität und Fiktion[1]

R. Wettengel

Falls ein erklärter Autobiograph seine persönlichen Themen in einer detaillierten Erzählung verarbeitete, deren Realität sich von seiner eigenen Geschichte deutlich unterschiede ... und einer Reihe von Ereignissen Bedeutung verliehe, die nie stattgefunden haben, wären wir nicht gerade überrascht, wenn man ihm vorwürfe, dass die Darstellung seines vermeintlich wahren Lebens eine ausgesprochene Lüge sei. Philip Roth [1]

Zur Perzeption der Lungenkrankheit von Thomas Bernhard

Anlässlich seines 15. Todestages wurde in Weimar die Thomas-Bernhard-Nacht veranstaltet. Die Thüringer Landeszeitung stellte den Schriftsteller (Abb. 7.**1**) ihren Lesern vor als den „zeitlebens Stigmatisierten, Gequälten, unter einer durch grässlichste Kunstfehler von inkompetentesten Ärzten verschlimmerten, wenn nicht sogar hervorgerufenen Lungenkrankheit Dahinsiechenden."

Für Elfriede Jelinek erklärt die Lungenkrankheit den charakteristischen Stil dieses Autors. Sie schreibt in einem Nachruf:

„An diesem toten Giganten wird niemand mehr vorbeikommen. Seine lebenslange Krankheit hat ihn herausgehoben, seinen stets fehlenden Atem hat er festschreiben müssen. Daher war seine Literatur eine Literatur des Sprechens ... der Endlostirade. Solange ich spreche, bin ich. Auch wenn man längst kannte, was da gesagt wurde ... musste man, selbst atemlos geworden, immer weiterlesen. So hat die Erfahrung des zu wenig Luftkriegens den wüsten Atem des Sprechens erzeugt."

Manfred Mittermayer, Philologe, promoviert mit einer Arbeit zu Thomas Bernhard, hat in seinem Festvortrag aus Anlass des 40. Kongresses der DGP und des 25. Kongresses der Österreichischen Gesellschaft für Lungenerkrankungen und Tuberkulose über „*Thomas Bernhard und die Lungenkrankheit - Beobachtungen an seinen autobiographischen Schriften*" referiert [2]. Er interpretiert die berühmte Szene im Badezimmer, das vom Autor als Sterbezimmer bezeichnet wird, als den „nachdrücklich als eigenständig reklamierten Entschluss, die lebensgefährliche Krankheit zu überwinden, den Tod im Rahmen eines bewusst gesetzten Willensaktes zu besiegen...als Ergebnis individueller Selbstermächtigung."

In der autobiografischen Erzählung „Der Atem - eine Entscheidung" liest sich das so:

„Plötzlich hat der Atem des Mannes vor mir aufgehört. Ich will nicht sterben, denke ich. Jetzt nicht ... Ich wollte leben ... und zwar mein Leben, wie und solange ich es will ... Das hatte sich der, der schon aufgegeben gewesen war, in dem Augenblick, in welchem der andere aufgehört hatte zu atmen, vorgenommen. Von zwei möglichen Wegen hatte ich mich in dieser Nacht in dem entscheidenden Augenblick für den des Lebens entschieden ..." [3].

Offensichtlich wird die Schilderung dieser Krankheitsphase, in der „der ohnmächtig Daliegende seine Existenz wieder in die Hand nimmt", so Mittermayer, als Tatsachenbericht verstanden.

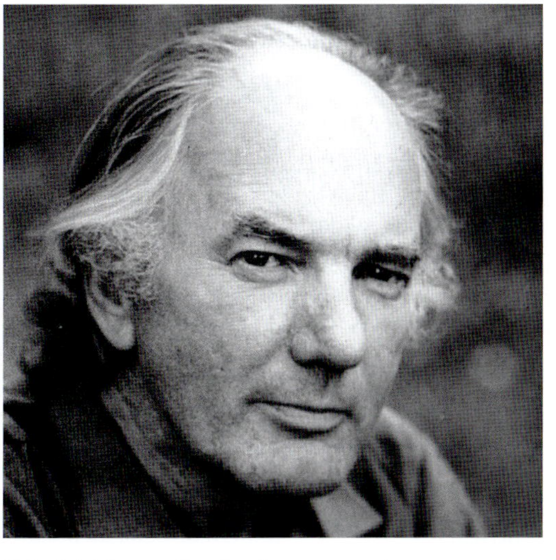

Abb. 7.**1** Thomas Bernhard.

[1] *Helmut Fabel zum 76. Geburtstag gewidmet.*

Die ungewöhnliche Situation, dass ein bewusstloser, von den Ärzten angeblich bereits aufgegebener Patient durch einen Willensakt, der ja ein klares Bewusstsein voraussetzt, den Tod besiegt, scheint dabei nicht zu stören.

Thomas Bernhard hat drei weitere autobiografische Erzählungen veröffentlicht [4, 5, 6]. Sorgfältige Nachforschungen von Huguet [7] haben ergeben, dass die geschilderten Personen und Lebensumstände mit der Realität nicht übereinstimmen. Deshalb urteilt Höller in seiner Bernhard-Biografie: „Die autobiographischen Erzählungen Thomas Bernhards sind fiktionale Texte. Man darf sie nicht an den Details der faktischen Wirklichkeit messen" [8]. Dieses Eingeständnis überrascht, denn es widerspricht der Erwartung des Lesers einer Autobiografie ebenso wie der erklärten Absicht des Autors, die Ereignisse und Geschehnisse „mit dem Willen zu Wahrheit und Klarheit" zu notieren [3].

Allerdings ist Höller bezüglich des Wahrheitsgehalts der Krankengeschichte weniger kritisch. In dem Kapitel „Gegen den Tod schreiben" heißt es:

„Die Ursache dieser Todeskrankheit lag in der schweren Lungentuberkulose, die sich Thomas Bernhard infolge der nassen Rippenfellentzündung 1949 zugezogen hatte. Die autobiografischen Erzählungen, besonders Der Atem und Die Kälte beschreiben die Geschichte dieser lebensgefährlichen Erkrankung."

War die Tuberkulose des Thomas Bernhard lebensgefährlich? Höller glaubte das, denn es gab die Sterbeszene und die suggestive Beschreibung der letzten Ölung. Er lobt den Realismus dieser Pathografie, betrachtet also einen Text, den er insgesamt als fiktiv bewertet, in medizinischer Hinsicht als Tatsachenbericht. Dazu verführt ihn die vermeintliche medizinische Versiertheit des Patienten. In der Tat erweckt die Art, wie sich der Autor in der Erzählung „Die Kälte" als die Ärzte kontrollierender, insgeheim die Anweisungen erteilender Spezialist darstellt, den Eindruck von Expertenwissen. Davon wird später noch die Rede sein.

Die Krankengeschichte

Der 17-jährige Thomas Bernhard erkrankt mit einer Pleuritis exsudativa und wird im Landeskrankenhaus Salzburg behandelt. Ausführlich wird eine Pleurapunktion geschildert. Das Durchstechen der Brustwand war nicht schmerzhaft, aber beim Anblick des Gummischlauchs und des Behälters – des gleichen roten Gummischlauchs und des Gurkenglases, die er als kaufmännischer Lehrling zum Essigabziehen verwendet hatte – wird ihm übel, er kollabiert und wacht erst im Krankensaal wieder auf. Nach und nach kommt er wieder zu sich, aber er sieht alles nur verschwommen, „die Gegenstände waren undeutlich, schließlich überhaupt nicht mehr wahrnehmbar gewesen, die Stimmen hatten sich entfernt…mein Bett wird auf Räder gehoben…Ich bin im Badezimmer. Ich weiß, was das bedeutet" [3].

Was bedeutet es wirklich? Was geschieht? Die Schwester kommt ein paarmal herein, hebt die Hand auf, zählt den Puls, nebenan stirbt angeblich jemand, aber er hat es nicht gesehen, nur gehört, dass der Patient neben ihm aufgehört hat zu atmen, und gegen fünf Uhr früh kommen Pfleger und bringen ihn in den Krankensaal zurück. Merkwürdig ist nun: nicht im Badezimmer, dem angeblichen Sterbezimmer findet die letzte Ölung statt, eine sondern in der sicheren Umgebung des Krankensaals, und zwar exakt gegen sechs Uhr früh. Die Einzelheiten sind dem Erzähler wichtig: es liest sich wie ein Tatsachenbericht.

Aus ärztlicher Sicht handelt es sich bei einem Kreislaufkollaps nach einer Pleurapunktion um einen banalen Zwischenfall. In dem detailreichen Bericht über das Ereignis ist von medizinischen Maßnahmen, die auf eine protrahierte Kreislaufreaktion hinweisen würden, wie wiederholte Blutdruckmessungen, Anlegen einer Infusion etc. nicht die Rede. Selbst wenn man eine lebhafte Phantasie und die verständliche Ängstlichkeit des jungen Patienten berücksichtigt, wirkt die Rekonstruktion des Ereignisses aus der Sicht des etwa 50-jährigen Erzählers übertrieben:

„Ich wollte leben, alles andere bedeutet nichts… Das war kein Schwur, das hatte sich der, der schon aufgegeben war, in dem Augenblick, in dem der andere aufgehört hatte zu atmen, vorgenommen."

Die recht spekulative Überlebensbegründung scheint aber den Autor selbst nicht befriedigt zu haben, denn zwei Sätze weiter lesen wir: „Die Tatsache, dass die schwere nasse Wäsche nicht auf mein Gesicht gefallen war" – im Badezimmer war Wäsche an einem Strick aufgehängt gewesen und heruntergefallen – „und mich nicht erstickt hatte, war die Ursache dafür gewesen, dass ich nicht aufhören wollte zu atmen."

Wie sich bei genauerem Lesen zeigt, ist dieser für die Erzählung zentrale, den Titel *Der Atem – eine*

Entscheidung begründende Text also nicht nur medizinisch unplausibel, sondern auch inkonsistent.

1949, ein Dreivierteljahr nach dem Aufenthalt im Landeskrankenhaus Salzburg, wird Thomas Bernhard in ein ehemaliges Hotel, das „Vötterl" geschickt, das in der Nachkriegszeit als „Erholungsheim für an den Atemwegen Erkrankte" diente. Wir zitieren die letzten Sätze der genannten Erzählung: „ Zwei Wochen nach meiner Entlassung aus Großgmain hatte mir die Krankenkasse einen sogenannten Einweisungsschein in die Lungenheilstätte Grafenhof zugeschickt. Mit der an diesen Einweisungsschein gehefteten Fahrkarte hatte ich meine Reise antreten können."

Offenbar handelte es sich um eine Maßnahme der Tuberkulosefürsorge. Ein aktueller Behandlungsgrund bestand nicht.

Der erste Aufenthalt in der Lungenheilstätte Grafenhof dauerte sieben Monate (7/49 - 2/50). Das Krankenblatt enthält u. a. sorgfältig geführte Tabellen über sieben Temperaturmessungen pro Tag (alle Werte afebril), Eintragungen über bakteriologische Sputum-Untersuchungen (stets negativ) und die Beurteilung der Thoraxaufnahme: induriertes tuberkulöses Infiltrat rechts parahilär, Pleuraschwarte rechts. Ein Verlaufsbogen wurde nicht geführt. Im Januar 1950 erfolgte eine Streptomycin-Behandlung mit 2 × 0,25 g über zehn Tage. Weitere Therapie: Lebertran, Einreibungen mit Salicyl-Spiritus, Freiluft-Liegekur. Der Patient wird als geheilt entlassen.[2]

Dies war leider ein Irrtum. Bei einer Nachuntersuchung zwei Monate später wird ein Infiltrat festgestellt. Vom 25.4. - 6.7.1950 wird Thomas Bernhard erneut im Landeskrankenhaus Salzburg behandelt. Laut Arztbrief vom 12.7.50 hat es sich um ein frisch aufgetretenes Infiltrat im rechten Lungenunterlappen mit erbsgroßer Aufhellung gehandelt. Erstmals waren Tuberkelbakterien nachweisbar. Da eine Pneumothorax-Anlage wegen der Pleuraschwarte nicht möglich war, erfolgten eine Phrenicus-Quetschung und die Anlage eine Pneumperitoneums. Der Patient erhielt 20 g Streptomycin, kombiniert mit Tuberkulin. Die Sputumkonversion ist am 3.7.1950 dokumentiert.

Zur Nachbehandlung wird Thomas Bernhard erneut in die Lungenheilstätte Grafenhof verlegt. Dieser zweite Aufenthalt dauerte sechs Monate (7/50 - 1/51.) Laut Krankenblatt war der Verlauf unauffällig, die Körpertemperatur stets afebril, BSG 2/4; bei zwei Larynxabstrichen kein Keimnachweis. Die Tuberkulose wurde offenbar als ausgeheilt betrachtet, eine weitere medikamentöse Behandlung nicht für erforderlich gehalten.

Auszug aus dem Krankenblatt:

Beurteilung der Thoraxaufnahme vom 2. 1. 1951: In der rechten Lunge ziemlich harte Streifenschatten vom Hilus nach basal. Zwerchfellhochstand rechts. Elf Nachfüllungen des Pneumoperitoneums mit jeweils 1000 ml. Wiederum existiert kein Verlaufsbogen. Ob ein Arzt mit dem sensiblen, phantasiebegabten jungen Mann jemals ein intensiveres Gespräch geführt hat, ist nicht zu eruieren. Der Patient hat die Ärzte bei den Visiten als „die vor dem Bett aufgestellte weiße Mauer, in der kein menschlicher Zug zu entdecken war", erlebt oder sie zumindest im Rückblick so beschrieben, als „abweisend, unwissend und nur ihre medizinische Notdurft verrichtend" [3].

Die Entlassungsdiagnose lautet: *secundär fibröse Phthise bei Pneumoperitoneum und Phrenicusparese rechts.* Empfohlen wird „die Fortsetzung eines kurmäßigen Lebens bei Durchführung einer Mittagsliegekur von 2 - 3 Stunden".

Eine Reaktivierung ist in der Folgezeit nicht aufgetreten. Die Lungentuberkulose, der Darstellung von Thomas Bernhard folgend oft als die „Lebenskrankheit" oder auch die „Todeskrankheit" bezeichnet, hat vom Juni 1948 (Pleuritis exsudativa) bis zum Juli 1950 (Sputumkonversion) gedauert bzw. 2 ½ Jahre, wenn man die kurmäßige Nachbehandlung in der Lungenheilstätte mitrechnet. Es hat sich um eine leichte Verlaufsform gehandelt.

Über fast zwei Jahrzehnte erfreute sich Thomas Bernhard dann einer guten Gesundheit und war auch körperlich leistungsfähig. In dem „versiegelten Tagebuch 1972", in dem Hennetmair über fast tägliche Begegnungen minutiös berichtet, wird er als dynamisch und normal körperlich belastbar geschildert [9].

1967 erkrankt Thomas Bernhard an einer akuten Sarkoidose mit bihilärer Adenopathie. Die Diagnose wird in der Lungenklinik „Baumgartner Höhe" bei Wien durch eine Mediastinoskopie gesichert. Bernhard berichtet in der Erzählung „Wittgensteins Neffe", die zu seinen autobiografischen Schriften gerechnet wird, von Ärzten, „die mir den Hals aufschnitten, um aus meinem Brustkorb einen faustgroßen Tumor herausoperieren zu können. Als Folge meiner radikal an mir vorgenommenen Corti-

[2] *Dr. Peter Fabian danke ich für freundlich gewährte Einsichtnahme in Krankenakten und bereitgestellte Röntgenaufnahmen.*

sonbehandlung entwickelte sich mein Mondgesicht, wie von den Ärzten gewünscht; während der Visite kommentierten sie dieses Mondgesicht auf ihre witzige Art, die selbst mich, der ich, nach ihrer eigenen Aussage, nur noch Wochen, im besten Falle Monate zu leben hatte, zum Lachen brachte" [10]. Es ist kaum anzunehmen, dass ein Arzt eine solche Prognose gestellt hat. Offensichtlich hat der von Höller gelobte Realismus der Pathographie auch an dieser Stelle Grenzen. Sie mögen im laienhaften Verständnis des Patienten begründet sein oder im Bedürfnis des Autors, Krankheit und Todesnähe als gestalterisches Mittel einzusetzen.

Etwa seit 1980 machen sich Atembeschwerden bemerkbar, die allmählich zunehmen. Einem Arztbrief aus dem Krankenhaus Wels vom 21.12.1981 ist Folgendes zu entnehmen:

Thomas Bernhard ist weniger belastbar seit Sommer 1980 und seit Februar 1981 vermehrt kurzatmig; später traten nächtliche Atemnotanfälle auf, die sich nach Diuretika-Gabe besserten. Bei der Auskultation blasendes systolisches Geräusch mit p. max. über der Herzspitze. Im EKG intraventrikuläre Leitungsstörungen, mäßige ERBS. Echokardiografie: deutlich dilatierter linker Ventrikel, erweiterter linker Vorhof. Thorax-Aufnahme: Herz nach links verbreitert.

Lungenfunktion vom 10.12.1981:

TLC 4,97 l (90 % Soll); VK 2,77 l (76 % Soll); FEV1 1.65 l (65 % Soll); FEV1 /VC = 59 %; ITGV 3,55 l (121 % Soll).TCO 82 %; TCO/VA 78 % des Sollwerts.

Ergänzend sei das Ergebnis eines pneumologischen Konsils vom Mai 1979 im Krankenhaus Wels mitgeteilt:

Thoraxaufnahme: unscharf begrenzte Verbreiterung und Verdichtung der Hili. Strukturverdichtung rechts parahilär. Pleuraschwarte im Bereich des rechten Mittel-Oberfeldes. Pleuraadhäsionen basal.

Beurteilung: Leicht- bis mittelgradige restriktive Ventilationsstörung mit anamnestisch und klinisch fallweiser zusätzlicher Obstruktion. Aufgrund der Vorgeschichte, der Röntgenbilder und der Lungenfunktion ist eine Lungensarkoidose mit beginnender Fibrosierung anzunehmen.

Obwohl die Diagnose *z. B. Lungenfibrose bei M. Boeck* in Berichten auftaucht, sind die radiologischen Befunde und die Lungenfunktionswerte nicht im Sinne einer Sarkoidose im Stadium III zu interpretieren. Die Symptome der Herzinsuffizienz - allmählich zunehmende Belastungsdyspnoe („damals hatte ich die Kraft, zu gehen und zu singen, dachte ich auf dem Ohrensessel, heute habe ich nicht mehr die Kraft, zu gehen und zu sprechen, das ist der Unterschied") [11] und Episoden nächtlicher Atemnot standen im Vordergrund. Wahrscheinlich war die der Herzinsuffizienz zugrunde liegende dilatative Kardiomyopathie die Folge einer Herzbeteiligung bei Sarkoidose. Der Exitus trat am 12. Februar 1989 unter den Zeichen des therapieresistenten Linksherzversagens ein (persönliche Mitteilung Dr. Peter Fabian). Eine Autopsie wurde nicht durchgeführt.

Thomas Bernhard – ein schwieriger Patient?

Das Milieu - „die entsetzlichen Zustände einer öffentlichen Lungenheilstätte"- wird beeindruckend geschildert: „In ihren schäbigen Nachkriegsschlafröcken, abgetretenen Filzpantoffeln, schmutzigen Nachthemdenkragen zogen die Patienten, die Fiebertafeln unter ihre Arme geklemmt, hintereinander…ihr Ziel war die Liegehalle gewesen, eine halbverfallene Holzveranda im Freien…Im Vorbeigehen schraubten diese zweifellos endgültig aus der Menschengesellschaft Ausgestoßenen widerwärtig, armselig und wie in einem heiligen Stolz verletzt, ihre braunen Glasspuckflaschen auf und spuckten hinein, mit einer perfiden Feierlichkeit holten sie hier überall schamlos und in einer nur ihnen eigenen raffinierten Kunst das Sputum aus ihren zerfressenen Lungenflügeln und spuckten es in die Spuckflaschen …" [5].Thomas Bernhard fühlt sich dieser Patientengruppe nicht zugehörig, denn er hat zunächst kein Sputum. Nach fünf Wochen gelingt es ihm, Sputum abzuliefern, und diese Probe ist angeblich positiv. Er reagiert mit Resignation: „Warum sollte gerade ich…glauben oder auch nur einen Augenblick lang in Anspruch nehmen dürfen…davonzukommen, wo Millionen ganz einfach nicht davongekommen waren? Ich hatte jetzt, so mein Gedanke, den direkten Weg durch die Hölle und in den Tod zu gehen….Ich hatte mich damit abgefunden, ich fügte mich." Am gleichen Tag aber stellt sich heraus, dass die Probe im Labor verwechselt worden war. Die richtige Sputumprobe und weitere Kontrollen waren negativ. Der gerade noch zu Tode Erschrockene atmet nicht auf, wie man erwarten würde, sondern gibt sich kämpferisch. Schon eine Seite weiter lesen wir: „Ich lehnte mich heftiger denn je auf gegen Grafenhof und seine Gesetze, gegen die Unausweichlichkeit! Ich hatte meinen Standpunkt wieder am radikalsten geändert ... ich forderte von mir die höchste Aufmerksamkeit, vor allem eine noch schärfere Arztkontrolle ... oberflächlich fügte ich mich der Hausordnung, der medizinischen Gewalt, unter dieser Oberfläche bekämpfte ich sie ... ich bestimmte, wie viel Streptomycin ich zu bekommen hatte, nicht die Ärzte, aber ich ließ sie in dem Glauben, dass sie es bestimmten, alle meine Peiniger ließ ich in dem Glauben, dass sie es bestimmten, was zu geschehen habe, während doch von jetzt an nur geschah, was ich bestimmte..." Und folgerichtig entlässt er sich auch selbst: „Ich wollte gehen, also ging ich, ich war es gewesen, der meine Entlassung bestimmte, obwohl die Ärzte dann das Gefühl hatten, sie hätten mich entlassen."

Ist der zuständige Stationsarzt zu bedauern? Nicht unbedingt, denn er bemerkt die Aufsässigkeit seines Patienten gar nicht. „Es ist dieselbe Verfahrensweise, durch die sich jemand, der sich für Napoleon hält, mit der Welt arrangiert: er verschweigt einfach, dass er Napoleon ist. Er hält die Wahrheit unter der Oberfläche, unter Verschluss und lässt die anderen glauben, er sei gar nicht Napoleon" [12].

Und das Pendel der Verantwortung für den Krankheitsverlauf schwingt denn auch zurück, als zwei Monate später bei einer Thorax-Kontrolle ein Infiltrat festgestellt wird. Nun klagt er die Ärzte an, denn „sie mussten wissen, dass sie mir nicht aus Unschuld, sondern aus Schuld eine Fehldiagnose gestellt hatten."

Die autobiografischen Erzählungen – eine Pathografie?

Die Texte überzeugen auf Anhieb durch ihre sprachliche Brillanz und zahlreiche Details, die einen Tatsachenbericht und medizinische Sachkenntnis suggerieren. Bei genauem Lesen stellt man allerdings fest, dass es naiv wäre, von einer Pathografie zu sprechen und der Darstellung des Autors bedenkenlos zu folgen. Als Ergebnis einer sorgfältigen textkritischen Analyse stellt Maier fest: „Bernhards Autobiographien sind rhetorisch. Situationen oder Sachverhalte werden als pathetisierende Effekte verwendet und geraten dadurch in Widerspruch zu anderen Textpassagen. Das geht bis in die Mikroebene einzelner Sätze. Der Effekt ist wichtiger als der Wahrheitswille, letzterer ist vielmehr nirgendwo erkennbar....Am Ende erstarrt Bernhards Text-Ich in einer Allmachtsphantasie, die gezeichnet ist durch eine Realitätsverdrehung, wie sie sonst in Autobiographien noch nicht zu sehen war" [12].

Für mich bleibt als Fazit dieser Nachforschungen, dass die Übergänge von der Realität zur Fiktion fließend sind. Thomas Bernhard hat Wochen und Monate in Krankenhäusern und Heilstätten verbracht, war den geschilderten medizinischen Prozeduren tatsächlich ausgesetzt, hat das Elend der Kranken und die Hilflosigkeit der Ärzte in der Ära vor einer wirksamen Pharmakotherapie der Tuberkulose kennengelernt. Wir verdanken ihm eine authentische, plastische Schilderung des Milieus, die an den Zauberberg denken lässt. Aus seinen Erfahrungen als Patient hat er Textmaterial gewonnen und phantasievoll gestaltet. Es spricht für die suggestive Kraft seiner Darstellung, für dieses beispielsweise auch in der Erzählung Holzfällen erkennbare „teils kunstvolle, teils bewusst offensichtliche Spiel mit autobiographischen Elementen" [13], dass die leichte Verlaufsform einer im Adoleszentenalter abgelaufenen Tuberkulose als die Lebenskrankheit oder Todeskrankheit wahrgenommen wurde.

Literatur

[1] Roth P. Eigene und fremde Bücher, wiedergelesen. Reinbek bei Hamburg; Rowohlt Taschenbuch Verlag 2009: 225

[2] Mittermayer M. Thomas Bernhard und die Lungenkrankheit. Beobachtungen an seinen autobiographischen Schriften. Atemw-Lungenkrh 2000; 26: 158-166

[3] Bernhard T. Der Atem. Eine Entscheidung. München; Deutscher Taschenbuchverlag 2001

[4] Bernhard T. Die Ursache. Eine Andeutung. München; Deutscher Taschenbuchverlag 2001

[5] Bernhard T. Die Kälte. Eine Isolation. München; Deutscher Taschenbuchverlag 2001

[6] Bernhard T. Ein Kind. München; Deutscher Taschenbuchverlag 2001

[7] Huguet L. Chronologie. Johannes Freumbichler/ Thomas Bernhard. Weitra; Bibliothek der Provinz 1995

[8] Höller H. Thomas Bernhard. rowohlts monographien, 6. Aufl. Reinbek bei Hamburg; Rowohlt Taschenbuch Verlag 2000

[9] Hennetmair I. Ein Jahr mit Thomas Bernhard. Das versiegelte Tagebuch. 1972. Salzburg und Wien; Btb 2003

[10] Bernhard T. Wittgensteins Neffe. Eine Freundschaft. Frankfurt a. M; Suhrkamp 1982

[11] Bernhard T. Holzfällen. Eine Erregung. Frankfurt a. M; Suhrkamp 1984

[12] Maier A. Die Verführung. Thomas Bernhards Prosa. Wallstein; Göttingen 2004

[13] Kehlmann D. Der kühle Lobbyist in der Maske des manischen Bezichtigers. FAZ Oktober 2007, Nr. 235

8 Robert Koch und die Tuberkulose: Die Begründung der medizinischen Bakteriologie

C. Gradmann

Mikrobenjäger

Die medizinische Bakteriologie galt am Ende des 19. Jahrhunderts als Inbegriff moderner, naturwissenschaftlicher Medizin. Zwar war sie nicht die erste Disziplin der Medizin, die – wie es der Zeitgeist verlangte – ihr Wissen alleine auf Beobachtung, Messung und Experiment stützte; aber sie unterschied sich doch in einem wichtigen Punkt von der Physiologie, dem anderen Paradefach der Labormedizin: Durch das Versprechen, ihre im Labor ermittelten Kenntnisse im Alltag ganz praktisch zur Wirkung zu bringen, weckte sie euphorische Hoffnungen, die sich in gewisser Weise mit den heutzutage an die medizinische Genetik geknüpften Erwartungen vergleichen lassen.

Die Bakteriologie gab ansteckenden Krankheiten ein neues Gesicht in der Gestalt kleiner, unsichtbarer Erreger und versprach zugleich, die Welt von diesen Krankheiten befreien zu können. Infektionskrankheiten erkannte man als von Bakterien verursacht und die Bakteriologen waren die Männer, die dieser Gefahr zu begegnen wussten.

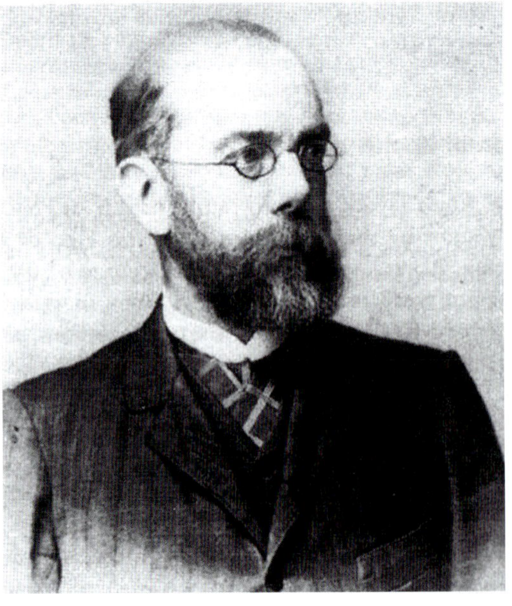

Abb. 8.**1** Robert Koch (ca. 1884).

Im Falle keiner Krankheit gilt dies mehr als in dem der Tuberkulose. Die zumeist als Schwindsucht bekannte Krankheit war wahrscheinlich die wichtigste Todesursache im Europa des 19. Jahrhunderts für annähernd 15 % aller Todesfälle verantwortlich zu machen. Gleichzeitig veränderte sich in diesem Zeitraum ihr Begriff dramatisch: Zu Beginn des 19. Jahrhunderts gab es eine nach ihrem typischen Verlauf als Schwindsucht bekannte Lungenerkrankung mit dem wissenschaftlichen Namen Phthisis, deren Verwandtschaft mit einer Reihe von anderen Krankheiten vermutet wurde. Am Ende des Jahrhunderts waren alle diese Krankheiten, deren Namen wie Lupus, Skrofeln etc. heute nur noch dem Fachmann bekannt sind, zu klinischen Erscheinungsbildern ein und derselben Infektionskrankheit geworden, eben der Tuberkulose.[1]

Dies ist vor allem das Verdienst des deutschen Mediziners Robert Koch (1843 – 1910) (Abb. 8.**1**), der 1905 für seine Arbeiten über eben dieses Thema den Nobelpreis für Physiologie oder Medizin erhielt[2]. Seine Identifizierung des heute als Mycobacterium tuberculosis bekannten Erregers der Krankheit war der bis dahin größte Erfolg der noch jungen medizinischen Bakteriologie und gilt als seine größte wissenschaftliche Leistung. Für seinen Freund und Kollegen Friedrich Loeffler (1852 – 1915) machte sie „ihn mit einem Schlage zum größten, erfolgreichsten und verdienstvollsten Forscher für alle Zeiten."[3] Paul Ehrlich (1854 – 1915), der bei dem denkwürdigen Vortrag Kochs in Berlin am 24. März 1882 anwesend war, bei dem Koch erstmals über den Erreger berichtete, schrieb, ihm sei „jener Abend stets als mein größtes wissenschaftli-

[1] *Zur Geschichte der Tuberkulose einführend [1, 2, 3, 4]. Der folgende Text beruht in wesentlichen Teilen auf [5].*

[2] *Einführend zu Koch vor allem [6, 7].*

[3] *[8: 449].*

ches Erlebnis in Erinnerung geblieben.“[4] Ihren Zeitgenossen erschien die Arbeit bereits als Durchbruch und dem Entdecker selbst brachte das überwältigende Echo im Juni 1882 die Ernennung zum Geheimen Regierungsrat ein. Für Koch war die Identifizierung des Tuberkuloseerregers einer von zwei Schritten auf dem Weg zum Ruhm: Zusammen mit der Cholera-Expedition von 1883/84, die Kochs Ansehen in der Allgemeinheit begründete, markiert die Identifizierung des Tuberkuloseerregers als wissenschaftliche Sensation seinen Aufstieg zum Ruhm in den frühen 1880er-Jahren.

„In Zukunft wird man es im Kampf gegen diese schreckliche Plage des Menschengeschlechts nicht mehr mit einem unbestimmten Etwas, sondern mit einem fassbaren Parasiten zu tun haben“[5], so Koch bei der Präsentation seiner Ergebnisse. Und in der Tat: Der Tag, an dem Koch seine Arbeit in Berlin vorstellte, steht wie kein anderer für den Aufstieg eines bis dahin von nur wenigen kultivierten Spezialgebietes zur Erfolgsdisziplin ihrer Zeit. Und noch in einer weiteren Hinsicht lassen sich Kochs Arbeiten zur Tuberkulose als epochal begreifen: Sie stehen für ein anfangs der 1880er-Jahre entwickeltes Repertoire an bakteriologischer Technik und Methode, das aus der Entschlüsselung der Tuberkulose heraus einen Zugang zur Erforschung anderer Infektionskrankheiten zu bieten schien. Es ist insofern folgerichtig, dass Kochs Mitarbeiter Friedrich Loeffler für die aus diesen Methoden entwickelten Kriterien der Erregernachweise kurz darauf den Begriff der Kochschen Postulate prägte.[6]

Wie aber kam dieser Erfolg zustande? Auf welcher methodischen und technologischen Basis beruhte er? Auf welche Vorarbeiten Anderer griff Koch zurück? Welche Konsequenzen hatte die Arbeit für das zeitgenössische Verständnis der Tuberkulose und schließlich: in welchem Verhältnis steht die Arbeit zu den sogenannten Kochschen Postulaten? Diesen Fragen soll im Folgenden nachgegangen werden.

[4] *Ehrlich, in: Frankfurter Zeitung 2. 6. 1910, nach: [9: 133].*

[5] *[10: 444].*

[6] *[11, 12].*

Tuberkulose im 19. Jahrhundert

Der Öffentlichkeit bekannt wurde Kochs Identifizierung des Tuberkelbazillus am 24. März 1882, als er seinen denkwürdigen Vortrag vor der Physiologischen Gesellschaft zu Berlin hielt. Dem folgte eine Reihe von Publikationen, die schließlich 1884 in dem monumentalen Aufsatz „Die Ätiologie der Tuberkulose“ gipfelten, in dem er sein Vorgehen ausführlich beschrieb.[7]

Dass diese Arbeit ein solches Echo fand, lag zunächst einmal an der Bedeutung ihres Gegenstandes. Koch hatte seine Karriere als Bakteriologe begonnen, indem er über Milzbrand arbeitete – eine Viehseuche, die nur selten Menschen befiel. Später befasste er sich mit Wundinfektionen, Krankheitsprozessen also, deren Infektiosität offenkundig schien. Im Falle der Tuberkulose bekam er es nun mit einem Untersuchungsgegenstand zu tun, der ebenso bedeutend wie in seiner Natur umstritten war.[8] Zumeist in der Form von Lungentuberkulose (Phthisis) vorkommend, war die Krankheit vermutlich die epidemiologisch wichtigste Infektionskrankheit des 19. Jahrhunderts. Charakteristisch für den „weißen Tod“ waren dabei ein konstantes Vorkommen in der Bevölkerung und ein zumeist chronischer Verlauf beim einzelnen Kranken. Entsprechend war die Tuberkulose für die medizinische Forschung eine der größten Herausforderungen ihrer Zeit. Dabei gab es zu Beginn des 19. Jahrhunderts an Stelle einer einheitlichen Krankheit dieses Namens eine Reihe tuberkulöser Krankheiten, die sich in klinischem Verlauf und pathologischer Anatomie unterschieden. Zwar hatte 1819 der französische Kliniker Theóphile Laennec (1781 – 1826) die Zusammengehörigkeit so unterschiedlicher Krankheiten wie Lupus, Phthisis, Skrofeln etc. postuliert und zur Begründung auf das allen gemeinsame Merkmal charakteristischer Knötchen im erkrankten Gewebe, den Tuberkeln, verwiesen. Diese Ansicht konnte sich allerdings nicht durchsetzen. Nach der Jahrhundertmitte betrachtete man eher die unterschiedlichen Krankheitsprozesse, als nach einheitlichen Ursachen für sie zu suchen. Entsprechend erschienen tuberkulöse Prozesse eher

[7] *[10, 13, 14, 15]. Zum Rahmen des Vortrages von 1882 [16].*

[8] *Zur Entwicklung des Krankheitsbegriffes im 19. Jahrhundert bietet Faber [17] eine unübertroffene Einführung.*

als Metamorphosen anderer Krankheiten, wie z. B. der Lungenentzündung.

Selbst die seinerzeit diskutierten Ursachen waren nicht die uns geläufigen. Neben der Ansteckung durch – seinerzeit noch hypothetische – Keime spielten Faktoren wie Disposition, Alter, Umwelteinflüsse, Fragen der Erblichkeit und eine vermutete Verwandtschaft mit Krebserkrankungen eine erhebliche Rolle. Zudem konnte keiner dieser Faktoren einen Status als notwendige Krankheitsursache beanspruchen, wie wir ihn für die Verursachung von Infektionskrankheiten durch Bakterien annehmen würden. Das mag überraschend klingen, aber für die damaligen Zeitgenossen galt das Interesse eben vorrangig der Transformation und weniger der Verursachung. Entsprechend ließ sich die Kritik formulieren, es „sei ein verwirrender Sprachgebrauch, mit dem Ausdruck Tuberculose sowohl eine eigenthümliche Form von Neubildung als eine eigenthümliche Form von Umwandlung zu bezeichnen."[9] Für den hier zitierten Mediziner Felix Niemeyer war das Letztere maßgeblich, etwa wenn Krankheiten wie Krebs tuberkulös wurden.

Dennoch gab es Forscher, die versuchten, die Infektiosität der Krankheit nachzuweisen: Jean Antoine Villemin (1827 – 1892) hatte 1865 gezeigt, dass Tuberkulose mit Hilfe von erkranktem Gewebe tierexperimentell erzeugt werden konnte und somit als ansteckend anzusehen war. 1877 hatte Edwin Klebs (1834 – 1913) vorgeschlagen, den Ansteckungsstoff als ein Bakterium aufzufassen. An der Breslauer Universität befasste sich gleich eine ganze Gruppe von Forschern mit dem Thema: Carl Weigert (1845 – 1905) hatte 1879 die Idee ins Spiel gebracht, die Einheit der verschiedenen Formen der Tuberkulose nicht auf die pathologische Anatomie des erkrankten Gewebes, sondern auf ihre Ätiologie zu gründen. Julius Cohnheim (1839 – 1884) und Carl Salomonsen (1847 – 1924) hatten Villemins Experimente bestätigt und vorgeschlagen, den ätiologischen Nachweis auf der Basis tierexperimenteller Forschung zu führen. Die Breslauer Universität wiederum war auch für Kochs Karriere ein entscheidender Ort gewesen. Hier hatte er im wissenschaftlichen Austausch mit den Genannten in den 1870er-Jahren entscheidende Anregungen für seine Arbeit erhalten.

Die Tuberkulose als Forschungsobjekt war also eine kühne, aber auch kluge Wahl: Koch konnte an vorliegende Arbeiten anknüpfen und gleichzeitig damit rechnen, dass der Nachweis einer bakteriellen Ätiologie dramatische Auswirkungen auf das komplizierte Gebäude der diversen tuberkulösen Prozesse haben würde – selbst wenn die Idee der Tuberkulose als Infektionskrankheitseinheit als solche nicht neu war. Ein solcher Nachweis wäre immerhin die erste nachgewiesene bakterielle Ätiologie einer menschlichen Infektionskrankheit überhaupt. Er würde insofern beanspruchen können, als Vorbild eines neuen Verständnisses von Infektionskrankheiten zu dienen, das die im Labor rekonstruierten bakteriellen Ätiologien gegenüber klinischen Beobachtungen privilegierte.

Identifizieren

Soviel zu den allgemeinen Voraussetzungen von Kochs Arbeit. Wie aber war es 1882 um Kochs eigene Disziplin, die medizinische Bakteriologie bestellt und wie ging er das Problem an? Sicher war medizinische Bakteriologie 1882 noch eine recht junge Wissenschaft. Dennoch lag die Bedeutung der Entdeckung, folgt man Koch, nicht darin, dass er des Tuberkelbazillus mit völlig neuen Methoden habhaft geworden wäre. Vielmehr betrachtete er die Identifizierung des Erregers als eine Variation bereits entwickelter Methoden auf ein neues Thema. Beeindruckend ist in der Tat die Geschwindigkeit, mit der die Arbeit durchgeführt wurde. Gerade acht Monate vergingen zwischen dem Beginn der Untersuchungen im August 1881 und dem berühmten Vortrag im März des folgenden Jahres. Allerdings war Koch nicht mehr wie bei seinen frühen Arbeiten auf sich selbst gestellt, sondern seit 1880 am Kaiserlichen Gesundheitsamt und dort Leiter einer schnell wachsenden Arbeitsgruppe. In den zwei Jahren vor dem März 1882 wurden hier so grundlegende Dinge wie Reinkulturen und die dafür unverzichtbaren festen Nährböden entwickelt.[10]

Der erste Schritt bestand im Auffinden des Erregers und er war keineswegs einfach: Die vermuteten Bakterien erwiesen sich als wesentlich kleiner als die bereits bekannten Krankheitserreger und waren selbst mit dem Mikroskop nicht ohne Weiteres sichtbar: Koch hatte ursprünglich, das heißt in seinen Studien über Milzbrand, ohne Färbung gearbeitet, später hatten dann die besonders von Carl Weigert übernommenen Färbetechniken zur Un-

[9] *[18: 171].*

[10] *Als Überblick [19].*

terscheidung von Bakterien und körpereigenem Gewebe bzw. zur Aufbereitung von Präparaten zur Mikrofotografie gedient. Bei der mikroskopischen Untersuchung von tuberkulösem Gewebe tauchte ein neuartiges Problem auf: zunächst war rein gar kein Bakterium zu sehen, das man hätte färben können. Erst die Färbung pathologischer Präparate mit alkalischem Methylenblau förderte überhaupt etwas zu Tage: „Als mit dieser Farblösung Deckglaspräparate 24 Stunden hindurch behandelt wurden, zeigten sich in der Tuberkelmasse zum ersten Male sehr feine stäbchenartige Gebilde…".[11] Diese galt es nun vom sie umgebenden Gewebe abzuheben, was mittels einer Weiterentwicklung der Färbetechnik gelang. Entfärbte man das bläuliche Präparat mittels eines zweiten braunen Farbstoffes, des Vesuvins, betraf die Entfärbung nur das Gewebe. Im Resultat erschienen die „Stäbchen" nun blau, alles übrige Gewebe braun. Gleichzeitig ließen sich so die Stäbchen von fast allen anderen Bakterien unterscheiden:

„Unter dem Mikroskop zeigen sich nun alle Bestandteile tierischer Gewebe, namentlich die Zellkerne und deren Zerfallsprodukte braun-, die Tuberkelbakterien schön blaugefärbt. Auch alle anderen bis jetzt von mir [Koch; C. G.] daraufhin untersuchten Bakterien, mit Ausnahme der Leprabazillen, nehmen bei diesem Färbungsverfahren eine braune Farbe an."[12] (Abb. 8.**2**)

Kochs Färbeverfahren konnte mit Paul Ehrlichs Hilfe sehr bald durch ein weitaus leistungsfähigeres ersetzt werden. Nun war es möglich, die Stäbchen in tuberkulösem Gewebe durchgängig aufzufinden und die für sie typische Anordnung zu beschreiben. Die Bakterien waren charakteristisch gelagert, bildeten „gewöhnlich dicht zusammengedrängte und oft bündelartig angeordnete kleine Gruppen". In ihrem Auftreten spiegelte sich zudem der Krankheitsverlauf: Wo der „tuberkulöse Prozess in frischem Entstehen und in schnellem Fortschreiten begriffen ist, sind die Bazillen in großer Menge vorhanden". Ist „der Höhepunkt der Tuberkeleruption überschritten, werden die Bazillen seltener […]."[13]

Dass Koch die Tuberkelbazillen durch Färbung überhaupt erst sichtbar machen konnte, hatte in gewisser Weise sogar Vorteile. Enthob es ihn doch der Notwendigkeit, seine Bakterien mit denen von Anderen zuvor gefundenen zu vergleichen: Da bislang

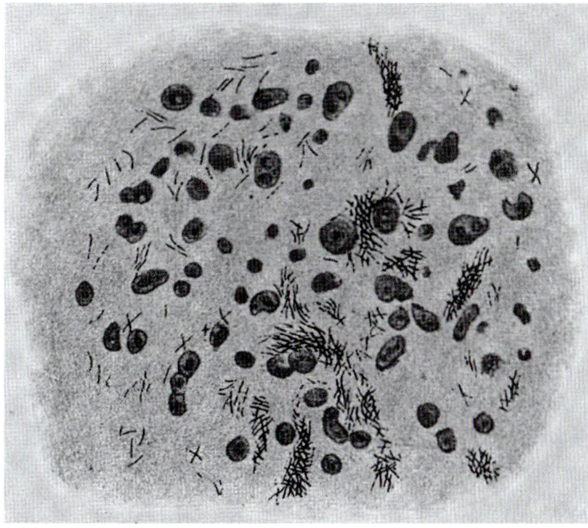

Abb. 8.**2** Zeichnung eines pathologischen Präparates Robert Kochs von 1884. In Folge der Färbung erscheinen die Tuberkulosebakterien (Stäbchen), die Zellkerne (rund). Quelle: [15].

niemand ein ähnliches Färbeverfahren angewandt hatte und die Bakterien ohne Färbung, wie erwähnt, unsichtbar blieben, mussten diese Forscher etwas Anderes gesehen haben:

„Bei der Regelmäßigkeit des Vorkommens der Tuberkelbazillen muß es auffallend erscheinen, daß sie bisher von niemand gesehen sind. Doch erklärt sich dies daraus, daß die Bazillen außerordentlich kleine Gebilde und meistens so spärlich an Zahl sind, [...] daß sie schon aus diesem Grunde ohne ganz besondere Farbenreaktion dem aufmerksamsten Beobachter entgehen müssen."[14]

Die Doppelfärbung war also mehr als eine einfache technische Innovation. Noch weit mehr als andere, früher untersuchte Mikroorganismen haben Artefakte des Untersuchungsprozesses den Nachweis von Tuberkelbazillen beeinflusst. Eine fehlerhafte Anwendung des Färbeverfahrens konnte etwa dazu führen, dass anstatt der Bakterien andere Bestandteile der Untersuchungsobjekte blau erschienen.

Bei der Gründlichkeit, mit der das Färbeverfahren diskutiert wurde, ist es überraschend, dass Koch kommentarlos zwei ernsthafte Probleme seiner Arbeit verschwieg. Der Königsberger Mediziner Paul Baumgarten (1848 – 1928) hatte nicht nur fast zeitgleich mit Koch ebenfalls Tuberkelbazillen gesehen, er hatte auch auf ein Färbeverfahren verzichtet, d. h. identische Formen unter dem Mikroskop beo-

[11] *[15: 472].*
[12] *[10: 429].*
[13] *[10: 430].*

[14] *[10: 432/433].*

bachtet und deren Zusammenhang mit den pathologisch-anatomischen Veränderungen beschrieben.[15] Wie aus den wenigen Notizen, die von Kochs Arbeiten überliefert sind, hervorgeht, waren seine Untersuchungen im März 1882 noch in vollem Gange und eine ganze Reihe der Experimente, die in der ausführlichen Darstellung des Jahres 1884 beschrieben sind, wurden erst nach dem März 1882 durchgeführt. Koch war also in Eile und hatte allen Grund dazu.

Zum Zweiten überging Koch den Umstand, dass es ihm – dem Erfinder der Mikrofotografie der Bakterien – trotz entsprechender Bemühungen nicht gelungen war, seine Präparate zu fotografieren. Er hatte der fotografischen Abbildung enorme Bedeutung beigemessen und sie noch kurz zuvor als einzige „rein objektive, von jedem Voreingenommensein freie Auffassung“[16] von einer bloß subjektiven, wie sie sich in Zeichnungen niederschlug, abgehoben. Dass seine Präparate nur als Zeichnungen veröffentlicht werden konnten, problematisierte Koch höchstens in Ansätzen. Von Kochs Mitarbeiter Friedrich Loeffler, der später der erste Historiker der medizinischen Bakteriologie wurde[17], wissen wir schließlich, dass die Doppelfärbung tatsächlich bei dem Versuch entwickelt wurde, die durch Methylenblau kenntlich gemachten Mikroorganismen zu fotografieren.

Kochs Färbetechnik zu analysieren ist deswegen so interessant, weil Koch in seinem Aufsatz von 1884 Sporen, also resistente Dauerformen der Tuberkulosebakterien, beschrieb – also etwas, was es nach heutigem Kenntnisstand nicht gibt! Dabei ist zu bedenken, dass die Demonstration eines solchen Sporenstadiums in den 1870er-Jahren ein entscheidender Schritt auf dem Wege zum Nachweis der Stabilität bakterieller Spezies gewesen war. Es war Kochs Lehrer Ferdinand Julius Cohn (1828 – 1898) gewesen, der dieses Konzept in die Bakteriologie eingeführt hatte. In Kochs eigener Arbeit über die Milzbrandätiologie war der Nachweis von Dauersporen des Bacillus anthracis ein entscheidender Schritt gewesen, da so eine Erklärung des

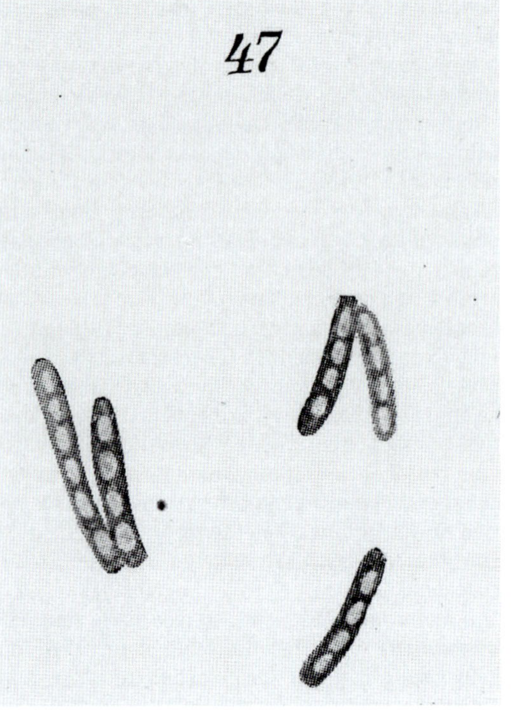

Abb. 8.**3** Kochs Zeichnung der Sporen des Tuberkelbazillus von 1884. Quelle: [15].

scheinbar zeitweiligen Verschwindens der Bakterien möglich wurde. Auch die Sporen des Tuberkelbakteriums hatten ähnliche Eigenschaften: Koch beschrieb sie als „zur Erhaltung der Art notwendige Dauerform“[18] und erklärte etwa die lang anhaltenden infektiösen Qualitäten getrockneten Sputums auf diese Weise. Auch ließ sich so die Infektiosität der käsigen Masse im Inneren der Tuberkeln, in der sich nicht selten keine Bakterien nachweisen ließen, begründen. Sporen waren nämlich, so Koch, nicht färbbar und damit eigentlich unsichtbar: „[…] da es bis jetzt keine Mittel gibt, die Sporen der Tuberkelbazillen in irgendeiner Weise zu färben, so verrät sich ihre Anwesenheit nach dem Verschwinden der Bazillen nur durch die infektiösen Eigenschaften der käsigen Substanz, in welche sie eingebettet sind.“[19]

Koch lieferte eine Zeichnung dieser „Sporen“ (Abb. 8.**3**), beschrieb sie als „von ovaler Gestalt“ und in der Zahl von zumeist 2 – 4 über die Länge

[15] *[20]. Baumgarten hatte allerdings auf Kultivierung und Tierversuche verzichtet. Anlässlich einer Gegenüberstellung beider Arbeiten im Mai 1882 anerkannte Baumgarten offenbar, dass es Koch war, der den Nachweis der Ätiologie geführt hatte [9: 550].*

[16] *[19: 122].*

[17] *[11].*

[18] *[15: 551].*

[19] *[15: 485].*

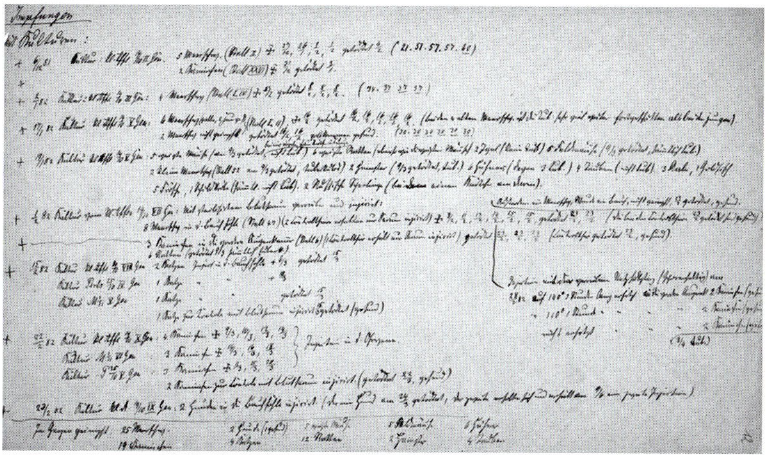

Abb. 8.**4** Liste über „Impfungen mit Kulturen". Dezember 1881 bis Februar 1882 (Quelle: Robert-Koch-Institut).

eines Bakterium verteilt.[20] Angesichts der widersprüchlichen Aussagen Kochs in diesem Punkt muss man sich damit begnügen, die Bedeutung der Sporen für seine Argumentation festzuhalten: Sie ermöglichten es, die Anwesenheit von Bakterien dort zu postulieren, wo keine nachweisbar waren. Kochs ostentative Verweise auf seine bewährten Methoden dienten also auch dazu, Probleme zu kaschieren.

Kultivieren

Die Identifizierung des Erregers hatte die entscheidenden Probleme aufgeworfen. Dagegen waren die Schwierigkeiten bei der Kultivierung und Verimpfung im Prinzip durch Modifikationen bereits entwickelter Methoden zu lösen. Koch gelang es zunächst in Tierversuchen nachzuweisen, dass nur die Übertragung von bakterienhaltigem Gewebe bei Versuchstieren Tuberkulose zu erzeugen vermochte. Die dazu vorgenommenen zahlreichen Tierversuche dienten gleichzeitig dazu, die Identität verschiedener Formen der Tuberkulose untereinander und mit der experimentellen Impftuberkulose sowie schließlich die Identität der Tuberkulose des Menschen mit der empfänglicher Tiere zu beweisen. In der Sache reproduzierte Koch mit seiner Methode die Ergebnisse Jean-Antoine Villemins und seiner Breslauer Kollegen Cohnheim und Weigert. Im Verlauf der Arbeit erwiesen sich Meerschweinchen als ideale Versuchstiere: Sie erkrankten – außerhalb des Labors – nicht an spontaner Tuberkulose und waren für Impftuberkulose höchst empfänglich. Zudem verlief die Krankheit bei ihnen rasch und typisch.

In Kochs Unterlagen findet sich eine eigens zusammengestellte Liste, die die entsprechenden Experimente auflistet und zugleich den Übergang von der Verwendung erkrankten Gewebes zu den Experimenten mit Kulturen des Frühjahres 1882 zeigt (Abb. 8.**4**).

Um nachzuweisen, dass die Bakterien und nicht etwa andere, noch unbekannte Bestandteile des tuberkulösen Materials die Krankheit verursachten, war es entscheidend, die Bakterien von allen anderen Bestandteilen des infizierten Gewebes zu trennen und in sogenannten Reinkulturen außerhalb des Körpers fortzuzüchten. Ließ sich dann im Tierversuch mit diesen Bakterien wiederum Tuberkulose zu erzeugen, so war belegt, dass sie allein die Krankheit verursachten. Die Herstellung dieser Kulturen stand vor zwei Schwierigkeiten: zum einen den speziellen Wachstumsbedingungen der Bakterien. Bei der zu ihrer Kultivierung notwendigen Temperatur von über 30 Grad verflüssigten sich die von Koch bis dahin verwendeten festen Nährböden auf Gelatinebasis. Zum anderen barg das extrem langsame Wachstum der Bakterien die Gefahr der Verunreinigung bzw. Überwucherung der Kulturen. Im ersten Falle half schließlich ein Nährboden aus koaguliertem Blutserum, im zweiten Falle führten, neben peinlicher Hygiene des Verfahrens, wiederum die Meerschweinchen zum Erfolg: Da menschliches Gewebe sich in der Regel als zu verunreinigt erwies, wurde zwischen dessen Ent-

[20] *Beschreibungen finden sich: [10: 431]; [15: 491].*

nahme und die Kultivierung eine Meerschweinchenpassage geschaltet. Diese lieferte, infolge des rapiden Verlaufs der Krankheit bei diesen Tieren, weit besseres Ausgangsmaterial, das bei Aussaat einigermaßen sicher Reinkulturen erwarten ließ.

Das auf die Nährsubstanz aufgetragene Material durfte nicht früher als 10 – 15 Tage nach dem Anlegen der Kultur Zeichen von Wachstum zeigen. Früheres Wachstum war ein Zeichen von Verunreinigung. Die Identität der Kulturen ließ sich noch auf eine Reihe anderer Arten überprüfen, etwa durch ihr typisches Erscheinungsbild auf der Kulturmasse oder dadurch, dass sie grundsätzlich auf der Oberfläche der transparenten Nährsubstanz liegen blieben, anstatt in sie einzudringen. Eine vom Kulturverfahren unabhängige Möglichkeit der Kontrolle bot schließlich das Färbeverfahren.

Verimpfen

Den Abschluss von Kochs Untersuchung bildeten Infektionsversuche mit den Reinkulturen. Hierbei wurde eine große Zahl verschiedener Spezies auf unterschiedlichste Weise geimpft oder auf anderem Wege infiziert, um verschiedene Infektionswege experimentell darzustellen. Sofern die Tiere für Tuberkulose empfänglich waren, ließ sich mit Hilfe der Reinkulturen auch Tuberkulose erzeugen. Die dabei zum Einsatz kommenden Reinkulturen beschrieb Koch mit vernehmlichem Stolz: „Es ist deswegen nicht zuviel behauptet, daß in den meisten Experimenten absolut reine Bazillenmassen zur Verwendung kamen."[21] Wichtig für Koch war bei diesen Versuchen nicht nur, dass überhaupt irgendwelche Symptome der Tuberkulose auftraten, also bei der Sektion sich Bakterien und pathologische Gewebeveränderungen nachweisen ließen. Entscheidend war, dass die mit Hilfe von Reinkulturen erzeugte Tuberkulose mit der vorher mit Hilfe von tuberkulösem Gewebe erzeugten identisch war. Dies war der Fall und Koch hatte mit seinen Reinkulturen die Impftuberkulose Villemins, Cohnheims u. a. reproduziert. Der Erreger, das fehlende Glied in deren Versuchen, war identifiziert. Koch fasste 1882 seine Arbeit in dem entscheidenden Satz zusammen:

„Alle diese Tatsachen berechtigen zu dem Ausspruch, daß die in den tuberkulösen Substanzen vorkommenden Bazillen, nicht nur Begleiter des tuberkulösen Prozesses, sondern die Ursache desselben sind, und daß wir in den Bazillen das eigentliche Tuberkelvirus vor uns haben."[22]

Die bakterielle Ätiologie der Tuberkulose

Was die Präsentation seiner Arbeit betraf, so betonte Koch 1882 besonders die Ebene der bakteriellen Ätiologie, die ziemlich widerspruchslos aufgenommen wurde. Kochs überaus gründliches Vorgehen schien Zweifel an seinen diesbezüglichen Ergebnissen auszuschließen und selbst der Pathologe Rudolf Virchow (1821 – 1902), der der Bakteriologie ausgesprochen kritisch gegenüberstand, konnte nicht bestreiten, dass das Tuberkelbakterium in ätiologischer Hinsicht von Bedeutung war.

Dass Kochs Arbeit von 1882 ein unmittelbar positives Echo fand, lag nicht allein an seinem gründlichen Vorgehen. Wichtig war auch, dass Koch es zunächst durchaus vermied, sich in allzu scharfen Widerspruch zu anderen, nicht-bakteriellen Faktoren der Ätiologie der Tuberkulose zu setzen. Der Bedeutung von Disposition, Vererbung und sozialen Bedingungen zollt er ausdrücklich Tribut. Insofern hatte Koch eben doch nur den Erreger der Tuberkulose gefunden und nicht die Krankheit selbst neu definiert. Seine Formulierung, „die Phthisis [gelte] bei den Ärzten als eine von konstitutionellen Anomalien ausgehende, nicht infektiöse Krankheit"[23], nun aber sei „die Möglichkeit gegeben, die Grenzen der unter Tuberkulose zu verstehenden Krankheiten zu ziehen, was bisher nicht mit Sicherheit geschehen konnte"[24], ist ein wenig übertrieben. Tatsächlich hatte er einem bestimmten von Bayle über Laennec, Villemin bis zu Cohnheim entwickelten Krankheitsbegriff den Erreger hinzugefügt: Seine Grenzen der Krankheit decken sich mit denen, die mit Hilfe des pathologisch-anatomischen Kennzeichens der Tuberkeln seit Laennec behauptet waren, die Identität von menschlicher und tierischer Tuberkulose war Gegenstand von Villemins Experimenten gewesen. Dies galt sogar für die unklaren Punkte: Die in ihrem tuberkulösen Charakter für Villemin strittigen Skrofeln, eine Tu-

[21] *[15: 538].*

[22] *[10: 442].*
[23] *[15: 467].*
[24] *[10: 442].*

berkulose der Drüsen, vermochte auch Koch zunächst nicht eindeutig zuzuordnen.[25] Kochs Arbeit verhalf also einem bereits ausgebildeten Begriff der Tuberkulose als Infektionskrankheit zum Durchbruch. Im Kern dieser Konzeption findet sich eine entschiedene Ablehnung klinischer Erscheinungsbilder und eine Aufwertung des bakteriologischen Befundes. Letzterer, nicht die pathologische Anatomie, war nun ausschlaggebend:

„Was nun [...] die Verwechslung von nicht tuberkulösen Knötchen mit echten Tuberkeln betrifft, so ist nichts einfacher, als dieselbe auszuschließen: Die echten Tuberkel sind infektiöse und enthalten Tuberkelbazillen, die unechten nicht.“[26]

Noch ein weiterer Punkt ist wichtig: Koch präsentierte die erstmals nachgewiesene bakterielle Ätiologie einer menschlichen Infektionskrankheit gleichzeitig als Summe des von ihm oder anderen Bakteriologen entwickelten Standes der Methoden. Bei der Zusammenfassung seiner Ergebnisse spannt er den Bogen zurück bis zu den Milzbrand-Studien, also zum Ausgangspunkt seiner Karriere als Bakteriologe:

„Die Tuberkulose schließt sich damit in Bezug auf Erkenntnis ihrer Ätiologie dem Milzbrand an. Es stehen die Tuberkelbazillen genau in demselben Verhältnis zur Tuberkulose, wie die Milzbrandbazillen zum Milzbrand.“[27]

Der bakteriologische Begriff der Infektionskrankheiten

In der Tat kann man die Tuberkulosearbeiten als entscheidenden Schritt auf dem Wege der Veränderungen sehen, die die Bakteriologie für die Medizin brachte. So führte die Identifizierung von bakteriellen Erregern bei Infektionskrankheiten dazu, dass sich ein auf notwendige Krankheitsursachen orientierter Begriff der Infektionskrankheiten gegen einen älteren pathologisch-anatomisch orientierten Begriff derselben durchsetzte. Für die Abgrenzung der Krankheiten voneinander wurde die biologische Einteilung ihrer Erreger wichtiger als ihre klinische Symptomatik und die Diagnostik konnte sich in Zukunft statt auf klinische Symptomatik auf die Bestimmung von Krankheitserregern hin orientieren.

Mit einem bakteriologischen Begriff von Infektionskrankheiten war auch eine Akzentverschiebung von Krankheit als innerer organischer Prozess zu Krankheit als äußerlich verursachtes Phänomen verbunden. Ätiologie, ein Begriff, der sich zunächst auf zahllose Faktoren der Krankheitsverursachung von Klima über Vererbung bis zu pathogenen Keimen beziehen ließ, wurde in seiner bakteriellen Variante zu einem Zentralbegriff der Medizin im ausgehenden 19. Jahrhundert[28]. Kochs Tuberkulose-Arbeiten markieren hier den Durchbruch zu einem auf bakterielle Ätiologie hin orientierten Verständnis menschlicher Infektionskrankheiten. Die Summe seiner Arbeiten bis 1884 ergibt so ein erstes abgeschlossenes bakteriologisches Modell von Infektionskrankheiten. In seiner Beschreibung des Erregers ist es insofern modern, als es diesen als notwendige Krankheitsursache auffasst: Koch wies den Krankheitserregern ja nicht irgendeine Rolle bei der Krankheitsverursachung zu, sondern bestimmte diese präzise logisch als notwendige Verursachung: Ohne Tuberkelbazillus keine Tuberkulose, ohne Vibrio cholerae keine Cholera. Dies ermöglichte nicht nur, Krankheiten nach den sie verursachenden Erregern einzuteilen, wie wir es heute selbstverständlich tun, sondern bot auch – von der Desinfektion bis zu den Antibiotika – einen logischen Interventionspunkt in der Bekämpfung solcher Krankheiten bzw. ihrer Erreger.

Die sogenannten Kochschen Postulate

Angesichts der weitreichenden Ansprüche, die Koch mit seiner Tuberkulosearbeit verband, ist es nicht überraschend, dass er neben den Argumenten zur Sache auch das Nachweisproblem selbst in systematischer Form erörterte. Besonders in seinem Aufsatz von 1884 tat er dies in einiger Ausführlichkeit und formulierte dabei abstrakt Kriterien für Erregernachweise, die es ermöglichten, den methodischen Ertrag seiner bisherigen Arbeiten bei der Erforschung weiterer Krankheiten anzuwenden. In ihrer grundlegendsten Form bestanden sie in dem Dreischritt von **Identifizieren** eines vermuteten Erregers im infizierten Gewebe, dem **Kultivieren** des-

[25] *Es war [21], der zeitgenössisch darauf hinwies, dass Koch eher ein traditionelles Verständnis der Tuberkulose modernisiert, als ein völlig neues geschaffen hatte.*

[26] *[15: 531].*

[27] *[15: 550].*

[28] *[7, 22].*

selben außerhalb des erkrankten Organismus und schließlich dem erfolgreichen **Inokulieren**, also Verimpfen von Reinkulturen des Erregers im Tierversuch. Ein Nachweis konnte, so der Kern von Kochs Argument, nur „in der Weise geschehen, dass die Parasiten von dem erkrankten Organismus vollständig abgetrennt und von allen Produkten der Krankheit, welchen etwa ein krankmachender Einfluß zugeschrieben werden könnte, befreit werden, und dass durch die Einführung der isolierten Parasiten in den gesunden Organismus die Krankheit mit allen ihr eigentümlichen Eigenschaften von neuem hervorgerufen wird."[29]

Kochs Mitarbeiter Friedrich Loeffler hat die besagten Kriterien wenige Jahre später mit dem Titel Kochsche Postulate belegt.[30] Diese Bezeichnung ist treffend und irreführend zugleich: Irreführend, weil sich zeigen lässt, dass Koch gar keine derartige Blaupause besaß, sondern sein Nachweisverfahren von Fall zu Fall erheblich variieren konnte. So verfügte er 1878, als er über Wundinfektionen arbeitete, noch gar nicht über sein Verfahren der Reinkultur und lehnte den Einsatz anderer bereits entwickelter Kulturverfahren als aufwendigen Luxus ab. Im Falle der Cholera meinte er, auf eine tierexperimentelle Darstellung der Krankheit verzichten zu können, und was die Tuberkulose betrifft, so kam den Tierversuchen mit infektiösem Material eine Bedeutung zu, die in den Postulaten keinen Niederschlag gefunden hat. Andererseits ist die Bezeichnung durchaus treffend. Sie lenkt unseren Blick darauf, dass neben Bakterien und Mikroskopen die medizinische Bakteriologie auch auf einen spezifischen Begriff von Infektionskrankheiten gründete, der sich in den Kochschen Postulaten zusammenfassen lässt. Das gilt auch, wenn man einschränkend hinzufügt, dass die Postulate eher eine regulative Idee beschreiben, als die Praxis der Forschung abbilden und Koch selbst seine Postulate als solche gar nicht formuliert hat.

Die Bedeutung der Arbeiten Robert Kochs über die Tuberkulose liegt auch darin, dass er diesen Einzelfall auf eine Art und Weise bearbeitete, die ihn zum Modell werden ließ. Dass er dafür nach mehr als 20 Jahren und einer Reihe weniger glücklicher Arbeiten über das Thema der Tuberkulose[31] den Nobelpreis erhielt, illustriert diesen Umstand. Es spricht dafür, dass es seine Arbeiten über die Ätiologie der Tuberkulose waren, mit denen die medizinische Bakteriologie stilbildend für das Verständnis der Infektionskrankheiten insgesamt wurde. Die anhaltende Popularität der daraus abgeleiteten sogenannten Kochschen Postulate lässt schließlich vermuten, dass auch die moderne Medizin sich jenseits aller technischen Innovationen noch immer im Rahmen dieses Weltbildes bewegt.

29 *[15: 469/470].*

30 *[11].*

31 *Hier ist vor allem an die Arbeiten über das Tuberkulin zu denken [7: 134 – 170].*

Literatur

[1] Barnes DS. The making of a social disease: Tuberculosis in 19th-century France. Berkeley; Univ. of California Press 1995

[2] Bochalli R. Die Entwicklung der Tuberkuloseforschung in der Zeit von 1878 – 1958. Rückblick eines deutschen Tuberkulosearztes. Stuttgart; Georg Thieme 1958

[3] Dormandy T. The white death: a history of tuberculosis. New York; New York University Press 1999

[4] Smith FB. The retreat of tuberculosis 1850 – 1950. London; Croom Helm 1987

[5] Gradmann C. Gegen den Weißen Tod. Robert Koch, die Tuberkulose und das Tuberkulin. In: Päuser S (Hrsg). Sinne, Sensoren und Systeme. Eine Reise durch die Geschichte der Labordiagnostik. Basel; Editions Roche 2003: 194-205

[6] Brock TD. Robert Koch: A Life in Medicine and Bacteriology. Madison/Wisconsin; Science Tech Publishers 1988

[7] Gradmann C. Krankheit im Labor. Robert Koch und die medizinische Bakteriologie. Göttingen; Wallstein-Verlag 2005

[8] Löffler F. Zum 25jährigen Gedenktage der Entdeckung des Tuberkelbazillus. Deutsche Medizinische Wochenschrift 1907; 33: 449-451 [489 – 495]

[9] Möllers B. Robert Koch. Persönlichkeit und Lebenswerk 1843 – 1910. Hannover; Schmorl und von Seefeld 1950

[10] Koch R. Die Ätiologie der Tuberkulose. In: Schwalbe J, ed. Gesammelte Werke von Robert Koch. Leipzig; Georg Thieme 1912 (1882): 428-445

[11] Loeffler F. Untersuchung über die Bedeutung der Mikroorganismen für die Entstehung der Diphtherie beim Menschen, bei der Taube und beim Kalbe. Mittheilungen aus dem kaiserlichen Gesundheitsamte 1884; 2: 421-499

[12] Gradmann C. Alles eine Frage der Methode. Zur Historizität der Kochschen Postulate 1840 – 2000. Medizinhistorisches Journal 2008; 43: 121-148

[13] Koch R. Über die Ätiologie der Tuberkulose. In: Schwalbe J (Hrsg). Gesammelte Werke von Robert Koch. Leipzig; Georg Thieme 1912 (1882): 446-453

[14] Koch R. Kritische Besprechung der gegen die Bedeutung der Tuberkelbazillen gerichteten Publikationen. In: Schwalbe J (Hrsg). Gesammelte Werke von Robert Koch. Leipzig; Georg Thieme 1912 (1883): 454-466

[15] Koch R. Die Ätiologie der Tuberkulose. In: Schwalbe J (Hrsg). Gesammelte Werke von Robert Koch. Leipzig; Georg Thieme 1912 (1884): 467-565
[16] Schlich T. Ein Symbol medizinischer Fortschrittshoffnung. Robert Koch entdeckt den Erreger der Tuberkulose. In: Schott H (Hrsg). Meilensteine der Medizin. Düsseldorf; Harenberg 1996: 368-374
[17] Faber K. Nosography: The Evolution of Clinical Medicine in Modern Times. New York; Paul B. Hoeber 1930
[18] Niemeyer F. Lehrbuch der speziellen Pathologie und Therapie mit besonderer Rücksicht auf Physiologie und pathologische Anatomie. Berlin; August Hirschwald 1863
[19] Koch R. Zur Untersuchung von pathogenen Mikroorganismen. In: Schwalbe J (Hrsg). Gesammelte Werke von Robert Koch. Leipzig; Georg Thieme 1912 (1881): 112-163
[20] Baumgarten P. Tuberkelbakterien. Centralblatt für die medizinischen Wissenschaften 1882; 20: 257-259
[21] Orth J. Ätiologisches und Anatomisches über Lungenschwindsucht. Berlin; Hirschwald 1887
[22] Carter KC. The Rise of Causal Concepts of Disease: Case Histories. Aldershot; Ashgate 2003

9 Zur Geschichte der Internationalen Union gegen Tuberkulose und Lungenkrankheiten[1]

D. A. Enarson, A. Rouillon

Die Internationale Union gegen Tuberkulose und Lungenkrankheiten (offizielle Kurzbezeichnung „The Union"), ist die einzige internationale nichtstaatliche Organisation, die sich speziell mit der Tuberkulose befasst. Sie ist in ihrer Struktur, der Zusammensetzung ihrer Mitglieder und der Vielfältigkeit ihrer Aktivitäten außergewöhnlich.

Die Wurzeln der Union, 1867–1914

Die Tuberkulose als Infektionskrankheit war Thema auf der ersten internationalen Konferenz medizinischer Fachkräfte 1867 in Paris. Weitere Konferenzen, die sich speziell mit der Tuberkulose beschäftigten, folgten 1888, 1891, 1892 und 1898 in Paris. 1899 wurde die Konferenz in Berlin ausgerichtet, und erstmals waren offizielle Vertreter sowohl von Regierungen als auch von nicht-staatlichen Organisationen anwesend. Die voneinander unabhängigen Entwicklungen der Heilstätten (1854), der Entdeckung des Tuberkuloseerregers (1882), der Gründung von Tuberkulosefürsorgestellen (1887), der Entwicklung der Freiwilligen-Bewegung (1890) und der wiederkehrenden Durchführung von Konferenzen riefen nach einer zentralen Institution zur Koordination und Verbindung. Das internationale Zentralbüro zur Bekämpfung der Tuberkulose wurde 1902 in Berlin eingerichtet, und das Lothringer Kreuz wurde als sein Symbol angenommen. Regelmäßige internationale Konferenzen, die klinische, Forschungs- und soziologische Aspekte der Tuberkulose zur Diskussion stellten, wurden bis zum Ausbruch des Ersten Weltkrieges 1914 abgehalten.

Gründung und Aufbau der Union, 1920–1939

1920 wurde eine Tuberkulosekonferenz nach Paris einberufen, an welcher 31 Staaten teilnahmen, darunter Australien, Bolivien, Brasilien, Chile, China, Kolumbien, Kuba, Guatemala, Japan, Panama, Paraguay, Iran und Thailand, neben denen aus Europa und Nordamerika. In einer beeindruckenden Prozession verpflichteten sich die Delegierten, einer nach dem anderen, „den Maßnahmen zur Bekämpfung der Tuberkulose zuzustimmen, eine Übereinkunft für die Strategie zu erreichen, vereint die wirksamsten Waffen einzusetzen, um diesen gemeinsamen Feind zu bekämpfen"; damit wurde die „International Union Against Tuberculosis" (damalige Abkürzung IUAT) in ihrer jetzigen Form konstituiert. Sie wurde als eine Föderation nationaler Vereinigungen konzipiert (130 bis 1999). Zehn internationale Konferenzen wurden bis 1939 abgehalten.

Zur Ergänzung der üblichen Konferenzprotokolle wurde 1923 ein formales Publikationsorgan initiiert. Während dieser Vorkriegszeit wurden im „Bulletin" Verwaltungsberichte und Statistiken (später von der Weltgesundheitsorganisation erstellt) veröffentlicht, gleichfalls Informationen über die Strategie und die Grundsätze des Kampfes gegen die Tuberkulose sowie Ergebnisse zahlreicher Erhebungen über spezifische Aspekte der Krankheit und ihrer Bekämpfung. Das Bulletin erschien bis Mitte 1940, die letzten Ausgaben enthielten die wesentlichen Berichte, die für die 11. Konferenz vorgesehen waren, welche im September 1939 in Berlin stattfinden sollte, in eben dem Monat, in dem der Zweite Weltkrieg begann.

---

[1] *Dieser Artikel erschien zuerst in Centers for Disease Control and Prevention, TB Notes 2000; 1: 33 – 37. Den Autoren sei für die Erlaubnis zum Nachdruck ihres Artikels herzlich gedankt. Die Übersetzung aus dem Englischen besorgten Dr. med. Robert Kropp und PD Dr. med. Hans L. Rieder, MD, MPH.*

Der Wiederaufbau der Union, 1946–1961

1946, auf der ersten Zusammenkunft des Executive Committee nach dem Krieg, empfahl die Union den Planern der zukünftigen Weltgesundheitsorganisation (WHO) die „Errichtung einer durchsetzungsfähigen Tuberkulose-Abteilung". Mit der WHO wurden dann offizielle Kontakte geknüpft, die bis heute bestehen.

Der ersten Konferenz nach dem Kriege 1950 in Kopenhagen, an der 43 Staaten teilnahmen, folgte eine Serie weiterer Konferenzen, bis zur 29. Weltkonferenz 1998 in Bangkok mit einer Beteiligung von 105 Ländern. Tagungen außerhalb Nordamerikas und Europas wurden 1952 in Brasilien, 1957 in Indien und 1959 in der Türkei abgehalten. Zusätzlich fand während dieses Zeitraumes eine Reihe internationaler Symposien statt, meist in Paris, auf denen verschiedene Themenkreise besprochen wurden, so unter anderen die Tuberkulose in Afrika, unterschiedliche Variabilität von BCG-Stämmen, Röntgenuntersuchungen auf Tuberkulose, neue Tuberkulosemedikamente und die Bedeutung von Freiwilligen-Organisationen.

Um die Verwaltung der wachsenden Organisation zu stärken, wurde 1952 die Vollzeitstelle eines „Executive Director" eingerichtet. Ein System für die anteiligen Mitgliedsbeiträge wurde beschlossen. Die US-amerikanische Vereinigung hat mit einem besonders hohen Anteil über Jahrzehnte einen bedeutenden Beitrag geleistet. Auch von den individuellen Mitgliedern wurden Beiträge erhoben. 1951 wurden wissenschaftliche Komitees gegründet; sie trafen sich jährlich für intensive Beratungen der sich entwickelnden Strategie zur Bekämpfung der Tuberkulose. 1953 wurden geographische Regionen eingerichtet, um in unmittelbarer Nähe der Probleme zu sein. 1958 wurde erstmals in der Geschichte der medizinischen Therapie eine internationale klinische Studie durchgeführt. Sie umfasste insgesamt 17 391 Patienten aus 17 Ländern, die auf eine Medikamentenresistenz untersucht wurden. Als nächstes begann 1960 eine kooperative kontrollierte klinische Studie zur Ermittlung der Wirksamkeit der Chemotherapie bei zuvor unbehandelten Patienten. In dieser Zeit wirkte die Union bei den jährlichen internationalen Kursen der WHO zur Tuberkulosebekämpfung in Istanbul, Prag, Rom und Caracas mit.

Eine globale Perspektive, 1961–1978

1961 wurde auf Anregung von Executive Director Dr. Johannes Holm das „Mutual Assistance Program" in Gang gesetzt, um den Transfer von technischem Wissen, Hilfsmitteln und Informationen von industrialisierten zu kürzlich unabhängig gewordenen Ländern mittels der nationalen Vereinigungen in den Entwicklungsländern zu unterstützen. Später folgten „Wanderseminare" in Afrika, Ostasien und dem Mittleren Osten sowie, neben vielem anderem, Feldstudien in Mali, Sri Lanka, Peru und Indien.

In dieser Zeit konzentrierten sich die wissenschaftlichen Komitees weiterhin auf die Strategie zur Tuberkulosebekämpfung. Einige Beispiele dieser Aktivitäten werden im Folgenden genannt: 1961 untersuchten zwei internationale kooperative Studien die Testcharakteristiken des Lesens von 1099 Röntgenfilmen, die von 90 Spezialisten aus 7 Ländern und der WHO beurteilt wurden. Eine weitere Studie bewertete die mikroskopische Untersuchung von Sputumausstrichen. Seit 1965 untersuchte eine internationale kooperative Studie über Tuberkulin-Hauttestung 75 000 Kinder in 21 Ländern. Weitere kontrollierte klinische Untersuchungen hatten zum Thema Probleme bei vorbehandelten Patienten und den Vergleich täglicher nicht überwachter mit intermittierender überwachter Medikamentengabe. 1968 befasste sich eine Prüfung mit ungünstigen Reaktionen auf die BCG-Impfung, dabei wurden mehr als 10 000 Ereignisse analysiert. Gleichfalls wurde 1968 ein technischer Leitfaden für die Mikroskopie von Sputumausstrichen publiziert; die fünfte Auflage erschien 1999.

1965 wurde die „Tuberculosis Surveillance Research Unit" unter der Leitung von Dr. Karel Styblo etabliert. Sie erarbeitete einen Indikator der tuberkulösen Infektion und ihres Verlaufs über die Zeit in der Gesellschaft, trug zum Verständnis der Entwicklungstendenzen (unter Einschluss der Übertragungswahrscheinlichkeiten und der Risikofaktoren) bei und untersuchte die Bedeutung und Wirksamkeit verschiedener Bekämpfungsmaßnahmen. 1969 wurde in Zusammenarbeit mit dem damaligen „Communicable Disease Center" (CDC) der USA und mit sieben Mitgliedsländern in Osteuropa eine internationale Studie zur präventiven Chemotherapie fibrotischer Läsionen der Lunge mit einer Nachbeobachtungszeit von fünf Jahren bei 25 000 Individuen an die Hand genommen. 1973 wurde vorgeschlagen, den Auftrag der Union auf andere Lungenkrankheiten auszudehnen. Der Name der Organisation wurde allerdings erst 13 Jahre nach dieser Erweiterung geändert.

1975 erkannte Dr. Halfan Mahler, Generaldirektor der WHO, die entscheidende Bedeutung der Union bei der Bekämpfung der Tuberkulose öffentlich an. Zu Beginn des Jahres 1976 nahmen 18 nichtstaatliche Organisationen die Einladung der Union an, gemeinsam die Rolle zu erwägen, die sie bei primären Gesundheitsvorsorge-Programmen spielen könnten und sollten. Die hieraus resultierende Stellungnahme wurde 1978 auf der gemeinsamen internationalen UNICEF/WHO-Konferenz über Gesundheitsvorsorge im Gesundheitswesen in Alma Ata vorgestellt.

Die Entwicklung eines Modells zum weltweiten Kampf gegen die Tuberkulose, 1978–1991

Auf ein Ersuchen des Gesundheitsministers von Tansania regte die Union 1978 die Einsetzung eines nationalen Tuberkulose-Programms an, unter der Leitung der Regierung und mit Unterstützung und Koordination der Union. Dieser Vorschlag war die Basis eines neuen Technical Assistance Programms der Union und wurde 1979 die Grundlage der ersten Auflage des Tuberkulose-Leitfadens. Diese Art der Unterstützung wurde nach und nach auf neun arme Länder ausgedehnt und bildete die Basis der derzeitigen DOTS-Strategie der WHO.

1981 entschied die Union als erste Organisation, ihre Zusammenkünfte als Nichtraucher-Konferenzen einzurichten. 1982 wurde die Jahrhundertfeier von Robert Kochs Entdeckung der Ätiologie der Tuberkulose während der 25. Konferenz in Buenos Aires gefeiert und die Koch-Medaille an Dr. Johannes Holm und Dr. Wallace Fox verliehen. Im selben Jahr wurde nach einem Vorschlag der Tuberkulose-Vereinigung von Mali der Welt-Tuberkulose-Tag für den 24. März jeden Jahres eingeführt. 1984 wurde die Union offiziell bei USAID registriert, ein sehr seltenes Privileg für eine Organisation außerhalb der USA. Die Union änderte 1986 offiziell ihren Namen in „International Union Against Tuberculosis and Lung Disease“ (IUATLD), um die Einbeziehung anderer Lungenkrankheiten in ihren Aufgabenkatalog zu dokumentieren. 1987 traf sich eine Delegation der Union mit Vertretern der WHO, um anzuregen, sich mit den negativen Auswirkungen der Ausbreitung von HIV auf die Tuberkulosesituation auseinanderzusetzen, die sich in den von der Union technisch unterstützten nationalen Bekämpfungsprogrammen zunehmend bemerkbar machen. 1989 war die „Burden of Health“-Studie, die von der Harvard Universität durchgeführt wurde, von zentraler Bedeutung, um die günstige Kosten-Nutzen-Relation des Union-Modells zu zeigen; dies war hilfreich, Planer und Politiker zu überzeugen, die Strategie als Teil der allgemeinen Gesundheitsdienste zu akzeptieren.

Ein weltweiter Kampf, 1991 bis heute

Die Grundsätze des Modells „Nationales Tuberkulose-Programm“, die 1991 anlässlich der Pensionierung Dr. Styblos beschrieben wurden, wurden in der Folge als die „DOTS“-Strategie spezifiziert und zur offiziellen Strategie der WHO. Im selben Jahr wurde der internationale Tuberkulose-Ausbildungslehrgang der Union erstmals in Arusha, Tansania, abgehalten, um den Teilnehmenden die Prinzipien des Tuberkulose-Bekämpfungsmodells praktisch nahe zu bringen. Zwischen 1993 und 1996 wurden die Aktivitäten der Union für Schulung und technische Hilfe von einer großenteils afrikanischen zu einer weltweiten Aufgabe erweitert.

So fanden beispielsweise bereits um 1998 Feldprojekte in 10 ostasiatischen, 10 afrikanischen, 15 europäischen, 8 lateinamerikanischen, 2 nordamerikanischen Ländern und 5 Staaten im Nahen Osten statt. Das Netz der Grundkurse der Union in der wissenschaftlichen Basis der Tuberkulosebekämpfung für Manager in nationalen Tuberkuloseprogrammen umfasste Tansania, Benin, Nikaragua und Vietnam, und Kurse über Forschungsmethoden wurden in der Türkei, Kenia, Südafrika, Mexiko, Chile, Argentinien, Brasilien, Peru, Malaysia und China gehalten. Während dieser Periode wurden mehr als eine Million Tuberkulosepatienten nach den kooperativen Programmen der Union versorgt. 1998 verband sich die Union mit der WHO und anderen internationalen Partnern, um die „Stop TB“-Initiative zu entwerfen, in der Hoffnung, die Prinzipien der modernen Tuberkulosebekämpfung auf alle Länder der Welt ausdehnen zu können.

Diese Aktivitäten wurden durch Geldmittel ermöglicht, die der Union von wohlhabenderen Organisationen und von Regierungen mehrerer industrialisierter Staaten anvertraut worden waren.

Charakteristika der Union

Die kennzeichnenden Merkmale der Union sind, neben ihrer Universalität, ihrer solidarischen Haltung und ihrer Toleranz, ihr kontinuierliches Streben nach Qualität und ihre Unabhängigkeit. Dank dieser Eigenschaften schenkt sie der internationalen Gemeinschaft einen unschätzbaren Wert, nämlich ihre führende Rolle bei der Planung, Förderung und Prüfung neuer Entwicklungen. Sie bietet eine neutrale Plattform für internationale Kooperation, Informationsaustausch, Freundschaft, gegenseitige Achtung und Ausbildung und einen Abbau von Vorurteilen. Sie unterhält nicht nur ein Programm wissenschaftlicher Konferenzen und Publikationen, sondern auch ein Aktionsprogramm für Gesundheit in der Gesellschaft, welches technische Hilfe, Schulung und Forschung zum Inhalt hat. Die damalige Generaldirektorin der WHO, Dr. Gro Harlem Brundtland, umriss die Zukunft in der folgenden Erklärung an die 51. Sitzung der WHO 1998 in Genf: „Wir müssen uns aktiv um die Zusammenarbeit mit der Gemeinschaft der nicht-staatlichen Organisationen bemühen. Deren Reichweite geht oft über die jeder offiziellen Behörde hinaus. Wo wäre unser Kampf gegen Lepra, Tuberkulose oder Erblindung ohne die nicht-staatlichen Organisationen?“

10 Der Bronchoskopiestuhl

R. Kropp, R. Dierkesmann

Vor einiger Zeit wurde dem Deutschen Tuberkulose-Archiv ein eigentümliches, kleines Stühlchen geschenkt, welches zunächst unbekannt und dessen Bedeutung völlig unklar war. Nachforschungen blieben lange Zeit ergebnislos, führten aber letztendlich doch zum Ziel: Es ist ein Bronchoskopiestuhl (Abb. 10.**1**)!

„Unter direkter Tracheobronchoskopie versteht man die Besichtigung des Tracheo-Bronchialbaumes mithilfe starrer Rohre, die entweder vom Munde her durch den Kehlkopf hindurch (obere Tracheobronchoskopie) oder durch eine Tracheotomieöffnung (untere Tracheobronchoskopie) eingeführt werden können. Der oberen Methode geht stets eine direkte Besichtigung des Kehlkopfes (direkte Laryngoskopie oder Autoskopie) voraus" [1]. Die Tracheobronchoskopie, die von Gustav Killian 1897 entwickelt worden war[1], wurde rasch bekannt, weithin angewandt und technisch verbessert, vor allem hinsichtlich der Lichtführung und des Instrumentariums. Die Untersuchung erfolgte mit starrem Rohr vorzugsweise in Lokalanästhesie der Schleimhaut mit 10 % Kokainlösung durch Pinselung, Wattetupfer oder Spray. Diese Lokalanästhesie war eingeschränkt durch die kurze Wirkungszeit des Kokains und dessen Toxizität, das Mittel konnte deswegen nicht ad libitum verwandt werden. Die Untersuchung musste also zügig erfolgen.

Die Einführung des starren Bronchoskopes in die Trachea war je nach Körperbau des Patienten mit erheblichen Schwierigkeiten verbunden, musste doch zwischen Zahnreihe und Kehlkopfeingang eine gerade Linie hergestellt werden, um das Instrument in die Trachea vorbringen zu können. Bis Mitte des 19. Jahrhunderts hielt man eine solche direkte Betrachtung der Trachea anatomisch nicht für möglich: Ein Mr. Green, der 1846 auf einem Kongress über eine solche Endoskopie berichtet hatte, wurde kurzer Hand der Lüge bezichtigt und aus der wissenschaftlichen Gesellschaft ausgeschlossen [2]. Erst Ende des 19. Jahrhunderts hat Gustav Killian dieser Methode zum Durchbruch verholfen, nachdem er an der Leiche die direkte Zugangsmöglichkeit in die Trachea eindeutig nachgewiesen hatte.

Die Untersuchung wurde selten im Liegen mit hängendem Kopf, vorwiegend im Sitzen vorgenommen. Letzteres wurde als günstiger angesehen, weil der Patient beweglicher war und sozusagen „um das starre Bronchoskopierohr herum" bewegt, gebogen werden konnte, um Einblick in die einzelnen Bronchien zu erlangen.

Für die Endoskopie im Sitzen benötigte man einen niedrigen Schemel oder einen von Brüngings [3] entwickelten, besonders geeigneten Untersuchungsstuhl (Abb. 10.**2**), der durch seine Höhe sowie die Form des Sitzes und der Rückenlehne den Patienten zur „richtigen" Haltung veranlasste. Der Patient nahm auf ihm Platz und beugte seinen Oberkörper stark nach vorn, indem er seinen Hals möglichst weit nach vorn reckte. Dann fasste er mithilfe eines kleinen Tuches seine Zunge und zog sie mit der rechten Hand so weit als möglich vor (Abb. 10.**3**).

Der Arzt hielt mit seiner rechten Hand das Instrument, mit der linken hielt er Oberlippe und Bart des Patienten zurück und gab damit zugleich dem einzuführenden Rohr ein sicheres Gleitlager. Dann wurde das Bronchoskop genau in der Medianlinie unter Niederdrücken der Zunge vorgeschoben, bis unter die Epiglottis. Mit einer hebelnden Bewegung des Instrumentes wurde die Arygegend ins Blickfeld gebracht. Nach Loslassen der Zunge wurden durch kräftigen Druck auf den Zungengrund die Stimmbänder eingestellt, wobei beachtet werden musste, dass die Oberzähne vom direkten Druck des Rohres verschont blieben. Eventuell durch Änderung der Oberkörperbeugung wurde erreicht, dass die Trachea die direkte Verlängerung des Bronchoskopes bildete (Abb. 10.**4**). Mit langsam tiefer gleitenden und rotierenden Bewegungen er-

[1] *Einzelheiten, vor allem auch die genaue Beschreibung der Untersuchungsmethode, können im Nachdruck der ursprünglichen Killianschen Publikation nachgelesen werden („Historisches Kaleidoskop", Pneumologie 2005; 59: 725 – 729).*

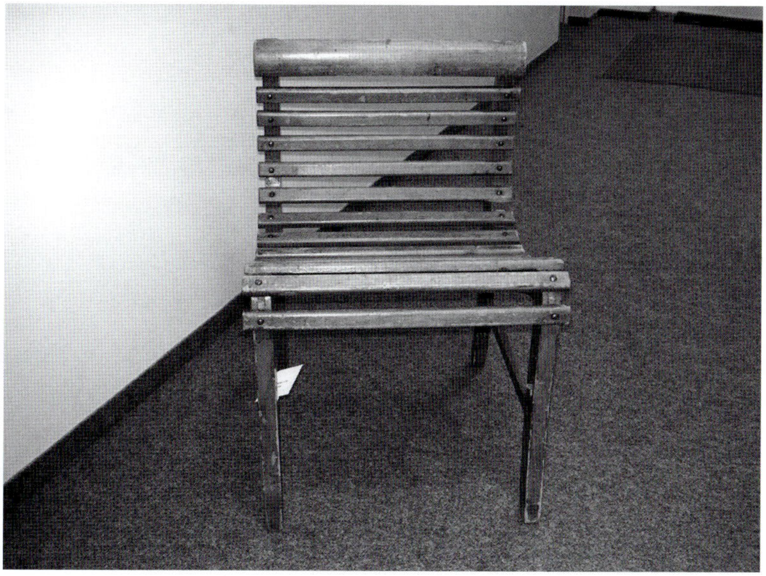

Abb. 10.**1** Bronchoskopiestuhl von vorn.

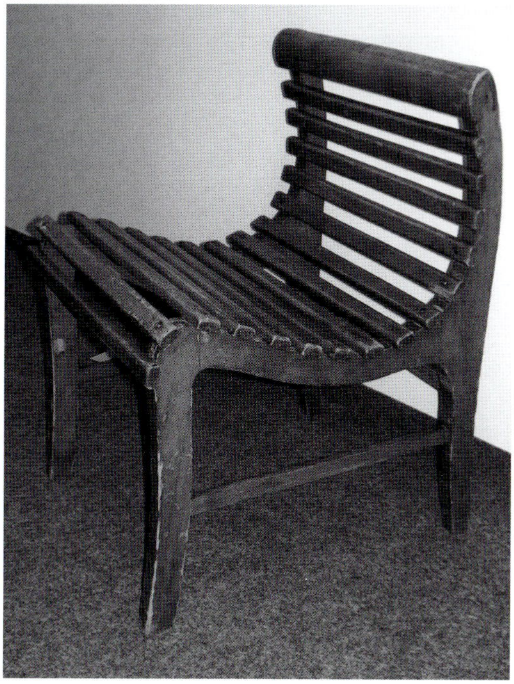

Abb. 10.**2** Bronchoskopiestuhl.

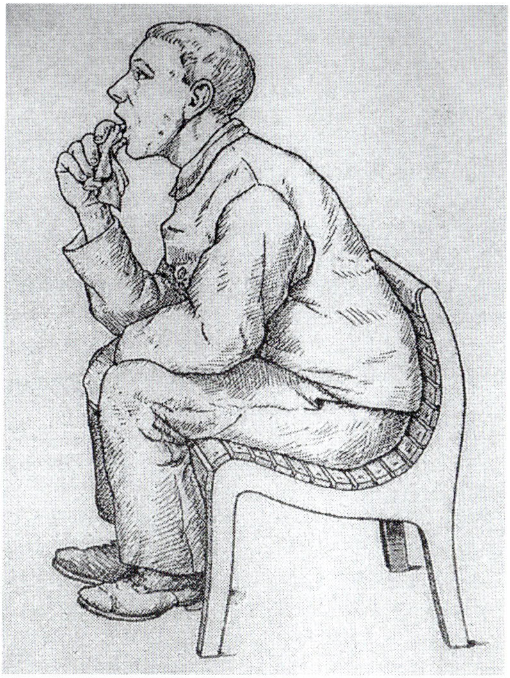

Abb. 10.**3** Sitzhaltung.

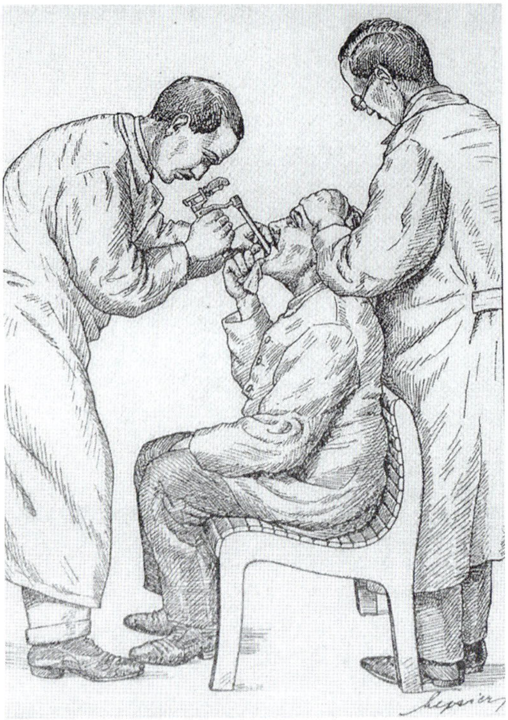

Abb. 10.**4** Einführen des Endoskopierohres.

folgte dann die Kehlkopfpassage, während der Patient ruhig atmete (nach [1]). Die weiteren Einstellungen des Instrumentes gelingen nicht allein durch dessen beschränkte Bewegungsmöglichkeiten, sondern durch gleichzeitige „Modellierung des Patienten“ [3], nämlich durch lordotische, kyphotische und skoliotische Verbiegungen der Hals- und Brustwirbelsäule (Abb. 10.**5**, Abb. 10.**6**).

Diese Art der Bronchoskopie ohne Vollnarkose mutet uns heute heroisch an und der Bronchoskopiestuhl erscheint uns eher als ein Folterstuhl. Allerdings muss man sich in Erinnerung rufen, dass die versehentliche Aspiration eines Fremdkörpers für den Betroffenen in der damaligen Zeit häufig eine lebenslange Plage war; in Vergleich dazu war die vorübergehende Tortur auf einem solchen Stuhl das geringere Übel. Auf jeden Fall muss den Pionieren der Bronchoskopie hoher Dank gezollt werden; ohne deren Vorarbeit wäre es wahrscheinlich nicht zu dieser großartigen Verfeinerung der Technik gekommen, die uns heute eine fast mühelose und für den Patienten in der Regel gut verträgliche Inspektion und sogar auch Manipulation im Bronchialsystem erlaubt (Abb. 10.**7**).

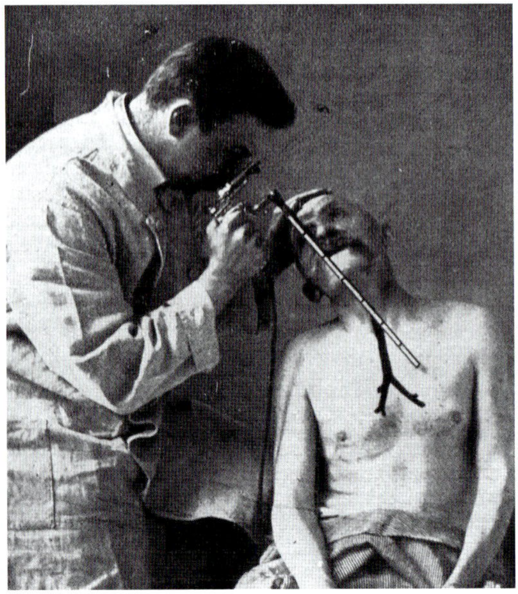

Abb. 10.**5** Darstellung des linken Hauptbronchus.

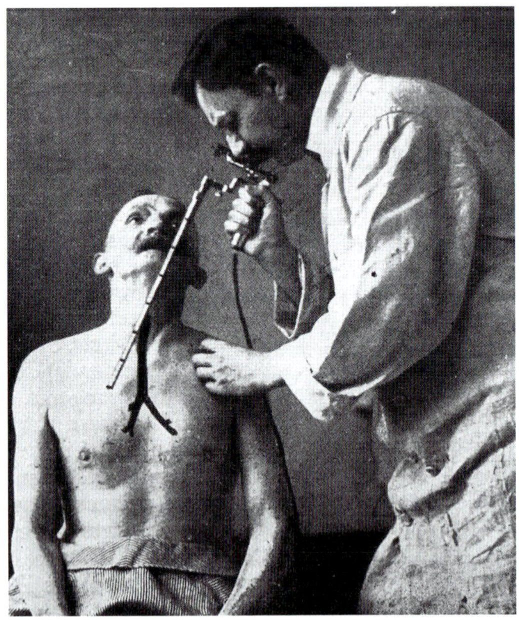

Abb. 10.**6** Darstellung des rechten Hauptbronchus.

Die Abbildungen sind den beiden Literaturstellen entnommen. Die Fotografien stammen aus dem Deutschen Tuberkulose-Archiv.

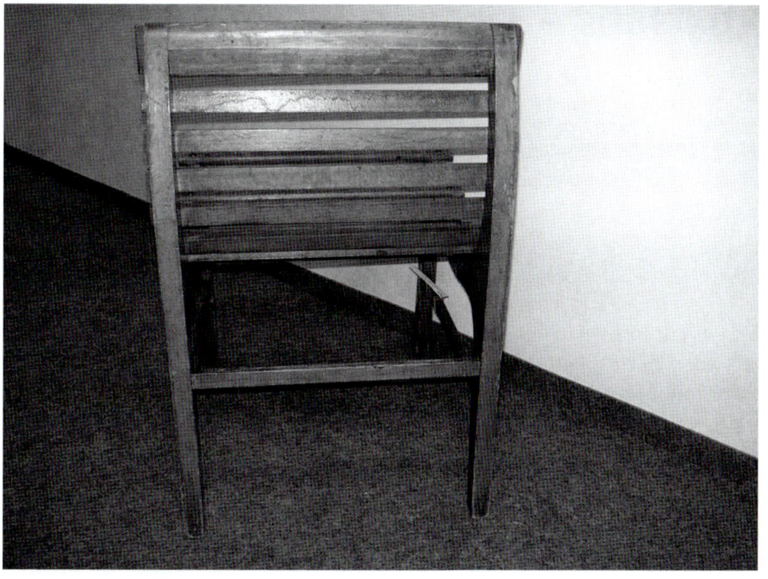

Abb. 10.**7** Bronchoskopiestuhl von hinten.

Literatur

[1] Frenzel H. Die Tracheo-Bronchoskopie. In: Kirschner M, Nordmann O (Hrsg.). Die Chirurgie. Eine zusammenfassende Darstellung der allgemeinen und der Speziellen Chirurgie. Band IV, 2. Teil. Berlin: Urban & Schwarzenberg 1928, p. 383-385

[2] Marsh BR. Historic development of bronchoesophagology. Otolaryngology – Head and Neck Surgery 1996; 6: 689-716

[3] Brünings W, Albrecht W. Direkte Endoskopie der Luft- und Speisewege. Neue Deutsche Chirurgie, Band 16. Stuttgart: Enke 1915

11 200 Jahre Bronchitis – 1808 bis 2008[1]

H. J. Klippe, D. Kirsten

Zusammenfassung

Die Bedeutung der COPD verdient es daran zu erinnern, dass der Begriff Bronchitis von Charles Badham im Jahre 1808 erstmals verwendet wurde. In zwei Auflagen seines Werkes gibt er einen Überblick über historische Termini und Konzepte tracheo-bronchialer Affektionen, die vorwiegend als Katarrh bezeichnet wurden. Mit seiner neuen Benennung Bronchitis unterscheidet er drei Formen der Bronchitis (B. acuta, asthenica, chronica). Die zentralen Abschnitte seines Werkes betreffen klinische Symptome, Fallberichte und therapeutische Aspekte. Seine beiden ersten Bronchitisformen sind aus heutiger Sicht mehrdeutig. Der Terminus „chronische Bronchitis" korreliert hingegen mit heutigen Befunden. Frühe deutsche Rezensionen und Publikationen bewerteten Badhams Ansichten durchweg positiv. Eine tabellarische Übersicht skizziert wichtige Daten seines Lebens und Werks.

Die WHO (1961) definiert die chronische Bronchitis als Erkrankung, die durch übermäßige Schleimproduktion im Bronchialbaum gekennzeichnet ist. Sie manifestiert sich mit permanentem oder immer wieder auftretendem Husten mit und ohne Auswurf an den meisten Tagen während 3 aufeinander folgenden Monaten in mindestens 2 aufeinander folgenden Jahren.

Die American Thoracic Society definiert in Analogie die chronische Bronchitis durch chronisch-produktiven Husten für 3 Monate in 2 aufeinander folgenden Jahren, wenn andere Hustenursachen ausgeschlossen worden sind (ATS 1962 und 1975).

Man geht davon aus, dass etwa 20 % aller Patienten mit chronischer Bronchitis im Verlauf ihrer Erkrankung eine obstruktive Ventilationsstörung entwickeln.

In unterschiedlichem Ausmaß kommt es zur Emphysembildung, abhängig von der individuellen Disposition und dem Ausmaß der schädigenden Exposition.

In den letzten Jahrzehnten haben sich Begriffe wie chronisch-obstruktive Lungenerkrankung (COPD) eingebürgert. Dieser Terminus ist eine eigentlich unzulässige Verknüpfung von obstruktiver Bronchitis und Lungenemphysem.

Durch das inhalative Zigarettenrauchen ist die chronische Bronchitis seit etwa 80 Jahren eine Volkskrankheit geworden, die zumindest in Mitteleuropa die früheren Seuchen wie die Tuberkulose in ihrer Auswirkung auf die individuelle Gesundheit wie auch auf die gesundheitspolitischen Dimensionen längst überholt hat.

So sind Bronchitiden aus dem pneumologischen Arbeitsalltag in Praxis und Klinik nicht wegzudenken. Besonders die chronisch-obstruktive Atemwegserkrankung (COPD) stellt weiterhin sowohl wissenschaftlich wie auch klinisch therapeutisch eine große Herausforderung für die Pneumologen dar.

Vor diesem Hintergrund ist es daher von Interesse, dass der Terminus „Bronchitis" vor genau 200 Jahren erstmals in der medizinischen Literatur benannt wurde.

Vor diesem Datum war es gängige Praxis, Erkrankungen der Schleimhäute, insbesondere auch der schon immer häufigen Affektionen der Atemwege als Katarrh zu bezeichnen.

Der Terminus entstammte der Säftelehre Galens und fand bis weit in das 19. Jahrhundert hinein Anwendung [1].

Der Katarrh der Atemwege, catarrhus ad pulmones, war durch eine vermehrte Schleimproduktion unterschiedlichster Beschaffenheit gekennzeichnet. Dass dieses Bronchialsekret den entzündlich veränderten lokalen Schleimhäuten selbst entstammt und nicht – wie bis dato gelehrt – einem Herabfließen aus dem Kopf, legte erstmals Conrad Victor Schneider in seinem Werk „de catarrhis" 1660 nieder [2]. Damit leitete er eine moderne Sichtweise lokal entzündlicher Schleimhautprozesse ein. Den alten Terminus Katarrh sowohl für die obe-

[1] *Herrn Prof. Dr. N. Konietzko zum 70. Geburtstag gewidmet.*

ren wie für die tiefen Luftwege behielt er jedoch weiter bei.

Im Jahre 1808 veröffentlichte der englische Arzt Charles Badham (1780 – 1845) eine Schrift, in der er erstmals den Begriff „ Bronchitis“ verwendete und von anderen Krankheitsentitäten der Brustorgane einer früheren Arbeit abgrenzte (Abb. 11.**1**) [3]. Der Monographie gab er den Titel „ Observations on the Inflammatory affections of the Mucous Membrane of the Bronchiae“ [2]. Die zweite überarbeitete und erweiterte Auflage erschien bereits 1814, nun unter dem Titel „An Essay on Bronchitis“ [4] (Abb. 11.**2**) (Tab. 11.**1**).

Im Vorwort beider Ausgaben stellt Badham fest: „... the genus of diseases to which these remarks are directed is very imperfectly understood.... not a little confirmed by the promiscous names under which they have been confounded“.

Weiter führt er aus: „... an acute inflammation of the air-passages, attended with fever, cough and shortness of breathing is the princial subject of the following pages.“

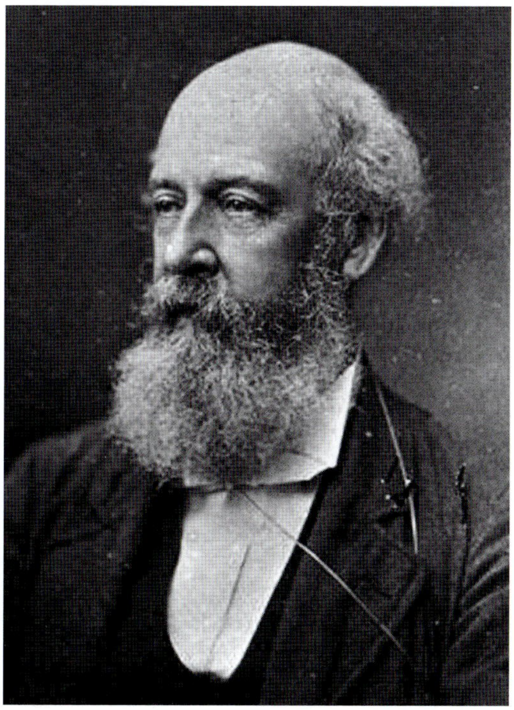

Abb. 11.**1** Portrait von Charles Badham (1780 – 1845). Quelle: Nat. Library of Australia mit freundlicher Genehmigung.

Tabelle 11.**1** Charles Badham (1780–1845): Leben und Werk [11, 12].

1802	MD Edinburgh
1805	Arzt am Westminster General Dispensary
1808	erste pneumologische Arbeit
1814	Publikation zur Bronchitis, 1. Auflage
1810–1827	An Essay on Bronchitis, 2. Auflage
1818	Reisetätigkeit als Leibarzt diverser Adliger, literarische Tätigkeiten
1827–1845	FRS, FRCP
	Professor of Physics, Glasgow

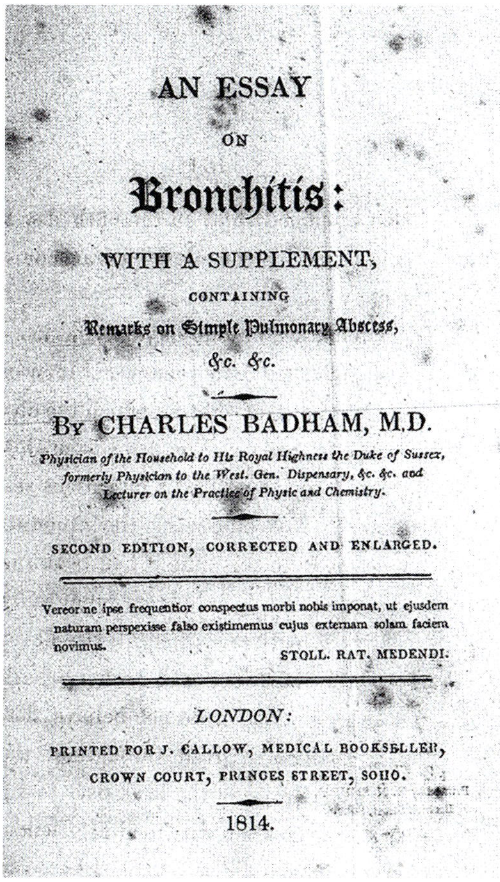

AN ESSAY
ON
Bronchitis:
WITH A SUPPLEMENT,
CONTAINING
Remarks on Simple Pulmonary Abscess,
&c. &c.

BY CHARLES BADHAM, M.D.
Physician of the Household to His Royal Highness the Duke of Sussex, formerly Physician to the West. Gen. Dispensary, &c. &c. and Lecturer on the Practice of Physic and Chemistry.

SECOND EDITION, CORRECTED AND ENLARGED.

Vereor ne ipse frequentior conspectus morbi nobis imponat, ut ejusdem naturam perspexisse falso existimemus cujus externam solam faciem novimus.
STOLL. RAT. MEDENDI.

LONDON:
PRINTED FOR J. CALLOW, MEDICAL BOOKSELLER, CROWN COURT, PRINCES STREET, SOHO.

1814.

Abb. 11.**2** Titelblatt der 2. Auflage von Ch. Badhams Buch „An Essay on Bronchitis“ London 1814. Quelle: Archiv Dr. Klippe.

Die terminologische Kernaussage seiner Schrift lautet: „A consideration of these varities (of bronchial affections) may perhaps supply a nomenclature sufficiently appropriate, by which to distinguish the several species. If the term Bronchitis be appropriated to the genus we may distiguish three principal species by the epithets of acuta, asthenica and chronica."

Diese von ihm differenzierten Formen setzt er zu alten bisherigen Nomenklaturen in Beziehung.

Die beiden ersten Formen „are uncertain from his description", konstatiert Thurlbeck [5].

Badham beschreibt den Beginn der chronischen Bronchitis im höheren Lebensalter mit Verschlechterung des immer vorhandenen Hustens im Winter. Fast alle diese Patienten, so Badham, weisen Husten mit zunehmender Frequenz und Heftigkeit für ein bis zwei Stunden am Morgen auf, und sie erfahren keine Erleichterung, bis sie das Sekret abgehustet haben, das sich während der Nacht in den Atemwegen angesammelt hat.

Nach Badham ist die chronische Bronchitis gekennzeichnet durch „irritability" and „chronic sub-inflammatory state".

Die unter Bronchitis chronica eingereihten Formen entsprachen ca. 150 Jahre später nach Thurlbeck auch am ehesten unserer heutigen Auffassung von der chronischen Bronchitis [5].

Zur Therapie bleibt Badham konservativ, ganz den Pharmaka seiner Zeit verhaftet [6]. Er warnt jedoch (wie modern!), dass Expektorantien in vielen Fällen die Kräfte des chronischen Dauerhusters eher schwächen. Opium oder Auszüge von Papaver in individueller Dosierung speziell zur Nacht hält er für „almost inavoidable".

Mit der aktuellen Inhalationstherapie seiner Zeit (Pneumatic Institute, Bristol; [7]) für bronchopulmonale Leiden hatte er keine eigene Erfahrung, hielt den theoretischen Ansatz der direkten Einwirkung auf die Atemwege per inhalationem aber für bedenkenswert [8].

Die ersten deutschen Reaktionen auf Badhams Publikation zeigten bereits 1810 eine eingehende Rezension der ersten Auflage [9]. 1815 wird die zweite Auflage übersetzt [10]. Im Vorwort plädiert Dr. J. A. Albers dafür, „dass dieser die Natur der Krankheit und das leidende Organ bezeichnende Ausdruck künftig von allen Ärzten beibehalten zu werden verdiene". Seine Aussage von 1815, „die Bronchitis ist weder eine seltene noch eine neue Krankheit", bleibt bis heute unverändert aktuell.

Literatur

[1] Capel LH. A History of the Pulmonary Catarrhs and Airways Obstruction. Brit J Dis Chest 1966; 60: 113-119

[2] Badham C. Observations on the inflammatory Affections of the mucous Membrane of the Bronchiae. London: J. Callow 1808, p. 133pp

[3] Badham C. Practical Observations on the Pneumonic Diseases of the Poor. Edinburgh Med Surg J 1805; 1: 166-170

[4] Badham C. An Essay on Bronchitis. London: J. Callow 1814, p. 168pp

[5] Thurlbeck WM. Chronic Airflow Obstruction in Lung Disease. Chapter 1 Historical. Philadelphia: Saunders 1976

[6] Ziment J. History of the Treatment of Chronic Bronchitis. Respiration 1991; 58 (Suppl 1): 37-42

[7] Beddoes T, Watt J. Considerations on the medical use and on the production of Factitious Airs. 2nd ed. Bristol: Bullgin & Roser 1795

[8] Cartwright FF. Pneumatic medicine. Pharm Historian 1970; 1: 4-6

[9] Stieglitz (Hofmedicus). Rezension zu Ch. Badham"s 1. Auflage. Hallische Allgemeine Literaturzeitung

[10] Kraus LA. Carl Badhams Versuch über die Bronchitis, übersetzt und erweitert von CA Kraus, Anmerkungen und Vorrede von JA Albers. Bremen: JG Heyse 1815

[11] Finlayson J. Dr. Charles Badham. Glasgow Med.J 1900; 53: 321-331

[12] Richards RL. Charles Badham, MD, FRS. J Hist Med 1956; 11: 54-65

[13] Schneider CV. De catarrhis lib IV. Wittenberg: Merid Schumacher 1660

12 Tuberkulose-Museum (Tuberkulose-Wandermuseum)

R. Kropp

Bei der Gründung des Deutschen Tuberkulose-Archivs im Jahre 1996 ging es auch um die Namensgebung. Neben der gewählten Benennung[1] waren andere Ideen im Gespräch, so „Deutsches Tuberkulose-Museum". Das Erstaunen war groß, als späterhin bei der Durchsicht der dem Deutschen Tuberkulose-Archiv gespendeten Materialien zur Überraschung aller auffiel, dass Tuberkulose-Museen schon vor über einhundert Jahren existierten. Welche Bedeutung kam ihnen zu?

Mit der Entdeckung der Tuberkulosebakterien durch Robert Koch war zwar die Ätiologie der Tuberkulose (TB) als bakteriell verursachter, übertragbarer Krankheit endgültig geklärt, auch konnte der wichtigste Infektionsweg – die aerogene Übertragung der TB von Mensch zu Mensch – beschrieben werden. Jedoch war damit eine wirksame individuelle Therapie im Sinne der Heilung der Krankheit noch lange nicht möglich. Zur Bekämpfung der TB mussten deshalb verschiedene andere Wege beschritten werden. Vorrangig war die Vermeidung der Ansteckung, zum Beispiel durch Unterlassen des Spuckens in der Öffentlichkeit [1, 2]. Hierzu bedurfte es einer intensiven Aufklärung der Bevölkerung; während man früher eine gewisse Scheu hatte, vor Laien medizinische Themen zu behandeln, gelangte man allmählich zu der Überzeugung, dass Informationen über Ursache und Wesen infektiöser Krankheiten, vor allem der Tuberkulose, eine herausragende Vorbedingung für ihre wirksame Bekämpfung sind[2]. „Je größer die Erkenntnis über das Wesen der Tuberkulose bei Erwachsenen und Kindern ist, desto größer ist auch der Schutz des Einzelnen" [3]. Bei der Tuberkulose kommt noch hinzu, dass „entsprechend ihrem chronischen Verlaufe die erforderlichen Verhütungsmaßregeln (wie z. B. Auswurfbeseitigung, Wäschedesinfektion) in jedem Falle während vieler Jahre fortgesetzt werden müssen" [4].

Diese Aufklärungsbemühungen wurden auf verschiedene Weise in Angriff genommen. „Dabei sollten nur die feststehenden Resultate der Wissenschaft mitgeteilt werden, damit aus der Volksbelehrung keine Volksbeängstigung werde" [4]. Methodisch wurde die schriftliche Belehrung allein bei der Schwierigkeit des Gegenstandes nicht für ausreichend erachtet, und das „lebendige Wort" gemeinsam mit unmittelbarer Anschauung (Führung, Vortrag) wurde als am wirkungsvollsten angesehen [1], um „das Interesse der Lernenden nicht nur durch das, was er hört, sondern auch durch das, was er sieht, zu fesseln" [4, 5].

Deshalb dienten dem Zwecke der Volksbelehrung in hervorragendem Maße Ausstellungen und Museen[3]. Die erste die Tuberkulose betreffende Ausstellung in Deutschland wurde im Oktober 1902 in Berlin veranstaltet, in Verbindung mit der Ersten Internationalen Tuberkulosekonferenz. Aus den Gegenständen dieser Ausstellung, die den damaligen Stand der Tuberkulosebekämpfung veranschaulichte, wurde das erste Tuberkulosemuseum Deutschlands in Berlin-Charlottenburg eingerichtet und am 13. Juni 1903 eröffnet; es war in der Frauenhoferstraße 11, im Gebäude der Ständigen Ausstellung für Arbeiterwohlfahrt in Charlottenburg untergebracht und wurde seither ständig ergänzt und auf aktuellem Stand gehalten [4]. Träger war die 1899 gegründete Internationale Vereinigung gegen die Tuberkulose[4]. Im Herbst 1908 wurde das Berliner Tuberkulose-Museum an das Deutsche Zentral-Komitee zur Bekämpfung der Tuberkulose (DZK) abgegeben, da letzteres besser in der Lage sei, es für die Zwecke der Volksaufklärung in Deutschland nutzbar zu machen (Abb. 12.**1**).

Das Museum wurde in einzelne Abteilungen eingeteilt (Tab. 12.**1**) – derart, dass sie eine einheitliche Übersicht über die Tuberkulose und ihre Bekämp-

[1] *Nach einem Vorschlag von Herrn Professor Dr. Heinrich Jungbluth, Gießen.*

[2] *Schon im 18. Jahrhundert wurde vereinzelt die „Belehrung des Publikums" für wichtig erachtet [19].*

[3] *Griechisch μουσειον (museion), lateinisch museum: „Ort gelehrten Tuns" [17], hier am besten Sammlung, Schau, Dauerausstellung.*

[4] *Vorgängerin der IUATLD (International Union against Tuberculosis and Lung Disease).*

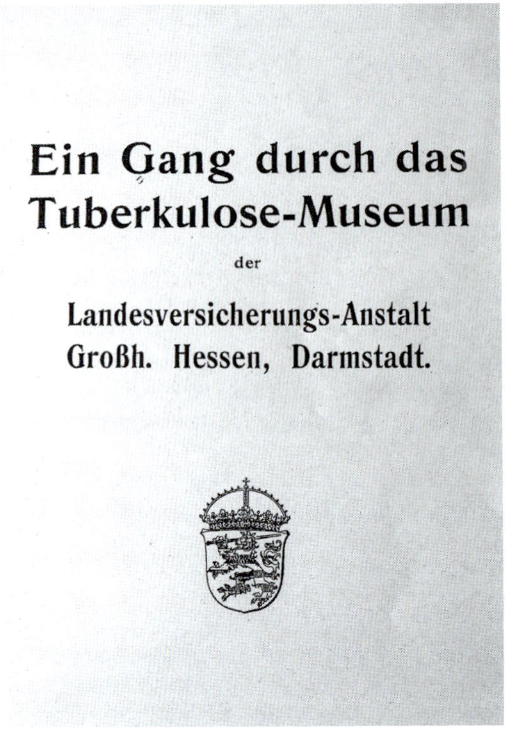
Ein Gang durch das
Tuberkulose-Museum
der
Landesversicherungs-Anstalt
Großh. Hessen, Darmstadt.

Abb. 12.1 Führer durch das Tuberkulose-Museum Darmstadt; Titelblatt.

fung gestatteten. Im Einzelnen wurden die Abteilungen folgendermaßen erläutert (nach [4]):

- Die Geschichte der Tuberkulose

Hier waren Bilder hervorragender Tuberkuloseforscher aller Zeiten und seltene Werke aus der Tuberkuloseliteratur zu sehen, mit dem Ziel, die gesamte klassische Tuberkuloseliteratur hier zu sammeln; „die Darstellung der Geschichte der Tuberkulose sollte dem Nichtmediziner einen Einblick in den großen Entwicklungsgang der ärztlichen Kunst eröffnen, zeigen, welchen mühevollen Weg die medizinische Wissenschaft seit Jahrtausenden bis zur Gegenwart durchlaufen hat. Kaum eine andere Krankheit dürfe geeigneter sein darzulegen, welche Summe geistiger Arbeit auf die Erforschung verwandt werden musste, um die Höhe unserer heutigen Kenntnisse zu erreichen. Den Besuchern des Museums sollte das richtige Verständnis für die Arbeit der Wissenschaft und die Achtung vor ihrem Wert vermittelt werden, welche die Grundlage des Vertrauens auf die ärztliche Kunst bildet" [4].

Tabelle 12.1 Abteilungen des Tuberkulose-Museums in Berlin.

1.	Geschichte der Tuberkulose
2.	Verbreitung der Tuberkulose
3.	Ursache der Tuberkulose
4.	Verhütung der Tuberkulose
5.	Ermittlung der Kranken
6.	Unterbringung der Kranken
7.	Grundlagen der Behandlung
8.	Spezielle Maßnahmen der Bekämpfung

- Die Verbreitung der Tuberkulose

Dieser Abteilung fallen 2 wichtige Aufgaben zu, zum einen darzulegen, welche Bedeutung der Tuberkulose infolge der erschreckend großen Zahl ihrer Opfer zukommt, und zum anderen, das Verständnis für und die Mitarbeit bei statistischen Erhebungen zu fördern, welche in Zukunft für die Bekämpfung der Tuberkulose an Wichtigkeit erheblich zunehmen werden.

- Die Ursache der Tuberkulose (die Ätiologie der Tuberkulose)

Diese Abteilung ist dem Tuberkelbazillus gewidmet. Denn es ist von fundamentaler Bedeutung für die Bekämpfung der Tuberkulose, eine Vorstellung von der ansteckenden Natur der Krankheit zu vermitteln. Zu sehen sind mikroskopische Präparate, TB-Kulturen, pathologisch-anatomische Präparate.

- Verhütung der Tuberkulose

Hier werden die wichtigen Maßnahmen zur Unschädlichmachung des Auswurfs und der Desinfektion von Wohnräumen und Werkstätten gezeigt.

- Ermittlung der Kranken

Die verschiedenen Wege der Ermittlung in Deutschland und in anderen Ländern werden dargestellt.

- Unterbringung der Kranken

In dieser Abteilung werden die verschiedenen Tuberkulose-Einrichtungen beschrieben und durch reichliches Bildmaterial veranschaulicht: Heilstätten, Kinderheilstätten, Erholungsheilstätten, Tuberkulosekrankenhäuser, häusliche Behandlung (Haussanatorium) u. a. m.

- Grundlagen der Behandlung

Die Grundzüge der hygienisch-diätetischen Behandlung und die Tuberkulintherapie werden vorgezeigt.

- Spezielle Maßnahmen zur Bekämpfung

Hier werden die Propagandamittel der Tuberkulosebekämpfung vorgestellt: Plakate verschiedener Länder, Ansichtspostkarten u. a., die populäre Tuberkuloseliteratur, die Tuberkulosegesetze der einzelnen deutschen Staaten. Hinzu kommen Diapositive und ein Modellkasten für den Tuberkuloseunterricht.

Als sehr sinnvoll wurde angesehen, dass die Besucher solcher Vorträge und Museen einige kleine Andenken mit nach Hause nehmen konnten, damit sie sich noch weiter mit dem Thema beschäftigen und ihre Umgebung dafür interessieren konnten. Hierfür wurden die Merkblätter des Kaiserlichen Gesundheitsamtes empfohlen. Als besonderer Schwerpunkt dieser Volksbelehrung wurde die Information der Jugend befürwortet [5].

Der Museumsgedanke wurde in den folgenden Jahren auch anderenorts in Deutschland und in anderen Staaten realisiert. Angeregt durch eine Reise badischer Arbeiter zum Berliner Tuberkulosemuseum [6] wurde 1904 in Karlsruhe „unter der Leitung von Ob.-Reg.-Rat Bittmann ein ständiges Tuberkulosemuseum eingerichtet, wozu die großherzogliche Regierung 3000 Mk. bewilligte“[5]. Hierzu heißt es in der Erstbeschreibung von 1905 [7, 8]: „Mit der Ende November des verflossenen Jahres stattgehabten Einweihung eines Tuberkulosemuseums in Karlsruhe hat die innerhalb der badischen Grenzen präsistierende Zweigbewegung zur Bekämpfung der Tuberkulose ein weiteres Glied in die Kette der seit Jahresfrist unternommenen Maßnahmen gefügt. Wie jede kulturelle und soziale Bewegung erst in den Augenblicken ihre Wesenheit offenbart, wo sie (…) in vollem Lauf sich über geackerten und ungeackerten Boden ergießt, mit einem Worte, wo aus der Zentralisation der Idee die Dezentralisation anhebt, so hat auch die Bewegung gegen die Tuberkulose erst in den Augenblicken sozial greifbare Formen angenommen, wo sie von ihrem Krystallisationspunkt in Berlin aus die Provinzen (…) überflutete und zu einer Massenparole wurde.

(…) Auf der Grundlage dieses gemeinnützigen regen Tätigkeitsdranges (…) musste die Begründung eines Museums für Tuberkulose fruchtbaren Boden finden, einer Lehr- und Lernstätte für alle die, die mittelbar oder unmittelbar – und wer

[5] *Meldung unter „Verschiedenes“ in der Zeitschrift für Tuberkulose und Heilstättenwesen 6, 1904, Seite 397.*

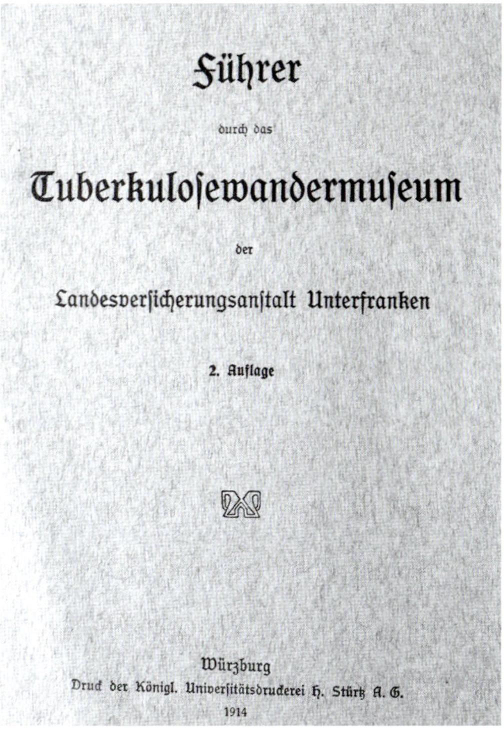
Führer

durch das

Tuberkulosewandermuseum

der

Landesversicherungsanstalt Unterfranken

2. Auflage

Würzburg

Druck der Königl. Universitätsdruckerei H. Stürtz A. G.

1914

Abb. 12.**2** Führer durch das Tuberkulosewandermuseum Würzburg; Titelblatt.

wäre dies nicht im modernen wirtschaftlichen Leben – von dieser Volkskrankheit bedroht werden.“

Das Karlsruher Tuberkulosemuseum wurde 1907 nach Mannheim transferiert [9]. 1906 wurde durch die Landes-Versicherungsanstalt des Großherzogtums Hessen ein Tuberkulosemuseum in Darmstadt (Abb. 12.**1**) gegründet[6] [10, 11], weitere z. B. in Hannover (1908), später in Würzburg (Abb. 12.**2**) [12], Dresden und Speyer [3]. Auch im Ausland wurde die Idee der Tuberkulosemuseen aufgegriffen [13]. Ein Tuberkulosemuseum in New York sei in den ersten 3 Jahren seines Bestehens von 372 000 Menschen besucht worden und habe sich zur Erziehung und Aufklärung des Volkes vorzüglich bewährt [14].

[6] *Die Recherchen zu dieser Arbeit wurden in allen in der Literatur genannten Archiven vorgenommen. Sie haben vor allem ausführliche Informationen zum Tuberkulosemuseum in Darmstadt ergeben, weswegen vor allem auf dieses im Folgenden Bezug genommen wird.*

Unter „Verschiedenes" findet sich in der Zeitschrift für Tuberkulose (Band 10, 1907, 96) folgende Notiz: „Das Wander-Tuberkulose-Museum, das seinerzeit in Darmstadt gegründet wurde, befindet sich augenblicklich in Offenbach. Es enthält reiches statistisches Material über die verheerende Volkskrankheit, mikroskopische Präparate, eine Sammlung mikroskopischer Photographien von Staubarten, die in den einzelnen Geweben erzeugt werden und den Lungen besonders gefährlich sind, Angaben über Erholungsheime, Milchkuranstalten u. a. m. Die Ausstellung bleibt einen Monat in Offenbach und kommt dann nach Gießen. Jeden Tag werden Führungen von Ärzten veranstaltet."

Das Darmstädter Tuberkulose-Museum wurde bald nach seiner Eröffnung zu einem Wandermuseum umgerüstet. Man hatte beobachtet, dass die wenigen, in Großstädten stationären Tuberkulose-Museen nur einen kleineren Teil der Bevölkerung erreichen konnten. Die Wandermuseen waren eine „abgespeckte", fahrbare Variante der stationären Tuberkulose-Museen; sie zogen von Kreis zu Kreis, von Ort zu Ort, und waren so eingerichtet, dass sie möglichst breite Schichten der Bevölkerung über das Wesen und die Gefahren der Tuberkulose sowie über die Verhütungs- und Bekämpfungsmaßnahmen aufzuklären und zur Beteiligung an diesem Kampfe aufzufordern in der Lage waren. Der Umfang der in ihnen demonstrierten Objekte musste natürlich deutlich kleiner sein als in stationären Tuberkulosemuseen; auch ihre Gliederung wurde anders, gestraffter konzipiert als in den ursprünglichen, ortsfesten Museen (Tab. 12.**2**) [15].

Es wurde Wert darauf gelegt, dass nicht eine Überfülle aller möglichen Sachen in ihnen zusammengetragen waren, sondern nur solche Gegenstände gezeigt wurden, die von Laien verstanden wurden und ihnen eine dauernde Belehrung boten, auch die lokale Situation berücksichtigten. Während der Dauer der Ausstellung wurden Führungen vor allem von ärztlicher Seite angeboten [10].

In der Folge wurden auch andere Tuberkulose-Museen zu Wandermuseen umgerüstet oder es wurde ihnen ein Wandermuseum angegliedert; neue Gründungen wurden meist gleich als Wandermuseum konzipiert. Die Tuberkulose-Museen wurden im Laufe der Zeit von zahlreichen Besuchern besichtigt, denen somit eine Vorstellung von Wesen, Ursache und Bekämpfung dieser ansteckenden Krankheit vermittelt werden konnte. Dabei „ist man bestrebt gewesen, den in der Tuberkulosearbeit Tätigen die Aufgabe, durch Vorträge aufzuklären, dadurch zu erleichtern, dass man ihnen die nötigen Unterlagen und das erforderliche Anschauungsmaterial zur Verfügung zu stellen suchte. So hat das Deutsche Zentralkomitee einen Lichtbildervortrag mit verbindendem Text zusammengestellt, den der Verlag auf Antrag gegen geringe Vergütung verleiht. Die Tuberkulosewandermuseen des Deutschen Zentralkomitees haben eine Zeitlang an vielen Orten Veranlassung gegeben, aufklärend zu wirken. Der ‚Fürsorgeverband Pfalz" e. V. läßt ein Tuberkulosemuseum in einem für den Transport eingerichteten Wagen von Ort zu Ort fahren (...). Auch das Deutsche Hygienemuseum läßt es sich jederzeit angelegen sein, die Aufklärungsarbeit zu fördern. (...) Kleinere Tuberkuloseausstellungen befinden sich dauernd in Umlauf, können auch käuflich erworben werden." [16]

Tabelle 12.**2** Disposition eines Tuberkulose-Wandermuseums.

Der Bau des menschlichen Körpers	mit anatomischen Tafeln und Modellen der Brustorgane
Wesen und Ursache der Tuberkulose	mit Abbildungen und schematischen Darstellungen über den Erreger der Krankheit, die verschiedenen Übertragungsarten von Mensch zu Mensch und von Tier zu Mensch
Entwicklung und Verlauf der Tuberkulose	mit Tafeln und anatomisch-pathologischen Präparaten der verschiedenen Krankheitserscheinungen
Verbreitung der Tuberkulose	mit statistischen Angaben zur Verbreitung der Tuberkulose im Deutschen Reich
Verhütung der Tuberkulose, Bekämpfung und Heilung der Tuberkulose	mit Beschreibungen des Heilstättenwesens, der Tuberkulosefürsorgestellen u. a.

Tabelle 12.**3** Bedingungen für die Ausstellung des Wander-Tuberkulose-Museums.

- Stellung eines geeigneten Raumes, als welcher sich der Rathaussaal oder ein Schulsaal eignen dürfte, nebst Heizung und Beleuchtung und zweier Tische. Der Raum muss ungefähr 100–200 m^2 Bodenfläche haben.
- Übernahme der Transportkosten, als welche in Frage kommen die Kosten des Bahntransports vom vorhergehenden Orte der Ausstellung und die Kosten von und nach der Bahn (die gesamten Kosten betragen nur einige Mark).
- Stellung eines Schreiners nebst Gehilfen für die Dauer der Aufstellungs- und Abrüstungsarbeiten, d. s. an 2 Tagen je 5–6 Stunden.
- Übernahme der Kosten der Reinhaltung und Beaufsichtigung der Ausstellung.
- Verwahrung der leeren Kisten in einem gegen Nässe etc. geschützten Raume während der Dauer der Ausstellung.

Tabelle 12.**4** Um der Tuberkulose-Ausstellung möglichst weite Verbreitung zu sichern, wird Folgendes empfohlen:

- Die Ortsbewohner und die der nächsten Umgebung müssen durch öffentliche Bekanntmachungen (Zeitungen im redactionellen Teile, Plakate und Schelle) öfters auf die Ausstellung hingewiesen werden.
- Die Herren Ärzte müssen gewonnen werden, Vorträge über die Tuberkulose anhand der Ausstellungsgegenstände zu halten; zu diesen ist alsdann öffentlich einzuladen.
- Schulen, Vereine (auch Frauenvereine, Korporationen, Krankenkassen, Arbeiterorganisationen jeder Art, die einzelnen Betriebe pp.) müssen besonders auf die Ausstellung aufmerksam gemacht werden.
- Zur Eröffnung, in der regelmäßig der Vorsitzende des Vorstandes der Landesversicherungsanstalt Großherzogtum Hessen den ersten erläuternden Vortrag halten wird, dürften einzuladen sein: Die Behörden, Orts-, Schul- und Kirchenvorstände, Ärzte, Geistliche, Lehrer, die Vorstände etwaiger in der Wohlfahrtspflege tätigen Vereine (auch Frauenvereine), die Gewerkschaften, Krankenkassen und die Presse pp. Es wird anheimgestellt, die Einladung auf benachbarte Orte auszudehnen.
- Die Besucher der Ausstellung müssen gezählt werden, ebenso die Vorträge. Vereine, Schulen etc., die die Ausstellung geschlossen besuchen, werden unter Angabe der Besucherzahl besonders aufgeführt.

Über das Procedere bei solchen Wanderausstellungen finden sich detaillierte Auskünfte[7] [3]. Hiernach waren zur Ausrichtung einer Wanderausstellung umfängliche Vorbereitungen erforderlich. Zunächst waren die größeren Gemeinden/Städte einer Region aufgefordert, sich um eine solche Ausstellung zu bewerben. Dann ging es darum, in den beteiligten Gemeinden die Voraussetzungen zu schaffen. Hierzu waren Bedingungen zu erfüllen (Tab. 12.**3**). Und schließlich mussten die Bewohner auf die Ausstellung aufmerksam gemacht werden. Hierfür wurde ein einheitliches Procedere vorgeschlagen (Tab. 12.**4**). Für die Zeit während der Ausstellung galt eine besondere Anweisung (Tab. 12.**5**).

Hier die Antwort eines angeschriebenen Arztes:

„Der Einladung zur Eröffnung des Tuberkulose-Wandermuseums in Herbstein werde ich Folge leisten, falls es mir meine Praxis erlaubt. Wegen der Entfernung und des gegenwärtig hohen Krankenstandes kann ich kein bestimmtes Versprechen abgeben zur Übernahme von Vorträgen und zur Führung durch das Museum."

Die Volksbelehrung war aber nicht als einzige Aufgabe des Tuberkulose-Museums gedacht. „Die dem Tuberkulose-Museum gestellte Aufgabe ist mit der Volksbelehrung allein nicht erschöpft. Das Museum (...) soll zu einer internationalen Sammelstelle für das gesamte Tuberkulosematerial ausgestaltet werden und in anschaulicher Weise die verschiedenen Methoden der Tuberkulosebekämpfung der einzelnen Völker widerspiegeln, es wird dann in seiner Vollendung ein kulturhistorisches Denkmal des internationalen Kampfes sein, zu dem die Völker sich unter dem Zeichen des Roten Doppelkreuzes mit dem großen Ziele der Ausrottung der Tuberkulose vereinigt haben" [4].

Dieses große Ziel wurde nicht erreicht, weil die Tuberkulosemuseen bei der vorrangigen Aufgabe der Volksaufklärung in Deutschland anderen Mög-

[7] *Das Hessische Staatsarchiv Darmstadt hat hierzu umfängliche Unterlagen zur Verfügung gestellt. Sie betreffen Ausstellungen des Wandermuseums der Landesversicherungsanstalt des Großherzogtums Hessen im Bereich der Großherzoglichen Kreisämter Erbach (1906) und Lauterbach (1910). Tab. 12.2–Tab. 12.5 wurden aus diesem Material genommen.*

Tabelle 12.**5** „Anweisung die Tuberkulose-Ausstellung betr."

- Die Ausstellung muss längere Zeit am Tage und insbesondere auch zu den Abendstunden geöffnet werden.
- Für die Aufsicht muss eine gewandte Person, möglichst ein Gemeindebeamter, bestimmt werden.
- Dieser hat die Besucher der Ausstellung und die einzelnen Vorträge zu zählen.
- Die im Ausstellungslokal aufgestellte Sammelbüchse ist am Schlusse der Ausstellung zu öffnen, und das Geld, zuzüglich des Erlöses aus Nährmitteltafeln (diese werden zum Preise von 50 Pfg. das Stück verkauft, aber nur 40 Pfg. abgeliefert, da 10 Pfg. dem Verkäufer als Vergütung zukommen) mit Postanweisung, nach Abzug des Portos an uns einzusenden. Auf dem Postabschnitt ist zu bemerken, wie viel Personen die Ausstellung besucht haben, wie viel Vorträge gehalten und wie viel Nährmitteltafeln verkauft worden sind.
- Das in der Ausstellung ausgelegte Flugblatt „Die Tuberkulose und das Tuberkulose-Wander-Museum" überschrieben, wird als kostenlos an die Besucher verteilt.
- Der Ausstellungsraum muss täglich nass aufgezogen und die Ausstellungsgegenstände mit einem feinhaarigen Handbesen abgekehrt werden.

lichkeiten weichen mussten. So schrieb Griesbach ([1], S. 272): „Auch die Methode der Wanderschau und die der sozialhygienischen Ausstellungen hat im Rahmen sachgemäßer Aufklärung für die Tuberkulosebekämpfung ihren besonderen Platz. Man bedient sich ihrer wohl deswegen nicht (mehr [Einfügung des Autors]) sehr häufig, weil zahlreiche Umständlichkeiten mit dem Besorgen des Materials verbunden sind und andrerseits auch die Kosten wesentlich höher liegen als durch die Methodik der Lichtbildaufklärung."[8]

Erst viele Jahre später wurde das Deutsche Tuberkulose-Archiv[9] gegründet, eine Einrichtung, welche das oben genannte Ziel einer „Sammelstelle für das gesamte Tuberkulosematerial" zumindest für den deutschsprachigen Raum verwirklicht.

Seit 2000 existiert darüber hinaus im Gesundheitsamt Villingen-Schwenningen, Schwarzwald-Baar-Kreis, eine „Tuberkulose-Wanderausstellung" zur Aufklärung der Bevölkerung über die Tuberkulose – in schöner Nachfolge des Karlsruher Tuberkulosemuseums. Sie ähnelt in ihrer Intention, ihrem Aufbau und ihrem (aktualisierten) Inhalt den früheren Tuberkulose-Wandermuseen und wendet sich hauptamtlich an medizinische Laien und Pflegepersonal; allerdings besteht auch bei jüngeren Ärzten heut ein großes Unwissen über die Tuberkulose, weil diese eine seltene Krankheit geworden ist. Dazu gibt es eine Broschüre „Die Tuberkulose – eine weltweite Herausforderung". Ansprechpartner sind Herr Dr. Königstein und Herr Dr. Strohe.

[8] *Der erste Aufklärungsfilm über die Tuberkulose wurde 1916/1917 hergestellt [18].*

[9] *Das Deutsche Tuberkulose-Archiv besteht seit 1996 und ist in Fulda ansässig. Adresse: c/o Dr. med. Robert Kropp, Liegnitzer Straße 6, 36100 Petersberg, Tel.: 0661/61955, Fax: 0661/64085, E-Mail: dr.robert.kropp@gmx.de*

Danksagung

Herzlicher Dank gebührt Herrn Dr. Christoph Popp, Stadtarchiv Mannheim, der für diese Arbeit wesentliche Dokumente zu Tage förderte und zur Verfügung stellte, und Frau Dr. Karin Marx, Hessisches Staatsarchiv Darmstadt.

Literatur

[1] Griesbach R. Die Tuberkulosebekämpfung. Leipzig: Georg Thieme Verlag 1941
[2] Held L. Das Wandermuseum des Fürsorgeverbandes Pfalz. Tuberkulose-Fürsorge-Blatt 1924; 11: 77
[3] Helm F, Seiffert E. Die Entwicklung der Tuberkulose-Bekämpfung in Deutschland im Rahmen einer kulturhistorischen Schau von 100 Jahren. Berlin: Selbstverlag des Deutschen Zentralkomitees zur Bekämpfung der Tuberkulose. 1931
[4] Kayserling A. Das Tuberkulose-Museum in Berlin. Tuberculosis 1903; II: 297-307
[5] Kayserling A. Volksbelehrung und Tuberkulosebekämpfung. Zeitschrift für Tuberkulose und Heilstättenwesen 1904; 5: 321-329
[6] Bittmann K. Eine Arbeiterreise. Berichte von 77 badischen Arbeitern über den Besuch der Ständigen Ausstellung für Arbeiterwohlfahrt zu Charlottenburg. Karlsruhe: Macklot 1904 (Zitiert nach Kayserling 1904)
[7] Chronik der Haupt- und Residenzstadt Karlsruhe für das Jahr 1904 (20. Jahrgang). Karlsruhe 1905, p. 143-148
[8] Marcuse J. Das badische Tuberkulosemuseum zu Karlsruhe. Zeitschrift für Tuberkulose und Heilstättenwesen 1905; 7: 66-69
[9] Das Tuberkulose-Museum in Mannheim. 8. Jahresbericht für das Jahr 1907. Arbeiter-Sekretariat und Gewerkschafts-Kartell Mannheim, Seite 59. Ver-

waltungs- und Rechenschaftsbericht der Großherzoglich-badischen Hauptstadt. Mannheim 1908, p. 229-230

[10] Ein Gang durch das Tuberkulose-Museum der Landesversicherungs-Anstalt Großherzogtum Hessen, Darmstadt. Wittich, Darmstadt 1906

[11] Arbeiter-Sekretariat und Gewerkschafts-Kartell Mannheim. Das Tuberkulosemuseum in Mannheim. VIII. Jahresbericht für das Jahr 1907, 59

[12] Führer durch das Tuberkulosewandermuseum der Landesversicherungsanstalt Unterfranken 2. Auflage. Würzburg 1914

[13] Taussig A. Tuberkulosemuseen. Österreichische Rundschau 1931; 27 Heft 3

[14] Farrand L. Zschr f Armenwesen 1908; 10: 311

[15] Klehmet F. Das Tuberkulose-Wandermuseum des Deutschen Zentral-Komitees zur Bekämpfung der Tuberkulose. Zschr f Tuberk 1909; 14: 384-389

[16] Blümel KH. Handbuch der Tuberkulosefürsorge, Band II. München: J. F. Lehmann Verlag 1926

[17] Kluge F. Etymologisches Wörterbuch der deutschen Sprache. Berlin: Walter de Gruyter Verlag 1957

[18] Riehl-Halen H. Der deutschsprachige Tuberkulosefilm in der medizinischen Aus- und Weiterbildung sowie in der Volksaufklärung. Heidelberg: Inauguraldissertation 1998

[19] Instruzioni al publico sul contagio della tisichezza; scritte per sovrano comando dalla facoltà medica del sopremo magistrato di sanità di Napoli. Napoli 1782 (zitiert nach Kayserling 1904)

13 Rembrandt und die Tuberkulose

T. Ulrichs

Vorbemerkung

- Elisabeth von Thüringen
- Anton Chechov
- Emily Brontë
- Fréderic Chopin
- John Keats
- David H. Lawrence
- Vivien Leigh
- George Orwell
- Niccolò Paganini
- Edgar Allan Poe
- Jean Baptiste Poquelin (Molière)
- Jean J. Rousseau
- Friedrich Schiller
- Sir Walter Scott
- Percy B. Shelley
- Robert L. Stevenson

Die Liste ist nicht vollständig [1].

Es gibt viele berühmte Opfer der Tuberkulose. Von vielen wissen wir, weil sie berühmte Künstler oder Wissenschaftler waren. Sofort drängen sich drei Fragen auf:

- Was hätten diese Menschen noch schaffen und leisten können, wenn die Tuberkulose ihr Leben nicht vorzeitig beendet hätte?
- Von wie vielen Menschen, die auch an Tuberkulose starben, wissen wir nichts, obwohl auch sie das Potenzial für große Leistungen gehabt hätten, für uns aber namenlos geblieben und ihre möglichen Leistungen für die Menschheit verloren sind?
- Welchen Einfluss hatte die Gegenwart der schrecklichen Seuche Tuberkulose während unterschiedlicher Kunstepochen im positiven wie im negativen Sinn auf das Kunstschaffen?

Die erste Frage reizt zu Spekulationen, muss aber zwangsläufig unbeantwortet bleiben. Zur Beantwortung der zweiten Frage könnte man viele Statistiken bemühen, die das historische Ausmaß der Seuche Tuberkulose veranschaulichen. Schon seit dem Altertum wird die Tuberkulose als ständiger Begleiter der Menschheit identifiziert und erlebt, ihre Präsenz war über alle Epochen hinweg allgegenwärtig [2]. Im Deutschland Rudolf Virchows wies fast jeder obduzierte Leichnam einen Tuberkuloseherd auf, der oft genug die Todesursache war, aber auch eine latente Infektion anzeigte. Die Tuberkulose war in Deutschland bis in die Zeit nach dem Zweiten Weltkrieg ein großes Problem. Seit dieser Zeit sinken die Zahlen kontinuierlich. Global gesehen ist aber auch heute noch, im 21. Jahrhundert, die Tuberkulose diejenige bakterielle Infektionskrankheit mit den meisten Todesfällen. Sie gehört zusammen mit Malaria und HIV/AIDS zu den drei großen Killern der Menschheit. Die WHO schätzt, dass jedes Jahr ca. 1,6 Millionen Menschen an Tuberkulose versterben und ca. 8 Millionen neu an Tuberkulose erkranken [3]. Wie viel Potenzial zu großen Leistungen, wie viele Lebensjahre durch die immer noch wütende Tuberkulose verlorengehen, kann nicht ermessen werden.

Die dritte Frage nach dem Einfluss der allgegenwärtigen Tuberkulose auf die Kunst und Kultur kann beantwortet werden, wenn wir nach typischen Darstellungen von Symptomen der Tuberkulose in der bildenden Kunst oder in der Literatur und Musik fahnden, die Künstlerbiographien durchforsten und zusammenfassend die einzelnen Kunstepochen auf ihr Verhältnis zum weißen Tod hin überprüfen.

Fest steht, dass in der Gegenwartskunst die Tuberkulose keine nennenswerte Rolle mehr spielt. Ihre Bedeutung in der Kunst hat mit der Erkenntnis ihrer Ursachen und der Möglichkeit einer guten Diagnostik seit der goldenen Ära der Mikrobiologie im 19. Jahrhundert sowie mit der Möglichkeit einer medikamentösen Behandlung im 20. Jahrhundert abgenommen und ist heute gänzlich verschwunden.

Umso mehr lohnt es sich, den Blick zurückzuwenden und zu fragen, welchen Einfluss sie auf Meisterwerke und weniger bekannte Werke hatte. Im Folgenden sei dies schlaglichtartig anhand einiger Beispiele der bildenden Kunst aus verschiedenen Epochen getan.

Einfluss der Tuberkulose auf die bildende Kunst

Schon im Alten Ägypten war die Tuberkulose als allgegenwärtige Volkskrankheit in den bildlichen Darstellungen präsent. Insbesondere kennen wir Darstellungen von Knochentuberkulose in Ausgestaltungen von Gräbern des Mittleren und Neuen Reiches. Dass die Tuberkulose im Alten Ägypten weit verbreitet war, bezeugen eindeutige pathologische Befunde an Mumien aus dem Mittleren Reich [4]. Die Tuberkulosekranken gehörten ausnahmslos der Oberschicht an, und es ist anzunehmen, dass die Durchseuchung in der einfachen Landbevölkerung (Fellachen) noch weitaus größer war.

In der Renaissance wurde sogar die schöne blasse und zartgliedrige Schwindsüchtige zum Schönheitsideal erhoben und seit den Bildern Sandro Botticellis „Die Geburt der Venus“ und „Der Frühling“ immer wieder aufgenommen. Die auf beiden Bildern Dargestellte ist Simonetta Vespucci, die Geliebte Guilano de Medicis, die 1476 an Tuberkulose gestorben war. Guilano de Medici beauftragte Botticelli, die Geliebte posthum zu porträtieren. Botticelli gelang es, die Zartgliedrigkeit und Blässe der Verstorbenen in einzigartiger Weise darzustellen, eine zerbrechliche und melancholische Schönheit.

Später wurde das Schönheitsideal der schönen Schwindsüchtigen im Zeitalter der Romantik des 19. Jahrhunderts wiederaufgenommen. Die Präraphaeliten verehrten nicht nur das oben beschriebene Schönheitsideal, sondern sie betrachteten darüber hinaus die Gegenwart des bleichen Todes geradezu als Grundvoraussetzung für künstlerisches Schaffen.

Diese Beispiele der Darstellung der Tuberkulose in Gemälden aus diesen verschiedenen Epochen zeigen eindrücklich die alltägliche Gegenwart des weißen Todes. Im Folgenden soll auf ein weiteres Beispiel eingegangen werden, keine explizite Darstellung der Tuberkulose selbst, aber ihr Einfluss auf die Werke eines Künstlers des 17. Jahrhunderts. Anders als die Präraphaeliten und Romantiker hat der Künstler hier nicht die Tuberkulose gesucht, sondern sie ist vielmehr über ihn hereingebrochen.

Rembrandt und die Tuberkulose

Sucht man in der Literatur nach Verbindungen von Rembrandt mit der Medizin, stößt man sofort auf sein berühmtes Werk „Die Anatomiestunde des Dr. Nicolaes Tulp“ (1632; Het Mauritshuis, Den Haag). Viele wissenschaftliche Arbeiten beschäftigen sich mit dieser Darstellung einer Lehrveranstaltung, die die rein beschreibende Anatomie Vesals hinter sich lässt und der funktionalen Lehre der Bewegung den Vorzug gibt (Dr. Tulp erklärt gerade die Funktion des M. flexor digitorum superficialis, [5]). Mehrere Arbeiten gehen der Frage nach, ob Rembrandts „Die badende Bathseba“ (1654, Musée du Louvre, Paris) an Brustkrebs, einem Tuberkuloseabszess oder einfach einer Mastitis leidet (z. B. [6]). Wieder andere analysieren Rembrandts späte Selbstporträts unter psychologischen und medizinischen Aspekten [7]. Ein Aspekt ist bisher nur wenig beachtet worden, nämlich wie die Tuberkulose Leben und Werk Rembrandts nachhaltig beeinflusste [2].

Rembrandt Harmenszoon van Rijn (*1606 in Leiden, †1669 in Amsterdam) heiratete in jungen Jahren Saskia van Uylenburgh, die er oft in Porträts darstellte (z. B. Saskia als Flora, National Gallery London, oder Porträt Saskia van Uylenburgh, National Gallery of Art Washington, beide 1635 entstanden). Saskia war die Cousine des Kunsthändlers Hendrick van Uylenburgh, der 1625 von Polen nach Amsterdam umgesiedelt war. Seit 1631 verbanden Uylenburgh und Rembrandt geschäftliche Verbindungen [8]. Wie glücklich die Ehe von Saskia und Rembrandt anfangs gewesen sein muss, zeigt das Gemälde „Rembrandt und Saskia im Gleichnis vom verlorenen Sohn“, das Rembrandt und Saskia beim fröhlichen Feiern darstellt (Abb. 13.**1**, Galerie Alte Meister, Dresden). Das Bild ist farbenfroh und voller Dynamik, die sich in den drehenden Bewegungen der dargestellten Personen sowie den wie zufällig eingefangenen Gesichtsausdrücken manifestiert.

Wahrscheinlich litt und verstarb die Mutter Saskias an Tuberkulose und steckte ihre Familienmitglieder an. 1635 wurde Rembrandt und seiner Frau Saskia ihr erster Sohn Rumbertus geboren, der jedoch bald nach der Geburt starb, sehr wahrscheinlich an Tuberkulose. Rembrandt malte daraufhin das Bild „Die Opferung Isaaks“ (1636, Abb. 13.**2**, Alte Pinakothek, München), um diesen Verlust zu verarbeiten. Der Vergleich mit demselben Motiv,

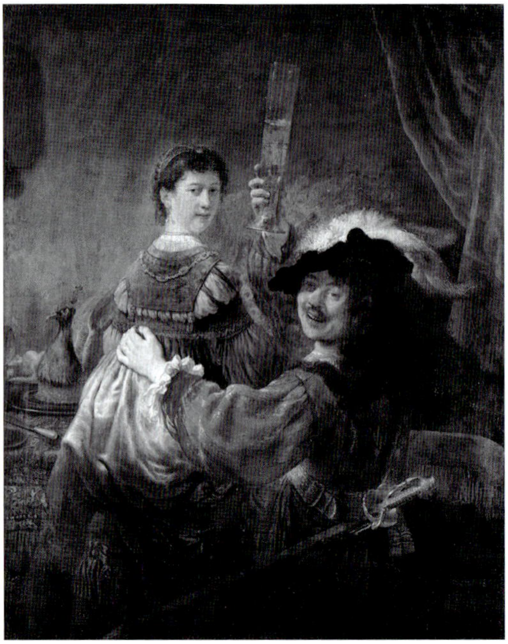

Abb. 13.**1** Rembrandt und Saskia im Gleichnis vom verlorenen Sohn, Gemäldegalerie Alte Meister, Dresden.

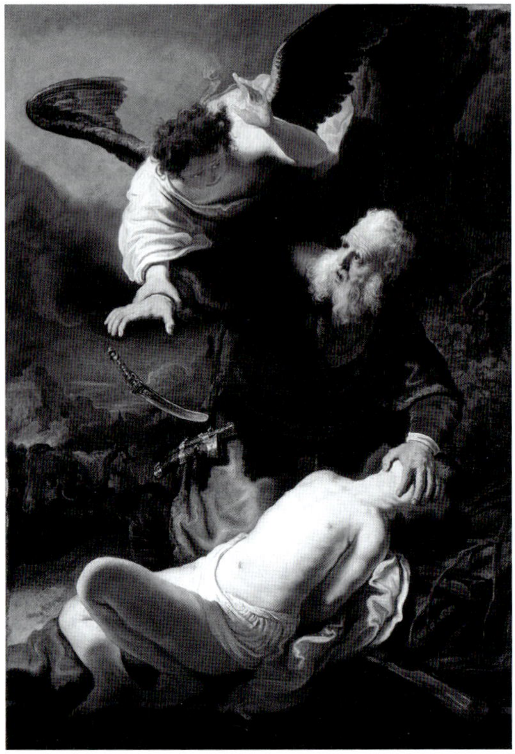

Abb. 13.**2** Die Opferung Isaaks, Alte Pinakothek, München.

das Rembrandt vor dem Tod seines Sohnes 1635 als Auftragsarbeit ausführte (Eremitage, St. Petersburg), ist bezüglich der theologischen Aussage sehr aufschlussreich.

In den folgenden Jahren starben eine Schwester Saskias und die neugeborene Tochter Cornelia an Tuberkulose, und Rembrandt stellte 1639 das in düsteren Farben gehaltene Gemälde der Grablegung Christi fertig (Alte Pinakothek, München), ein Teil der Passionsserie, zu der er vom Haager Hof in den 1630er Jahren den Auftrag erhielt [8].

Im folgenden Jahr 1640 gebar Saskia eine weitere Tochter, ebenfalls mit dem Namen Cornelia, und auch sie verstarb bald nach der Geburt, wiederum sehr wahrscheinlich an Tuberkulose. 1641 erlag die Lieblingsschwester Saskias, Titia, der Tuberkulose, und ein Jahr später starb Saskia selber an Tuberkulose. Rembrandt malte ein letztes Porträt von ihr, posthum im Jahr 1643 (Gemäldegalerie Berlin). Es zeigt Saskia bereits von der Tuberkulose gezeichnet. Inmitten dieser Verluste und schweren Erkrankungen von Kindern und Angehörigen durch die Schwindsucht (Abb. 13.**3**) malte Rembrandt im Jahre 1639 das Bild „Die Grablegung Christi“ (Alte Pinakothek, München), ein Motiv, das Rembrandts Zustand sicherlich am besten beschreibt.

In den Jahren der Trauer um den Verlust seiner geliebten Frau Saskia erhielt Rembrandt den Auftrag, die siegreiche Rückkehr eines Hauptmannes und seines Regimentes darzustellen (offizieller

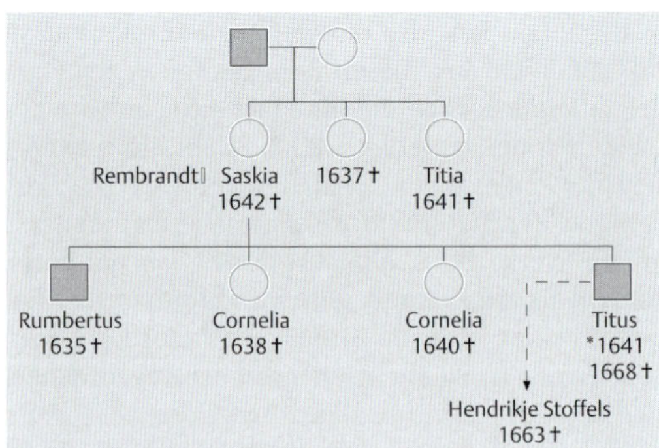

Abb. 13.**3** Stammbaum der Familie Saskias van Uylenburgh und Rembrandts mit den Sterbedaten der Familienmitglieder, in den meisten Fällen wahrscheinlich durch Tuberkulose.

Titel: „Die Kompanie des Frans Banning Cocq"; Arbeitstitel des Auftraggebers: „Der Hauptmann gibt seinem Leutnant den Auftrag, die Bürgerwehr marschieren zu lassen". Das Bild fiel wie die Darstellungen der biblischen Szenen wiederum so dunkel aus, dass es späterhin „Die Nachtwache" genannt wurde (Rijksmuseum Amsterdam). Der Auftraggeber lehnte auch folgerichtig die Abnahme des Bildes ab, was Rembrandts finanziellen Ruin einleitete [Eine weitere Erklärung für die düstere Wirkung des Bildes wird dadurch gegeben, dass es an seinem Standort über dem Kamin des Amsterdamer Rathauses nachgedunkelt sein soll, was aber nach Restaurierungen des Bildes nach Attacken in den Jahren 1975 und 1989 hätte behoben werden können.].

Das einzige überlebende Kind, der 1641 geborene Sohn Titus, war kränklich, und so stellte Rembrandt zu seiner Pflege die Magd Hendrikje Stoffels an, die bald auch seine Geliebte wurde (ihr Porträt hängt in der Gemäldegalerie Berlin). 1663 starb sie an Tuberkulose, die wahrscheinlich über Titus übertragen wurde. Titus selbst starb 1668, ebenfalls sehr wahrscheinlich an Tuberkulose.

Rembrandt erholte sich nie wieder von diesen persönlichen Verlusten, auch sein finanzieller Ruin war unumkehrbar. Der einst gefeierte Porträt- und Auftragsmaler starb einsam und verarmt [8].

Zusammenfassung

Es bleibt festzuhalten, dass die familiären Schicksalsschläge neben anderen Einflüssen Rembrandt bewogen haben könnten, sich verstärkt biblischen Themen für seine Gemälde zu widmen, insbesondere solchen, deren Darstellung inhaltlich wie in der Ausgestaltung seine augenblickliche Gefühlslage widerspiegelt und damit ihrer Verarbeitung dient. Rembrandts einzigartiger Umgang mit Licht und Schatten, das Herausarbeiten von Personen und Details aus dem Dunkel und die (schwache) Beleuchtung der Schlüsselszene seiner Darstellung könnten ebenfalls durch die persönlichen Verluste durch die Tuberkulose beeinflusst worden sein.

Zuletzt stellt sich noch die Frage, warum Rembrandt selbst nicht von der Tuberkulose betroffen war, wohl aber viele Mitglieder seiner Familie und engsten Umgebung. Dies ist die Frage nach der genetischen Empfänglichkeit oder Resistenz einer Infektion mit Mycobacterium tuberculosis bzw. einer Erkrankung an Tuberkulose. Leider sind die genetischen Korrelate des Schutzes immer noch weitgehend unbekannt. Einige Völker in Sibirien sind dafür bekannt, dass sie häufiger an Tuberkulose erkranken als die russische Mehrheit der Bevölkerung. Epidemiologische Untersuchungen müssen aber erst zeigen, dass dies nicht auf äußere Begleitumstände zurückzuführen ist. Die Identifizierung von Korrelaten des Schutzes (Biomarkern) ist Gegenstand eines Forschungsverbundprojektes, das zurzeit durch die Bill and Melinda Gates Foundation gefördert wird. Eine Identifizierung solcher Biomarker würde die klinische Testung neuer Impfstoffkandidaten sehr erleichtern.

Im Falle Rembrandts könnte eine genetische Resistenz gegen Tuberkulose vorgelegen haben, vielleicht aber auch äußere Umstände, die ihn vor einem Ausbruch der Erkrankung nach erfolgter Infektion bewahrten.

Literatur

[1] Rom WN, Garay SM. "Tuberculosis". 2nd edition. Lippincott: Williams & Wilkins 2004
[2] Winkle S. Kulturgeschichte der Seuchen. Düsseldorf, Zürich: Artemis und Winkler Verlag 1997
[3] WHO. Tuberculosis Report 2007. Global tuberculosis control – surveillance, planning, financing – WHO report on tuberculosis 2007. http://www.who.int/tb/publications/global_report/2007/pdf/full.pdf 2007
[4] Zink AR, Grabner W, Reischl U. et al. Molecular study on human tuberculosis in three geographically distinct and time delineated populations from ancient Egypt. Epidemiol Infect 2003; 130: 239-249
[5] Masquelet AC. The anatomy lesson of Dr. Tulp. J Hand Surg 2005; 30: 379-381
[6] Hayakawa S, Masuda H, Nemoto N. Rembrandt"s Bathsheba, possible lactation mastitis following unsuccessful pregnancy. Med Hypotheses 2006; 66: 1240-1242
[7] Marcus EL, Clarfield AM. Rembrandt"s late self-portraits: psychological and medical aspects. Int J Aging Hum Dev. 2002; 55: 25-49
[8] Wetering E van der. Rembrandt – eine Biographie. In: Rembrandt, Genie auf der Suche. Köln: DuMont Verlag 2006

14 Womit atmet der Lungenenzian? Haben Lungenwürmer Lungen? – Namen aus der Lungenheilkunde in Fauna und Flora

Ruthild Kropp

Es gibt kuriose Lebewesen in Fauna und Flora – man denke nur an Stabheuschrecken, Sonnentau, Tintenfische, Seepferdchen oder Stachelschweine. Doch genauso kurios ist zuweilen die deutsche Namensgebung: Dürrwurz, Bärenklau oder Rührmichnichtan, Wanstschnecke, Harzrüsselkäfer und Schilfwickler, Wadenstecher, Orpheusspötter und Zwergrückenschwimmer etwa. Immer wieder trifft man dabei auch auf Namen, die an die Anatomie des Menschen angelehnt sind: Augentrost und Leberblümchen, Blutauge und Nierenfleck, Leberegel und Herzigel. Den Ursprung dieser Namen kennt man teilweise, zuweilen ist er auf den ersten Blick ersichtlich, doch manchmal bleibt er im Dunkeln.

Natürlich gibt es auch Tiere und Pflanzen, die nach der Lunge benannt sind – man denke nur an das Lungenkraut, den Lungenwurm und den Lungenfisch. Doch nicht nur das Wort „Lunge“, sondern auch seine Synonyme und verwandte Bezeichnungen sind in Gebrauch: Bronchus, Aer (Άη"ρ), Larynx, Pneuma (Πνευμα), Pulmo. Die Gründe für diese Namengebung sind verschieden und zuweilen nicht bekannt. Sie werden im Folgenden erörtert. In diesem Rahmen gewinnt man einen kleinen Einblick in die Onomatologie und in die Evolution der Atmungsorgane.

Die Lunge ist definiert als Atmungsorgan der Menschen und Tiere, die an Land leben oder sekundär ins Wasser zurückgekehrt sind [1]. Sie ist eine von mehreren Strategien der Natur zur Versorgung mit Sauerstoff, die bei den Fischen durch Kiemen und Schwimmblase, bei Insekten durch Tracheen und bei Amphibien zudem über die Haut erfolgen kann. Während die Amphibienlunge noch zumeist sackförmig ist, ist die Lunge der Reptilien bereits stark gekammert und denen der Säuger ähnlich. Die kleine Vogellunge ist schon komplizierter aufgebaut und an ein System von Luftsäcken gekoppelt [1]. Die Funktionalität der Lunge ist somit ein Prinzip des O_2/CO_2-Austauschs, das auf einen Teil der Fauna beschränkt ist.

Die Tab. 14.**1** zeigt die Systematik von Fauna und Flora. Die folgenden Seiten enthalten einige Beispiele für die Benennung von Tier und Pflanze mit „Lungen“-Namen (Tab. 14.**2**, Tab. 14.**3**). Die Gründe für diese Namengebung werden, soweit bekannt, erklärt.

Tabelle 14.**1** Taxonomische Rangstufen (Systematik) der Fauna und Flora (gekürzt).

Reich	regnum
Klasse	classis
Ordnung	ordo
Familie	familia
Gattung	genus
Art	species

Tabelle 14.**2** Fauna.

deutscher Name	*wissenschaftlicher Name*
Lungenegel	Paragonimus
Lungenmilbe	Pneumonyssus
Lungenwurm	Metastrongylidae/ Dictyocaulidae
Lungenfische	
• der Australische Lungenfisch	Neoceratodus forsteri
• der Amerikanische Lungenfisch	Lepidosiren paradoxa
• der Afrikanische Lungenfisch	Protopterus mit vier Arten
die Lungenschnecken	Pulmonata
Quallen	
• Lungenqualle	Rhizostoma pulmo
• Seelunge	Pneumo marinus
der lungenlose Salamander	Plethodontiden

Tabelle 14.3 Flora.

deutscher Name	wissenschaftlicher Name
Lungenkraut	Pulmonaria officinalis
Lungenflechte/ Lungenmoos	Lobaria pulmonaria (Cetraria islandica)
Lungenenzian	Gentiana pneumonanthe
Lungenkresse	Cochlearia officinalis

Lungenwurm, Lungenegel, Lungenmilbe – Parasiten im Lungengewebe

Manche Tiere leben als Parasiten in den Lungen von Säugetieren, weswegen sie das Wort „Lunge“ im Namen tragen, wie folgende Beispiele zeigen:

Der Lungenegel (Paragonimus westermani) befällt Menschen und zahlreiche Tierarten. Er ist der einzige Wurmparasit des Menschen, der seinen Hauptsitz in der Lunge hat. Verbreitet ist er vor allem in Ostasien, auch in Teilen Südamerikas und Afrikas; weltweit sollen etwa 3,2 Millionen Menschen befallen sein.

Der erwachsene rötlichbraune bis fleischfarbene Wurm ist etwa 6 mm breit und 8 – 16 mm lang, oval bis rund, seine Haut mit schuppenartigen Dornen besetzt. Die ausgeschiedenen Wurmeier geraten in den ersten Zwischenwirt, bestimmte Wasserschneckenarten, und von dort in den zweiten Zwischenwirt, Süßwasserkrebse oder Krabben. Bei einer Mahlzeit aus ungenügend gekochten oder rohen Krebsen und Krabben gelangt der Lungenwurm in den Darm der Säugetiere, auch des Menschen; er bohrt sich durch die Wand des Jejunum und gelangt via Peritonealhöhle in andere Körperorgane, bevorzugt über Diaphragma und Pleurahöhle in die Lunge. Etwa 14 Tage später bilden sich in der Lunge entzündliche Reaktionen mit bis zu haselnussgroßen Hohlräumen (Cysten). Die Erkrankung (Paragonimiasis) führt zu allen möglichen uncharakteristischen Beschwerden, unter denen die einzige Konstante ein hartnäckiger Husten mit oft blutigem Sputum ist; in letzterem lassen sich Paragonimus-Eier nachweisen. Die Lebensdauer der Lungenegel ist beträchtlich und kann mehrere Jahre betragen; entsprechend kann sich die Lungenkrankheit über Jahre hinziehen. Nur in seltenen Fällen jahrzehntelanger Krankheit sind Einschränkungen der Lungenfunktion beobachtet worden.

Lungenmilben der Gattung Pneumonyssus leben in den Lungen von Affen; ein Befall des Menschen wird diskutiert. Sie sind endemisch im südlichen und mittleren Afrika und im südöstlichen Asien. Diese entoparasitisch lebenden Milben sind im Gegensatz zu anderen Arten ohne Panzer, sie besitzen keine stechenden Mundwerkzeuge und ernähren sich von Lymphe, Zelldetritus etc. in Lunge und Bronchien. Die Infektionskette geht von Säuger zu Säuger, ohne Zwischenwirt. Die Milben halten sich meist in hirsekorngroßen Hohlräumen auf, die als Knötchen von 2 – 4 mm Durchmesser imponieren und im Lungengewebe, meist subpleural, liegen. Diese Veränderungen erinnern im Röntgenbild an eine Tuberkulose, sie werden deshalb auch als Paratuberkulose bezeichnet. Eine Krankheitssymptomatik wird kaum beobachtet, die Lungenfunktion nicht beeinträchtigt.

Lungenwürmer sind Fadenwürmer aus den Familien Metastrongylidae und Dictyocaulidae. Sie verursachen bei Huftieren und anderen Säugern die Lungenwurmseuche mit Befall von Lungen, Bronchien und Lungengefäßen. Dies führt zu (Tracheo-)Bronchitis, Lungenentzündung und Lungenemphysem (Strongylose). Bei einigen dieser Würmer sind Schnecken Zwischenwirte. Menschen werden vor allem in Ost- und Südostasien befallen [2], auch vom Rattenlungenwurm (Angiostrongylus), welcher eine Hirnhautentzündung verursachen kann.

Syngamus laryngeus ist ein dem Hakenwurm nahverwandter Parasit, der in tropischen Gegenden häufig in den oberen Luftwegen verschiedener Vögel und Säuger gefunden wird. Eine Infektion des Menschen ist nur vereinzelt beschrieben worden. Der Wurm sitzt an der Schleimhautoberfläche der Trachea oder der großen Bronchien und verursacht Hustenattacken mit Blutungen. Die Diagnose dieser Lungensyngamosis genannten Krankheit ist durch den Nachweis der Wurmeier im Sputum möglich.

Der Lungenfisch – ein Fisch mit Lunge

Neben diesen Parasiten gibt es auch Tiere, die das Wort „Lunge“ im Namen tragen, weil sie im Laufe der Evolution beim Übergang vom Wasser zum Land lungenähnliche Organe gebildet haben.

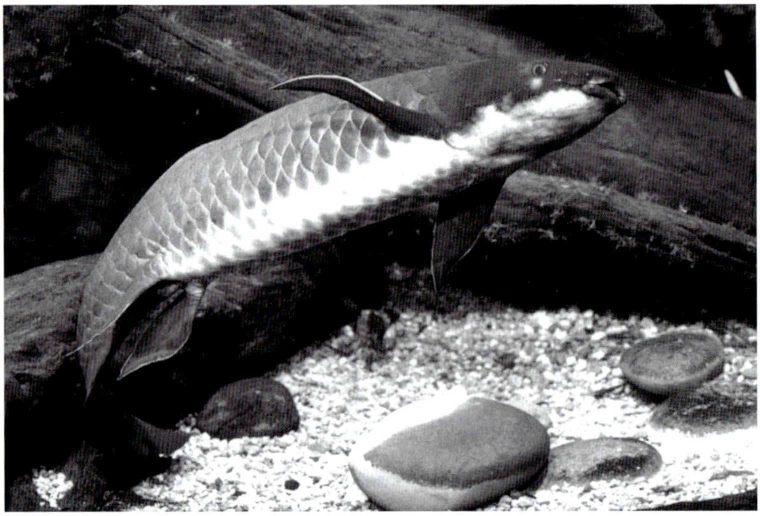

Abb. 14.**1** Lungenfisch.

Ein Beispiel ist die Ordnung der Lungenfische, die auch „Dipnoi", Doppelatmer, genannt werden. Die Entdeckung des Lungenfisches war revolutionär und seine systematische Einordnung gerade wegen seiner lungenähnlichen Atmungsorgane umstritten. So wurde er zuerst als Reptil, schließlich jedoch als Fisch eingestuft (Abb. 14.**1**).

Lungenfische waren von großer Bedeutung in der Zeit des Devon und des Paläozoikum, als rund vierzig Arten existierten. Heute finden sich noch sechs Arten [3]. Damals ging der aalförmige Fisch, der eine Länge von bis zu 2 Metern erreichen kann, als Raubfisch in den flachen Süßwasserhabitaten auf Beutefang [4]. Warum nun entwickelten diese Fische lungenähnliche Atmungsorgane? Es gab zwei Gründe: Zum einen war ihr Lebensraum ein sehr sauerstoffarmes Wasser, so dass sie nicht ausreichend Sauerstoff mithilfe ihrer Kiemen aufnehmen konnten[1]. Zum anderen kam es immer wieder zu Trockenzeiten, die die Lungenfische nur überleben konnten, wenn sie zur Luftatmung fähig waren [5]. Diese Trockenzeiten übersteht der Lungenfisch im Zustand des Sommerschlafs (Aestivation), einem Starrezustand, der mehr als vier Jahre dauern kann [5]. Wird es zu trocken, dann gräbt er sich in den Schlamm ein und umhüllt sich mit Schleim, der erhärtet und in dem er nur ein kleines, verschließbares Atemloch frei lässt. Wenn die Trockenzeit zu Ende geht, weicht Nässe diese Hülle auf, der Lungenfisch „erwacht" und kann im Wasser weiterleben.

Die Lungenfische entwickelten im Laufe der Evolution spezialisierte Lungen, die morphologisch der Schwimmblase des Fisches entsprechen. Sie sind gekammert, meist paarig und münden ventral in den Schlund; außerdem besitzen sie Lungenarterien und -venen. Heute gibt es noch drei Gattungen von Lungenfischen, die allesamt in der südlichen Hemisphäre leben: den Australischen (Neoceratodus mit einer Art: Neoceratodus forsteri), der nur eine unpaare, rechtsseitige Lunge hat, den Amerikanischen (Lepidosiren mit einer Art: Lepidosiren paradoxa), der auch Schuppenmolch genannt wird, und den Afrikanischen Lungenfisch (Protopterus mit vier Arten). Diese alle besitzen eine paarige Lunge, die Larven haben noch äußere Kiemen. Alle Lungenfische besitzen neben der Lunge auch Kiemen [1]. Bei seiner Ontogenese, seiner Embryonalentwicklung, durchläuft jeder Lungenfisch noch einmal den Übergang von Kiemen zur Lunge. Er spielt also sozusagen die evolutive Entwicklung noch einmal im Kleinen nach. Auch bei den Larven des Afrikanischen und Amerikanischen Lungenfisches sind äußere Kiemen zu finden. Sie bilden sich jedoch im Laufe ihres Lebens zurück [3].

[1] *Den geringen Sauerstoffgehalt des Wassers können die verschiedenen Arten der Lungenfische durch zwei Strategien umgehen oder kompensieren: Einmal durch die Lunge, die der Fisch nutzt, indem er regelmäßig an der Wasseroberfläche auftaucht und Luft schluckt. Die Australische Gattung braucht nicht einmal mehr dies, ist sie doch fähig, mit dem im Wasser vorhandenen Sauerstoff auszukommen.*

Die Lungenschnecke – Landeroberung dank „Lungenatmung“

Pulmonata – diese Tiere tragen die Lunge (Pulmo) direkt in ihrem Namen. Pulmonata sind die Lungenschnecken, eine Unterklasse der Schnecken, die mit circa 16 000 Arten weit verbreitet ist. Der Rest der Schneckenwelt gliedert sich in die Gattungen der Hinter- und Vorderkiemer, Bezeichnungen, die ebenfalls direkt Aufschluss geben über die Atmungsorgane dieser Tiere. Die Schnecken bilden die größte Gruppe der Weichtiere. Ursprünglich lebten sie im Meer, dort sind noch heute die Arten der Hinter- und Vorderkiemer zu finden. Als die Schnecken das Land eroberten, mussten sie sich auf die Luftatmung umstellen. So entwickelten sie aus ihrer Mantelhöhle, in der die Kiemen und die Ausführgänge von Darm, Nieren und Geschlechtsorganen lagen, eine „Lungenhöhle“, mit der sie an Land atmeten. Sie ist mit einem engen Netz von Blutgefäßen ausgekleidet, den so genannten Trabekeln [1].

Schnecken haben an Land ein großes Problem: Ihnen droht ständig die Austrocknung. Das Tier schützt sich dagegen mithilfe verschiedener Strategien: durch Schleimabsonderung etwa oder durch ihr Gehäuse, in das sie sich bei großer Hitze und Trockenheit zurückziehen und das sie durch ein Kalkplättchen sogar verschließen kann. Manche Schnecken überleben zudem einen großen Wasserverlust: Die Weinbergschnecke kann bis zu 50 % ihrer Flüssigkeit verlieren, die von Gärtnern gefürchtete Nacktschnecke sogar 80 % [6]. Ein einfacherer Weg, eine Austrocknung zu vermeiden, war, sich wieder in die Nähe oder ins Wasser zurück zu begeben. Das hat ein Teil der Pulmonata getan, nämlich die Unterklasse der Wasserlungenschnecken (Basommatophora). Sie leben am Rand von Süß- und Brackwassergebieten, an Meeresküsten oder sogar im Süßwasser. Diese Schnecken haben in ihrer Lungenhöhle häufig sekundäre Kiemen ausgebildet [6], sind also in Bezug auf die Atmung in ihren ursprünglichen Zustand zurückgekehrt. Die zweite Unterklasse sind die Landlungenschnecken (Stylommatophora), die – wie bereits erwähnt – über die gefäßreiche Wand der Lungenhöhle atmen. Eine dritte Unterklasse bilden die Actophila, früher Altlungenschnecken (Archaeopulmonata) genannt, die als salzliebende Lungenschnecken am Meeresstrand und in den Mangrovenwäldern leben.

Quallen – Similia similibus

Medusa war in der griechischen Mythologie eine der Gorgonen, der monströsen Töchter der Meergötter Phorkys und Keto. Unter den drei Gorgonen war nur Medusa sterblich, sie wurde von Perseus getötet, der ihr den Kopf abschlug, dem Chrysaor und das geflügelte Pferd Pegasus entsprangen [7]. Medusa war ein Wesen mit Schlangenhaaren, ein hässliches, dämonisches Geschöpf, dessen Blick jeden tötete, indem er ihn zu Stein erstarren ließ. In der Biologie ist eine Meduse ein Stadium eines Meerestieres, das umgangssprachlich auch Qualle genannt wird. Ihr Name erklärt sich dadurch, dass ihr Körper an den umgedrehten Kopf der mythologischen Medusa erinnert: Die Schlangenhaare werden dann zu den Tentakeln, den Fangarmen. Beutetiere erstarren nicht unter ihrem Blick, sondern bei einer Berührung der Tentakel, deren Nesselzellen ein Gift ausströmen lassen, das tödlich sein kann [8]. Dem Menschen sind Medusen meist von Strandurlauben bekannt, wenn glibberige Reste angespült oder Badende von Quallen „angefallen“ und durch ihr Gift verletzt werden.

Es gibt zwei Quallenarten, deren Name pneumologischer Abstammung ist: die Lungenqualle und die Seelunge. Beide Arten besitzen weder eine Lunge noch parasitieren sie diese.

Die Lungenqualle, Rhizostoma pulmo, ist groß: Ihr Schirm kann einen Durchmesser von über 60 cm erreichen. Für den Menschen ist diese beeindruckende Qualle nicht gefährlich, da ihre Nesselgifte nur schwach wirksam sind. Rhizostoma pulmo lebt im Ostatlantik, der Nordsee, dem Mittelmeer, dem Roten und dem Schwarzen Meer sowie vor der Küste Südafrikas. Die Lungenqualle wird auch Blumenkohlqualle genannt [8]. Grund sind ihre Tentakel, die dicht und verzweigt sind und optisch an Lungengewebe – oder eben Blumenkohlröschen – erinnern.

Die Benennung dieser Spezies erfolgte also nach dem Äußeren – ein Prinzip, das seit der Signaturenlehre bekannt ist. Das Prinzip der Signatur besagt kurz, dass das Äußere das Innere widerspiegelt, dass man von den äußeren Merkmalen eines Tiers, einer Pflanze oder von Pflanzenteilen auf ihre Wirkung schließen könne (Abb. 14.**2**). Besonders bei Arzneipflanzen sollte sich in Morphologie,

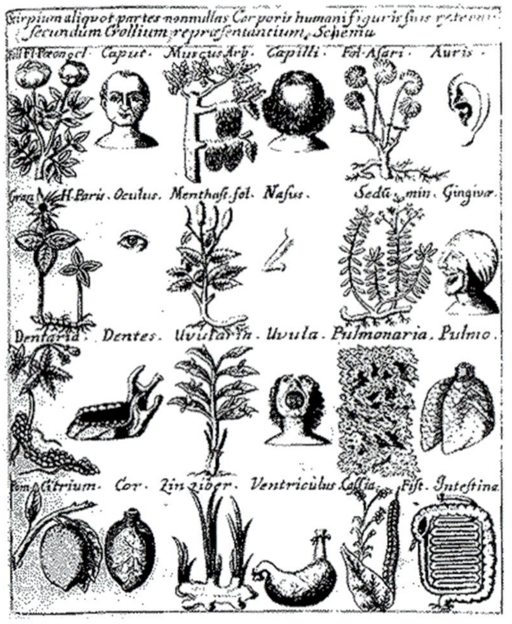

Abb. 14.**2** Gegenüberstellung von Teilen des menschlichen Körpers und ähnlich gestalteten Pflanzen (Wolfgang Ambrosius Fabricius 1653).

Farbe, Geruch und Geschmack die Heilwirkung zeigen [9]. Schon im Altertum verfuhr man nach diesem Prinzip, und bis ins 17. Jahrhundert berief man sich noch darauf [9]. Eines der bekanntesten Beispiele dieser Lehre ist die Alraune, Mandragora officinarum L. Ihre Wurzel erinnert an eine menschliche Gestalt, weshalb sie zu einer der berühmtesten Zauberpflanzen wurde [10]. Die Legende besagt, dass die Alraunwurzel schreit, wenn sie aus dem Boden gezogen wird, und zwar vergleichbar einem Kind bei der Geburt. Aus diesem Grund wurde Alraun als Heilpflanze genutzt im Zusammenhang mit Geburt, Abtreibung und auch Menstruation [11].

Im Falle der Lungenqualle kann man sich jedoch nicht, so weit bekannt, auf die Signaturenlehre berufen. Der Grund für ihren Namen ist eine reine optische Kongruenz mit dem Lungengewebe. Es ist nicht bekannt, dass ein Rückschluss auf irgendwelche inneren Heilkräfte gezogen wurde.

Anders ist es bei der Seelunge, Pulmo marinus, denn hier weiß man um eventuelle Heilkräfte, aber nichts über ihr Äußeres. Ihr Name ist nur aus antiken Schriften überliefert. Schon im 1. Jahrhundert nach Christus taucht ihr Name bei Pedanius Dioskurides auf, einem römischen Militärarzt, der damals ein Werk über die Arzneimittellehre verfasste. Im 39. Kapitel des 2. Buches schreibt er:

„[…] Frisch verarbeitet und aufgelegt hilft sie Gichtkranken und unter Frostbeulen Leidenden [12]."

Man weiß nicht, welche Qualle in der Antike unter dem Namen Pulmo marinus bekannt war. Heeger [8] vermutet, dass es sich um Pelagia noctiluca handelt. Grund ist, dass Plinius der Ältere von dem leuchtenden Schleim von Pulmo marinus berichtet, der, von der Oberfläche abgeschabt und auf verschiedene Gegenstände gestrichen, diese zum Leuchten brachte. Pelagia bedeutet griechisch „offenes Meer", das vom Lateinischen her stammende Noctiluca kann mit Nachtlicht – oder adjektivisch als „bei Nacht leuchtend" – übersetzt werden. Heute wird sie auch Leuchtqualle genannt, der Grund für den früheren Namen Pulmo marinus ist nicht bekannt [8]. Eine Abbildung, die Aufschluss über eventuelle optische Ähnlichkeiten mit der Lunge oder dem Lungengewebe geben könnte, war nicht zu finden. Auch betreffen die Erkrankungen, gegen die sie laut Pedanius Dioskurides helfen soll, nicht die Atemwege, was eine Verbindung mit der Signaturenlehre ausschließt.

Der lungenlose Salamander – Gefahr durch die Lunge

Salamander gehören zur Klasse der Amphibien. Sie atmen also über eine Lunge und zuweilen auch über die Haut. Einige dieser Tiere aber bildeten die Lunge zurück und verloren sie schließlich ganz, nämlich fast alle Angehörigen der ca. 23 Gattungen des lungenlosen Salamanders. Allein bei dem zu dieser Ordnung gehörenden Bachsalamander finden sich noch Reste einer Lunge. Dieser evolutive „Rück"-Schritt, also der Verlust der Lunge, war demnach so auffällig, dass er namengebend wurde.

Warum aber büßten diese Salamander ihre Lunge ein? Als Grund wird vermutet, dass sie ursprünglich in kühlen, sauerstoffreichen Bergbächen lebten, die rasch strömten. Durch die Luft in der Lunge erhielten sie einen Auftrieb im Wasser, durch den sie leicht abgetrieben werden konnten. Um dieser Gefahr zu entgehen, entwickelten sich einerseits einige Arten, die sich vom Wasser so weit wie möglich unabhängig machten und zum Teil unterirdisch leben, andererseits solche, die keine Lunge mehr haben. Sie atmen, da sie keine Kiemen

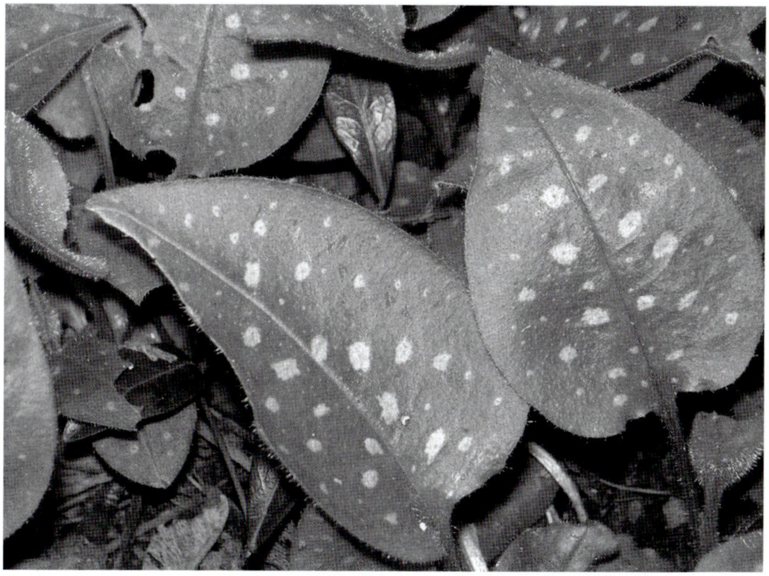

Abb. 14.**3** Lungenkraut (Blätter).

mehr besitzen, ausnahmslos über die Körper- und die Mundschleimhaut [5].

Bakterien/Viren

Auch manche „Mikroben" (Bakterien, Viren) tragen als Namen medizinische/anatomische Benennungen. Vor allem wenn sie pathogen sind, werden sie gern nach dem Organ benannt, das hauptsächlich befallen ist. Lungenbezogene Bezeichnungen werden also verwandt, wenn Lungenerkrankungen, z. B. Pneumonien hervorgerufen werden können. Zu nennen sind z. B. Chlamydia pneumoniae, Legionella pneumophilia, Mycoplasma pneumoniae, Pneumocystis carinii[2], Pneumokokken (Streptokokkus pneumoniae), Pneumoviren (Untergruppe: Respiratory syncytial Virus (RSV)). Weil der Zusammenhang zwischen den Namen und ihrer Herkunft eindeutig ist, erübrigt sich eine ausführlichere Beschreibung.

[2] *Neuer Name: Pneumocystis jiroveci [19].*

Lungenkraut – „tali formae tales vires conveniunt"[3]

Es gibt etwa 12 verschiedene Arten des Lungenkrautes Pulmonaria, das mit seinen rau behaarten Blättern zur Gattung der Boraginaceae (der Boretsch- oder Raublattgewächse) gehört. Charakteristisch sind seine dunkelgrünen, mit weißen Flecken versehenen Blätter (Abb. 14.**3**) und der Wechsel der Blütenfarbe: Anfangs blüht das Lungenkraut rötlich, später blau bis violett [1]. Dies geschieht, weil das Milieu in den Knospen zunächst sauer ist und nach der Bestäubung neutral bis leicht alkalisch wird (Abb. 14.**4**). Die Pigmente in den Blütenblättern reagieren auf den Wechsel des pH-Wertes.

Das Lungenkraut erhielt seinen Namen im Sinne der Signaturenlehre (s. o.), weil seine gefleckten Blätter die Wissenschaftler an das Lungengewebe erinnerten. Wegen seiner hell gefleckten Blätter wurde das Lungenkraut im Volk u. a. auch Fleckenkraut oder Lungenwurz genannt [13]. Die „Lunckwurtz" war laut der bekanntesten Schrift der Hl. Hildegard von Bingen, dem „Liber Sci Vias", ein Heilmittel gegen Blutspeien und eitrige Bronchitis [14]. Sie beschrieb die Zubereitungen des Krautes als Tee oder Essenz.

[3] *Giovanni Battista Porta (1538 – 1615), zitiert nach [8].*

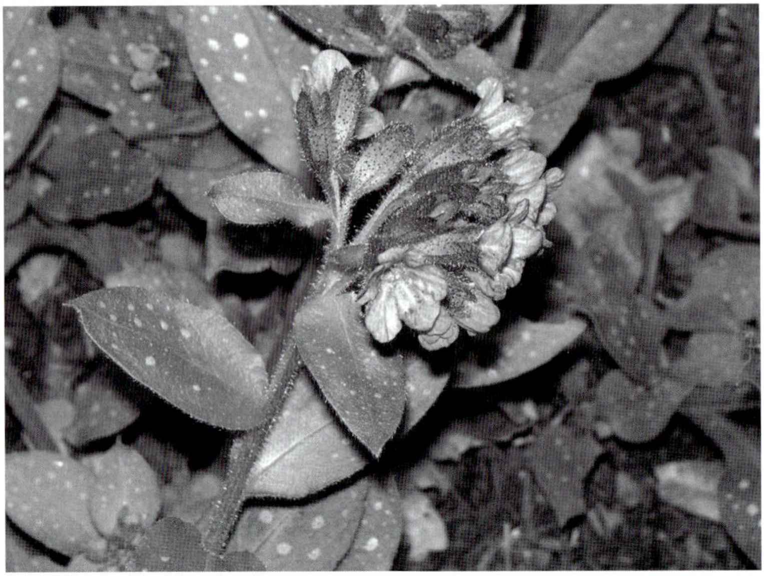

Abb. 14.**4** Blühendes Lungenkraut.

Im Falle des echten Lungenkrautes, Pulmonaria officinalis, sollen die reichlich enthaltenen Pflanzenschleime und Gerbstoffe wirklich eine leicht auswurffördernde, adstringierende und schleimlösende Wirkung haben. Es war in der Volksheilkunde bekannt als Mittel gegen Leiden der oberen und unteren Atemwege und ist auch heute noch Bestandteil einiger Bronchialtees [13].

Die Engländer haben übrigens eine ganz andere, legendäre Erklärung für die hell gefleckten Blätter: Sie nennen das Lungenkraut „Virgin Mary"s Milkdrops“ und erklären die Flecken damit, dass die Milch der heiligen Maria auf seine Blätter getropft sei. Auch in Deutschland existiert der Name „Unser-lieben-Frauen-Milchkraut“.

Lungenflechte

Eine weitere „pneumologische Pflanze“ ist die Lungenflechte, Lobaria pulmonaria. Ihre Ausbreitung beschränkt sich auf das Gebirge, wo sie in reiner Luft an alten Laubbäumen wächst [15]. Leider ist ihr Bestand wegen der Immissionen und wegen forstwirtschaftlicher Nutzungsmethoden gefährdet [1]. Was sind Flechten? Sie sind eine perfekte Symbiose aus Algen und Pilzen; sie entstehen dadurch, dass ein Pilz die Alge ummantelt, sie zum Teil durchwuchert oder mithilfe von Ausstülpungen ins Innere der Algenzelle eindringt [15]. Während der Pilz von der Alge Zucker oder Zuckeralkohole für seinen Kohlenhydratstoffwechsel erhält, liefert er ihr Wasser und Mineralstoffe und schützt sie vor zu starken Lichtstrahlen. Flechten sind faszinierende Geschöpfe, die noch in Kältewüsten der Hochgebirge, in Arktis und Antarktis überleben können. Sie können z.T. einer Kälte von bis zu -196 °C standhalten. Lobaria pulmonaria erhielt ihren Namen genau wie das Lungenkraut wegen ihres Äußeren, das an die Oberfläche der Lunge erinnert. Sie ist hellbraun/grün mit kleinen Einstülpungen auf der Oberfläche [1]. Auch die Lungenflechte wurde bei Erkrankungen der oberen und unteren Atemwege, z.B. bei Bronchitis, Reizhusten, Rhinitis, verwendet [13].

Lungenmoos

Ebenfalls als „Lungenflechte“ wird Cetraria islandica bezeichnet, das auch „Lungenmoos“ „Blutlungenmoos“ oder „Isländisches Moos“ genannt wird. Trotz dieser Bezeichnungen ist Cetraria islandica eine Flechte. Sie ist in ganz Europa zu finden. Cetraria islandica wurde u.a. bei Reizhusten verwendet [13], bei Keuchhusten, Asthma und Lungentuberkulose. In jeder Apotheke findet man noch heute Hustenpastillen „Isländisch Moos“.

Lungenenzian

Der Lungenenzian, Gentiana pneumonanthe, ist eine Moor- und Heidepflanze, die unterhalb von 1000 Meter gedeiht [16]. Sie wird umgangssprachlich auch „Lungenblume“ [17] oder „weißer Dorant“ genannt. Das geschützte Enziangewächs war früher ein Heilmittel bei Lungenkrankheiten, worauf ihr Name zurückgeht. Der Lungenenzian ist bedroht und nur noch selten zu finden. Häufig umflattert der Lungenenzian-Ameisenbläuling, Glaucopsyche alcon, die Enzianpflanzen. Dieser Tagfalter aus der Familie der Bläulinge, der auch kleiner Moorbläuling genannt wird, ist selten und oft aus der Landschaft verschwunden. Seine Raupen ernähren sich von Gentiana pneumonanthe. Da die Pflanze lange Zeit jedoch kurz vor dem Aussterben stand, haben sie sich zuweilen auch an anderen Enzian-Arten gelabt.

Lungenkresse

Die Lungenkresse, Cochlearia officinalis, heißt eigentlich „echtes Löffelkraut“. Ein weiterer Name war „Skorbutkraut“, was auf den hohen Gehalt an Vitamin C hinweist, der die Blätter als Mittel gegen Skorbut über Jahrhunderte besonders in der Seefahrt verbreitete. Die Pflanze wurde eingesalzen und in Fässern auf die Schiffe verfrachtet [18]. Auch als Küchenkraut wurde sie verwendet. Warum sie unter dem Namen „Lungenkresse“ bekannt ist, ist nicht bekannt.

Der vorliegende Überblick hat gezeigt, wie vielfältig die Tiere und Pflanzen sind, die nach der Lunge benannt sind. Vielfältig sind auch die Gründe dafür: Parasiten der Lunge, Besitz oder Verlust der Lunge, Ähnlichkeit mit dem Lungengewebe oder Heilmittel gegen Lungenleiden. Da die Lunge und die mit ihr verbundene Atmung, der Atem/Odem, von alters her eine zentrale Rolle nicht nur als Lebenshauch, sondern auch in der Heilkunst einnahm, ist diese weit gefächerte Namensgebung nachzuvollziehen. Faszinierend bleiben die jeweiligen Gründe, die hier hoffentlich anschaulich geschildert wurden.

Danksagung

Ich danke Herrn Joachim Spanehl, Petersberg, und Herrn Privatdozenten Dr. Stefan Schulz, Bochum, sowie dem Deutschen Tuberkulose-Archiv, Fulda, herzlich für ihre Unterstützung.

Literatur

[1] Lexikon der Biologie in fünfzehn Bänden. Heidelberg: Spektrum
[2] Steinmann P. et al. Occurrence of Strongyloides stercoralis in Yunnan Province, China, and Comparison of Diagnostic Methods. PLoS Negl Trop Dis 1 (1): e75. doi: 10.1371/journal.pntd.0000075
[3] Lüling K-H. Die Lungenfische und der südamerikanische Kurzschwanzaal: (Dipnoidea, Synbranchidae.) Heidelberg: Spektrum 1996
[4] Campbell NA, Reece JB. Biologie. Heidelberg: Spektrum 2003
[5] Ullstein Lexikon der Tierwelt. Frankfurt am Main 1974
[6] Westheide W, Rieger R . Spezielle Zoologie. Teil 1: Einzeller und Wirbellose Tiere. München: Spektrum 2007
[7] Der Kleine Pauly. Lexikon der Antike in 5 Bänden. München: Deutscher Taschenbuch Verlag 1979
[8] Heeger T. Quallen – gefährliche Schönheiten. Stuttgart: Hirzel 2004
[9] Jüttner G. Die Signatur in der Pflanzenabbildung. Pharmazeutische Zeitung Nr. 51 23 Dezember 1971
[10] Scherf G. Zauberpflanzen, Hexenkräuter. Mythos und Magie heimischer Wild- und Kulturpflanzen. München: Blv 2003
[11] Telesko W. Die Weisheit der Natur. Heilkraft und Symbolik der Pflanzen und Tiere im Mittelalter. München: Prestel 2001
[12] Pedanius Dioscurides aus Anazarba. Fünf Bücher über die Heilkunde. Aus dem Griechischen übersetzt von Max Aufmesser. Hildesheim: Olms 2002
[13] Hiller K, Melzig M. Lexikon der Arzneipflanzen und Drogen in zwei Bänden. Erfstadt: Sonderausgabe area verlag GmbH 2005
[14] Britz-Kirstgen R. Phytochemische Untersuchungen an Senecio cacaliaster L., Echinacea angustifolia DC und Pulmonarfia officinalis L. Bonn: Dissertation 1985
[15] Sitte P. et al. Strasburger. Lehrbuch der Botanik. Heidelberg 2002
[16] Schmeil O. Flora von Deutschland und angrenzenden Ländern. Wiebelsheim: Quelle und Meyer 2000
[17] http://de.wikipedia.org/wiki/Lungen-Enzian (06.10.2007)
[18] http://de.wikipedia.org/wiki/Cochlearia_officinalis (06.10.2007)
[19] Stringer JR, Beard CB, Miller RF, Wakefield AE. A new name (pneumocystis jiroveci) for Pneumocystis from humans. Emerg Infect Dis [serial online] 8: 2002 (a)

15 „Die stumme Schwester" – ein Fieberthermometer in der Weltliteratur[1]

C. Mörgeli

Das 1924 veröffentlichte Werk „Der Zauberberg" des deutschen Schriftstellers Thomas Mann gehört zu den inhaltreichsten und am besten durchkomponierten Romanen, die je geschrieben wurden. Die Atmosphäre eines Lungensanatoriums (Abb. 15.**1**) im Schweizer Hochgebirge spiegelt in beklemmender Weise die desolate Seelenverfassung der bürgerlichen Gesellschaft vor dem Ersten Weltkrieg; der Roman bietet eine scharfsinnige, pessimistische Diagnose der damaligen geistigen, politischen und ökonomischen Zustände. Auffallend groß ist aber auch des Autors Interesse an medizinischen Fragen, insbesondere an den Verfahren der Diagnostik wie Auskultation, Perkussion, Röntgen oder Thermometrie. Unter anderem beschreibt Thomas Mann ein „stummes" Fieberthermometer, welches verängstigte oder simulierende Patienten im Unklaren über die Höhe ihrer Temperatur lassen sollte. Handelte es sich bei der „stummen Schwester" („silent sister", „la soeur muette") um eine rein dichterische Fiktion oder um ein tatsächlich verwendetes Fieberthermometer?

„Da war im vorigen Jahre Fräulein Kneifer, Ottilie Kneifer, durchaus von Familie, die Tochter eines höheren Staatsfunktionärs. Sie war wohl anderthalb Jahre hier und hatte sich so vortrefflich eingelebt, dass sie, als ihre Gesundheit vollkommen hergestellt war – denn das kommt vor, man wird zuweilen gesund hier oben –, dass sie auch dann noch um keinen Preis fort wollte. Sie bat den Hofrat von ganzer Seele, noch bleiben zu dürfen, sie könne und möge nicht heim, hier sei sie zu Hause, hier sei sie glücklich; da aber lebhafter Zudrang herrschte und man ihr Zimmer benötigte, so war ihr Flehen umsonst, und man beharrte darauf, sie als gesund zu entlassen. Ottilie bekam hohes Fieber, sie ließ ihre Kurve tüchtig ansteigen. Allein man entlarvte sie, indem man ihr das gebräuchliche Thermometer mit einer „Stummen Schwester" vertauschte. – Sie wissen noch nicht, was das ist, es ist ein Thermometer ohne Bezifferung, der Arzt kontrolliert es, indem er ein Maß daran legt, und zeichnet die Kurve dann selbst. Ottilie, mein Herr, hatte 36,9, Ottilie war fieberfrei." [1]

So erzählt der temperamentvolle Italiener Settembrini dem Hamburger Ingenieur Hans Castorp einen eindrücklichen Fall vollständiger Akklimatisierung an eine Hochgebirgsklinik. Als Settembrini vermutet, Castorp habe – durch die neue Umgebung geschwächt – der Geschichte nicht ganz folgen können, erwidert dieser eilfertig: „Nein, wirklich, ich habe alles verstanden! Die Stumme Schwester ist also nur eine Quecksilbersäule, ganz ohne Bezifferung – Sie sehen, ich habe es vollkommen aufgefasst!"

Thomas Mann: Erfahrungen und Beobachtungen

Wir wissen, dass sich Thomas Mann (Abb. 15.**2**) von persönlichen Erlebnissen und von den Briefen seiner Frau Katja zur Niederschrift des „Zauberbergs" anregen ließ. Katja Mann weilte wegen eines durch Tuberkulose verursachten apikalen Lungenprozesses – damals Lungenspitzenkatarrh genannt – zweimal während einiger Monate im Bündner Hochgebirge. Thomas Mann besuchte sie im Frühsommer 1912 in Davos und verbrachte drei Wochen als Hospitant im deutschen Waldsanatorium (Leitung Dr. Friedrich Jessen). Er schrieb über seinen Davoser Aufenthalt: „Ich leiste hier meiner gebesserten, aber noch keineswegs hergestellten Frau Gesellschaft und gewöhne mich mühsam an die 1600 m. Ein paar Tage lang machten sie mir sogar Fieber, so dass der Professor mich schon profitlich lächelnd für offenbar tuberkulös und einer längeren Kur bedürftig erklärte." [2]

Eine leise ironische Überlegenheit gegenüber Medizin und Mediziner ist denn auch im Roman „Der Zauberberg" jederzeit spürbar. Das Ehepaar Mann erlebte den Kurort Davos in einer Zeit, in der die Tuberkulose im Prinzip als heilbar galt. Un-

[1] *Überarbeitete Fassung. Der ursprüngliche Artikel erschien in der Schweizerischen Zeitschrift für Medizin und medizinische Technik 1988; 10 (3): 31 – 34*

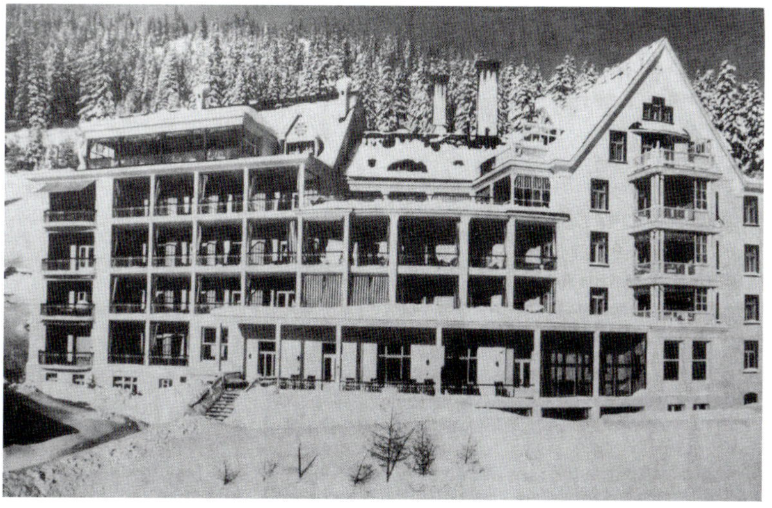

Abb. 15.1 Schauplatz der Weltliteratur: Das „Waldsanatorium Dr. Jessen“ in Davos, heute „Waldhotel Bellevue“ (Thomas-Mann-Archiv, Zürich).

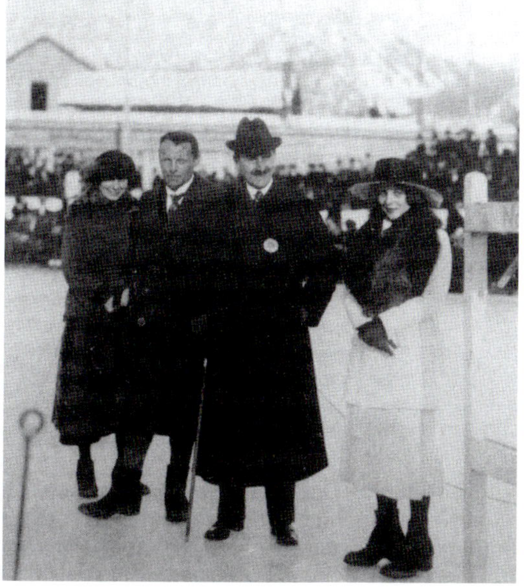

Abb. 15.2 Thomas Mann (zweiter von rechts) anlässlich eines Davoser Aufenthaltes anfangs Februar 1921 (Thomas-Mann-Archiv, Zürich).

bedingte Voraussetzung bildete allerdings eine strenge höhenklimatische Liegekur, unterstützt durch geeignete Ernährung und allenfalls einer maßvollen Tuberkulintherapie. In den Sanatorien, die von den Patienten nicht selten als Zuchtanstalten empfunden wurden, herrschte militärische Disziplin. Der Tuberkulose-Tyrann Behrens, ganz Typus des jovialen Haudegens, gibt im „Zauberberg“ ein kaum stark überzeichnetes Bild vieler damaliger Kurärzte [3].

Im September 1913 begann Thomas Mann mit der Niederschrift des Romans, den er erst elf Jahre später vollenden sollte. Das Motiv Krankheit faszinierte ihn für sein literarisches Anliegen stark, doch behandelte er auch rein wissenschaftliche Fragen der Medizin außerordentlich detailliert und präzis. Der „Zauberberg“ bedeutet eine einzigartige medizinhistorische Quelle, insbesondere zum Stand der Lungendiagnostik nach der Jahrhundertwende. Dem Thermometer hat Thomas Mann ein ganzes Kapitel gewidmet [4], welches er im Jahr 1921 – also 3 Jahre vor Abschluss des Werkes – an verschiedenen Lesungen in Aarau, Solothurn, Bern, St. Gallen, Luzern und Zürich vorstellte. Im gleichen Jahr weilte er noch einmal vier Tage in Davos und führte sich den bereits vergeistigten „Zauberberg“ wieder vor Augen. In medizinischen Fragen ließ sich Thomas Mann vom Internisten und Vererbungsforscher Ernst Hanhart (1891 – 1973) beraten, bei dem er anlässlich mehrerer Züricher Aufenthalte logierte. Im November 1921 vervollständigte der Schriftsteller sein medizinisches Wissen, indem er die Vormittage einer vollen Woche im weißen Mantel in der Züricher Universitätspoliklinik zubrachte [5].

Hat Thomas Mann damals in Zürich oder schon in Davos eine „stumme Schwester“, ein Thermometer ohne Skala, beobachten können? War das von ihm so ausführlich beschriebene Instrument ein Produkt seiner Phantasie oder ein wirklich verwendeter Fieberthermometer? Heute können sich auch betagte Schweizer Kurärzte und Lungenpatienten nicht an den Einsatz eines derartigen Fieberthermometers erinnern; in keiner medizinhistorischen Sammlung hat sich unseres Wissens eine „stumme Schwester“ erhalten. Die im 18. Jahrhundert hergestellten, rechtwinklig gebogenen Thermometer, die dem Patienten auch keinen Einblick auf die Skala gewährten, hatten einzig den Zweck, den messenden Arzt vor dem „Dunstkreis der Respiration des Patienten“ zu schützen [6]. Und dennoch muss Thomas Mann die „stumme Schwester“ in der klinischen Anwendung gesehen haben. Das Instrument existierte nämlich wirklich!

Die Erfindung

Anfangs Oktober 1896 stand in der angesehenen amerikanischen Fachzeitschrift „Medical Record“ die knappe Meldung: “A new thermometer without visible scale until the tube is covered with an outer case has been presented by Dr. Mercier to the Zurich Medical Society. It is intended for use in cases of inquisitive patients when it is thought best that they should be kept ignorant of their thermic condition.“ [7].

Tatsächlich hatte ein Dr. med. Aimé Mercier am 11. Januar 1896, anlässlich der 5. Wintersitzung der Ärztegesellschaft des Kantons Zürich, seine neue Erfindung präsentiert: ein stummes Thermometer (Abb. 15.**3**).

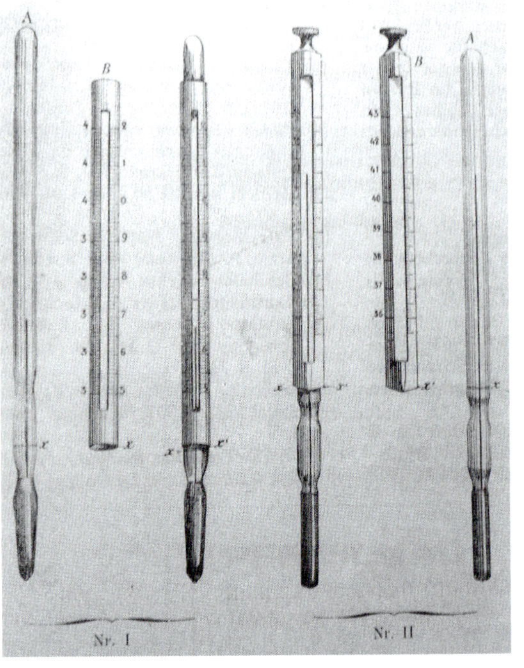

Abb. 15.**3** Das stumme Thermometer nach Dr. Mercier: Nr. I mit oben offener Metallskala, die bis zum Einstellungsstrich verschoben werden kann. Nr. II mit oben geschlossener Metallskala, bei welcher der Einstellungsstrich ohne weiteres mit der Glassäule korrespondiert. (Katalog der Firma Hausmann, 1896.)

Die Glassäule allein, somit das eigentliche stumme Thermometer, wurde dem Patienten zum momentanen Gebrauch überlassen; die Metallskala blieb in den Händen des Arztes, der Vertrauensperson in der Familie oder des Pflegepersonals. Nach erfolgter Messung schob der Arzt die Metallhülse über die Glassäule, brachte den Strich auf der Glassäule in Übereinstimmung mit dem Strich der Metallhülse und konnte so die Temperatur ablesen. Dem kurzen Referat Merciers schloss sich eine Demonstration verschiedener Modelle des stummen Thermometers an. In der Diskussion äußerten sich fünf Kollegen grundsätzlich positiv, aber ohne Begeisterung über die neue Erfindung. Einer befürchtete sogar, die Patienten könnten sich durch bloße Schätzung der Quecksilbersäule Aufschluss über die Höhe ihrer Temperatur verschaffen [8].

Trotz dieser vorerst eher lauen Aufnahme von Merciers Instrument stellte das Sanitätsgeschäft Hausmann in St. Gallen das „stumme Thermometer nach Dr. Mercier“ 1896 in ihrem Katalog als medizinische Neuheit vor: „Zahlreich sind die Fälle, in welchen einerseits die Temperatur eines Patienten gemessen werden soll, andererseits aber das Ergebnis der Messung, wenn die Temperatur gestiegen oder nicht gesunken ist, den Kranken aufregt. Unter Umständen geraten gewisse Kranke (man denke an erregbare Frauen im Kindbett, Fieberzustände bei psychotischen Wesen etc., vor allem an jene Unglücklichen, die sich in den ersten Stadien der Phthise befinden) in eine solche Unruhe, dass das Allgemeinbefinden dann beeinträchtigt wird. Solche Gemütserregungen treten meist in Fällen auf, in denen regelmäßige Messungen am notwendigsten wären (nicht hohes Fieber, aber Exazerbationen). Der Arzt steht dann vor dem Dilemma, entweder, um den wünschenswerten Aufschluss über die Temperaturverhältnisse zu haben, durch Messungen die Seelenruhe etc. des Patienten zu veranlassen (sic), oder von der Thermometrie Abstand zu nehmen.“ [9].

Die Firma Hausmann betonte, dass ein solches Instrument bis dahin nicht existiert habe. Es sei nun endlich möglich, durch die dem Kranken verheimlichte Messung vielen früheren Übelständen abzuhelfen: „die praktische Wichtigkeit des Instruments liegt auf der Hand."

Der Erfinder

Dr. med. Boris-Jules-Aimé Mercier (Abb. 15.**4**) wusste aus eigener Erfahrung um die psychische Belastung der Temperaturmessung für die Patienten, ganz besonders für Tuberkulöse: Von 1893 an wirkte er einige Zeit als Kurarzt in einem Hochgebirgssanatorium in Arosa. Mercier wurde 1849 als Bürger der Stadt Neuchâtel in Boudry geboren. Sein Vater Charles-Jules (1815 – 1881) praktizierte nach dem Medizinstudium als promovierter Arzt in Colombier und Boudry, seine Mutter Julie-Catherine war eine geborene Baronesse d"Uxkull [10]. Nach dem Besuch des renommierten Lausanner Privatinstituts „College Gaillard" studierte Aimé Mercier Medizin an der Universität Bern, wo er 1873 doktorierte [11]. Danach wirkte er bis 1887 als Landarzt und Chirurg in Cossonay, 1887/88 in la Tour-de-Peilz und zuletzt bis 1888 in Sépey. Im Alter von 38 Jahren beschloss der Allgemeinpraktiker Mercier, sich ausschließlich der Psychiatrie zuzuwenden; er meldete sich für die freiwerdende Stelle eines Assistenzarztes an der Klinik Burghölzli in Zürich[2]. Die Erkundigungen, welche Burghölzli-Direktor Auguste Forel über Merciers charakterliche und fachliche Fähigkeiten einzog, waren überaus günstig, so dass Mercier sein neues Amt am 1. Juni 1888 antreten konnte. Die Jahresbesoldung von 1500 Franken war für den Familienvater dreier Kinder allerdings zu gering, so dass er schon nach wenigen Monaten als Assistenzarzt demissionieren musste. Zurückgekehrt in seine Landpraxis in Sépey, übersetzte Mercier ein Buch des deutschen Psychiaters Kraepelin für den Eigengebrauch ins Französische. Als im August 1888 die besser entlöhnte Stelle eines „Sekundararztes" und stellvertretenden Klinikdirektors am Burghölzli frei wurde, bewarb sich Mercier wiederum mit Erfolg.

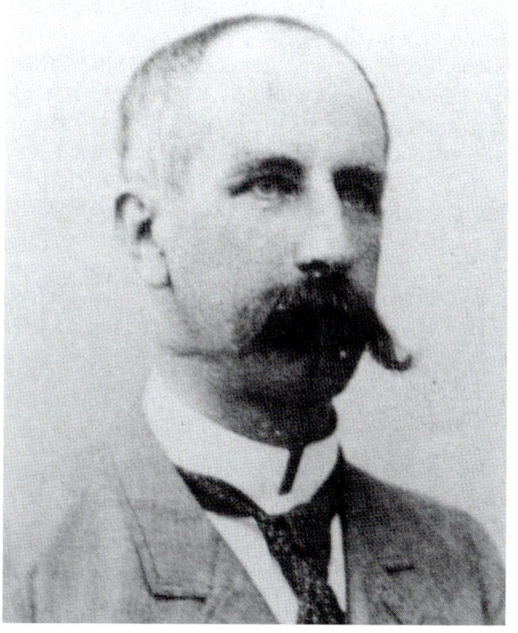

Abb. 15.**4** Dr. med. Aimé Mercier (1849 – 1913), der Erfinder der „stummen Schwester". (Sammlung Forel, Medizinhistorisches Institut der Universität Zürich.)

In seiner anstrengenden Anstaltsarbeit beeinträchtigten ihn indessen zunehmend gesundheitliche Beschwerden: Er litt an einer Pneumonie mit ausgedehnter Pleuritis. Zum Bedauern Forels, der seinem Oberarzt „Pflichteifer und Liebe zu den Kranken" attestierte, musste Mercier im August 1893 eine Kurarztstelle im klimatisch günstigeren Arosa antreten [12]. Als wissenschaftliche Frucht seiner Zürcher Zeit veröffentlichte er 1894 immerhin eine umfangreiche, wenn auch wenig originelle hirnanatomische Arbeit [13]. Sein Lungenleiden scheint sich später stabilisiert zu haben; Aimé Mercier starb noch nach seiner Ehefrau, der Französin Fleurie-Francisca Deleuil (1852 – 1909) im Jahre 1913 auf der Durchreise in Prilly, nachdem er bis zuletzt als Arzt in Presinge bei Genf tätig war [14].

Eine vergessene und überholte Erfindung

Mercier ist mit keinen weiteren Erfindungen hervorgetreten. Das stumme Thermometer ist sein einziger Beitrag zur Diagnosetechnik geblieben und wurde erstaunlich schnell vergessen; weder für

[2] *Bei der Zusammenstellung der biographischen Daten von Aimé Mercier waren P. Y. Favez (Waadtländische Kantonalarchive) und J. Courvoisier (Staatsarchiv des Kantons Neuenburg) in verdankenswerter Weise behilflich.*

den Erfinder noch für die Herstellerfirma ist das Instrument zum Geschäft geworden. Dank dem drastischen Rückgang von Tuberkulose und Kindbettfieber hat das Wissen um die Körpertemperatur für die Patienten viel von seinem Schrecken verloren und bedeutet kaum mehr eine unzumutbare psychische Belastung. Hinzu kommt, dass für die letzten Jahrzehnte ein wenn nicht verbessertes, so doch offeneres Verhältnis zwischen Arzt und Patient festgestellt werden darf, welches eine umfassende Information durch den Arzt voraussetzt. Die Verheimlichung des Messergebnisses der Fiebertemperatur lag da nicht im Trend der Zeit. Dass der Patient die Quecksilbersäule manipuliert – auch heute noch ein erhebliches Diagnoserisiko –, konnte ohnehin auch mit dem stummen Thermometer nicht verhindert werden. Aus diesen Gründen hat sich die „stumme Schwester“ des Doktor Mercier in der Medizin nicht durchgesetzt. Im Roman „Der Zauberberg“ hat ihr Thomas Mann aber ein unvergängliches literarisches Denkmal errichtet.

Literatur

[1] Mann Thomas. Der Zauberberg. In: Gesammelte Werke 3. Verlag S. Fischer 1974, p. 124 f.
[2] Brief von Thomas Mann an Hans von Hülsen (1890 – 1968) Juni 1912, Dietmar Grieser: Schauplätze der Weltliteratur. München/Wien 1976, p. 16
[3] Löffler Wilhelm. 100 Jahre Davos auf medizingeschichtlichem Hintergrund. Bern/Stuttgart 1966, p. 19
[4] Mann Thomas. Der Zauberberg. In: Gesammelte Werke 3. Verlag S. Fischer 1974, p. 226-256
[5] Mann Thomas. Tagebücher 1918 – 1921. Verlag S. Fischer 1979, p. 554
[6] Vollmann Rudolf. Die Anfänge der klinischen Thermometrie. In: Ciba-Zeitschrift 93. Basel 1944, p. 3318
[7] Medical Record 50 vom 3.10.1896. , p. 502
[8] Correspondenz-Blatt für Schweizer Ärzte, Jg. 26. Basel 1896, p. 152
[9] Geschäfts-Berichte von C. Fr. Hausmann, Schweiz, Medicinal-, Sanitäts-, Grosso- und Fabrikations-Geschäft, 2. Jg. St. Gallen 1896, p. 36
[10] Livre d"or de Belles-Lettres de Neuchâtel 1832 – 1907. Neuchâtel 1909, p. 5
[11] Vulliemin Charles, Muyden Berhold van, Cart William. Le Collège Gaillard et son fondateur. Lausanne 1901, p. 160
[12] Akten Mercier im Züricher Staatsarchiv StAZ S. 322.1. Siehe auch Auguste Forel: Rückblick auf mein Leben. Zürich: Europa-Verlag 1935, p. 162
[13] Mercier Aimé. Les coupes du système nerveux central: Instruments de travail et accessoires, durcissement, enrobements, elaboration et manipulation des coupes, systèmes des series, methodes de coloration, imprégnation métallique etc. Paris: Ruef et Cio 1894
[14] Siehe Anm. 11

16 Ein deutscher Soldatenfriedhof in der Schweiz

M. Petzoldt

Die Hochgebirgsklinik Davos – mittlerweile die einzige deutsche Klinik in der Schweiz – bewahrt auf ihrem großen Areal einen Friedhof mit den Ruhestätten deutscher Soldaten, ein nur scheinbar historischer Widerspruch, der sich in diesem Beitrag noch auflösen wird. Wechselhafte 11 Jahrzehnte liegen hinter der Hochgebirgsklinik Davos. Heute versteht sich die Klinik als internationales Zentrum zur Behandlung von allergischen und nicht-allergischen Erkrankungen der Atemwege und der Lunge, der Haut und der Augen bei Kindern, Jugendlichen und Erwachsenen.

Es bestehen Verträge mit der deutschen Kranken- und Rentenversicherung. Durch das Freizügigkeitsabkommen zwischen der Schweiz und EU-Europa in Verbindung mit dem Vertragsarztrecht-Änderungsgesetz sind die Rechte der Inanspruchnahme dieses einzigartigen Angebotes im Hochgebirge für Versicherte der deutschen Sozialversicherung deutlich gestärkt worden.

Wer von der Kulmer Passhöhe hinunter ins Davoser Tal wandert und zunächst der Autostraße Klosters – Davos folgt, betritt rechterhand nach wenigen Schritten das Gelände der Hochgebirgsklinik Davos. Auf dem Wege durch alten Baumbestand zur Klinik trifft man bald auf ein durch eine niedrige Natursteinmauer abgegrenztes Areal. Hält man, neugierig geworden, inne, findet man einen gepflegten Friedhof mit gleichförmigen, schlichten Grabsteinen (Abb. 16.**1**), nach deren Inschriften hier deutsche Soldaten ruhen.

In diesem Jahr jährt sich zum 89. Male, dass am Ende des 1. Weltkrieges deutsche Soldaten , die zur Tuberkulose-Behandlung in die neutrale Schweiz geschickt worden waren und hier verstarben, auf einem kleinen Waldstück innerhalb des Geländes der deutschen Hochgebirgsklinik Davos Wolfgang ihre letzte Ruhestätte gefunden haben.

Wie kam es dazu?

Davos gilt mit 1560 Metern ü. M. als höchstgelegene Stadt Europas und war seit dem Wirken des aus Mannheim stammenden Arztes Alexander Spengler als Kurort für die damals nicht medikamentös behandelbare Tuberkulose weltbekannt geworden. Herman Burchard, wohlhabender Kaufmannssohn aus Hamburg, war 1890 nach Davos gekommen, hatte hier Heilung seines schweren Leidens erfahren und rief daraufhin aus Dankbarkeit und christlicher Überzeugung die „Deutsche Heilstätte Wolfgang" ins Leben. Zweck dieser Stiftung war „die Behandlung von erkrankten Personen mit der Maßgabe, dass ohne Ansehen von Konfession oder Nationalität vornehmlich minderbemittelte Patienten aufgenommen werden sollten".

Während des 1. Weltkrieges war der Patientenstrom nach Davos zurückgegangen. Viele Kliniken standen nahezu leer. Die am Krieg beteiligten Länder einigten sich darauf, Schwerverwundete und Kranke auszutauschen, beziehungsweise in der neutralen Schweiz kurieren zu lassen. Robert Deininger schreibt:

„Die ersten kamen am 26. Januar 1916 in dem Hochgebirgsort an. In der Höhenklinik ‚Valbella'[1] *kurierten deutsche Soldaten durch Giftgas verursachte Lungenschäden und Tuberkulose aus, woran nicht wenige erkrankten. In einer Untersuchung ist vermerkt, dass im Ersten Weltkrieg 28 Prozent aller im Feld erkrankten Soldaten an dieser Krankheit litten. Zwischen 1916 und 1919 wurden in Davos und seiner Umgebung rund 2500 Kriegsteilnehmer behandelt. Viele starben und wurden auf dem alten Davoser Friedhof beigesetzt (mit militärischen Ehren; zunächst gab die Ehrensalve ein Zug Schweizer Soldaten ab, später nur ein Chargierter mit einer Pistole). Diese Gräber wurden später eingeebnet"* [1].

Wegen seines heilkräftigen Klimas hat Davos Weltruf erlangt und kam nun in die Situation, dass Soldaten, die sich während des Krieges feindlich gegenüberstanden jetzt am gleichen Ort sich begegneten und gleicherweise auf ärztliche Hilfe angewiesen waren. Neue Möglichkeiten für die getrennte Unterbringung und die Behandlung der betroffenen Soldaten mussten gesucht werden. Zur Standortfindung und zur Beschreibung des Krankheitsverlaufes heißt es im Ärztlichen Bericht der

---

[1] *rätoromanisch: bedeutet „schönes Tal".*

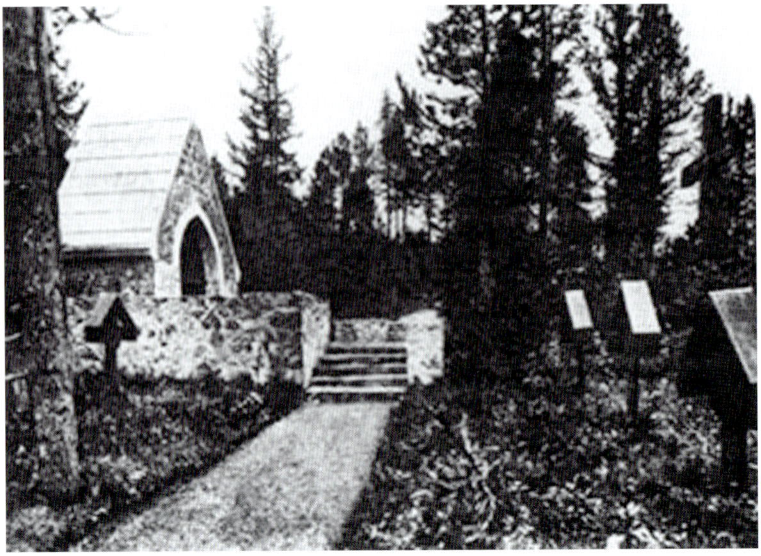

Abb. 16.**1** Internierten-Ehrenfriedhof (Archivbild).

Militärabteilung III der Deutschen Heilstätte in Davos vom 21.9.1918:

„Die Militärabteilung der Deutschen Heilstätte in Davos wurde am 1. Oktober 1918 eröffnet. Sie ist untergebracht in dem für diesen Zweck gepachteten, etwa in der Mitte zwischen Davos-Platz und Davos-Dorf in geschützter, sonniger etwas erhöhter Lage gelegenen früheren Hotel „Bellavista“[2]. Das Haus ist hygienisch vollkommen eingerichtet und bietet Raum zur Aufnahme von 50 Militärpersonen. Die für den Betrieb einer Lungenheilstätte erforderlichen Nebenräume (Untersuchungszimmer, Laboratorium, Desinfektionsraum usw.) konnten in den vorhandenen Räumlichkeiten zweckentsprechend untergebracht werden, so dass bauliche Veränderungen nicht erforderlich waren.“

Die Belegung des Hauses erfolgte allmählich in der ersten Hälfte des Oktobers. Aufgenommen waren 47 Fälle von Lungentuberkulose (darunter 18 geschlossene, 23 offene), 1 Fall von Wirbeltuberkulose und 1 Fall von Rekonvaleszenz nach Grippe und Lungenentzündung. Die Lungentuberkulosen sind nach dem Erkrankungszustand der Lungen in folgenden Stadien (nach Turban/Gerhard) zu verteilen:

- Stadium I 18
- Stadium II 15
- Stadium III 14 Fälle.

[2] *rätoromanisch: bedeutet „schöne Aussicht“.*

An Komplikationen kamen vor: vier Mal akute fieberhafte Bronchitis, ein Mal akute Laryngitis, ein Mal Kehlkopftuberkulose, ein Mal Darmtuberkulose, ein Mal Haemoptoe, ein Mal Spontan-Pneumothorax, zwei Mal chronische Pleuritis, ein Mal Spondylitis ankylopoetica, ein Mal periproktitischer Abszess, ein Mal Urticaria, ein Mal chronische Herzmuskelentzündung.

Unter den 3 Entlassenen befanden sich zwei Fälle von geschlossener Lungentuberkulose des ersten Stadiums (ohne Bazillen aufgenommen und ohne Bazillen entlassen) und ein Fall von Rekonvaleszenz nach Grippe und Lungenentzündung.

Die Behandlung war vorwiegend hygienisch-diätetisch. In einzelnen Fällen wurden Sonnenbäder verordnet. Von spezifischen Präparaten wurden Alt-Tuberkulin Koch und I. K. Spengler angewandt. Statistische Angaben und weitere Mitteilungen über die Erfolge der Behandlung sind wegen der Kürze der Behandlungszeit noch nicht möglich“ [2].

Neben der Unterbringung in dem eben erwähnten ehemaligen Hotel Bellavista fanden die erkrankten deutschen Soldaten Aufnahme in dem 1919 vom Deutschen Reich übernommenen „Deutschen Kriegerkurhaus“, das nach dem 2. Weltkrieg schließlich von der Bundesrepublik Deutschland als „Höhenklinik Valbella“ bis zum Jahr 2004 weitergeführt wurde. Die noch verbliebenen behandlungsbedürftigen 29 Patienten in der „Militärabteilung der Heilstätte“ wurden schlussendlich, als das Deutsche Reich keine Mittel mehr bereitstellte, im

September 1919 in der Deutschen Heilstätte in Davos-Wolfgang aufgenommen [3].

„Schon Anfang 1917 erklärte sich der Vorstand der Heilstätte bereit, im Park nahe der Passhöhe das Gelände für einen Kriegerfriedhof zur Verfügung zu stellen. Herman und Olga Burchard bestritten die Kosten“ [4].

Im Entwurf zum Vertrag der Deutschen Heilstätte Davos mit dem Deutschen Reich vom 6. Juni 1918 heißt es: *„Die Deutsche Heilstätte in Wolfgang bei Davos, vertreten durch ihren Vorstand, überlässt dem Deutschen Reichsfiskus, vertreten durch die Abteilung für Gefangenenfragen bei der Kaiserlich Deutschen Gesandtschaft in Bern, am Nordwestrand des Heilstätten-Besitztums ein Waldstück zu freiem Eigentum zwecks Bestattung der während ihres Aufenthaltes in Davos verstorbenen Internierten. Das Waldstück ist ungefähr 2000qm groß und wird von Seiten des Reichsfiskus mit einer Mauer vom übrigen Heilstättenbesitz wie vom Nachbargrundstück abgegrenzt.*

Die Deutsche Heilstätte überlässt dem Deutschen Reichsfiskus das Stück Land ohne jede Kosten und räumt ihm das dauernde Ruherecht für die verstorbenen Internierten ein.

Der Platz darf nie anderen Zwecken nutzbar gemacht werden und bleibt nach erfolgter Herstellung nur seiner Bestimmung erhalten. Der Deutsche Reichsfiskus verpflichtet sich, den Platz als würdigen Waldfriedhof herzurichten“ [5].

Nach erfolgter Fertigstellung des Friedhofes übernahm die Deutsche Heilstätte die dauernde Pflege des Ganzen und verpflichtete sich, ihn immer in würdigem Zustand zu erhalten. Somit war die Voraussetzung geschaffen, dass nach Kriegsende die in Davos verstorbenen deutschen Armeeangehörigen auf dem alten Friedhof in Davos exhumiert und auf den am 27. Oktober 1918 eingeweihten Wolfgang-Ehrenfriedhof umgebettet werden konnten (Abb. 16.**2**, Abb. 16.**3**). Es waren zunächst 43, später kamen noch etliche hinzu, so dass nun neben den 53 Soldaten und Offizieren fünf Zivilinternierte, ein weiterer Zivilist sowie der im Jahr 1923 verstorbene Gründer und Stifter Dr. Ulrich Hermann Burchard nebst Frau (verstorben 1953; Abb. 16.**4**), deren Tochter (verstorben 1923) und deren Sohn Dr. Julius F. W. Burchard (verstorben 1999) im Wolfgang-Gräberfeld ruhen.

In einer der damaligen Tageszeitungen, „Davoser Blätter“, vom 9.11.1918 ist zu lesen: *„Der deutsche Internierten-Ehrenfriedhof in Davos-Wolfgang wurde am vorletzten Sonntag in aller Stille von der Deutschen Heilstätte in Pflege übernommen. Herr Hauptmann von Zitzewitz sprach im Namen der Internierten einige Worte des Dankes, worauf Herr Konsul Burchard in tiefempfundener Rede erwiderte. Er gedachte der Toten und ihres Kriegsherrn, des deutschen Kaisers, der stets der Heilstätte seinen besonderen Schutz angedeihen ließ, dankte Herrn Ar-*

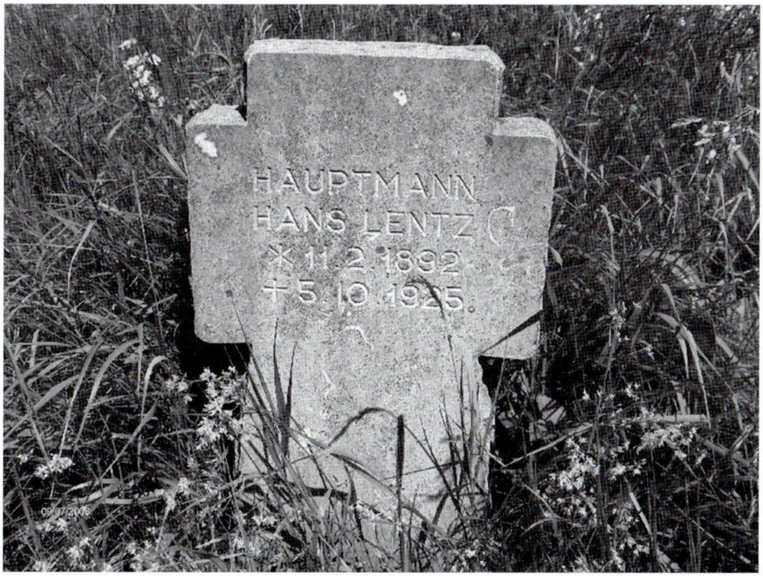

Abb. 16.**2** Grabstelle (Foto M. Petzoldt).

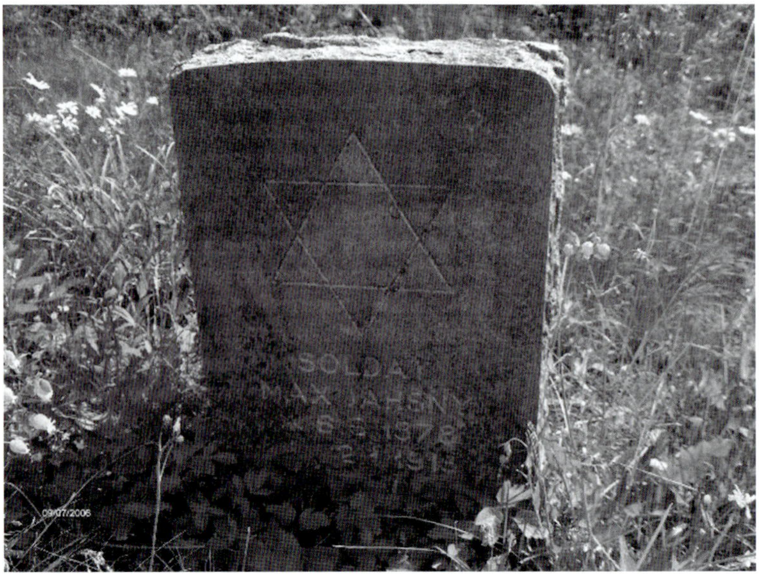

Abb. 16.**3** Grabstelle (Foto M. Petzoldt).

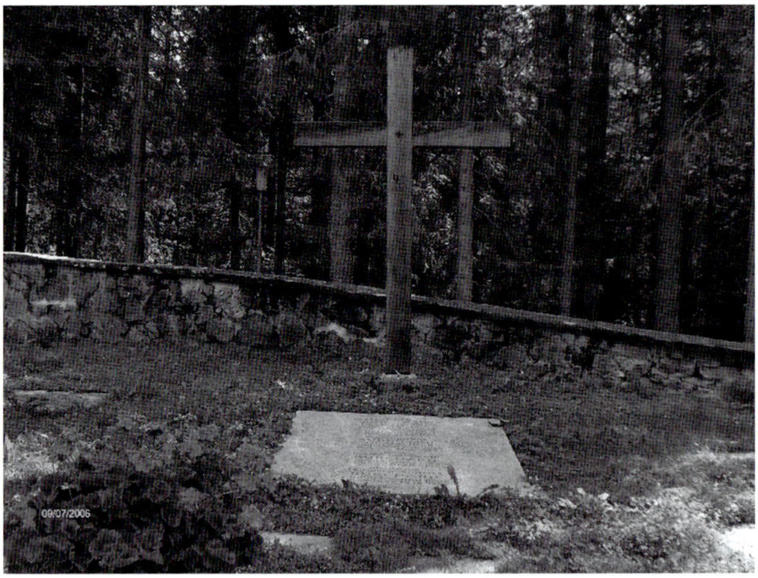

Abb. 16.**4** Grabstelle der Familie Burchard (Foto M. Petzoldt).

chitekt Klein, der die von Herrn Professor Gaul in Berlin für den Ehrenfriedhof gegebenen Anregungen treulich durchführte, und den internierten Arbeitern, denen die Herstellung so trefflich gelang. Zum Schluss versprach er, dass die deutsche Heilstätte allezeit den Friedhof sorgsam pflegen werde, um so durch ehrendes Gedächtnis der toten Helden den Dank des Vaterlandes abzustatten" [6].

Dr. Julius Burchard beschreibt in seinem zurückblickenden Bericht vom 7. Februar 1981 die Ereignisse während und nach dem Ersten Weltkrieg: *„Wir hatten damals nicht nur internierte deutsche Soldaten, sondern es wurden in Davos auch lungenkranke verwundete Kämpfer der Westmächte versorgt"* [7].

Zusammenfassend kann gesagt werden, dass es dem überlegten Handeln und dem mutigen Einsatz vom Vorstand der Heilstätte Wolfgang und dem Gründerehepaar Herman und Olga Burchard zu verdanken ist, dass die während des 1. Weltkrieges an Tuberkulose erkrankten und in Davos verstorbenen deutschen Soldaten eine gemeinsame Ruhestätte gefunden haben. Johannes Seelaender erwähnt in seiner Abhandlung „Soldatenfriedhof Davos Wolfgang“ [8]: „Geblieben ist der Ehrenfriedhof mit seinen fast 60 Soldatengräbern und der Ruhestätte der Gründerfamilie Burchard. Er präsentiert sich, gepflegt und einladend und regt zu Ruhe, Besinnung und Gebet an. An zentraler Stelle des kleinen Waldfriedhofes befindet sich eine steinerne überdachte Gedenkstätte, eine schlichte, kleine Ehrenhalle mit dem Kaiser-Wilhelm-Kreuz und einem Gedenkstein, der die folgende Inschrift trägt (Abb. 16.**5**):

HIER RUHEN IN FRIEDEN
DEUTSCHE KRIEGER
IN GASTLICHER FREMDE
FERN DER HEIMAT
STARBEN AUCH SIE
FÜR DAS VATERLAND

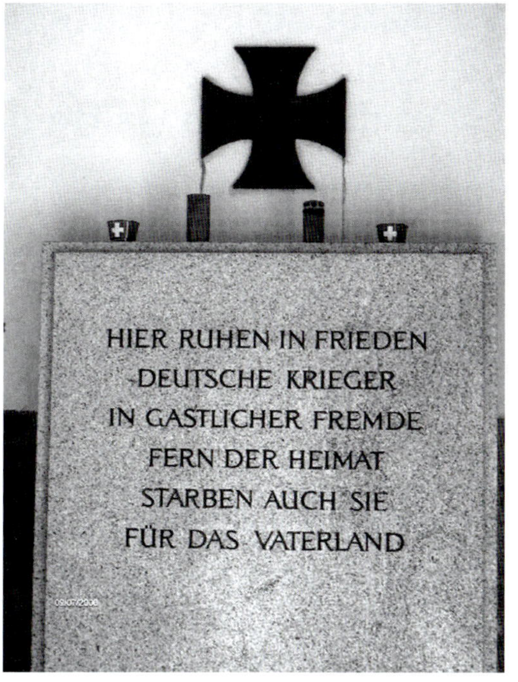

Abb. 16.**5** Ruhestätte (Foto M. Petzoldt).

Literatur

[1] Deininger R. Letzte Ruhe in Davos. Deutsche Soldaten in neutraler Schweiz bestattet. Stimme und Weg. 2/2001

[2] Ärztlicher Bericht der Militärabteilung III der Deutschen Heilstätte in Davos vom 21.9.1918 in Stiftungsratsarchiv der Hochgebirgsklinik Davos.

[3] Burchard JFW. Deutsche Heilstätte Davos und Agra. In: Stiftungsratsarchiv der Hochgebirgsklinik Davos. 1897 – 1918, p. S. 24f.

[4] das.

[5] Entwurf zum Vertrag der Deutschen Heilstätte Davos mit dem Deutschen Reich vom 6. Juni 1918. In: Stiftungsratsarchiv der Hochgebirgsklinik Davos.

[6] Davoser Blätter. Friedhof der Internierten in Wolfgang. In: Dokumentationsbibliothek Davos. 1918, Nr. 41

[7] Labedzke R. Geschichtliche Anmerkungen zur Hochgebirgsklinik Davos Wolfgang. In: Stiftungsratsarchiv der Hochgebirgsklinik Davos. August 2003, p. S. 19

[8] Seelaender J. Soldatenfriedhof Davos Wolfgang, 2. überarbeitete Ausgabe. In: Dokumentationsbibliothek Davos. zusammengestellt im September 1989, p. S.6

17 Natur als Heilstätte und pädagogischer Ort – die Wald- und Freiluftschulidee und ihre Entwicklung in der ersten Hälfte des 20. Jahrhunderts

I. Hansen-Schaberg

Um die größte Volksseuche, die Tuberkulose, die im Zuge der Industrialisierung und der Zusammenballung von Menschen in Elendsquartieren in Europa grassierte, einzudämmen, wurden zwischen 1904 und 1950 weltweit Hunderte von Wald- und Freiluftschulen nach dem Vorbild der Charlottenburger Einrichtung zur Bekämpfung der Tuberkulosegefahr bei Kindern im Schulalter gegründet. Aus der Beobachtung heraus, dass Kinder mit einem stabilen Gesundheitszustand seltener an Tuberkulose erkranken, wurden in der Waldschule die Abwehrkräfte der Kinder durch eine gute Ernährung und Bewegung im Freien gestärkt. Zugleich sollten sie zumindest zeitweise aus den krankmachenden Wohnverhältnissen befreit und zudem beschult werden. Die Entwicklung im Kaiserreich, in der Zeit der Weimarer Republik, in der NS-Zeit und in den Nachkriegsjahren und die Auswirkungen von ärztlichem und pädagogischem Zusammenwirken sind Gegenstand dieser Untersuchung aus der Historischen Bildungsforschung.

Die Gründung von Wald- und Freiluftschulen als Mittel gegen die Tuberkulose

Die zuerst von dem Kinderarzt Dr. Adolf Baginsky entwickelte Idee, Waldschulen am Rande der Großstadt zu errichten, und sein bereits 1881 gestellter Antrag an die Berliner Stadtverordnetenversammlung stieß jedoch zuerst auf Ablehnung [1]. Erst zwei Jahrzehnte später fand die Vorlage „Gründung einer Waldschule für Gemeindekinder“ Zustimmung in der Charlottenburger Gemeinde und konnte mit der Bewilligung von 32 000 Reichsmark realisiert werden [2]. Am 1. August 1904 wurde die erste Waldschule überhaupt, „als eine soziale Tat und ein pädagogisches Experiment“ [2] von dem Stadtschulrat Hermann Neufert und dem Schularzt Dr. Bernhard Bendix in Westend am Saume des Grunewalds mit 95 Schülerinnen und Schülern eröffnet (Abb. 17.**1**). Die Unterlagen der Charlottenburger Schulverwaltung geben dazu die folgende Auskunft: „Der Vaterländische Frauenverein übernahm die wirtschaftliche Verwaltung sowie den Aufbau der Anstalt zum Selbstkostenpreis und stellte der Stadt außerdem eine Döckersche Wirtschaftsbaracke kostenlos zur Verfügung“ [3]. Die erste Waldschule war „für die blutarmen, skrofulösen, nervösen, herzkranken und lungenverdächtigen, aber normal begabten Charlottenburger Schulkinder“ vorgesehen, wie es im Bericht zum 25-jährigen Bestehen heißt [2]. Nach ärztlichem Attest wurden die ausgewählten Kinder, die aufgrund ihres Gesundheitszustandes dem Volksschulunterricht nicht folgen konnten, zunächst nur im Sommerhalbjahr tagsüber im Wald betreut: „Diese Kinder sollten durch viel Aufenthalt und Bewegung in reiner Luft sowie durch Gewährung nahrhafter Kost und geeigneter Bäder gekräftigt und dadurch widerstandsfähiger gemacht, gleichzeitig aber auch unterrichtlich soweit versorgt werden, daß ihr Vorwärtskommen in der Schule gesichert blieb“ [3]. Wegen der eingeschränkten Leistungsfähigkeit dauerte der tägliche Unterricht nur 2 – 3 Stunden (Abb. 17.**2**) und wurde nach 35 Minuten durch eine kurze Pause und nach dem Mittagessen durch eine zweistündige Ruhepause im Liegestuhl unterbrochen [4] (Tab. 17.**1**). Trotzdem sollte nach

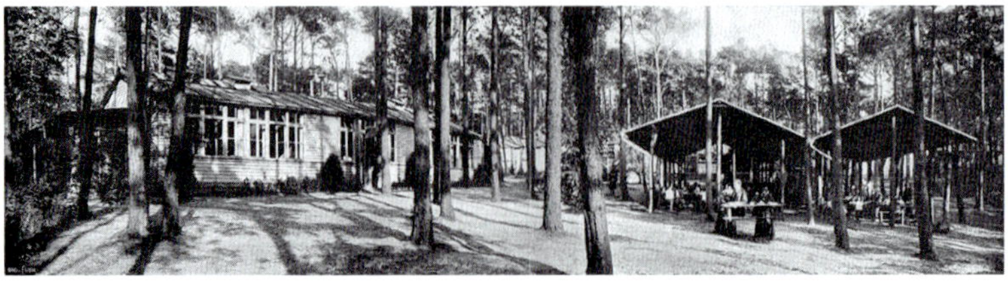

Abb. 17.**1** Waldschule in Charlottenburg. Schulbaracke, Spielhalle. Quelle: [15] Anhang.

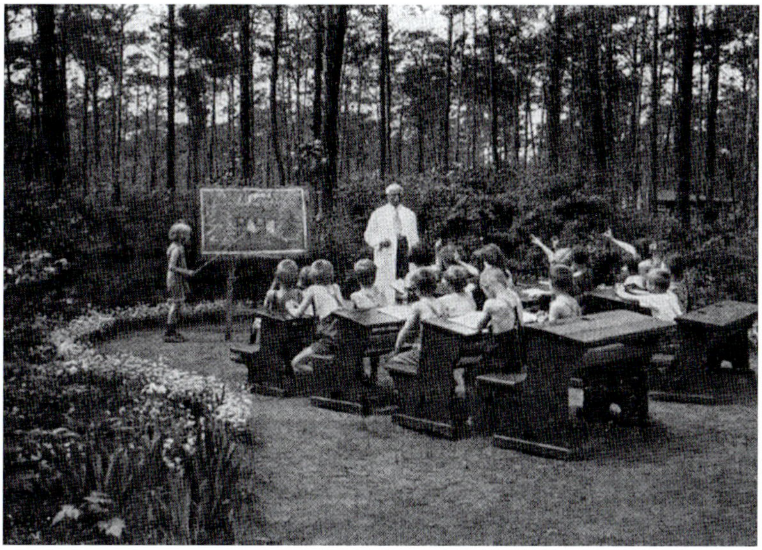

Abb. 17.**2** In der Luftklasse beim Märchenlesen in der Charlottenburger Waldschule. Quelle: [2], S. 8.

Tabelle 17.**1** Zusammenstellung der Merkmale der Charlottenburger Waldschule nach den Quellen [2], [4].

Aufenthalt im Freien
Nahrhafte Kost
Unterricht 2–3 Stunden täglich
35 Minuten pro Unterrichtseinheit
2 Stunden Ruhepause im Liegestuhl
20 Kinder pro Klasse

den Waldschulmonaten der Wiedereintritt in die jeweilige Volksschulklasse gewährleistet sein, deshalb wurde der Lehrplan der Gemeindeschule beibehalten, aber auf das Wesentliche beschränkt [4]. Die Klassenfrequenz betrug durchschnittlich 20 Kinder, damit dem individuellen Bedürfnis besser Rechnung getragen werden konnte, wie es heißt, und man hoffte mit dieser Maßnahme auch, einen vergleichbaren Wissens- und Kenntnisstand wie in der mit ca. 40 – 50 Kindern besetzten Klasse der Gemeindeschulen erzielen zu können [4].

Der von dem damaligen Schulleiter Jaesrich erstattete Bericht gibt darüber Auskunft, dass in den ersten 25 Jahren des Bestehens der Waldschule rund 6000 *„in der Mehrzahl kranke Kinder aus wirtschaftlich schlecht gestellten Familien“* [5] für 6 Monate oder länger aufgenommen werden konnten und ärztlich überwacht, nachhaltig gekräftigt und gut ausgebildet wurden. Die hohe Zahl von 6000 Kindern erklärt sich dadurch, dass mit dem Umzug der Gemeinde-Waldschule im Jahre 1910 direkt in den Grunewald – und zwar 5 – 8 Minuten von den Bahnhöfen Eichkamp und Heerstraße entfernt, wo die Kinder abgeholt wurden – die baulichen Voraussetzungen für die ganzjährige Beschulung von 260 Kindern geschaffen worden waren [6].

Zum medizinischen Hintergrund erläutert der Schweizer Arzt Dr. August Rollier, die zeitgenössischen Anschauungen: „Die wesentlich auf dem Atmungswege entstehende tuberkulöse Infektion wird in den tracheobronchialen Drüsen aufgehalten und lokalisiert. Diese im Hilus (zwischen den beiden Lungenflügeln in der gegen der Luftröhrenverzweigung) gelegenen Drüsenpaketchen bilden die erste Verteidigungslinie des Organismus und können als häufigste Lokalisationspunkte der beginnenden Tuberkulose betrachtet werden. Ist der Kindesorganismus genügend widerstandsfähig, so macht die Infektion hier Halt, und die Tuberkulose wird überwunden oder zumindest unwirksam“ [7]. Es wurde damals davon ausgegangen, dass 95 % aller Kinder infiziert werden, aber bei ausreichender Widerstandskraft eine Art „Selbstimpfung“ erfolgt, die einen relativen Schutz auch im Erwachsenenalter verspricht und eine „so genannte endogene Rückansteckung“ verhindert [7]. Deshalb sollte die Widerstandsfähigkeit im Kindesalter durch Sonnenkuren und Luftbäder gekräftigt werden, und dies nicht nur in der Schweiz, wo 1910

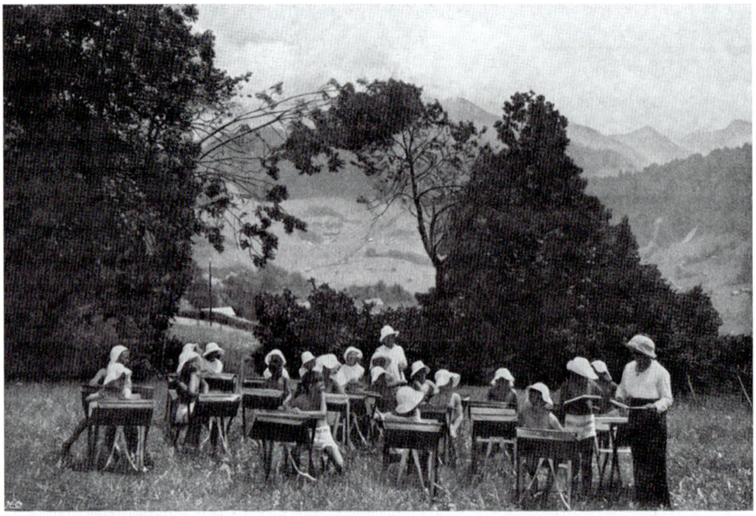

Fig. 16. Eine mobile Klasse im Amphitheater der Natur.

Abb. 17.**3** Eine Klasse der „Schule an der Sonne“ in Leysin. Quelle: [7] Nr. 16.

die „Schule an der Sonne“ bei Lysin für „besonders schwächliche, tuberkulosegefährdete Kinder“ als „erste Sonnen- und Freiluftschule im Höhenklima“ eröffnet wurde [8] (Abb. 17.**3**), sondern überall an den Rändern von Industriestandorten [9]. In Deutschland waren es, wie die 1930 vom Zentralinstitut für Erziehung und Unterricht erhobene Bestandsaufnahme über Freiluft- und Waldschulen zeigt, etwa 200 Einrichtungen, an die ein Fragebogen verschickt wurde, von denen aus 49 Orten eine Antwort erfolgte, u. a. aus Dortmund, Frankfurt a. M., Magdeburg, Mönchengladbach, Chemnitz, Kassel, Braunschweig, Hannover, Danzig und Dresden [10]. Überall wurden Gesundheitsbögen geführt, z. B. in der Waldschule der Stadt Magdeburg, die „neben den körperlichen und psychischen Beobachtungen und Veränderungen den Aufnahmebefund, ärztliche Verordnungen, Teilnahme am Haltungsturnen, Höhensonnenbestrahlungen usw.“ registrierten, und: „Wöchentlich wird das Körpergewicht und am Anfang und Ende jeder Kur werden die Größe, die spirometrischen und dynamometrischen Messungen eingetragen“ [11]. Die medizinischen Erfolge waren evident, aber nach dem jetzigen Stand der Forschung kann keine Aussage darüber getroffen werden, ob es eine Auswertung der damals erhobenen Daten gibt.

In Anlehnung an die überzeugende Arbeit der deutschen Tuberkuloseheilstätten und der Berliner Waldschule entwickelte sich in ganz Europa, außerhalb der Großstädte Den Haag, London, Paris, Brüssel, Wien, Rom, Barcelona u. a., und selbst in den USA und in Japan eine beeindruckende Vielfalt von „Open-Air Schools“, z. B. allein in England und Wales waren es 1935: „94 day and 35 residential open-air schools, accommodating in all 14,705 children. In addition to these schools, which are particularly appropriate for delicate children, there are also 37 sanatorium schools for the treatment of pulmonary tuberculosis where 2382 children are in residence, and 63 hospital and convalescent cripple schools, many of whose beds are allocated to surgical tuberculosis“ [12].

Der Kampf wurde gegen die Folgen der Armut, also gegen Krankheit und dadurch bedingte Bildungsmängel, geführt. Es ging aber nicht nur um die Verbesserung des Gesundheitszustandes, sondern auch um die Errichtung einer Gegenwelt, um die sittliche Gefährdung und die „Gefahr seelischer Verkümmerung“ zu bekämpfen, kurz um „einen Schutz vor der Ungunst häuslicher Verhältnisse, vor den Gefahren und Verlockungen des Asphalts“ [13]. Diese zivilisationskritische Haltung hatte moralische und religiöse Ziele und ein romantisierendes „Zurück zur Natur“ zur Folge (Abb. 17.**4**). Ausschlaggebend für die Standortwahl waren die folgenden klimatischen und landschaftlichen Vorzüge: „Waldgelände, vorzugsweise Nadelwald, oft mit Birken durchsetzt, Buchen usw. – Berghänge mit schöner Aussicht, Südseite bevorzugt – Flußtä-

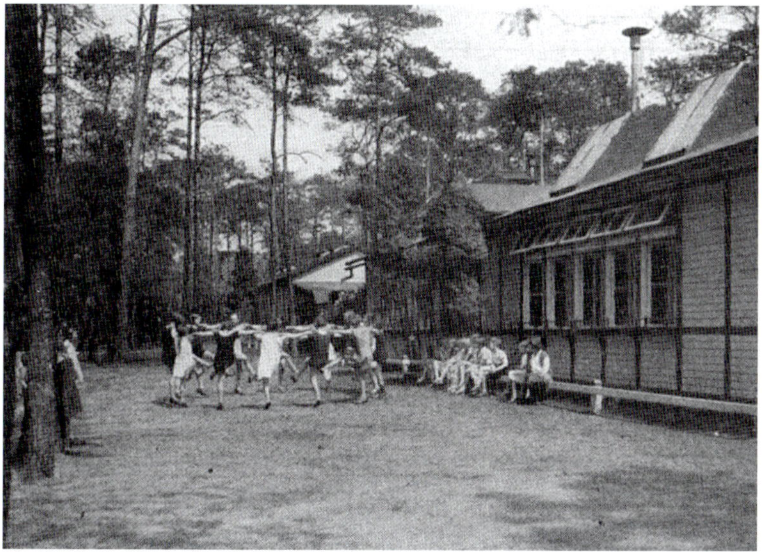

Abb. 17.**4** Ein Tänzchen in der Pause in der Charlottenburger Waldschule. Quelle: [2], S. 5.

ler – Parklandschaft – Rasenplätze am Waldesrand – Insellage – Grüngürtel der Stadt – Meer- und Waldlage – Sandboden bevorzugt – mildes Klima, ozonreiche Luft, ruhige, staubfreie Lage, schöne Aussicht mit Gelegenheit zu Waldwanderungen und Schwimmen“ [14].

Die naturnahe Lage hatte Auswirkungen auf die Lehrinhalte. Die Waldschulumgebung sollte möglichst den Ausgangspunkt für die Stoffauswahl unter heimatkundlichem Aspekt und „unter besonderer Berücksichtigung der Beobachtungs- und Erlebnismöglichkeit“ bilden [14]. Das ländliche Leben, die handwerkliche Betätigung, insbesondere die Gartenarbeit, Erdkunde und Naturkunde bekamen einen wichtigen Stellenwert. Damit wurde die Wald- und Freiluftschulbewegung schon früh ein konkretes Beispiel für die Möglichkeit von Reformen, wie der Zürcher Schularzt Dr. August Kraft schreibt: „Die Tatsache, dass in verhältnismäßig kurzer Zeit die Idee der Errichtung von Waldschulen ein so lebhaftes Interesse zu erwecken imstande war, beruht nicht oder zum geringsten Teil auf dem Reiz der Neuheit, welchen alle neuen Schöpfungen gemeinhin besitzen, sondern auf dem tief und allseitig empfundenen Bedürfnisse nach einer gründlichen Unterrichtsreform“ [15]. Zusammenfassend ist dazu festzustellen, dass sich in der Waldschule durch die Berücksichtigung der individuellen Leistungsfähigkeit, durch die Konzentration des Lehrstoffs und der Unterrichtszeit, durch die Hinwendung zum Kind und durch die Koedukation[1], durch den Unterricht im Freien, durch die Einbeziehung der Umgebung und die sinnvolle Nutzung der unterrichtsfreien Zeit, durch den Arbeitsunterricht und bewegliches Schulmobiliar und durch die Rhythmisierung und die Gestaltung des Tagesablaufs eine moderne Pädagogik entwickelte [16] (Tab. 17.**2**).

Die Entwicklung nach dem 1. Weltkrieg

Der Bedarf an Waldschulplätzen war immer deutlich höher, als Kapazitäten vorhanden waren, insbesondere bei der sozialen und gesundheitlich schwierigen Lage nach dem Ersten Weltkrieg. Es wurden zahlreiche Einrichtungen neu geschaffen,

[1] *Zur Praxis der Koedukation ist anzumerken, dass ein sozialisatorisch positiver Einfluss der Geschlechter aufeinander konstatiert wurde, wobei von geschlechtsspezifischen Anlagen und Neigungen ausgegangen wurde, denen z. B. durch „weibliche Handarbeiten“ und Unterricht in der Holzwerkstatt für Jungen Rechnung getragen wurde, siehe z. B. [1], 22–28. Zur Auseinandersetzung mit der Frage der Koedukation in der Geschichte der Erziehung und am konkreten Beispiel der Berliner Schulreform in der Zeit der Weimarer Republik siehe [40].*

Tabelle 17.**2** Zusammenstellung der Merkmale nach den Quellen [1] bis [4].

Beachtung der individuellen Leistungsfähigkeit
Konzentration von Stoff und Zeit
Hinwendung zum Kinde
Koedukation
Arbeitsunterricht
Gestaltung des Tagesablaufs

oftmals in ehemaligen militärischen Lagern und Baracken und mithilfe ausländischer Organisationen, vor allem der Quäker [17]. Allein in Charlottenburg wurden jährlich 800 Kinder aus den Volksschulen vorgeschlagen, die „zu ihrer gesunden Entwicklung für eine längere Zeit eine Beschulung außerhalb der Stadt brauchen" denn, wie Jaesrich die Berliner Verhältnisse 1929 – durchaus aktuell anmutend – beschreibt: „Die inneren Vororte mit Berlin zu einem Steinmeer zusammengeschlossen – Spielplätze und Anlagen der Zahl und Art nach unzureichend – das Spiel auf der von Lärm, Hast, Staub, Benzinduft erfüllten Straße bei dem heutigen Verkehr unmöglich – das Schulhaus ein Gegenstück zur Mietskaserne: angehäufte Menschenmassen! – Schlafstätte des Kindes oft dumpfe, überfüllte Wohnlöcher" [18].Während die Charlottenburger Waldschule mit ihrem reduzierten Lehrplan eine zeitlich befristete Alternative für geschwächte Kinder war, wurde 1921 für bereits erkrankte Kinder die Berliner Freiluftschule gegründet [19]. Ausschlaggebend für die Idee war die Erkenntnis, dass der monatelange Aufenthalt in einer Klinik erzieherische und unterrichtliche Maßnahmen wegen der ansonsten beobachteten Lethargie und Verwahrlosung erforderlich macht. Die Freiluftschule wurde an das Ambulatorium zur Behandlung drüsen-, knochen- und gelenkkranker Kinder angeschlossen und sollte die Therapie im Besonderen durch die Gesundheitslehre, den Tuberkulose-Unterricht und durch die gartenbauliche Betätigung sowie die Kleintierzucht und Pflege von Tieren in Aquarien, Terrarien und Insektarien unterstützen (Abb. 17.**5**). Sie wurde zu einer regulären Gemeindeschule mit eigenem Lehrplan, der u. a. die Aufklärung und Belehrung über Hygiene, Infektionswege, Prophylaxe, Krankheitsformen und Heilverfahren ausweist [20]. Beabsichtigt war es durch diesen Unterricht, das Kind „zum Gesundheitsapostel oder zum hygienischen Reformator der Familie" zu machen [21].

Auch der 1910 gegründeten Höheren Waldschule im Grunewald gelang der Ausbau zur öffentlichen Vollanstalt in der Zeit der Weimarer Republik. Ursprünglich ebenfalls nur von körperlich schwächlichen und erholungsbedürftigen Mädchen und Knaben der höheren Schulen gedacht, bekam sie 1923 den Status einer selbstständigen, das ganze Jahr geöffneten Tagesschule [22]. Unterrichtet wurde nach dem Lehrplan der Realschule mit Französisch als erster Fremdsprache. Von ihrem Selbstverständnis her lässt die Höhere Waldschule sich als Landerziehungsheim mit Tagesbetrieb und „Lebensstätte" der Jugend beschreiben, in der 330 Jungen und Mädchen aus allen Schichten der Berliner Bevölkerung den Tag zusammen verbrachten, gemeinsam unterrichtet wurden und

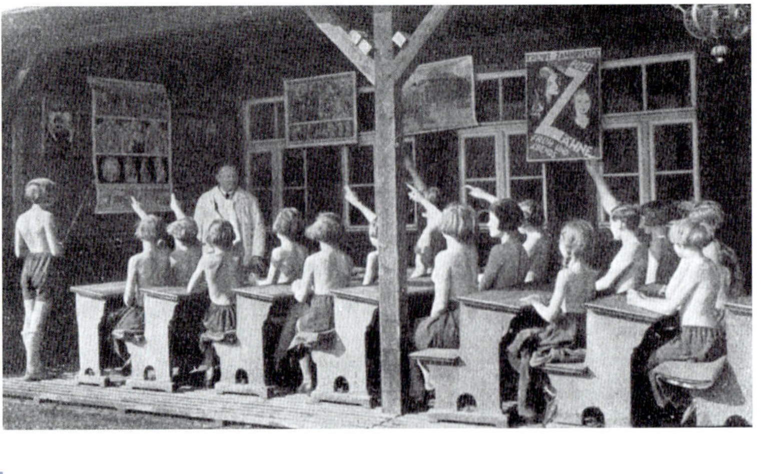

Abb. 17.**5** Unterricht in der Berliner Freiluftschule im Sommer. Quelle: [19], S. 126, Bild 1.

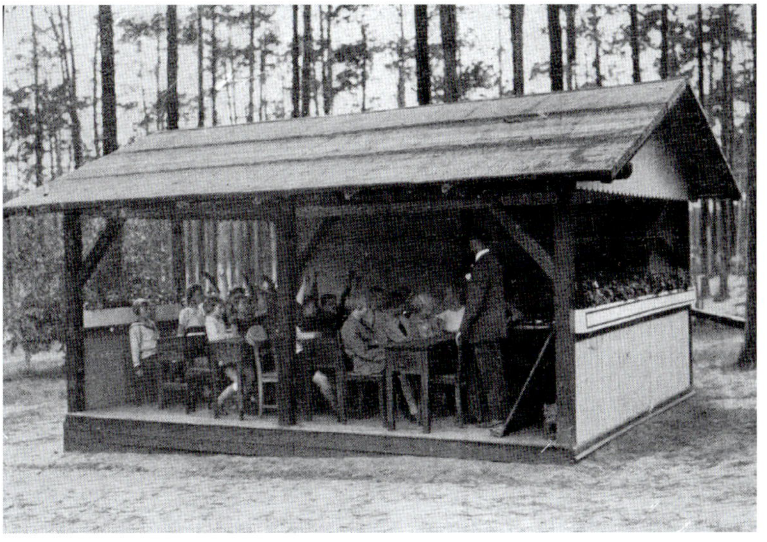

Abb. 17.**6** Französisch in der Luftklasse in der Höheren Waldschule. Quelle: [1], S. 12.

nach Arbeit und Spiel abends in den Kreis ihrer Familien zurückkehren. Der gesamte Unterricht wurde möglichst im Freien und in kleineren Gruppen erteilt, in so genannten Luftklassen (Abb. 17.**6**). Neben den halboffenen Unterrichtsräumen gab es kleine Pavillons für die Gruppenarbeit, überdachte Flächen, Speise- und Liegehallen, Anlagen von Sitzplätzen im Freien und Stuhlkreise. Nicht nur gesundheitliche Erwägungen, sondern auch pädagogische Gründe, insbesondere die unmittelbare Anschauung und Selbsttätigkeit, wurden als Argumente für den Freiluftunterricht angeführt [22]. Die an diesem Beispiel dargestellte Praxis war in allen derartigen Einrichtungen üblich geworden (Tab. 17.**3**).

Bei der Gründung von Waldschulen und Freiluftschulen als medizinische und pädagogische Lösung hatten am Anfang des 20. Jahrhunderts das erzieherische und gesundheitsfördernde Handeln und die Öffnung des Unterrichts im Vordergrund gestanden. Neu war jetzt, dass diese Reformen sich nicht mehr ausschließlich auf das kranke Kind bezogen, sondern als Notwendigkeit für alle Kinder gesehen wurden. Ende der 1920er Jahre war die zeitweise Verpflanzung des Großstadtkindes in gesunde, ländliche Umgebungen, z. B. durch Schullandheim- und Studienfahrten, zur pädagogischen Tagesforderung geworden und wurde durch eine enge Zusammenarbeit von Jugendamt und Schuldeputation gefördert [6]. Auf der 23. Tagung des „Deutschen Vereins für Schulgesundheitspflege" 1928 in Leipzig wurde sogar gefordert, die Wald- und Freiluftschule wegen der veränderten Lebensbedingungen als „Normalschule für alle Großstadtkinder" einzurichten [23]. Dass die Freiluftschule vor über 70 Jahren als wichtigstes Versuchsfeld der modernen Pädagogik eingeschätzt wurde [24], ist heute weitgehend vergessen, obwohl große internationale Kongresse für Freiluftschulen in Paris 1922, in Brüssel 1931 und in Bielefeld und Hannover 1936 ausgerichtet wurden. Während man sich in Paris „auf die gesundheitliche Betreuung der kranken und gesundheitlich gefährdeten Kinder" konzentrierte und darüber hinaus zu „Forderungen vornehmlich sozialhygienischer und volkswirtschaftlicher Natur" gelangte, ging es in Brüssel schon um die „Ausweitung der Zielsetzung der Freiluftschulerziehung vom kranken bzw. gefährdeten zum gesunden Kinde" und die Übertragung der gefundenen Schulform auf alle Schulen [25]. In Brüssel war bereits beschlossen worden, die 3. Tagung 1936 in Bielefeld und Hannover vor der Olympiade zu veranstalten. Damals konnte man nicht erahnen, dass die NS-

Tabelle 17.**3** Zusammenstellung der Merkmale nach der Bestandsaufnahme in der Quelle [10].

Kurzstunden mit langen Pausen
Lehrausflüge
Gesamtunterricht
Selbsttätigkeit
Koedukation

Herrschaft in Deutschland die Freilufterziehung für ihre Ziele beanspruchen und die so genannte 3. Phase proklamieren würde, die sich „nationalpolitisch" orientierte: „statt zur Gesundung für sich wird der Einsatz und die Leistungssteigerung des Einzelnen für das Volk verlangt, an Stelle einzelner Schwächlicher sollen im Prinzip alle und zuerst die Gesunden erfaßt werden" [25].

Die Entwicklung in der NS-Zeit

Die deutschen Beiträge in der „Zeitschrift des Internationalen Komitees für Freiluftschulen" (1/1935 – 10/1936), die in Vorbereitung auf den Kongress von Karl Triebold, dem langjährigem Leiter der Waldschule in Bielefeld und Generalsekretär des Kongresses, herausgegeben wurde, betonen alle die neue politische Bedeutung, so z.B. Prof. Dr. Rott vom Reichsgesundheitsamt: „In der 3. Phase wird das Ziel der Freilufterziehung zum nationalpolitischen erweitert, sodann auf die Schulentlassenen ausgedehnt und umfaßt so die ganze Breite der Volkserziehung. In Deutschland findet diese Entwicklung ihre Auswirkung in der Schaffung der Jugendherbergen, der Hitlerjugend sowie im Landjahr und im Arbeitsdienst, Einrichtungen, die im höchsten Maße zur Willens- und Charakterschulung genutzt werden" [26]. Damit wurde in schamloser Offenheit die ideologische Zielsetzung formuliert. Die weitab vom Elternhaus organisierten Gemeinschaftsveranstaltungen, Lager und Dienste erlaubten den direkten Zugriff auf die Kinder und Jugendlichen. Insbesondere das „Landjahr" war besonders geeignet für eine Erziehung, „wie sie früher in ihrer umfassenden Auswirkung kaum ausdenkbar gewesen ist" [27]. Da ist dann von der „Kameradschaft des Lagers", der „Gemeinschaftserziehung auf dem Lande" und von „nationalsozialistischer Schulung zu freudiger Einsatzbereitschaft für das Volksganze" die Rede [27]. Zudem wird hervorgehoben: „Ziel allen Geschehens im Rahmen der Freilufterziehung kann nur die *Gesundheitsförderung der Erbgesunden sein*" [26]. Damit findet also eine Umdeutung der Aufgaben der Wald- und Freilufteinrichtungen ebenso statt wie die Ausgrenzung der sog. „Erbkranken".

Frappierend ist diesbezüglich der Bericht von Wilhelm Krause, dem Leiter der oben hervorgehobenen Höheren Waldschule in Berlin-Charlottenburg, der seine Einrichtung nun als „Wegbereiterin für den Neuaufbau" anpreist: „Diese Lebensschule allein kann die Erziehung des jungen Menschen wirklich dauernd und nachhaltig im Sinne der heutigen Staatsführung beeinflussen; nur sie vermag an Körper, Geist und Seele den Menschen zu formen, den unser Führer zum weiteren Aufbau des deutschen Vaterlandes braucht" [28]. Dann schildert er die pädagogischen Vorzüge der Gemeinschaftsschule als Vorbild für alle Schulformen und schließt: „Auf diese Weise wird es gelingen, eine Generation heranzubilden, die, im Geiste Adolf Hitlers erzogen, dessen große Gedanken in die Tat umsetzen lernt, eine Generation, für die Opferwilligkeit und Einsatz aller Kräfte fürs Vaterland eine selbstverständliche Pflicht ist" [28].

Auch aus der Waldvolksschule Charlottenburg sind neue Töne zu vernehmen: „Am Bahnhof Heerstraße treffen sie sich alle Morgen um 8 Uhr, die ‚Straßenbahner" und die ‚Eisenbahner" und biegen links ab zur Waldvolksschule. Kaum haben sie das Gelände betreten, so erschallen kurze Befehle. ‚Umkleiden!" – ‚Antreten"! Nach 5 Minuten stehen alle 350 bereit, Jungen und Mädel. Die Jungen zum Waldlauf; (...) die Mädchen zu Freiübungen nach Musik im Waldschulgelände; morgen wird"s umgekehrt sein" [29]. Das Mittagessen wurde ebenso militaristisch geregelt: „Erst ordentlich gestanden, mit einem fröhlichen Liede einmarschiert, Front gemacht vor dem Teller, gebetet, hingesetzt und gewartet, bis alle versorgt sind"; dabei geht es nicht wie zuvor um Gewichtszunahme, „sondern Saft- und Krafterneuerung ist unser Ziel" [29]. Dass dafür „nur erbgesunde und charakterlich wertvolle Kinder" infrage kommen, versteht sich von selbst [29].

Es ist also zwar äußerlich alles so geblieben, wie es war – Bewegung in frischer Luft, gute Ernährung, Gartenarbeit, Unterricht, ärztliche Betreuung –, aber nun ist von Befehlen die Rede, es wurde militärische Disziplin eingeübt, und auch die Auswahl der Kinder und die Zielsetzung der Waldschule wurden der nationalsozialistischen Ideologie angepasst.

Im Programm des 3. internationalen Freiluftschulkongresses, 18. – 23. Juli 1936 in Bielefeld und Hannover, ist nachzulesen, dass die Eröffnung durch den Reichsminister für Wissenschaft, Erziehung und Volksbildung stattfand, dass die Freiluftschul-Ausstellung durch den uruguayischen Präsidenten des Komitees, Dr. Americo Mola, eröffnet wurde, dass einer „Feierstunde der Hitler-Jugend, Gebiet Westfalen-Nord, unter Beteiligung des Landjahres und Arbeitsdienstes" beigewohnt wurde, dass in Bad Oehnhausen ein Tee-Empfang durch die NS-Frauenschaft und Badeverwaltung gegeben wurde, zudem gab es die Einladung, an einer Kundgebung des Nationalsozialistischen Lehrerbunds (NSLB) teilzunehmen, sowie Empfänge der Städte Bielefeld und Hannover [30]. Inhaltlich ging es während des Kongresses im 1. Teil um die „Freiluftschule als Sonderschule für schwächliche und kränkliche, aber schulfähige Kinder", im 2. und „bedeutendsten Teil" um die „Freiluftschule und allgemeine Erziehung" [31]. Karl Triebold listet dann die Schul- und Erziehungsformen auf, die im Sinne der Freilufterziehung arbeiten, und nennt neben Gartenschulen, Schulgartenbewegung, Landerziehungsheimen und Schullandheimen auch Jugendherbergen mit Schulungslagern und nationalpolitischen Lehrgängen, nationalpolitische Lehranstalten, Landjahr und Arbeitsdienstbewegung, HJ und BDM. Er fügt hinzu: „Wenn auch diese Formen weit über den Rahmen der Freilufterziehung im engeren Sinne hinausragen, sind sie im Grunde nichts anderes als die Fortführung und Durcharbeitung der ursprünglichen Konzeption, die in allen Ländern die gleiche ist: das eigene Volk zur Gesundheit und größtmöglichen Leistungsfähigkeit zu führen" [31]. Die neuen Organisationen seien einbezogen worden, „einmal in dem stolzen Bewußtsein, dem Auslande, das wie wir eine gesunde Jugend wünscht, zu zeigen, daß alle diese Maßnahmen den einen Zweck haben, die junge Generation durch Härte und Selbstzucht in das neue Reich hineinwachsen zu lassen, zum anderen, im ernsten Verantwortungsbewußtsein auf diesem Wege zur gegenseitigen Verständigung und Annäherung der Nationen beizutragen" [31]. Offenbar weckte die zur Schau getragene martialische Stärke die Sorge um den Frieden und das Misstrauen der Teilnehmer aus insgesamt 26 Nationen, denn es wurde erstmals der Austausch geschlossener Klassenverbände vereinbart: „Durch das Zusammenleben im Heim lernen die Kinder und Jugendlichen sich gegenseitig verstehen und einander achten. Damit dienen wir der Verständigung der Völker" [32].

Dazu zwei abschließende Bemerkungen: 1. Die meisten europäischen Länder, aus denen die Kongressteilnehmer stammten, wurden kurze Zeit später überfallen und okkupiert. 2. Tuberkulose galt in der NS-Zeit als „Kennzeichen von Asozialität", wurde als „Mittelding zwischen einer Erbkrankheit und einem Infektionsleiden betrachtet", für die „eugenische und seuchenprophylaktische Maßnahmen" ergriffen wurden, das heißt, Tuberkulosekranke wurden in Konzentrationslagern für medizinische Experimente missbraucht und ermordet [33].

Das Ende der Wald- und Freiluftschulen in der Nachkriegszeit

Es wurden nach dem 2. Weltkrieg mehrere Versuche unternommen, an die Freilufterziehungsbewegung der 1920er und 1930er Jahre anzuknüpfen, auch fanden 1949 der 4. internationale Kongress für Freilufterziehung in Rom und 1953 der 5. Kongress in Basel, Zürich, Zug, Leysin und Genf statt [34]. Die Not und der Bedarf für Wald- und Freiluftschulen waren in Deutschland so immens wie nie zuvor, denn angesichts der massiven Zerstörungen und der Flüchtlingsströme wurde Unterricht in überfüllten Räumen in mehreren Schichten für hungrige, geschwächte und tuberkulosegefährdete Kinder erteilt. Insbesondere ging die Initiative zunächst vom Regierungsbezirk Detmold und dann auch Dortmund aus, wo Freiluftschulvereine gegründet wurden, die zusammen Träger der 1948 gegründeten Freiluft-Versuchsschule in Schloß Haldem wurden [34]. Aus dieser Arbeitsgemeinschaft entstand dann 1952 die „Deutsche Gesellschaft für Freilufterziehung und Schulgesundheitspflege", die die Tradition weiterführen sollte, wobei in allen Nachkriegspublikationen die nationalsozialistischen Auswüchse unerwähnt bleiben.

Mit der Schrift „Gesundes Schulleben" anlässlich des Weltgesundheitstages 1957 verlagert sich die Diskussion aber allgemein auf Fragen der Gesundheitserziehung. Das wird auch deutlich in dem Bericht aus Schloß Haldem: „War in den ersten Jahren noch die Tbc-Gefährdung und Unterernährung die häufigste Indikation, so geben die Schulärzte heute als Entsendegründe vorwiegend an: schlechter körperlicher Allgemeinzustand mit Untergewicht und überstarkem Längenwachstum, Fehler und Schwächen in der Körperhaltung, Nervosität, Zerfahrenheit, mangelnde Konzentrationsfähigkeit und als soziale Indikation Milieuschäden" [35]. Heute ist diese Einrichtung eine Fachklinik zur Behandlung und Rehabilitation Suchtkranker.

Der Abbruch der Bemühungen, die Freilufterziehung im allgemeinen Schulwesen zu etablieren, hat sicher zum einen mit der Entdeckung zu tun, dass die Tuberkulose durch die Antibiotika-Therapie erfolgreich zu behandeln ist. Zum anderen ist wohl der so genannte „Sputnik-Schock" 1957 verantwortlich zu machen, der größere Bildungsanstrengungen und eine erhöhte Leistungsorientierung in das Zentrum des pädagogischen und erziehungswissenschaftlichen Diskurses der Westblock-Staaten stellte. Nur einzelne Schulen, wie z. B. die beiden Waldschulen in Berlin, eine Grundschule und ein Gymnasium, haben sich an dem ursprünglichen Standort über das ganze 20. Jahrhundert bis heute gehalten und könnten das Erbe annehmen.

Resümee

Die furchtbare Entwicklung der Freilufterziehung in der NS-Zeit darf nicht den Blick auf die drei Jahrzehnte in vorbildlicher Weise geleistete Arbeit verstellen. Medizinisch ertragreich war, dass in den Wald- und Freiluftschulen Langzeitstudien durchgeführt wurden, die den Nachweis erbrachten, dass durch die Berücksichtigung ernährungsphysiologischer Aspekte die Stärkung der Abwehrkräfte erfolgte. Zudem gelang die Implementierung der Gesundheitsaufklärung in die Lehrpläne aller Schulen mit dem Ziel, die Infektionsgefahren einzudämmen und die Prävention zu sichern. Durch das Zusammenwirken von Medizin und Pädagogik im ersten Drittel des 20. Jahrhunderts wurde der Klassenraum zum Ort der Aufklärung über die Tuberkulose [36]. Es wurden Tuberkulose-Wandtafeln, Unterrichtspräparationen und in den 20er Jahren auch Dia-Reihen über „Gesundes und ungesundes Wohnen und Schlafen", über Infektionsorte und -wege und Schutzmaßnahmen, über Anatomie und Pathologie der Krankheit sowie Heilverfahren und über Prophylaxe-Maßnahmen produziert.

In pädagogischer Hinsicht wurde eine unterrichtliche, erzieherische und sozialpädagogische Betreuung entwickelt, die auf das kranke Kind zugeschnitten war und sich als so erfolgreich erwies, dass sie für alle Kinder gefordert und in einer Reihe öffentlicher Versuchsschulen in der Zeit der Weimarer Republik umgesetzt wurde [37]. Didaktisch-methodisch gesehen, wurden arbeitsunterrichtliche Prinzipien, handwerkliche Betätigung und Selbsttätigkeit der Kinder erprobt und eine Verbindung von Lern- und Freizeit praktiziert, die im Hinblick auf die Gestaltung der Ganztagsschule richtungsweisend wurde.

Architektonisch begann mit dem Pavillonstil eine Phase experimentellen Bauens: Holz, Stein, Metall und Glas wurden mit dem Ziel kombiniert, Luft, Licht und Sonne zu jeder Jahreszeit in die Schule zu lassen. Im Grunde könnte man davon sprechen, dass hier früh Ziele verfolgt wurden, die heute zu den Anliegen der Ökologie und der Umweltwissenschaften gehören.

Zusammenfassend kann festgestellt werden, dass die hier vorgestellte Kombination von Bildungs-, Gesellschafts-, Sozial- und Gesundheitspolitik und die Versuche ihrer Umsetzung in pädagogisch-medizinische Maßnahmen und in die architektonische Gestaltung der Schule bislang einmalig in der deutschen Bildungsgeschichte sind.

Wer nun denkt, das ist also ein historisch interessantes, heute aber überholtes Thema, täuscht sich, denn weltweit wäre eine Allianz zwischen Pädagogik, Medizin und Architektur mit einer komfortablen finanziellen Ausstattung notwendig, um die gesundheitlichen und sozialen Risiken und Probleme von Kindern und Jugendlichen zu lösen, wie die neueren WHO-Studien zeigen. Heute geht es in den westlichen Industrienationen um die Probleme der falschen Ernährung, vor allem sind in sozialen Brennpunkten über 40 % der Kinder übergewichtig. Es geht auch um Bewegungsmangel und um die besorgniserregende Zunahme von psychosomatischen Beschwerden, die auf einen steigenden Leistungsdruck zurückgeführt werden [38]. Vor allem aber fehlt es für sozial benachteiligte Jugendliche an Bildungschancen sowie an beruflichen und Lebensperspektiven überhaupt. Ein Hoffnungsschimmer für die Wiederaufnahme einer auf diese Problemlagen eingehenden Diskussion ist vielleicht darin zu sehen, dass in Anknüpfung an den 1. Kongress in Paris 1922 eine internationale, interdisziplinäre Tagung über „Open-Air School. An Educational and Architectural Venture in Twentieth-Century Europe" in der Sorbonne 2001 stattfand, die jetzt in einem umfangreichen Sammelband dokumentiert ist [39].

Der „Pestalozzigeist", wie es in dem Sammelband „Das Berliner Schulwesen" 1928 heißt [6], herrschte in der Charlottenburger Waldschule und ähnlichen Einrichtungen vor 1933, die für Hunderttausende von Volksschulkindern durch einen langfristigen Freiluftaufenthalt, durch Arbeitsunterricht und Gemeinschaftspflege eine eindrucksvolle Lebensstätte wurden. Sie waren einzigartig in ihrer sozialen Fürsorge und könnten ein Beispiel für den Umgang mit den heutigen Gesundheitsproblemen und für eine neue Bildungsoffensive sein, denn, wie der Leiter der Waldschule B. Jaesrich 1929 schreibt: „Aufenthalt in frischer Luft, rationelle Ernährung und Körperpflege, Freude an der Natur, lebhaften Wechsel zwischen Arbeit und Spiel, fröhliches Erarbeiten aller Unterrichtsergebnisse und freundschaftliches Zusammenleben mit Kameraden und Lehrern in einer Gemeinschaft, in der die Lernstätte zur Lebensstätte wird", das sind Erziehungs- und Unterrichtsgrundsätze, die jedem Kind für die ganze Dauer seiner Schulzeit zu wünschen sind [2].

Literatur

[1] Krause W. Die Höhere Waldschule Berlin-Charlottenburg. Ein Beitrag zur Lösung des Problems „Die neue Schule". Berlin: Wiegandt & Grieben 1929, p. 7

[2] Jaesrich B. Die Wald-Volksschule Berlin-Charlottenburg. Bericht zum 25-jährigen Bestehen der Schule. Berlin: Wiegandt & Grieben 1929, p. 4

[3] Hirtz A. Waldschulen und Erholungsstätten für Stadtkinder. M.-Gladbach: Volksverein-Verlag 1912, p. 13

[4] Neufert H, Bendix B. Die Charlottenburger Waldschule im ersten Jahre ihres Bestehens. Berlin, Wien: Urban & Schwarzenberg 1906, p. 16f, 20ff

[5] Jaesrich B. Die Wald-Volksschule Berlin-Charlottenburg. Bericht zum 25-jährigen Bestehen der Schule. Berlin: Wiegandt & Grieben 1929, p. 15, Hervorhebung im Original

[6] Nydahl J. Das Berliner Schulwesen. Berlin: Wiegandt & Grieben 1928, p. 327-329

[7] Rollier A. Die Schule an der Sonne. Bern: A. Francke 1916, p. 11, 11f

[8] Rollier A. Warum Freiluftschulen?. Zeitschrift des Internationalen Komitees für Freiluftschulen 1936; Heft 6: 10

[9] Hansen-Schaberg I. Räume der Krankheit und Orte der Heilung. Soziale, medizinische und pädagogische Aspekte der Tuberkulosebekämpfung. In: Jelich F-J, Kemnitz H (Hrsg.). Die pädagogische Gestaltung des Raums – Geschichte und Modernität. Bad Heilbrunn/Obb.: Klinkhardt 2003, p. 303-316

[10] Diederich W. Bestandsaufnahme über Freiluft- und Waldschulen in Deutschland. Pädagogisches Zentralblatt 1931; 11: 121-136

[11] Graefe M. Die Waldschule der Stadt Magdeburg. Zeitschrift des Internationalen Komitees für Freiluftschulen 1935; Heft 3: 7

[12] Williams RP. The place of the open air schools in the campain against tuberculosis. Zeitschrift des Internationalen Komitees für Freiluftschulen 1935; Heft 3: 1

[13] Jaesrich B. Die Wald-Volksschule Berlin-Charlottenburg. Bericht zum 25-jährigen Bestehen der Schule. Berlin: Wiegandt & Grieben 1929, p. 23

[14] Triebold K. Die Freiluftschulbewegung. Versuch einer Darstellung ihres gegenwärtigen internationalen Standes. Berlin: Richard Schoetz 1931, p. 64, 68

[15] Kraft A. Waldschulen. Zürich: Orell Füssli Verlag 1908, p. 27

[16] Hansen-Schaberg I, Eberhardt M. Waldschulen et écoles de plein air à Berlin (1904 – 1933). In: Châletet A-M, Lerch D, Luc J-N (Hrsg). L"écoles de plein air. Une experience pédagogique et architecturale dans l"Europe du XX siècle. Paris: Èditions Recherches 2003, p. 257-260

[17] Überwindung gesundheitlicher Jugendnot durch die Freiluftschule. Denkschrift des Freiluftschulvereins für den Regierungsbezirk Detmold 1948, Heftreihe für Freilufterziehung Nr. 1 , p. 6

[18] Jaesrich B. Die Wald-Volksschule Berlin-Charlottenburg. Bericht zum 25-jährigen Bestehen der Schule. Berlin: Wiegandt & Grieben 1929, p. 22

[19] Simon H. Die Freiluftschule im Dienst der Tuberkulosebekämpfung. In: Triebold K (Hrsg.). Die Freiluftschulbewegung. Versuch einer Darstellung ihres gegenwärtigen internationalen Standes. Berlin: Richard Schoetz 1931, p. 125-133

[20] Lehrplan der Berliner Freiluftschule für tuberkulöse Kinder. Genehmigt vom Prov.-Schulkollegium unter dem 5. VII. 1926 (Aktenzeichen IIB 1819). In: Bestimmungen und Lehrpläne für die Berliner Sonderschulen. Berlin 1927

[21] Triebold K. Erholungs- und Heilstätten. In: Nohl H, Pallat L (Hrsg.). Handbuch der Pädagogik. Bd. 5. Langensalza: Julius Beltz, 1929. Faksimile-Druck der Originalausgabe. Weinheim und Basel: Beltz 1981, p. 93

[22] Krause W. Die Höhere Waldschule Berlin-Charlottenburg. Ein Beitrag zur Lösung des Problems „Die neue Schule". Berlin: Wiegandt & Grieben 1929

[23] Krause W. Die Höhere Waldschule Berlin-Charlottenburg. Ein Beitrag zur Lösung des Problems „Die neue Schule". Berlin: Wiegandt & Grieben 1929, p. 8

[24] Bäumer G. In: Triebold K. Die Freiluftschulbewegung. Versuch einer Darstellung ihres gegenwärtigen internationalen Standes. Berlin: Richard Schoetz 1931, p. 215

[25] Sopp F. Die deutsche Freiluftschule und ihre Entwicklungsformen. Zeitschrift des Internationalen Komitees für Freiluftschulen 1935; Heft 2: 4 ff, 7

[26] Rott . Die Bedeutung der Freilufterziehung für die Gesundheitsführung im Schulalter. Gesundheitszustand der Schulkinder und Grundsätze der Schülerauslese. Zeitschrift des Internationalen Komitees für Freiluftschulen 1935; Heft 4: 2, Hervorhebung im Original

[27] Schmidt-Bodenstedt A. Das Landjahr und die Freiluftbewegung. Zeitschrift des Internationalen Komitees für Freiluftschulen 1936; Heft 9: 2

[28] Krause W. Die Höhere Waldschule Berlin-Charlottenburg. Zeitschrift des Internationalen Komitees für Freiluftschulen 1936; Heft 6: 14, 16

[29] Tilsner K. Aus der Waldschule Charlottenburg. Gesundheit und Erziehung 1936; 49, 7: 208, 211, 209

[30] 3. Internationaler Freiluftschulkongreß. Gesundheit und Erziehung 1936; 49, Heft 7: 223

[31] Triebold K. Der Freiluftschulgedanke in seiner Entwicklung und gegenwärtigen Bedeutung. Gesundheit und Erziehung 1936; 49, Heft 7: 190 f, 191, Hervorhebung im Original, 192

[32] Der Freiluftschulverein und seine Arbeit. Überwindung gesundheitlicher Jugendnot durch die Freiluftschule. Denkschrift des Freiluftschulvereins für den Regierungsbezirk Detmold 1948. Heftreihe für Freilufterziehung Nr. 1 , p. 25

[33] Ley A. Zwischen Erbleiden und Infektionskrankheit: Wahrnehmung und Umgang mit Tuberkulose im Nationalsozialismus. Pneumologie 2006; 60: 360-365
[34] Triebold K. Freiluftschulbewegung. In: Gesundes Schulleben. Anregungen für eine planmäßige wirksame Gesundheitspflege und -erziehung in der Schule. Zum Weltgesundheitstag 1957. Heftreihe für Freilufterziehung und Schulgesundheitspflege Nr. 6 , p. 60
[35] Ritter A, Schubel W. Freiluft-Versuchsschule Schloß Haldem. Gesundes Schulleben. Anregungen für eine planmäßige wirksame Gesundheitspflege und -erziehung in der Schule. Zum Weltgesundheitstag 1957. Heftreihe für Freilufterziehung und Schulgesundheitspflege Nr. 6 , p. 78
[36] Hansen-Schaberg I. Mit Spucknäpfen und Anschauungstafeln gegen die Volksseuche Tuberkulose. Mitteilungen & Materialien. Zeitschrift für Museum und Bildung, Weidler Buchverlag Berlin 2001; Heft 56: 48-55
[37] Hansen-Schaberg I. „Ein kühner Schritt in pädagogisches Neuland“ – Zur Entstehung und Wirkung der Waldschulbewegung im ersten Drittel des 20. Jahrhunderts. Zeitschrift für Erlebnispädagogik 2005; 25, Heft 10: 3-19
[38] Hurrelmann K, Klocke A, Melzer W. et al. Jugendgesundheitssurvey: Internationale Vergleichsstudie im Auftrag der Weltgesundheitsorganisation WHO. Weinheim: Juventa Verlag 2003
[39] Chatelet A-M, Lerch D, Luc J-N. (Hrsg). L"école de plein air. Open-Air Schools. Une experience pédagogique et architecturale dans l"Europe du xx siècle. Paris: Èditions Recherches 2003
[40] Hansen-Schaberg I. Koedukation und Reformpädagogik. Untersuchung zur Unterrichts- und Erziehungsrealität in Berliner Versuchsschulen der Weimarer Republik. Berlin: Weidler Buchverlag 1999

18 Historische Aspekte zu Belastungsuntersuchungen, speziell zur Spiroergometrie[1]

R. F. Kroidl, S. Schwarz, B. Lehnigk

Die ersten Schritte in Richtung einer Belastungs-Physiologie liegen im Dunkeln. Es ist jedoch zu vermuten, dass zwei gesellschaftliche Entwicklungen zu Beginn des 20. Jahrhunderts hierbei beteiligt waren: Zum einen die Arbeitswelt mit ihren vielfältigen körperlichen Anforderungen, zum anderen die damals in ersten Ansätzen verfügbare Freizeit mit Zuwendung zur Körperertüchtigung (Sport). Jetzt, hundert Jahre später, besteht Einvernehmen: Belastungsuntersuchungen bieten in Praxis und Klinik wichtige Informationen zur Erweiterung diagnostischer Erkenntnis, sie ermöglichen präventive und/oder therapeutische Folgerungen. In der Arbeitsmedizin (Begutachtungen), in der Sport- und Rehabilitations-Medizin sind Belastungsteste unverzichtbare Grundlage für eine fundierte Beratung und Beurteilung.

Man benutzt in der Spiroergometrie das Ergebnis der Gedankenwelt aus Generationen-überschreitenden Forschungen in Physiologie, Biochemie und Klinik, verbunden mit den Möglichkeiten, die Physik und Ingenieurskunst zusammen mit der Entwicklung der Computertechnik zur Verfügung stellen. Diese „Werkzeuge" und diese Methoden sind heute selbstverständlich. Ein kurzer Rückblick mag jedoch helfen und darauf aufmerksam machen, wie sich unser jetziges Wissen entwickelt hat und dass es sicherlich auch weiterhin der Entwicklung und Veränderung unterworfen bleiben wird.

Die folgenden Informationen beruhen im Wesentlichen auf verschiedenen Quellen:

- der Beitrag von Hollmann und Valentin in der MMW 1980, Hollmanns Bericht zur Gründung des Institutes für Kreislaufforschung und Sportmedizin (Deutsche Sporthochschule in Zusammenarbeit mit der Medizinischen Universitätsklinik Köln) und Hollmanns Nachruf zum Tode von H. W. Knipping 1985.
- Persönliche Mitteilungen aus einer Korrespondenz mit Karlman Wasserman vom Frühjahr 2006 sowie dessen Beitrag im AJRRCM 2002.
- Ergänzungen von Joh. Dietrich Meyer-Erkelenz, ehemals Aachen.

Lesern, die sich tiefer mit der Historie zur Ergometrie beschäftigen wollen, sei die wissenschaftliche Hinterlassenschaft von E. Jokl empfohlen. Prof. Dr. med. Dr. h. c. Ernst Jokl (geboren 1907 in Breslau, verstorben 1997 in den USA) war ein international anerkannter Sportmediziner und mehrfach ausgezeichneter Sportwissenschaftler, der als Jude 1933 Deutschland verlassen musste. Seine Erben haben den wissenschaftlichen Nachlass 1998 der Deutschen Sporthochschule in Köln übergeben.

Das erste Fahrradergometer der Welt ist vermutlich von dem Franzosen Bouny 1896 in Paris entwickelt worden. Im Jahre 1954 existierten laut Auskunft des Max-Planck-Instituts für Arbeitsphysiologie in Dortmund 14 Fahrradergometer in Deutschland, von denen acht im dortigen Institut experimentellen Zwecken dienten. In der Kölner Medizinischen Universitätsklinik (H. W. Knipping) bediente man sich einer im Stehen verrichteten Drehkurbelarbeit, welche an einem 380 kg schweren Wirbelstromergometer durchgeführt wurde.

Historische Entwicklung in Deutschland (die Schule von H. W. Knipping, Med. Uniklinik Köln)

Hugo Wilhelm Knipping (1895 – 1984) arbeitete in den 20er Jahren des 20. Jahrhunderts in Hamburg bei Ludolph Brauer. Dort entwickelte er bereits 1924 einen Spirographen zur Grundumsatz-Bestimmung. Als Lehrstuhlinhaber in Düsseldorf (ab 1934) und Ordinarius für Innere Medizin in Köln (ab 1939) war er wegweisend in der Kardiologie, der Nuklearmedizin (sog. Isotopenthorakographie) und der Sportmedizin. Seine klinische Vision, die Innere Medizin (namentlich Kardiologie und Pneumologie) mit der Sportmedizin zu verknüpfen, äußerte sich in einer Aussage aus der Mitte der 50er

[1] *Dieser Beitrag ist eine überarbeitete und erweiterte Version des historischen Artikels im „Kursbuch Spiroergometrie" von Kroidl/Schwarz/Lehnigk. Georg Thieme Verlag, 2006.*

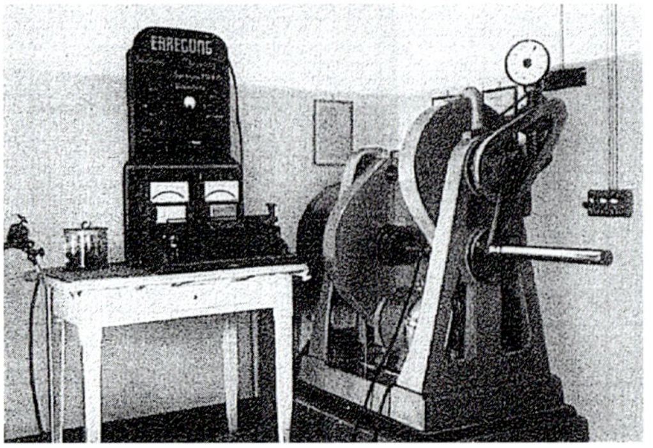

Abb. 18.**1** Ergograph, Arbeitswerte von 30 Watt an werden während der Untersuchung ohne Versuchsunterbrechung stufenweise gesteigert, unter Umständen bis 500 Watt und mehr. Das gewünschte Arbeitsmaß wird links an den Widerständen eingestellt und die geleistete Arbeitsmenge unmittelbar abgelesen. Das Trägheitsmoment ist durch große Metallscheiben erhöht. Der Tourenzähler ist über der Drehkurbel sichtbar (aus H. W. Knipping, Über die Funktionsprüfung von Atmung und Kreislauf. Beitr. Klin. Tbk. (1936) 88: 503 – 518).

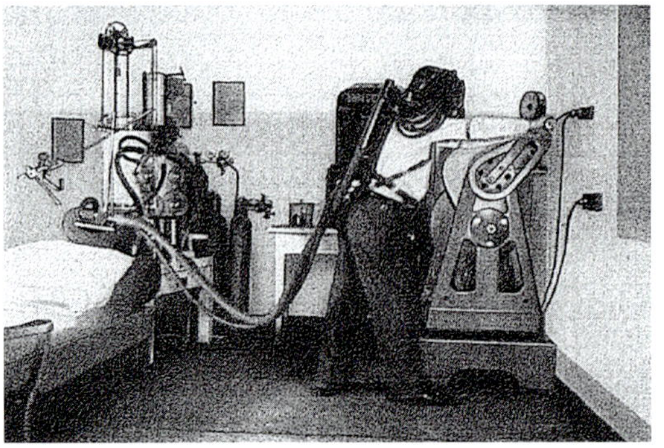

Abb. 18.**2** Links die spirographische Apparatur. Die Leitungen zum Patient sind verlängert, und der Patient kann sich frei bewegen. Der Patient ist nicht durch ein Mundstück, sondern durch eine große, weiche Zelluloidmaske angeschlossen. Der Patient arbeitet am Ergographen, Drehkurbelarbeit (siehe Abb. 18.**1**) (aus H. W. Knipping, Über die Funktionsprüfung von Atmung und Kreislauf. Beitr. Klin. Tbk. (1936) 88: 503 – 518).

Jahre, die hochaktuell auch Thema unserer jetzigen Erörterungen ist: „... Es ist sehr gut möglich, dass wir durch Bewegungstherapie und Sport mehr an Verbesserungen der Herzmuskeldurchblutung, Bildung von Anastomosen usw. erreichen als durch manche gepriesenen operativen oder medikamentösen Verfahren".

Etwa ab 1924 und 1929 (H. W. Knipping und L. Brauer in Hamburg) beschäftigten sich Kliniker und Physiologen vermehrt mit dem Gasstoffwechsel in Ruhe und unter Belastung, wobei ein Handkurbelergometer zusammen mit einem Spirographen (Abb. 18.**1**, Abb. 18.**2**) die ersten Messungen im Sinne einer Spiroergometrie ermöglichten (Knipping, 1929).

Als Kontrast und als Beleg der technischen Weiterentwicklung sei ein modernes tragbares Gerät zur Erfassung spiroergometrischer Daten abgebildet (Abb. 18.**3**).

Die technische Entwicklung lief parallel zur physiologischen Erkenntnis. Die folgenden damals erarbeiteten und geprägten (historischen) Begriffe sind uns weniger vertraut, beinhalten aber für uns weiterhin höchst relevante und entscheidende physiologische Eckpunkte:

- Vita maxima heute: Maximale O_2-Aufnahme (V"O_2max bzw. V"O_2peak)
- Vita minima heute: O_2-Aufnahme in völliger Ruhe (Grundumsatz)
- Leistungsteste nach dem „Prinzip der kleinen Wattstufen" heute: am ehesten Rampenprotokoll

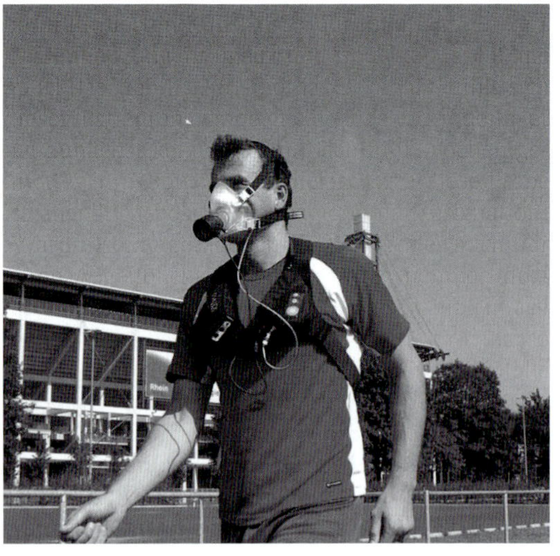

Abb. 18.**3** Fortschritte in der Messtechnik und der Datenübertragung (Telemetrie) ermöglichen immer kleinere und handlichere Geräte. Tragbare Messeinrichtungen werden in der Sportmedizin verwendet. Hier ist der Einsatz bei der DHS (Deutsche Sporthochschule) in Köln abgebildet. Abbildung J. Latsch, Köln.

- Atemgrenzwert heute: MVV (maximal voluntary ventilation).

Begriffe, die auch jetzt noch – allerdings meist mit anglosächsischer Nomenklatur – verwandt werden, wurden gleichfalls in den 30er-Jahren des letzten Jahrhunderts erarbeitet:

- Atemreserve (1929)
- Atemäquivalent (1932)
- Respiratorische Ruheinsuffizienz und Belastungsinsuffizienz (1937)
- Spirographisches O_2-Defizit (1937)

Nach dem Kriege (Ende der 40er und 50er Jahre) vertiefte sich die technische Zusammenarbeit der Kliniker und Physiologen mit der Hamburger Firma A. Dargatz. Die Ergometer-Technik wurde optimiert und Messsysteme zur Erfassung hoher Leistungen (3 L, später 5 L V"O_2) wurden in der Deutschen Sporthochschule in Köln installiert. Die so gewonnene Erkenntnis aus der Sportmedizin führte zur Beschreibung der Beziehung von Ventilation und O_2-Aufnahme und des Laktat-Stoffwechsels. Ein Begriff, der heute im Zentrum unserer Aufmerksamkeit steht, wurde seinerzeit als „PoW“ = Punkt des optimalen Wirkungsgrades der Atmung geprägt; wir sprechen heute von der AT (anaerobic threshold = aerob-anaerobe Schwelle).

Die „Ausdauergrenze“ oder die „O_2-Dauerleistungsgrenze“ (Hollmann 1960 ff) sind ja nicht nur Begrifflichkeiten, sondern auch tiefgehende physiologische Konzepte, die damals erarbeitet wurden. Ab 1962 kamen Erkenntnisse aus Muskelbiopsien hinzu.

Entwicklung der Messtechnik

Heute stehen Gas-Analysatoren zur Verfügung, die mit einer Analysezeit von 90 msek sozusagen unermüdlich, genau, reproduzierbar in quasi Echtzeit mit Messwerten versorgen. Damit ist eine Erfassung physiologischer Daten Atemzug für Atemzug (breath by breath) möglich. Zusammen mit den Daten aus dem Kreislauf (Puls, EKG, Blutdruck) und der Ventilation (Atemminutenvolumen [AMV], Atemtiefe [VT] und Atemfrequenz [AF]) kommt über 12 – 15 Minuten eine sehr große Datenmenge zusammen, die ohne sinnvolle und grafische Aufbereitung nicht fassbar und beurteilbar wäre. Dies wurde erst durch die Verfügbarkeit schneller Computer mit schnellen Farbdruckern ermöglicht.

Atemgasanalyse

John Scott Haldane (geboren 1860 in Edinburgh; gestorben 1936 in Oxford) entwickelte um 1912 eine Analysetechnik zur Messung von Gasen in der Luft. Die Analytik war sehr exakt, benötigte aber große Probenmengen, ein hochqualifiziertes Laborteam und reichlich Zeit.

Per Fredrik Scholander (geboren 1905 in Schweden, gestorben 1980 in Kalifornien) veröffentlichte 1947 eine Verbesserung der Analytik („Analyzer for Accurate Estimation of Respiratory Gases in One-half Cubic Centimeter Samples“). In kurzer Zeit (5 – 10 Minuten) konnte nun an kleinen Proben die Gasanalyse durchgeführt werden.

Blutgasanalyse (BGA)

Donald D. Van Slyke (1883 – 1971, Biochemiker, New York) entwickelte 1924 ein Gerät zur volumetrischen und manometrischen Analyse der Blutgase (O_2, CO_2, N_2) nach deren Freisetzung durch Unterdruck, Umwandlung von Hämoglobin in Methämoglobin (Ferricyanid-Lösung) und CO_2-Absorption (NaOH, Natriumhyposulfit-Lösung). Ein Analysengang dauerte etwa 20 min, so dass mit allen Verrichtungen eine arterielle und venöse Blutgasanalyse erst 40 bis 50 Minuten nach der Entnahme zur Verfügung stand.

Blutgasbestimmungen nach van Slyke waren in der Forschung noch bis 1970 die Standardmethode zur Bestimmung von O_2 und CO_2.

Poul B. Astrup (geboren 1915 in Kopenhagen, gestorben 2000, Physiologe) eröffnete 1956 die breite klinische Anwendung der Blutgasanalyse über eine Mikromethode zur Bestimmung des pH und des Kohlendioxids im Arterien- u. Kapillarblut (Ermittlung weiterer Säure-Basen-Messgrößen mittels Henderson-Hasselbach-Gleichung oder aus einem Nomogramm, Firma Radiometer).

Die skandinavische Schule hat in den 50er und 60er Jahren wesentlich zur Weiterentwicklung der Spiroergometrie beigetragen; zu nennen sind unter anderen I. und P. O. Åstrand, A. Holmgren und K. Rodahl. Hier wurden entscheidende Arbeiten zur Methodik und zur Erstellung von Sollwert-Kollektiven geleistet.

Karlman Wasserman (USA) und seine Schule

Karlman Wasserman (K.W.) aus Torrance, Kalifornien, hat die aktuelle internationale Spiroergometrie-Szene maßgebend geprägt. K.W. graduierte zunächst an der Tulane Universität in New Orleans in Physiologie (1949) und studierte ab 1951 Medizin. Während des Internships an der Johns Hopkins Universität in Baltimore bekam er 1959 das Angebot, als Fellow bei Dr. Julius Comroe in San Franzisko (UCSF) zu arbeiten. Der „Absprung" in die Exercise Physiology datiert zum November 1960. Dr. Comroe war damals daran interessiert, epidemiologische Daten zur Prävalenz von Herzerkrankungen zu erhalten, und man suchte nach einer Methode, diese Patienten mittels einfacher und nicht-invasiver Methoden in einem frühen (vorklinischen) Stadium zu identifizieren. K.W. schlug vor, als Vergleichs- und Messpunkt die $V''O_2$ zu betrachten, bei der sich ein Überschuss an Laktat einstellte. Dies könne man ja einfach und nicht-invasiv über den Anstieg der Ventilation sekundär dem Anfluten von HCO3 erkennen, also zum Zeitpunkt der jetzt so benannten anaeroben Schwelle (AT).

K.W. hatte damals nicht die Arbeiten von W. Hollmann aus den späten 50er-Jahren gekannt, so dass analoge Forschungen etwa zu gleichen Zeit dies- und jenseits des Atlantiks durchgeführt wurden.

Im Rahmen dieser Überlegungen entwickelte K.W. seinerzeit auch das bekannte Konzept der drei in einander greifenden Zahnräder als Metapher für die Interaktion von Ventilation, Zirkulation und Stoffwechsel. 1961 wechselte er nach Stanford (nahe San Franzisko), wo ihm 1964 der erste Computer für seine Arbeiten zur Verfügung gestellt wurde. Der Zufall und das Glück brachten es mit sich, dass K.W. 1965 einen jungen graduierten Physiker namens William L. Beaver in Stanford traf, der ihm kongenial half, Physik und Physiologie für die Forschung zu vereinen. Man arbeitete an der breath-by-breath-Methode (1973) und beschrieb 1986 gemeinsam die V-slope-Methode.

Entwicklung der 9-Felder Grafik (9-FG)

Die 9-FG ist ein international akzeptierter Standard zur Dokumentation und Analyse der Vielzahl über eine Belastungsdauer von ca. 10 – 15 Minuten erhobenen physiologischen Werte. Atemzug für Atemzug erhobene Parameter zur Kreislauf- und zur Atemregulation werden hier – jetzt mit schnellen Rechnern und Farbdruckern – nicht nur tabellarisch, sondern vor allem graphisch aufgezeichnet.

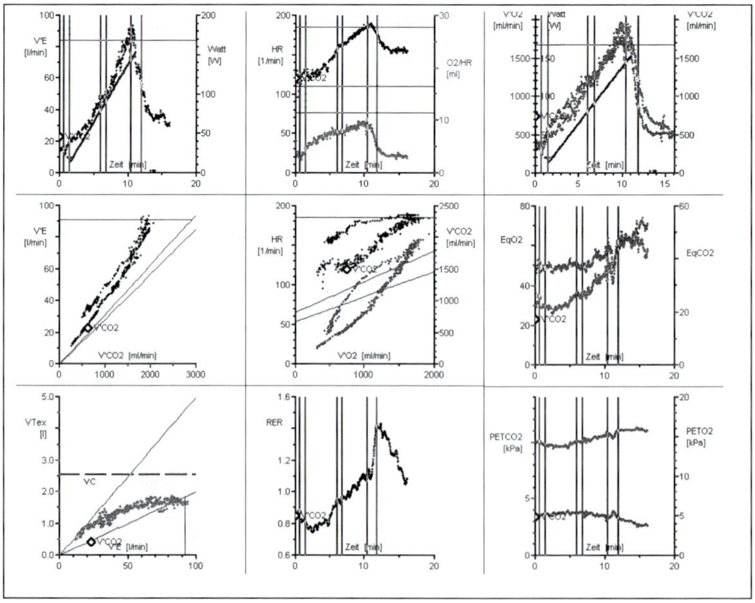

Abb. 18.**4** 9-Felder-Grafik nach K. Wasserman: 26-jähriger Mann mit starker Leistungsschwäche. Diese wurde zunächst (fälschlich) als Kooperationsmangel gedeutet. Die synoptische Betrachtung der 9-FG zeigt sofort, dass eine sehr gute Kooperation vorlag und die Limitierung sowohl ventilatorisch wie auch kardiozirkulatorisch begründet ist. Die Diagnose einer Sarkoidose mit Beteiligung von Herz und Lunge wurde gestellt. (Weitere Hinweise siehe Kursbuch Spiroergometrie.)

Dies ermöglicht eine visuelle, synoptische Interpretation, ähnlich wie wir dies vom EKG her kennen. Abb. 18.**4** zeigt als Beispiel die 9-FG eines Patienten mit Lungen- und Herzsarkoidose (zu weiteren Informationen sei auf das *Kursbuch Spiroergometrie [Thieme Verlag]* verwiesen).

Wie kam es zur Entwicklung dieser Darstellungsart?

Um 1978 wurde K. W. von den staatlichen Arbeitsbehörden (US Department of Labor) gefragt, auf welchem Wege man am besten ca. 1000 Asbest- exponierte Werftarbeiter untersuchen und screenen könnte. Zusammen mit James Hansen machte sich K. W. an die Arbeit und stellte bald fest, dass die Auswertung endloser Zahlenreihen und Tabellen unpraktisch und ermüdend war. Man begann – der Not gehorchend – die Vielzahl der Messdaten in Grafiken darzustellen. Man wollte nicht mehr als eine Seite dazu verwenden und landete – über Versuch und Irrtum – bei der jetzigen Form der 9-Felder-Grafik (9-FG). Als „Nebenprodukt" dieser Arbeiten ergaben sich auch die bekannten Algorithmen zu den Normalwerten, wobei der kritische Anwender das damalige Ursprungskollektiv der Werftarbeiter Kaliforniens im Vergleich zu dem eigenen Kollektiv im Auge hat.

Spiroergometrie, derzeit in Deutschland

Die Spiroergometrie mit allen ihren wissenschaftlichen und technischen Facetten hat – wie dargestellt – auch deutsche Wurzeln. Insbesondere hat die Sportmedizin (W. Hollmann und seine Schule in Köln, basierend auf den Vorgaben von H. W. Knipping) entscheidend dazu beigetragen. Eine Standardisierung der Spiroergometrie wurde bei internationalen Symposien der RWTH Aachen (Meyer-Erkelenz) erarbeitet und 1980 publiziert. Die Arbeitsgruppe von H. Matthys in Freiburg hat in den 70er Jahren Leistungsuntersuchungen in großen Höhen (bis 4000 Meter) durchgeführt, 1980 wurden von ihr Ergebnisse von Sollwertuntersuchungen veröffentlicht. Dennoch war die Anwendung dieser Methodik in pneumologischen und kardiologischen Kliniken und Praxen, in der Arbeits- und der Rehabilitations-Medizin lange Zeit zögerlich. Dies war sicher auch der vormalig doch recht anspruchsvollen Technik geschuldet. Mit dem Einzug schneller Analysatoren, der Verbreitung eines sehr einleuchtenden Auswertesystems (9-FG nach K. W.), der Computer-unterstützten Datenaufbereitung und der farbigen Darstellung der Grafiken mit schnellen Druckern hat sich daran Entscheidendes geändert. Aus der Kardiologie kamen zu Beginn der 90er Jahre wichtige Impulse über zwei so genannte „CPX-Symposia" in Köln. Diese eröffneten auch hilfreiche Kontakte zu K. W. und seiner Arbeitsgruppe.

Unter anderem hat seit 1989 die Spiroergometrie-Arbeitsgruppe[2] Kräfte gebündelt und – über fruchtbare und freundschaftliche Kontakte zwischen pneumologisch und kardiologisch tätigen Kollegen – ein sehr lebhaftes Diskussionsforum geschaffen.

Auf Initiative von Karlman Wasserman etabliert sich derzeit eine internationale Arbeitsgruppe, genannt ISEIRE (International Society of Exercise Intolerance Research and Education). Die Spiroergometrie-Arbeitsgruppe mit Einbindung in die Deutsche Gesellschaft für Pneumologie (DGP) und die Deutsche Gesellschaft für Kardiologie (DGK) wird als „German Chapter" dabei mitwirken.

Literatur

[1] Knipping HW. Über die Funktionsprüfung von Atmung und Kreislauf. Beitr Klin Tbk 1936; 88: 503-518

[2] Matthys H. Atmung und Kreislauf. In: Hartmann G (Hrsg.). Alpiner Hochleistungstest 1969. Bern: Hans Huber 1973, p. 81-93

[3] Rühle KH, Fischer J, Matthys H. Sollwerte kardiopulmonaler Messgrößen in Ruhe und unter Belastung zur Anwendung für Kleincomputer. Atemwegs- u. Lungenkrkh 1980; 6: 90-94

[4] Meyer-Erkelenz JD, Mosges RW, Sieverts H. Cardiopulmonary function under load. Report of the results of the 1979 colloquium in Aachen. Prax Klin Pneumol 1980; 34: 585-560

[5] Hollmann W, Valentin H. 50 Jahre Spiroergometrie 1929 bis 1979. Münch med Wschr 122 1980; 5: 169-174

[6] Wasserman K. Series "How it Really Happened". Am J Respir Crit Care Med 2002; 165: 325-326

[7] Kroidl RF, Schwarz S, Lehnigk B. Kursbuch Spiroergometrie. Georg Thieme Verlag 2006

[2] *Kontakt zur Spiroergometrie-Arbeitsgruppe über www.spiroergo-ag.de*

19 Tuberkulose und Kunst

N. Konietzko

Prolog

Jean Baptiste Poquelin (Abb. 19.**1**), Sohn eines Tapezierers und königlichen Kammerdieners am Hof Ludwigs XIV., des Sonnenkönigs, ging als *Molière* in die Literaturgeschichte ein. In seinen Komödien legt er mit beißendem Spott die Schwächen der Menschen bloß, ihre Dummheit, Eitelkeit und Boshaftigkeit. Am 17. Februar 1673 kommt sein neues Stück *„Le Malade imaginaire"* zur Aufführung, eine Komödie, in welcher der Titelheld nur mit seinem eingebildeten Leiden beschäftigt ist, und erst, als er sich tot stellt, erkennt, was die Welt um ihn herum wirklich von ihm hält. Molière selbst spielt die Hauptrolle. Plötzlich wird er von einem heftigen Hustenanfall geschüttelt, dem ein schwerer Blutsturz folgt. Das Publikum applaudiert stürmisch, nicht erkennend, dass aus dem Spiel Wirklichkeit geworden war. Augenblicke später stirbt Molière, knapp 51 Jahre alt, den Beifall des Publikums noch im Ohr.

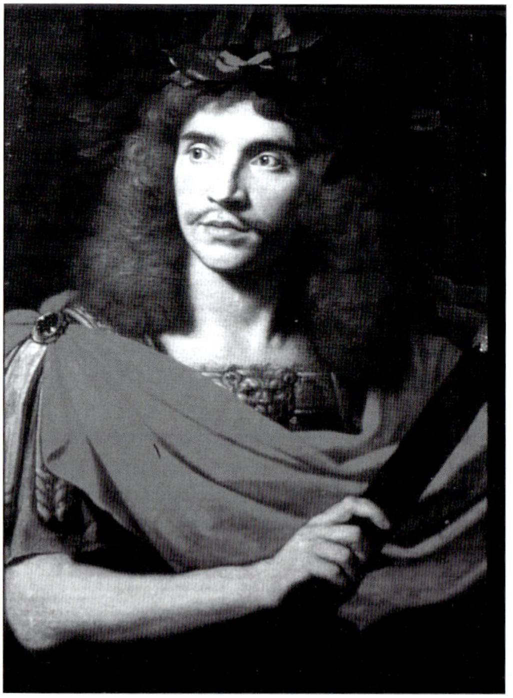

Abb. 19.**1** Jean Baptiste Poquelin (1622 – 1673), genannt Molière, Komödiendichter und Schauspieler, starb nach einer Aufführung seines „Le Malade imaginaire" an einer Kavernenblutung.

Molière litt an Lungentuberkulose. Im Winter 1665 war er zum ersten Mal erkrankt, ein zweiter, schwerer Schub der Tuberkulose folgte wenige Jahre später. Der Spötter Molière, der sich gern über die Hilflosigkeit der Ärzte und die damals gebräuchlichen Heilmittel lustig gemacht hatte, ließ sich von eben diesen mit strapaziösen Aderlässen behandeln – mit vorübergehendem Erfolg. Er kämpfte zäh und verbissen gegen die Krankheit an, doch immer wieder kam es zu Rückfällen. Schließlich erlag er der Tuberkulose acht Jahre, nachdem sie erstmals ausgebrochen war. Molière ist nur einer von vielen Künstlern, denen die Tuberkulose zum Schicksal wurde. Die Liste der Tuberkuloseopfer unter Künstlern ist umfänglich: In der Dichtkunst reicht sie von *Matthias Claudius* über *John Keats*, *Anton Tschechow* und *Novalis* bis zu *Franz Kafka*, in der Musik von *Henry Purcell* über *Carl Maria von Weber* und *Edvard Grieg* bis *Igor Strawinsky*, in der Malerei von *Pieter Brueghel* und *Jean-Antoine Watteau* über *Karl Ludwig Kirchner* bis zu *Amadeo Modigliani*.

Sind wir deswegen berechtigt, der Tuberkulose eine Sonderrolle in der Kunst zuzuweisen? Nimmt Krankheit generell und Tuberkulose speziell Einfluss auf den Künstler? Und wenn ja, wie? Gibt es Wechselbeziehung zwischen Krankheit und Kunst? „Kunstwerk Krankheit?" „Krankheit als Metapher?"

Der folgende Beitrag – angeregt durch die Arbeiten von *Dieter Reimers*, den unvergessenen Kollegen und Freund – geht diesen Fragen nach, indem er zunächst die Rolle der Krankheit als Sujet in der Kunst behandelt, dann exemplarisch das Schicksal tuberkulosekranker Künstler schildert und sich schließlich kritisch mit der Wechselbeziehung von Kunst und Krankheit auseinandersetzt [1, 2].

Tuberkulose in der Kunst

Das bekannteste **literarische Zeugnis** zum Thema „Tuberkulose und Kunst" ist *Thomas Manns „Der Zauberberg"*. Die Handlung spielt im luxuriösen Davoser Lungensanatorium „Berghof" in einer Aura von Angst, Überdruss und Todessehnsucht. Katja Mann, der Gattin des Dichters, war von ihren Ärzten 1912 zur Ausheilung einer Lungentuberkulose (die wahrscheinlich gar keine war!) ein Aufenthalt im Hochgebirge empfohlen worden [2]. Im renommierten „Waldsanatorium Professor Jessen", dem heutigen Steigenbergerhotel „Bellevue", findet sie Aufnahme. Thomas Mann besucht sie dort im Sommer des gleichen Jahres. Es ergeht ihm, wie seinem späteren Zauberberg-Helden *Hans Castorp: „Er, der Besucher, wird wegen eines banalen Luftröhrenkatarrhs vom Chefarzt Dr. Jessen untersucht und erhält den Rat, klug zu sein und gleichfalls ein halbes Jahr dort Kur zu machen. Beim Dichter setzt sich der ‚profitlich lächelnde" Doktor allerdings nicht durch!"* Hier finden sich die Wurzeln des „Zauberbergs". Der äußere Handlungsablauf ist überschaubar und rasch erzählt: Hans Castorp, ein früh verwaister Hamburger Patriziersohn, reist nach bestandenem Ingenieurexamen nach Davos, um seinen tuberkulosekranken Vetter Joachim Ziemßen zu besuchen. Er bleibt länger als beabsichtigt, erkrankt selbst und verbringt sieben Jahre oben in den Bergen bis zum Ausbruch des Weltkrieges. Seine Spur verliert sich nach einem Sturmangriff im Feld.

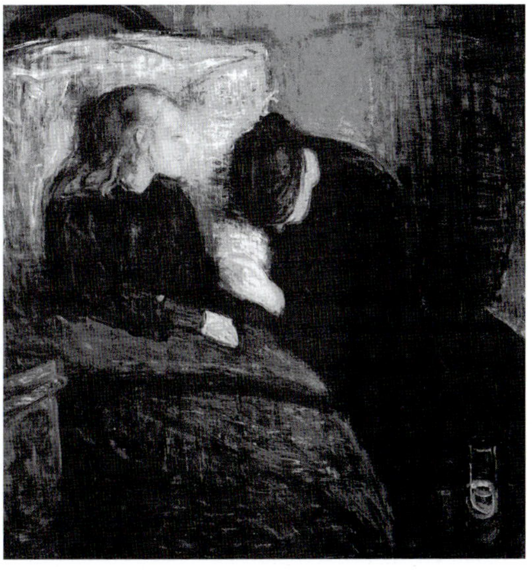

Abb. 19.**2** Edward Munch (1863 – 1944) stellt in seinem Bild „Das kranke Mädchen" (1894) die tuberkulosekranke Schwester dar. Er hat das Motiv mehrfach variiert.

In der **Malerei** hat *Edvard Munch* (Abb. 19.**2**), der als einer der Überwinder des Naturalismus und Begründer des Expressionismus gilt, die Schrecken der Tuberkulose in seinen Bildern auf eindrucksvolle Weise thematisiert. Das Motiv *„Das kranke Mädchen"* variierte der Maler mehrfach. Das kranke Mädchen ist seine Schwester, ihr Siechtum und Tod überschatteten das Leben der Familie. Das Bild mit dem bleichen, durchsichtigen Antlitz des Mädchens vermittelt den tödlichen Sieg der Tuberkulose, die Hilflosigkeit der Mutter angesichts von Leid und Tod ist förmlich mit Händen zu greifen.

Das bekannteste Beispiel für die Tuberkulosethematik in der **Musik** ist *Verdis „La Traviata"*. Das Libretto basiert auf *Alexander Dumas fils" Bestseller „La Dame aux Camélias"*. Verdi hatte den Roman kurz nach dessen Erscheinen gelesen und war begeistert. Als er Dumas" Bühnenfassung 1852 in Paris sah, reifte in ihm der Entschluss, den Stoff für eine Oper zu nutzen. Innerhalb von 45 Tagen vollendete er die Partitur nach einem Textbuch von *Francesco Maria Piave*. Die Uraufführung am 6. März 1853 im Gran Teatro La Fenice von Venedig war ein Reinfall. Schuld daran trug nicht zuletzt die Hauptdarstellerin. *„La Donatelli"* entsprach weder mit ihrer voluminösen Stimme noch mit ihrer noch voluminöseren Statur dem gewohnten Bild einer todgeweihten Schwindsüchtigen und erntete mit Violettas Aria *„Addio del passato bel sogni ridente"* allgemeine Heiterkeit [3]. Nichtsdestotrotz wurde Verdis Traviata zu einer der erfolgreichsten Opern aller Zeiten. Die Liste berühmter Primadonnen in der begehrten Rolle der Violetta reicht von *„der Melba"* über *Maria Callas* bis zu *Anna Netrebko*.

40 Jahre später nahm *Giacomo Puccini* die gleiche Problematik als Opernsujet noch einmal auf. Nach Henri Murgers Roman schuf er die hinreißende Musik zu *„La Bohème"*. Im Opernlibretto heißt es vor der ersten Szene: „Das Blut der Jugend strömte warm und rot durch Mimis Adern und färbte die Wangen leis" rosa auf dem Weiß ihrer durchsichtigen Haut, einem Weiß, das der Kamelie glich. Doch was Rudolph am meisten verliebt machte, waren ihre schönen Hände, die sich weißer erhalten hatten, trotz eigener Führung ihrer Wirtschaft, als jene von müßig gehenden Schönheiten." Wie „eiskalt dies Händchen" schon bald werden sollte, davon kündet Puccinis unsterbliche Musik, die mit dem Todesthema hart und unerbittlich ausklingt [2].

Tuberkulosekranke Künstler

Aus der schier unendlichen Zahl tuberkulosekranker Künstler sei nur das Schicksal einiger weniger exemplarisch herausgegriffen.

Friedrich Schiller (Abb. 19.**3**), selbst Arzt, erkrankte in seinem 32. Lebensjahr mit den typischen Zeichen einer nassen Rippenfellentzündung. Ihr gesellte sich eine „hitzige Brustkrankheit" hinzu und im weiteren Verlauf eine Darmerkrankung, die von der Mehrheit der Experten als tuberkulös angesehen wird. Der von hohen Idealen beflügelte Dichter Schiller hat kraft seines Willens die quälenden Auswirkungen der Krankheit mit eiserner Energie überspielt, und „sein Geist (war bis zuletzt) ruhig und heiter und aufgelegt zu tiefem Gespräch", wie Wilhelm von Humboldt berichtete [4]. 46-jährig erlag er im Jahre 1805 der Krankheit. Sein Resümee nach über 14 Jahren des Leidens: *„Es ist der Geist, der sich den Körper baut."*

Eine Art Gegenpol in diesem Spektrum tuberkulosekranker Dichter war Alfred Henschke. Er nannte sich *Klabund*, *Kla*bautermann und Vaga*bund*. In seinem kurzen Leben schrieb er eine Unzahl von Erzählungen, Dramen, Romanen, Gedichtbänden und Nachdichtungen fernöstlicher Texte. Mit 16 Jahren erkrankte der 1891 geborene Apothekersohn aus Crossen an der Oder an Schwindsucht, mit 37 Jahren starb er in Davos. Das Leben dazwischen war von „fieberhafter Besessenheit" [2]. Er kurte in Davos, in Arosa, im Tessin, in Positano, immer schreibend. *Francois Villon*, dem großen Vagantendichter, widmete er sein Buch „Himmlische Vaganten". Im Gedicht „Davoser Bar" distanziert er sich zynisch von seiner Krankheit und „treibt mit dem Entsetzen Spott":

„Ein Herr tanzt exaltiert wie ein Tuberkel,
die rosa Sängerin hält fürstlich Cercle.
Ein Oberleutnant pokert schreckensbleich.
Ein Jüngling träumt von einer fernsten Ferne,
aus seiner ausgeschnittnen Weste stiert
die Höhlung einer riesigen Kaverne,
in der die Nacht wie eine Palme friert."

Den 1782 in Genua geborene Geigenvirtuosen *Niccolo Paganini* (Abb. 19.**4**), umgab zeit seines Lebens eine geheimnisvolle Aura. Viele seiner Zeitgenossen glaubten, er habe einen Pakt mit dem Teufel geschlossen. Durch Talent und tägliches, bis 12-stündiges Üben brachte er es zu einer unglaublichen Fingerfertigkeit und erzeugte bis dahin ungekannte Klangwirkungen wie Pizzikato, Doppelgriff und Flageolett. Unstet zog er von Ort zu Ort, ganz

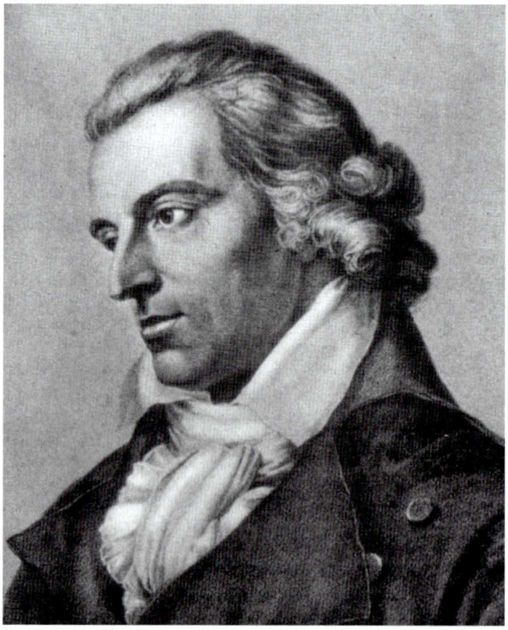

Abb. 19.**3** Friedrich Schiller (1759 – 1805), selbst Arzt, erkrankte mit 32 Jahren an einer Pleuritis exsudativa und wenig später an Lungentuberkulose, der er nach qualvollem Leid auch 46-jährig erlag.

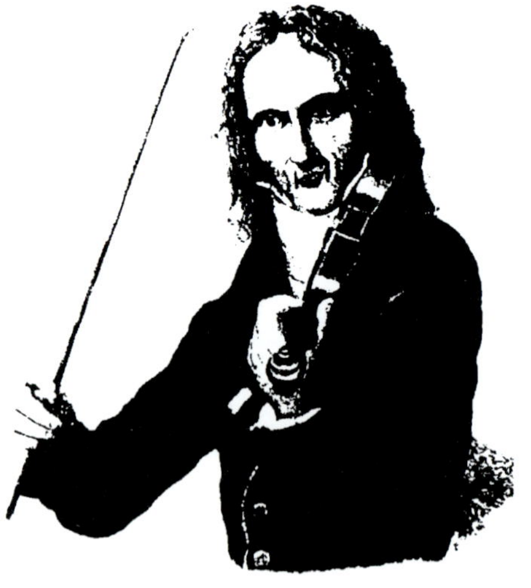

Abb. 19.**4** Niccolò Paganini (1782 – 1840) litt viele Jahre schwer an einer Lungen- und Kehlkopftuberkulose. Zum Skelett abgemagert, starb er 1840 in Nizza, auf dessen mildes Klima er seine letzten Hoffnungen gesetzt hatte.

Europa bereiste er, geigend, komponierend, Frauen beglückend. Bei aller musikalischen Seriosität verstand es Paganini, sein Publikum mit einer mystischen Ausstrahlung zu fesseln. Heinrich Heine sagt über ihn: *„Ist das ein Lebender, der im Verscheiden begriffen ist, der das Publikum in der Kunstarena wie ein sterbender Fechter mit seinen Zuckungen ergötzen soll? Oder ist es ein Toter, der aus dem Grabe gestiegen, ein Vampir mit der Violine, der uns wohl nicht das Blut aus dem Herzen, doch auf jeden Fall das Geld aus den Taschen saugt?*" Schon früh litt Paganini unter schleichendem Fieber und Brustkrämpfen. Später trat eine Kehlkopftuberkulose mit Stimmlosigkeit und quälenden Schluckschmerzen in den Vordergrund, öffentliche Auftritte konnte er nur noch mit größter körperlicher Überwindung und Disziplin durchhalten. Zum Skelett abgemagert, starb er 1840 in Nizza, auf dessen mildes Klima er seine letzten Hoffnungen gesetzt hatte. Auch post mortem war Paganini noch gut für ein „Caprice": Man wollte den unheimlichen Teufelsgeiger partout nicht in geweihter Erde begraben, bis schlussendlich der Papst selbst die Beisetzung verfügte [1].

Am Schicksal *Fréderic Chopins* (Abb. 19.**5**), eines anderen großen Zauberers, lässt sich exemplarisch zeigen, wie Lebensgeschichte und Krankheit miteinander verwebt sind [1, 5, 6]. Der Komponist wurde am 22. Februar 1810 in einem kleinen Dorf bei Warschau geboren. Seine jüngste Schwester starb im Alter von 14 Jahren an Lungentuberkulose. 1830 verließ Chopin Warschau und reiste von Wien über München nach Paris. Dort blieben ihm Aufmerksamkeit und Erfolg zunächst versagt. Anlässlich einer Soirée bei Baron Rothschild kam es zur entscheidenden Wende, der junge Musiker fand fortan große gesellschaftliche Anerkennung. Chopin bezog mit seinem Freund, dem Arzt Dr. Jan Matuschinsky, eine gemeinsame Wohnung. Dieser war an Tuberkulose erkrankt und sollte 1842 daran sterben. Bei Chopin selbst kam es im November 1835 zum Auftreten von hohem Fieber und Bluthusten. Im Winter 1836/37 zeigten sich erneut Symptome der von Chopin als „Grippe" apostrophierten Erkrankung, so dass ihm geraten wurde, eine Kur anzutreten. Um dem Pariser Betrieb und Klatsch zu entfliehen, entschlossen sich Chopin und seine damalige Geliebte, die skandalumwitterte Dichterin George Sand, mit der er 10 Jahre liiert bleiben sollte, nach Mallorca aufzubrechen. Reise und Ankunft im Oktober 1838 verliefen gut, doch auf den Einbruch des Winters und den anhaltenden Regen reagierte Chopin mit allen Symptomen einer Lungenentzündung. George Sand berichtet in ihren Tagebüchern: „Von dem Augenblick an wurden wir zu Schreckgespenstern für die Leute vom Établissement. Man bezichtigte und überführte uns des Deliktes der Lungenschwindsucht, die nach der vor gefaßten Meinung der spanischen Medizin so ansteckend und mörderisch ist wie die Pest." Die Reisegruppe musste das Quartier wechseln und fand Asyl in der Kartause von Valdemosa, wo Chopin in der Einsamkeit bald in einen Zustand der Verzweiflung geriet. Immer und immer dieser gräßliche Husten, verstärkt noch durch den Qualm, den die Zigarren rauchende George Sand überall verströmte. Dennoch schuf er gerade jetzt seine schönsten Werke, so ein Gutteil der 24 Préludes op. 28. Für George Sand war der Aufenthalt mit Chopin eine Marter, für ihn eine Qual. Anfang des Jahres 1839 drängte Chopin zum Aufbruch; auf der Rückreise erlitt er in Palma und Barcelona mehrere Lungenblutungen. Erst in Marseille konnte er sich in ärztliche Betreuung begeben. Nach vorübergehender Besserung unter der Behandlung mit Schwefelmixturen, Diät und Opiaten trat ab 1845 eine kontinuierliche Ver-

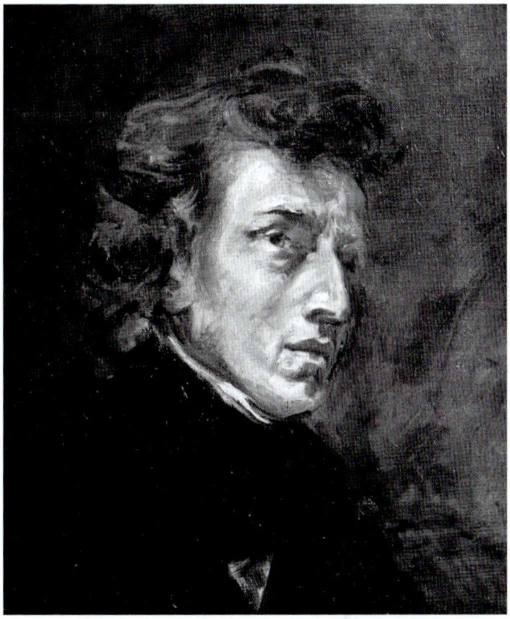

Abb. 19.**5** Fréderic Chopin (1810 – 1849) verlor früh seine schwindsüchtige Schwester Emilia, von der infiziert er selbst Jahre später an Tuberkulose erkranken sollte. Nach mehr als 14-jährigem Leiden verstarb der große Poet am Klavier am frühen Morgen des 17. Oktober 1849.

schlechterung ein, die Chopin jeden Winter mehrere Monate ans Bett fesselte. Nach der endgültigen Trennung von George Sand im Sommer 1847 unternahm er noch einmal eine Tournee durch England und Schottland. Dabei, wie auch bei seinen letzten Auftritten in Paris, blieb die öffentliche Reaktion kühl. Einen Tag vor seinem Tode schrieb er, bereits im Zustand schwerster Atemnot: *„Da diese Erde mich ersticken wird, beschwöre ich Euch, meinen Körper öffnen zu lassen, damit ich nicht lebendig begraben werde."* Am frühen Morgen des 17. Oktober 1849 verstarb Chopin an den Folgen der Lungentuberkulose. Auf dem Friedhof Père-Lachaise in Paris liegt er begraben. Auch heute noch liegen täglich frische Blumen auf seinem Grab. Chopins Herz wurde, seinem Willen entsprechend, nach Warschau in die Heilig-Kreuz-Kirche überführt – von seiner Lunge war wahrscheinlich nicht mehr viel übrig geblieben.[1]

Wechselbeziehungen von Kunst und Tuberkulose

Krankheit war für die meisten frühen Völker und Kulturen bis in die späte Neuzeit hinein etwas Magisches, Unerklärliches. Krankheiten wurden als Strafe der Götter bei moralischem Fehlverhalten, als Hexerei oder als Werk des Teufels angesehen. Besonders augenfällig erschien dieser Zusammenhang unseren Altvorderen, wenn sie von regelmäßig wiederkehrenden Seuchen, wie der Pest, heimgesucht wurden. Eine grundsätzliche Änderung des Krankheitsbegriffs trat erst Ende des 18. Jahrhunderts ein. Für die Aufklärung mit ihrer Begeisterung für die Naturwissenschaft und der Betonung des Rationalen war nicht mehr Gott, sondern die Natur für Krankheiten verantwortlich. Die Klassik eignete sich die Ideale der Aufklärung an. Ihre Ästhetik der Harmonie und Ausgewogenheit verstand sie ausdrücklich als „gesunde" Ästhetik. Die Romantik hingegen begeistert sich für das Irrationale, das Emotionale, das Abweichende, Andersartige, Dunkle und auch das Kranke. Krankheit wurde zwar in erster Linie als Normabweichung und in der Regel negativ definiert, aber gerade unter den Künstlern gab es eine positive Identifikation mit der Normabweichung, dem Anderssein und eben auch dem Kranken [7].

Ende des 19. Jahrhunderts erfuhr auch die Tuberkulose, die bis dahin als Krankheit der Armen galt, eine *„Umwertung der Werte"*, man entdeckte ihren *„diskreten Charme"*. Für Snobs wurde die Tuberkulose ein Anzeichen dafür, „daß man vornehm, zart und sensibel war". *Lord Byron* malte sich aus, an einer Schwindsucht zu sterben; einem tuberkulosekranken Freund sagte er warum: *„Weil die Damen sagen würden: Seht doch den armen Byron, wie interessant sieht er als Sterbender aus"*. Keine andere Krankheit wurde mit dem Wesen der Kunst in so enge Beziehung gebracht, wie die Tuberkulose.

Bei *Thomas Mann* (Abb. 19.**6**) wird der Tuberkulose, wie Krankheit überhaupt, eine Schlüsselrolle im Prozess der Sublimierung von Not und Leid zugeschrieben [1, 7]. Körperlicher Verfall fordert beim Kranken das Kreative heraus, Krankheit wird zum Urgrund des Schöpferischen. Gefragt, ob auch ungebildete und dumme Tuberkulöse produktiv werden können, wenn denn das Kranke an sich schon schöpferisch sei, sagt Hans Castorp: *„Krank und dumm..., mich mutet es ganz eigentümlich an, wenn einer dumm ist und dann auch noch krank. Man denkt, ein dummer Mensch muss gesund und gewöhnlich sein, und Krankheit muss den Menschen*

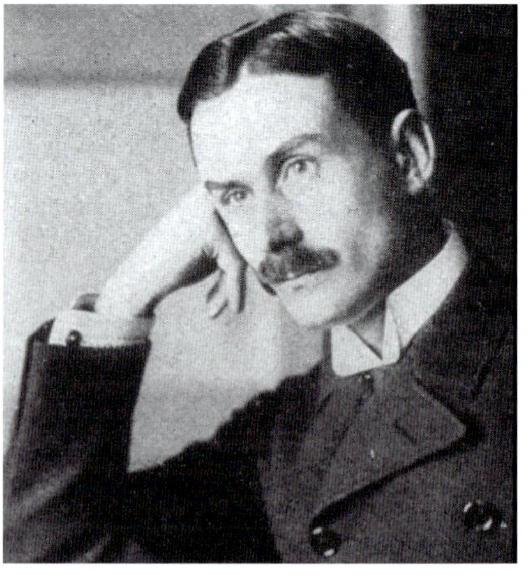

Abb. 19.**6** Thomas Mann (1875 – 1955) hat mit seinem Roman „Der Zauberberg" die Tuberkulose zum Thema großer Literatur gemacht.

[1] *Nicht verschwiegen sei in diesem Zusammenhang die auf vage Indizien gestützte Theorie, Chopin habe nicht an Tuberkulose, sondern an einer Mukoviszidose gelitten.*

fein und klug und besonders machen.“ Und an anderer Stelle formuliert es Thomas Mann noch drastischer: *„Das Leben ist nicht zimperlich, und man mag wohl sagen, dass schöpferische, Genie spendende Krankheit, die hoch zu Roß die Hindernisse nimmt, in kühnem Rausch von Fels zu Fels springt, ihm tausendmal lieber ist, als die zu Fuße latschende Gesundheit.*“ Krankheit also nicht als Un-Heil, sondern als Chance, gar Voraussetzung für Kreativität?

Auch die Kunst der Moderne von *Baudelaire* bis zu den Surrealisten interessiert sich auffallend für das Morbide, das Abweichende, den Normverstoß. Die Begriffe Krankheit und Gesundheit werden umgewertet und als etwas Positives definiert: als Sprache des Körpers, als Anlass für Erkenntnisprozesse, als Befreiung aus gesellschaftlichen Zwängen und auch als kreativer Impuls. Ein gängiges Künstlerklischee besagte, dass Leiden einem Menschen Tiefe gebe, dass man am Leiden wachse, dass Krankheit Empfindsamkeit und Vergeistigung fördere, dass Krankheit interessanter sei als Gesundheit, dass im Grunde genommen die Kranken die eigentlich Gesunden seien und die sich gesund nennenden die eigentlich Kranken. Bei *Thomas Bernhard*, selbst ein Opfer der Tuberkulose (*„Der Schatten auf meiner Lunge war stets auch der Schatten auf meinem Leben*“) finden wir eine fast durchgängige Krankheitsmetaphorik. Im „Die Billigesser“ schildert er in ironischen Sequenzen das Schicksal eines Mannes, der durch den Verlust eines Beines zum Krüppel wird und dadurch erst zum reinen Geistesmenschen, der die „Gesunden“ als normal, mittelmäßig und ungeistig verachtet [7].

Krankheiten haben Künstler seit jeher fasziniert, weil Krankheit sich hervorragend als Metapher verwenden lässt. *Susan Sontag* widerspricht in ihrem bekannten Essay über *„Krankheit als Metapher*“ solchen „romantischen Vorstellungen“ vehement [8]. Ihrer Meinung nach besteht *„die ehrlichste Art und Weise, sich mit ihr (der Krankheit) auseinander zu setzen und die gesündeste Art, krank zu sein, darin, sich so weit wie möglich von metaphorischem Denken zu lösen, ihm größtmöglichen Widerstand entgegenzusetzen*“. Lange Zeit sei die Krankheit anders gesehen worden. Menschen mit bestimmten Krankheiten mussten mit bestimmten Vorurteilen und ihnen zugeschriebenen Mythen leben und hatten vielfach darunter zu leiden. So galt die Pest im Mittelalter als Gottesstrafe für einen unmoralischen Lebenswandel, Tuberkulose in der Zeit der Romantik als Quell schöpferischer Empfindsamkeit und AIDS erschien dem ausgehenden 20. Jh. als Metapher für einen fremden Eindringling in unsere Welt, eine Art Alien. Deutungen von Krankheiten unterliegen freilich dem Zeitgeist, die Mode bestimmt die Metapher. Allerdings lässt sich nicht jede Krankheit ästhetisch oder moralisch besonders gut aufladen. In den seltensten Fällen beschäftigt sich die Kunst mit Alltagskrankheiten wie Diabetes oder Asthma. Metaphorisch interessant sind vor allem Existenz bedrohende, am besten unheilbare und in ihrer Ursache mysteriöse Krankheiten. Sobald die Ursache der Krankheit aufgeklärt und eine wirksame Therapie gefunden ist, verflüchtigt sich der Mythos. So geschehen mit der Tuberkulose. Sie ist seit der Einführung wirksamer Medikamente als Thema aus der zeitgenössischen Literatur verschwunden, sie ist nicht mehr Metapher.

Während der überwiegende Teil der Literatur im vergangenen Jahrhundert von einer „kranken“ Ästhetik der Normabweichung, des Nicht-Schönen, der Grenzerfahrung, der Extreme ausgeht, stellt *Peter Handkes* Neoklassizismus eine seltene Ausnahme dar, ebenso wie seine Ideale Ordnung, Ruhe, Harmonie, Verklärung, Schönheit. *„Die meiste zählende (oder die jedenfalls immer wieder aufgeführte) Literatur in diesem Jahrhundert ist die von enthusiastischen Kranken. Ich aber weiß, dass ich, wäre ich einmal endgültig krank, nicht enthusiastisch sein würde – und selbstverständlich auch nichts schreiben würde.*“ Geistvoller hat den Zusammenhang von Krankheit und Kunst bereits vor knapp 200 Jahren der „große Alte aus Weimar“ formuliert. Im Gespräch mit Eckermann soll *Goethe*, Exponent der „gesunden“ Ästhetik, klarsichtig gesagt haben: *„Die Poeten schreiben alle, als wären sie krank ... ich will ihre Poesie Lazarettpoesie nennen*“.

Keine Frage: Große Kunst wird oft von unglücklichen und verzweifelten Menschen geschaffen. Viele bedeutende Werke der Literatur, der bildenden Kunst und der Musik sind unter Schmerz, Leid und Trauer entstanden, wurden der Krankheit regelrecht abgerungen. Nicht die Krankheit war der Quell der Kreativität, sondern der kranke Künstler selbst. Von hektischem Schaffensdrang getrieben, musste er mit äußerster Kraftanstrengung seine körperliche Hinfälligkeit überspielen, für eine Weile wenigstens, und die schöpferischen Momente dem Schicksal abtrotzen. Die Tuberkulose, in Schüben verlaufend, ließ solche Augenblicke allerdings zu. Sie gewährte dem Kranken den Aufschub, den er brauchte, um über sein Schicksal nachzudenken, es still zu akzeptieren und – im besten Fall – künstlerisch zu sublimieren [1, 9].

Epilog

Molière hätte wahrscheinlich noch viele Jahre gelebt, wäre zu seiner Zeit eine wirksame Behandlung der Tuberkulose, wie wir sie heute kennen, verfügbar gewesen. Die Theaterliteratur wäre heute um manche Komödie reicher. Molières Schicksal steht exemplarisch für das ungezählter Künstler. Der Verlust, welcher der Menschheit durch den frühen Tod dieser außergewöhnlichen Männer und Frauen entstanden ist, lässt sich nicht abschätzen – vom individuellen Leid, das die Krankheit zufügte, ganz zu schweigen.

Die Tuberkulose ist heute weltweit immer noch nicht besiegt. Nach wie vor stellt sie eine Bedrohung für die Völkergemeinschaft dar. In unserem Zivilisationsbereich hat sie allerdings ihren Schrecken verloren, ist ihre Macht gebrochen. Als Thema ist die Tuberkulose in der zeitgenössischen Kunst nicht mehr existent. Ihr Mythos und damit ihre Rolle als Metapher schwand in dem Maße, in dem ihre Ursachen erforscht und wirksame Behandlungsmethoden gefunden wurden. In den vergangenen Jahrhunderten starben ungezählte Menschen an dieser schrecklichen Seuche, bevor der medizinische Fortschritt sich segensreich auswirken konnte. Nur ein kleiner Teil der von der Seuche Betroffenen besaß die Gabe, seinen Gefühlen in Sprache, Musik oder Malerei Ausdruck zu verleihen. Der Großteil der Menschen, der an Tuberkulose starb, blieb für uns stumm. So stehen die Zeugnisse der Künstler stellvertretend für die vielen unbekannten Opfer dieser Krankheit.

Literatur

[1] Reimers D. Phthise und Kunst. In: Konietzko N. (Hrsg.): Der Kampf gegen die Tuberkulose. PMI-Verlag 1996, p. 87-119

[2] Reimers D. Tuberkulose und Kunst. Med Welt 1982; 33: 238-246

[3] Chrétien J. Tuberculosis, an illustrated history of a disease. Vol. 1. Hauts-de-France Editions 1998

[4] Jansen HH. Schillers Krankheit und Tod aus pathologisch-anatomischer und klinischer Sicht. Der Pathologe 1988; 9: 187-191

[5] Kerner D. Große Musiker, Leben und Leiden (neu bearbeitet von H. Schadewaldt). Stuttgart: Schattauer-Verlag 1998

[6] Böhme G. Medizinische Portraits berühmter Komponisten. Stuttgart: G. Fischer-Verlag 1987

[7] Alten RH-E. Tuberkulose in Kunst und Literatur. DIA-GM 1990; 18: 1847-1849

[8] Sontag S. Krankheit als Metapher. Frankfurt/M.: S. Fischer 1996

[9] Voigt J. Tuberkulose, Geschichte einer Krankheit. Köln: VGS -Gesellschaft 1994

20 Die Bekämpfung und Ausrottung der Rindertuberkulose in Deutschland

G. Hünermund, R. Kropp

Die erste Beschreibung der Tuberkulose des Rindes[1] (Perlsucht[2], Hirsesucht, auch Franzosenkrankheit[3] [1]) findet sich bei Maimonides im 12. Jahrhundert, relativ spät, wenn man bedenkt, dass die Tuberkulose beim Menschen seit dem Neolithikum nachgewiesen ist, bei Tieren (Schweinen) erstmals von Aristoteles beschrieben wurde [2]. Ursachen hierfür sind, dass die Tuberkulose nicht bei primitiven Rinderrassen, sondern erst bei den Kulturrassen (Stallhaltung, also bei engem Kontakt) auftritt und dass die Rindertuberkulose nicht nur als Lungenphthise, sondern eher als Tuberkulose des Euters auffällt und dann der Zusammenhang mit der Lungenphthise nicht leicht erkennbar ist. [3]

Um 1700 galt die Perlsucht (Abb. 20.**1**) allerdings schon als eine durchaus häufige Krankheit der Rinder, mit weiterer deutlicher Zunahme in den nächsten Jahrzehnten. Diese Zunahme war nur zum Teil real, sie ist auch durch genauere Untersuchungen der Tiere vor allem seit der zweiten Hälfte des 19. Jahrhunderts begründet.[4] 1890 waren im Deutschen Reich 25 % der Rinder perlsüchtig, 15,7 % der geschlachteten Rinder tuberkuloseverseucht[5] [1].

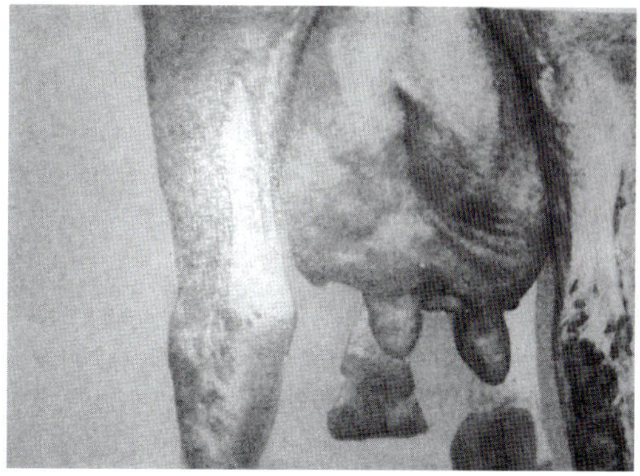

Abb. 20.**1** Perlsucht.

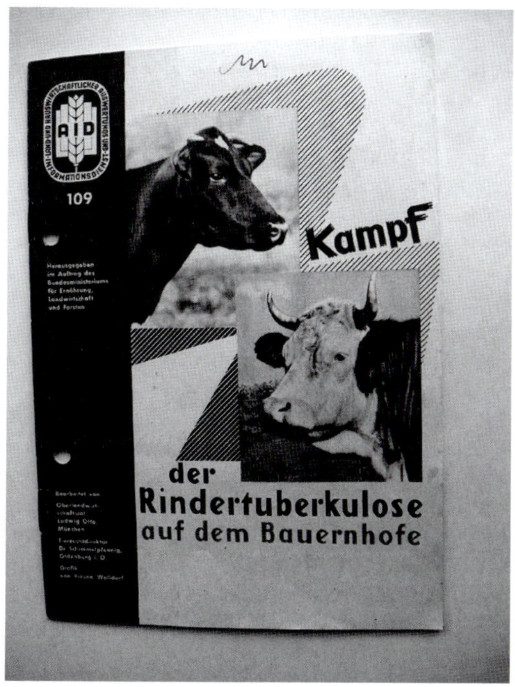

Abb. 20.**2** Informationsblatt zur Bekämpfung der Rindertuberkulose.

[1] *Auf die Erkrankung an „Rinder-Tuberkulose" (Mycobacterium tuberculosis, Typ bovis sive bovinus) bei anderen Tieren, vor allem Pferden, Schweinen, Ziegen, kann hier nicht eingegangen werden (s. [6, 7]).*

[2] *Perlsucht = Tuberkulose der serösen Häute bei Rindern [15]. Der Name „Perlsucht" spielt wohl auf das weißlich glänzende Aussehen der subserösen Tuberkuloseherde an.*

[3] *Die Perlsucht wurde seit dem 16. Jahrhundert eine Zeit lang als eine Form der Syphilis angesehen [8].*

[4] *1894/95 belief sich die Gesamtzahl der als tuberkulös befundenen Tiere gemäß der Schlachthaus-Statistik im Königreich Preußen auf 85 218, und zwar 67 984 Rinder, 504 Kälber, 15 877 Schweine, 853 Schafe und Ziegen [9].*

[5] *Diese Zahl ist zu optimistisch, weil sie nur die in die Schlachthäuser gelangenden Rinder berücksichtigt [9].*

1901 reagierten 80 % der Rinder tuberkulinpositiv[6] [3, 4]. Die wirtschaftliche Bedeutung dieser Befunde muss nicht eigens betont werden [5]: die Rindertuberkulose bedeutete nicht nur eine Infektionsquelle für den Menschen, vielmehr ließen die Tiere infolge ihrer Krankheit in ihrer Milch- und Fleisch-Produktion nach und konnten auch frühzeitig eingehen.[7]

Eine ausführliche Beschreibung der Rindertuberkulose findet sich bei Fürst [3], Francis [10] und vielen anderen. Der tuberkulöse Primärherd entsteht auch bei Rindern zu 90 % in der Lunge; die Infektion der Tiere erfolgt also in erster Linie aerogen, durch infektiöse, „offene" Tiere im gleichen Stall (oder durch den Menschen). Erst durch weitere Ausbreitung der Krankheit im infizierten Tier entstehen andere Organtuberkulosen; als infektiös gelten die der Gebärmutter, des Darmes und vor allem des Euters. [11]

Die Tuberkulose des Euters entsteht also hämatogen, in der Regel von einer primären Erkrankung der Lunge ausgehend. *„Jede Tuberkulose, von der das Eutergewebe ergriffen ist, ist als offene Form der Tuberkulose zu betrachten.", „Die Diagnose der Eutertuberkulose kann klinisch als gesichert angesehen werden, wenn ein Euterviertel und die zugehörige Euterlymphdrüse schmerzlose, nicht höher temperierte, feste, derbe, knotige Anschwellungen aufweisen."* [11]

Die Rindertuberkulose ist in Deutschland eine anzeigepflichtige Tierseuche. Heilversuche sind verboten. [12]

Im Rahmen seiner jahrelangen Tuberkuloseforschungen konnte Robert Koch die tuberkulöse Ätiologie der Rindertuberkulose aufdecken. Von mehreren Forschern wurden Befunde zusammengetragen, nach denen die Tuberkulose bei Mensch und Rind durch zwei nahe verwandte Erreger, zwei verschiedene Typen des Mycobacterium tuberculosis, verursacht wurde: den Typus humanus und den Typus bovis oder bovinus. ([3] S. 66; 13, S. 40) Koch sagte in seinem bekannten Vortrag 1882 [14]:

„Eine andere Quelle der Tbc. bildet unzweifelhaft die Tbc. der Haustiere, in erster Linie die Perlsucht. Damit ist auch die Stellung gekennzeichnet, welche die Gesundheitspflege in Zukunft gegenüber der Frage nach der Schädlichkeit des Fleisches und der Milch von perlsüchtigen Tieren einzunehmen hat. Die Perlsucht ist identisch mit der Tuberkulose des Menschen und also eine auf diesen Menschen übertragbare Krankheit."

Eine Tuberkulose-Erkrankung des Menschen durch Mycobacterium tuberculosis Typ bovinus zeigt das gleiche Krankheitsbild wie eine durch den Typ humanus; eine Unterscheidung ist lediglich mithilfe der Typenbestimmung möglich. Die Rindertuberkulose ist üblicherweise zwischen Menschen nicht infektiös. Der Erreger muss also vom Tier (Rind) stammen und wird überwiegend durch den Genuss bakterienhaltiger Milch übertragen. [7, 16, 17] Der Primärherd findet sich beim Menschen demnach nicht in der Lunge, sondern im Intestinum.

Später konnte Koch nachweisen, dass bei entsprechenden Versuchen eine Tuberkuloseinfektion des Rindes durch menschliche Tuberkulose-Erreger (Typus humanus) nicht möglich sei und dass eine humane Tuberkulose trotz häufigen Genusses infizierter Milch (Typus bovinus) selten auftrete. Hieraus schloss er, im Gegensatz zu seiner ursprünglichen Auffassung, *„... dass die menschliche Tuberkulose von der Rindertuberkulose verschieden ist ...", „dass die schädliche Wirkung der Perlsuchtmilch und ihrer Produkte auf den Menschen nicht erwiesen ist", und dass es nicht vorrangig sei, „irgendwelche Maßnahmen dagegen (gegen die Perlsucht[8] zu ergreifen".* [18, 19] Dieser Einschätzung wurde vehement widersprochen, sie wurde in der Folge widerlegt. [20, 21, 22, 37]

Die außerordentlich umfangreiche wissenschaftliche Beschäftigung mit der Tuberkulose vor allem im Anschluss an die Kochsche Entdeckung des Tuberkulose-Erregers im Jahre 1882 führte zu einer intensiven gegenseitigen Befruchtung und Zusammenarbeit zwischen Veterinär- und Human-Medizin. So wurde die diagnostische Nutzung der Tuberkulinprobe bei Rindern schon vor der Jahrhundertwende 1900 beschrieben [3, 5,

[6] *Einzelheiten, auch andere Länder betreffend, u. a. bei Fürst, S. 69ff [3].*

[7] *„Die Rindertuberkulose schädigt den Bauern durch verminderte Milchleistung und geringe Einnahmen aus der Milch, schlechte Gewichtszunahme, kurze Lebensdauer und verminderte Fruchtbarkeit, erhöhte Anfälligkeit der tuberkulosebefallenen Rinder für andere Krankheiten sowie geringe Erlöse aus dem Verkauf des Schlachtviehs infolge schlechter Qualität und Beanstandungen bei der Fleischbeschau." (Informationsblatt „Kampf der Rindertuberkulose auf dem Bauernhof", 1955, zur Verfügung gestellt vom Deutschen Tuberkulose-Archiv, Fulda (Abb. 20.2).*

[8] *Anmerkung der Autoren.*

11]; die Tuberkulintestung war damals das einzige sichere diagnostische Verfahren. [6] Über falsch positive und falsch negative „Tuberkulinreaktionen" wurde berichtet, eine staatliche „Kontrolle der Keimfreiheit und der Bestimmung der Wertigkeit" der im Handel befindlichen Tuberkuline gefordert. [5] Gestritten wurde über deren Anwendung, ob subkutan oder intravenös (!). Insgesamt schälte sich die intrakutane Tuberkulinprobe als diagnostische Methode der Wahl heraus.

Im Vordergrund aller Bestrebungen zur methodischen Bekämpfung der Rindertuberkulose, als deren Begründer Bernhard Bang anzusehen ist, standen bei der Häufigkeit der Krankheit natürlich die Bemühungen, die Rindertuberkulose auszumerzen. [22] Um 1900 standen sich zwei Vorschläge hierzu gegenüber. Von Ostertag forderte die einmal jährliche klinische Untersuchung aller Rinder sowie die Erfassung und Tötung der Bakterienausscheider (das „von Ostertagsche", das „deutsche Verfahren" [11, 15]). Hingegen waren die Forderungen Bangs wesentlich radikaler. Er forderte („Bangsches Verfahren" [15, 23]):

1. Tuberkulinisierung des gesamten Rinderbestandes
2. Getrennte Haltung tuberkulinpositiver und -negativer Tiere sowie Ausschaltung der ersteren von der Milchproduktion[9] und ihre allmähliche Tötung
3. Vollständige tuberkulosefreie Aufzucht der Kälber
4. Regelmäßige Kontrolltuberkulinisierung der gesamten Herde [24].

Auf getrennten Experimenten Bangs, Kochs und von Behrings beruhende Versuche, die Rinder mittels Applikation von Tuberkulosebakterien oder Tuberkulin gegen die Tuberkulose zu immunisieren, also zu impfen, waren nicht erfolgreich. [25, 26, 27].

Verschiedene Möglichkeiten, die Milch keimfrei zu machen[10], wurden erprobt, so die Anwendung ultravioletten Lichtes, chemischer Substanzen, vor allem die Pasteurisierung der Milch durch Erhitzen. [13] Diese Methode war nicht unbestritten; man fürchtete den Verlust an Vitaminen und sonstigen wertvollen Inhaltstoffen. [15] Erst seit 1947 musste die verkaufte Milch in Deutschland pasteurisiert sein[11] [28].

Hinzu kamen staatliche Maßnahmen; dies beweist die Bedeutung und Dringlichkeit der Bekämpfung der Rindertuberkulose schon aus damaliger Sicht. Hier ist als erstes das Reichsviehseuchengesetz vom 26. Juni 1906 zu nennen[12]. In ihm wurde für bestimmte Formen der Tuberkulose die Anzeigepflicht eingeführt. Kennzeichnung und Absonderung der Tiere sowie Behandlung bzw. Verwendungsverbot der Milch wurden geregelt. Rinder mit „offener" Tuberkulose, d. h. äußerlich erkennbarer Erkrankung, wurden seit 1912 getötet. [22, 29]

Gemäß der „Kaiserlichen Verordnung über die Hauptmängel und Gewährsfristen im Viehhandel" vom 27. März 1899 wurde die Tuberkulose als Gewährsmangel im Lebendviehhandel und als Hauptmangel beim Handel mit Schlachttieren eingestuft, wenn die Tuberkulose eine allgemeine Beeinträchtigung darstellte bzw. das Tier nur bedingt als Nahrungsmittel für den Menschen geeignet war. Vergleichbare Bemühungen gab es natürlich auch in anderen Ländern. [42]

Alle diese Bemühungen waren nur teilweise, nur ungenügend erfolgreich. So wurden noch 1936 in Preußen in 45 945 Beständen 412 184 Rinder einem Tuberkulintest unterzogen. Von ihnen reagierten 128 900 Tiere positiv (31,27 %). [29]

In bis zu 35 % der untersuchten Milchproben ließen sich Tuberkulosebakterien finden, in bis zu 18 % auch in pasteurisierter Milch. ([18, 30]; s. 7) (Unklar bleibt bei der zweiten, erschreckenden Prozentzahl, ob es sich um lebende oder schon abgetötete Tuberkulosebakterien handelte.)

Die Rindertuberkulose war weiterhin eine bedeutsame Infektionsquelle für den Menschen. Nach Möllers [21] waren 10,21 % von über 93 000 menschlichen Tuberkulose-Erkrankungen der Jahre 1928 – 1952 durch den Typus bovinus verursacht; hieran starben jährlich etwa 1000 Menschen.

---

[9] *„Kühe mit klinisch erkennbarer Tuberkulose (Husten, chronischer Durchfall, Abmagerung, Eutertuberkulose etc.) oder mit okkulter Tuberkulose aber positiver Reaktion (auf Tuberkulin, d. Verf.) sind sofort aus dem der Milchgewinnung dienenden Stall zu entfernen, von den Milchkühen zu isolieren, für die Zucht nicht zu verwenden, am besten zu schlachten." [3]*

[10] *In der Milch bleiben die Tuberkulosebakterien auch nach 15 Tagen virulent, in Süßrahmbutter noch nach 4 Wochen; in Weich- und Hartkäse sind sie erst nach Monaten abgestorben [6].*

[11] *Nicht-pasteurisierte Vorzugsmilch musste sicher tuberkulosefreien Kühen entstammen.*

[12] *Reichsgesetzblatt 1906, S. 519f.*

Von den Neu-Erkrankungen an Tuberkulose des Jahres 1949 erkrankten 10 % durch den Typus bovinus, von denen 1800 Patienten starben [4]. 1954 wurde bei 12,5 % an Tuberkulose Erkrankter der Typus bovinus gefunden. [28] Etwa 50 % der Kindertuberkulosen waren durch den Typus bovinus bedingt [4].

Ähnliche Erfahrungen wurden auch in anderen Ländern gewonnen. [1, 7, 28, 31, 32] Im Jahre 1934, vor Beginn der dortigen systematischen Bekämpfung (Verfahren nach Bang), ermittelte die schweizerische Fleischbeschaustatistik bei einheimischem Schlachtvieh, dass 23,8 % der Kühe von Tuberkulose befallen waren. [33] Die jährlichen Schäden durch die Rindertuberkulose wurden für 1937 auf 350 Millionen Reichsmark beziffert. [29]

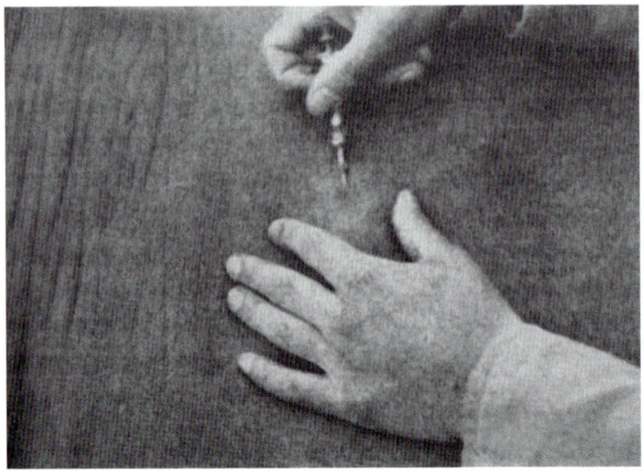

Abb. 20.**3** Intrakutane Tuberkulintestung nach Mendel-Mantoux beim Rind.

Langsam wurde in Deutschland einsichtig, dass alle bisherigen Maßnahmen der vergangenen fünf Jahrzehnte, vor allem Impfungen und die Ausmerzung der an fortgeschrittener Tuberkulose leidenden Rinder („von Ostertagsches Verfahren")[13], ungenügend waren und nur ein radikales Vorgehen erfolgreich sein könne. [34] Mit dem „Bangschen Verfahren" hatten die skandinavischen Länder, Großbritannien und die USA schon vor dem Zweiten Weltkrieg gute Erfahrungen gesammelt. [28] Dass man sich in Deutschland erst spät, nach dem Zweiten Weltkrieg, zu diesem Vorgehen entschloss, hatte unter anderem wirtschaftliche Gründe; außerdem hatte man zu große Hoffnungen auf die Sterilisierung der Milch gesetzt. [15]

1952 begann man in der Bundesrepublik mit einem freiwilligen, staatlich gelenkten und staatlich anerkannten Procedere gemäß der Methode nach Bang, die Rindertuberkulose zu tilgen. Voraussetzung eines solchen konzertierten Vorgehens waren gesetzliche Regelungen, die den einzelnen Bundesländern zukamen.[14]

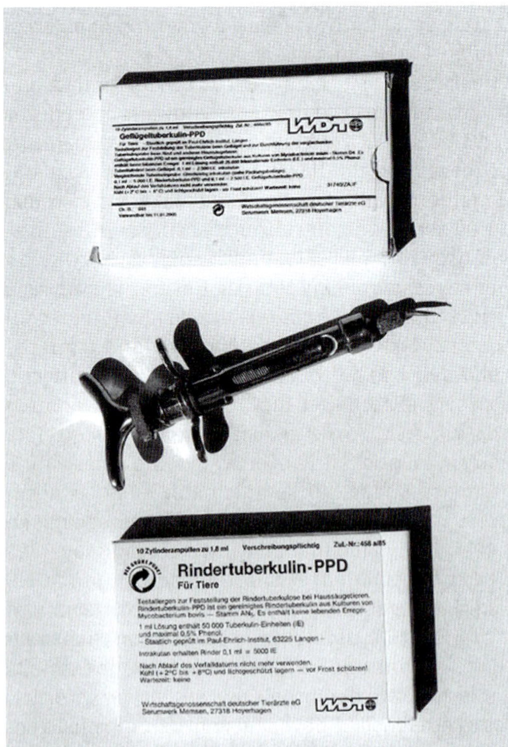

Abb. 20.**4** Zur Tuberkulintestung verwendete Tuberkuline mit Spritze.

[13] *Das „von Ostertagsche Verfahren" wurde in Deutschland 1939 eingestellt [6].*

[14] *Z. B.: „Erste und zweite Durchführungsverordnung der Viehseuchenanordnung zur Bekämpfung der Rindertuberkulose" (Staatsanzeiger für das Land Hessen vom 17.3.1951); Erlass betr. „Freiwilliges staatliches Tuberkulosebekämpfungsverfahren" (Niedersächsisches Amtsblatt NS S 400 vom 23.11.1950); „Neufassung der Verordnung zum Schutz gegen die Tuberkulose des Rindes" vom 12.5.1952 (Nordrhein-Westfalen); „Landesverordnung über die Bekämpfung der Tuberkulose des Rindes" vom 28.10.1950 (GVBl S 299; Rheinland-Pfalz); „Anordnung zur Bekämpfung der Rindertuberkulose" vom 7.5.1951 (Amtsblatt Schleswig-Holstein S. 231).*

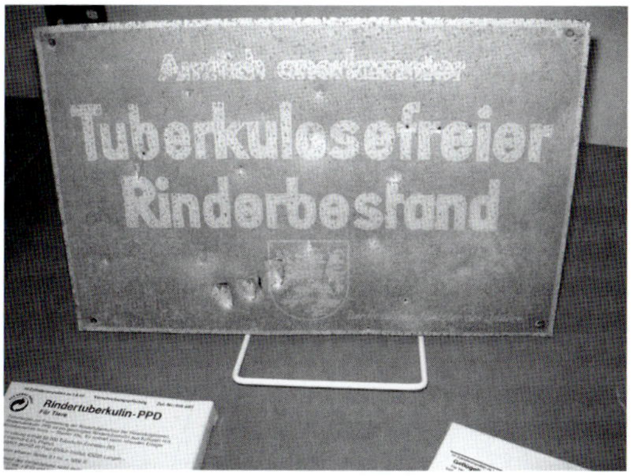

Abb. 20.**5** Schild „Tuberkulosefreier Rinderbestand".

Alle Rinder wurden in etwa dreijährigem Rhythmus tuberkulingetestet; dies geschah durch intrakutane Applikation (Testung nach Mendel-Mantoux) (Abb. 20.**3**) zweier Tuberkuline, „Rindertuberkulin-PPD für Tiere" (Mykobakterium bovis) und „Geflügel-PPD für Tiere" (Mykobakterium avium; Test zur Feststellung der Tuberkulose beim Geflügel und zur Durchführung der vergleichenden Tuberkulinprobe beim Rind) (Abb. 20.**4**). Eine Rindertuberkulose wurde angenommen, wenn der erstgenannte Test deutlich stärker positiv ausfiel als der zweite [41]. Die tuberkulinpositiven Rinder wurden von den gesunden separiert und geschlachtet („Bangsches Verfahren"; siehe oben).

Hinzu kamen flankierende Maßnahmen:

- Teilweise staatliche finanzielle Hilfen,
- Bessere Bezahlung der Milch aus tuberkulosefreien Beständen,
- Die Möglichkeit, ein Schild „Tuberkulosefreier Rinderbestand" oder „Staatlich anerkannter tuberkulosefreier Bestand" außen am Stall anzubringen (Abb. 20.**5**).

Erinnerungen eines betroffenen Landwirts (F. H.)

„Seit Anfang der fünfziger Jahre des vergangenen Jahrhunderts wurden meine Milchkühe in dreijährigem Rhythmus von vereidigten Veterinären („Tierwert-Testern", „Tuberkulinisierungs-Ärzten") tuberkulinisiert (tuberkulingetestet). Dies geschah etappenweise, pro Jahr kam ⅓ des Bestandes an die Reihe. Die Testung erfolgte an der rechten oder linken Schulter des Rindes als Einspritzung der Tuberkuline mittels einer speziellen Spritze in die Haut. Vor und 72 Stunden nach Anlegen des Testes wurde die Hautdicke im Testbereich mit einem besonderen Gerät (wie eine Schublehre) gemessen. Nicht eindeutige Ergebnisse wurden sechs Wochen später nachgetestet.

Tuberkulinpositive Rinder wurden isoliert und gekeult (geschlachtet). Dieser Prozess wurde auf mehrere Jahre verteilt, um wirtschaftliche Schäden, welche trotz der staatlichen Unterstützung nicht zu vermeiden waren, in Grenzen zu halten. Denn ein größerer Teil des Rinderbestandes ging auf diese Weise verloren; es dauerte Jahre, bis er seinen früheren Stand wieder erreichte.

Anschließend konnte der Bauernhof die Bezeichnung „tuberkulosefrei" führen. Tuberkulin-Nachtestungen erfolgten in dreijährigem Turnus bis 1997."

Tabelle 20.**1** Inzidenz (Neuerkrankungen) an Rindertuberkulose (Befallene Gehöfte pro Jahr) 1990 – 2002 (Bundesrepublik Deutschland, Tierseuchenberichte – Jahresstatistik, Inzidenz).

Jahr	*Gehöfte*
1990	12
1991	5
1992	5
1993	7
1994	14
1995	6
1996	9
1997	6
1998	2
1999	2
2000	4
2001	4
2002	4

Diese Aktion kostete bundesweit etwa zwei bis zweieinhalb Milliarden D-Mark. [4] Durch sie gelang es, die Tuberkulose der Rinder auszurotten. Innerhalb weniger Jahre ging die Inzidenz der Rindertuberkulose dramatisch zurück, nur Einzelfälle wurden noch diagnostiziert (Tab. 20.**1**). Zu Beginn der staatlichen Tuberkulose-Bekämpfungskampagne im Jahre 1952 waren nur ca. 10 % aller Be-

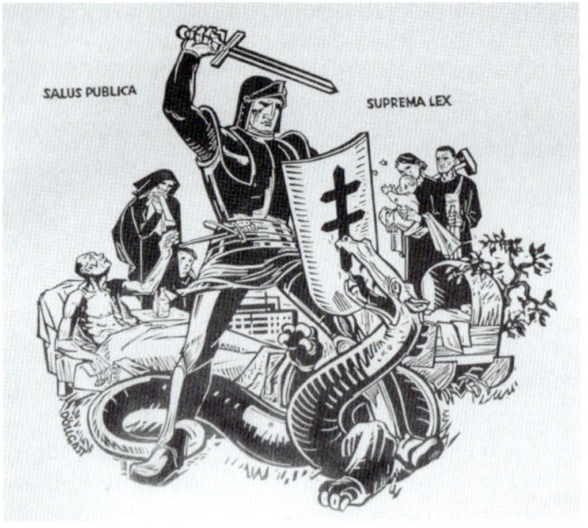

Abb. 20.**6** Der Hl. Georg. Motivbild zur Tuberkulosebekämpfung.

triebe mit ca. 9 % aller Tiere anerkannt tuberkulosefrei. Fünf Jahre später war der Anteil bereits auf 74 % gestiegen. Ende 1961, als das Eradikationsprogramm beendet wurde, waren es ca. 99,7 % aller Betriebe mit 99,6 % aller Tiere. [12] Zahlen aus einem großen bakteriologischen Labor über die Häufigkeit des M. bovis-Nachweises zwischen 1973 und 2001 enthält Tab. 20.**2**. [35]

Ab 1962 galt die Rindertuberkulose in Deutschland als ausgerottet, besiegt, wie auf der Grünen Woche am 27.01.63 bekannt gegeben wurde. [4] 1977 befand die Weltgesundheitsorganisation (WHO) die Bundesrepublik für frei von Rindertuberkulose[15]. Die DDR machte eine ähnliche Prozedur durch. Sie galt seit 1978 amtlich als tuberkulosefrei. Nach der Wiedervereinigung wurde die gesamte Bundesrepublik 1997 von der WHO endgültig als frei von Rindertuberkulose erklärt. [36]

In der Ausrottung der Rindertuberkulose ist die Bewältigung eines gesundheitlichen Problems allerersten Ranges zu sehen. [39, 40]

Danksagung

Die Abbildungen wurden vom Deutschen Tuberkulose-Archiv, Fulda zur Verfügung gestellt. Wir danken dem Archiv für seine Unterstützung.

[15] *„Amtlich frei von boviner Tuberkulose" bedeutet: > 99,9 % der Bestände frei von Tuberkulose.*

Tabelle 20.**2** Untersuchungsfrequenz und Anzahl der gefundenen M. bovis-Stämme 1973–2001 [35].

Periode	*Zahl der untersuchten Proben*	*Zahl der M. bovis-Stämme*
1973–1977	86300	74
1978–1982	81400	32
1983–1987	52900	11
1988–1992	37000	9
1993–1997	42900	6
2000	6569	1
2001	6137	3

Literatur

[1] Rieck . Band XIX: Die Tuberkulose unter den Rindern auf dem Schlachthofe zu Leipzig in den Jahren 1888 – 1891. Archiv für wissenschaftliche und praktische Tierheilkunde , p. 1ff-, zitiert nach D. Voges
[2] Karasszon D. Robert Kochs Forschungen zur Rinder-Tuberkulose. In: Kaiser W, Hübner H: Robert Koch (1843 – 1910). Martin-Luther-Universität Halle-Wittenberg: Hallesches Symposion 1982 1983, p. 111ff
[3] Fürst L. Die intestinale Tuberkulose-Infektion mit besonderer Berücksichtigung des Kindesalters. Stuttgart: F. Enke Verlag 1905
[4] Buchwald G. Der Rückgang der Schwindsucht trotz „Schutz"-Impfung. München: F. Hirthammer Verlag 2002
[5] Eber A. Tuberkulinprobe und Tuberkulosebekämpfung beim Rinde. Berlin: Verlag P. Parey 1898
[6] Roeingh K-T. Die Bedeutung der Großvieh-Tuberkulose für die Epidemiologie der Tuberkulose des Menschen. Veröffentlichungen der Akademie für Staatsmedizin Düsseldorf, Jahrbuch 1952 Düsseldorf: Andreas & Hans Hofbauer, Druckerei und Verlag
[7] Trautwein K. Vorkommen und Bedeutung der Tuberkulose der Haustiere. In: „Neuere Tuberkuloseforschung I". Tuberkulose-Bücherei. Stuttgart: G. Thieme Verlag 1949
[8] Rosenberger G. Krankheiten des Rindes. 2. Auflage. Berlin/Hamburg: Verlag Paul Parey 1978, p. 856-871
[9] Voges D. Der Kampf gegen die Tuberkulose des Rindviehs. Jena: Gustav Fischer Verlag 1897
[10] Francis J. Bovine tuberculosis including a contrast with human tuberculosis. London: Staples Press Ltd 1947
[11] Ostertag R von. Die Bekämpfung der Tuberkulose des Rindes. Berlin: Verlag Richard Schoetz 1913
[12] Moser I. 12, 2,: Die Tuberkulose des Rindes in Deutschland: Geschichte, aktuelle Bedeutung und

Diagnostik. Amtstierärztlicher Dienst und Lebensmittelkontrolle 2005
[13] Kathe J. Die Bedeutung der Rindertuberkulose für die Tuberkulose des Menschen. In: Reimer H. Grundlagen für die Bekämpfung der Rindertuberkulose. Berlin: Deutscher Bauernverlag 1956
[14] Koch R. Die Aetiologie der Tuberculose. Berliner klinische Wochenschrift 19, 1882 , p. 221-230
[15] Orland B. Mitteilungen Heft 8: Handeln in Zeiten der Ungewissheit. Tuberkulose, Milch und Tierseuchenbekämpfung im 19. und 20. Jahrhundert. Internationaler Arbeitskreis für Kulturforschung des Essens Mai 2001
[16] Müller RW. Über die bovine Tuberkulose des Menschen. In: „Neuere Tuberkuloseforschung I". Tuberkulose-Bücherei. Stuttgart: G. Thieme Verlag 1949
[17] Koch R. Übertragbarkeit der Rindertuberkulose auf den Menschen. Deutsche Medicinische Wochenschrift 28, 1902; Nr. 48: 857-862
[18] Bisping W. Zur Geschichte der Bekämpfung der Rindertuberkulose. Berliner und Münchener Tierärztliche Wochenschrift 1998; 111: 362-367
[19] Goerttler V, Weber E. Bovine Tuberkulose als Ursache humaner Tuberkulose. Stuttgart: Verlag Ferdinand Encke 1954
[20] Graffmann-Weschke K. Lydia Rabinowitsch-Kempner (1871 – 1935). Leben und Werk einer der führenden Persönlichkeiten der Tuberkuloseforschung am Anfang des 20. Jahrhunderts. Berlin: Dissertation 1997
[21] Möllers B. Band V,: „Die Tuberkulose". In: Kolle/Kraus/Uhlenhuth. Handbuch der pathogenen Mikroorganismen. 1928
[22] Deutscher Landwirthschaftsrath. Maßnahmen zur Bekämpfung der Tuberkulose des Rindviehs. Bericht über die XX. Plenarversammlung 1892. Berlin: Druck von Leonhard Simion 1892
[23] Bang B. Über die Eutertuberkulose der Milchkühe und über tuberkulöse Milch. Deutsche Zschr f. Tiermed 1885; 11: 45
[24] Franzenburg H-P. Die Ursachen der Reinfektion bei den Wiederholungsuntersuchungen auf Rindertuberkulose in Hamburg. Monatshefte für Tierheilkunde 9, Sonderteil „Die Rindertuberkulose" 1957, p. 42-48
[25] Bang B. Die Verwendung des Tuberkulins in dem Kampfe gegen die Tuberkulose. Dtsch Zschr Tiermed 1896; 22: 1-31
[26] Behring E von. Die Jennerisation als Mittel zur Bekämpfung der Rindertuberkulose. Zschr f. Tiermed 1902; Heft 5 – 6: 321
[27] Gilliland SH. The results obtained in the eradication of tuberculosis from a herd by the use of tuberculosis vaccine and the Bang system. Amer Vet Review 1912; 40: 437
[28] Ickert F. Über die bovine Tuberkulose beim Menschen. Der Landarzt 1954; 30: 556
[29] Müssemeier , Zeller . Die Fütterungstuberkulose vom veterinärärztlichen Standpunkt aus. In: Die Fütterungstuberkulose im Kindesalter Wien: 47. Tagung der Deutschen Gesellschaft für Kinderheilkunde 1940
[30] Kröger , Möhlenkamp . Ärztliche Wochenschrift 1950, p. 785
[31] Atkins P, Durham J. Persönliche Mitteilung.
[32] Pippert K, Quander J, Meyn A. Heft 38: Bekämpfung der Rinder-Tb und der Abortus-Bang-Infektion in Dänemark, den Niederlanden und der Schweiz. Land- und Hauswirtschaftlicher Auswertungs- und Informationsdienst Frankfurt am Main: Verlag Kommentator GmbH 1953
[33] Andres J. Die Tuberkulose des Rindes. Eine Aufklärungsschrift für Landwirte, Züchter, Viehhändler usw., über das Wesen und die Bekämpfung der Rindertuberkulose. Thun: Ott Verlag 1951
[34] Weyl A. Neue Wege zur Bekämpfung der Tuberkulose des Rindes. Hannover: Verlag M. & H. Schaper 1950
[35] Rau-Berger H. Persönliche Mitteilung.
[36] Girndt L. Ein Beitrag über die vertragliche Bewährleistung „Tuberkulosefreiheit" bei Rindern Monatshefte für Tierheilkunde. Sonderteil „Die Rindertuberkulose". 1957; 9: 37-42
[37] Dammann C, Rabinowitsch L. Die Impftuberkulose des Menschen, zugleich ein Beitrag zur Identitätsfrage der von Mensch und Rind stammenden Tuberkelbazillen. Zeitschrift für Tuberkulose 1908; 12: 441-455
[38] Behring E von. Heft 2: Über alimentäre Tuberkulose-Infektion im Säuglingsalter. Brauers Klinik der Tuberkulose 3 1904
[39] O"Reilly LM, Daborn CJ. 76 Suppl. 1: The epidemiology of Mycobacterium bovis infections in animals and man: a review. Tubercle and Lung Disease 1995
[40] Myers JA. Man"s greatest Victory over Tuberculosis. Springfield/Baltimore: C. C. Thomas 1940
[41] Littlejohn A. The combined tuberculin test for cattle. Journal of comparative Pathology and therapeutics. 1908; 22: 217-237
[42] Waddington K. The science of cows: meat, bovine tuberculosis and the British State, 1880 – 1911. History of Science 2001; 39: 355-381

21 Weihnachtssiegelmarken

G. Loytved

Zusammenfassung

Die Weihnachtssiegelmarke, mit der die Weihnachts- und Neujahrspost geschmückt oder verschlossen werden kann, erfand der dänische Postangestellte E. Holboell. Mit dem Verkaufserlös sollte das Leid tuberkulosekranker Kinder gelindert werden. Die erste Marke mit dem Porträt der Königin Louise von Dänemark erschien am 10.12.1904. Die Nachfrage an den Postschaltern war enorm. Das Ergebnis der Spendensammlung übertraf alle Erwartungen und gestattete, den Bau einer Kinderheilstätte zu finanzieren. Schnell breitete sich die Idee der Weihnachtssiegelmarke aus und fand mit der Zeit in 130 Ländern Nachahmung. Die kleine Marke mit dem roten Doppelkreuz wurde Anfang des 20. Jahrhunderts zum Banner im Kreuzzug gegen die Tuberkulose. Für viele Kranke wurde sie zum Symbol der Hoffnung auf Heilung, auch wenn sich damals diese Hoffnung angesichts der Heilerfolge der Sanatoriumsbehandlung nur für einige Patienten erfüllte. Die Marken wurden und werden weltweit farbenfroh und einfallsreich gestaltet, vornehmlich mit weihnachtlichen Motiven oder mit einem Bezug zur Tuberkulosebekämpfung. Die Gelder aus den Weihnachtssiegelmarkenverkäufen oder -sammlungen verwendete man anfangs für die Errichtung von Heilstätten, später aber auch für Screeninguntersuchungen von krankheitsgefährdeten Personen, zur Wohnraumbeschaffung für Tuberkulosekranke und für andere Hilfeleistungen. Mit dem Rückgang der Tuberkulose stellten etliche Organisationen die Siegelmarkenaktionen ein. Andere weiteten den Verwendungszweck aus und förderten z. B. die Prävention und Erforschung von Lungenkrankheiten. In Deutschland ist die Weihnachtssiegelmarke eng mit dem Deutschen Zentralkomitee zur Bekämpfung der Tuberkulose e. V. verknüpft. Heutzutage setzt sie hierzulande nur noch das Kuratorium Tuberkulose in der Welt e. V. ein, um Spenden zu sammeln. Der Erlös kommt in erster Linie Entwicklungsländern mit hoher Tuberkuloseprävalenz zugute.

Einleitung

Siegelmarken sind Briefverschlussmarken. Mit dem Briefverschlusssiegel wurden die Verschlussklappen der Briefumschläge zugeklebt, um sie vor unliebsamer Indiskretion zu schützen. Sie wurden hauptsächlich von Ämtern, Universitäten, staatlichen Institutionen und militärischen Stäben und Einheiten benutzt und lösten um 1870 in Deutschland die Wachssiegel ab [1].

Der Begriff „Weihnachtsmarke" entspricht nicht dem der „Weihnachtssiegelmarke", auch wenn man ihn als Synonym verwendet findet [2]. Weihnachtsmarken sind Sondermarken, deren Zuschlagserlös in Deutschland der Bundesarbeitsgemeinschaft der Freien Wohlfahrtspflege zugute kommt [3]. Die erste Zuschlagsmarke der Welt erschien 1897 in Australien [4].

Die Weihnachtssiegelmarke, mit der man die Weihnachts- und Neujahrsbriefe verschließen oder schmücken kann und deren Verkaufserlös dem Kampf gegen die Tuberkulose (TB) diente und heute noch dient, entsprang der Idee eines dänischen Postangestellten.

Die Geburtsstunde der Weihnachtssiegelmarke fiel in eine Zeit, in der die Ansicht, die TB sei unheilbar, in der Bevölkerung vorherrschte. Nur langsam fand die Auffassung von Hermann Brehmer (1826 – 1899) Verbreitung, der in seiner Dissertation 1854 postulierte: „primis in stadiis tuberculosis semper curabilis" und ab 1856 den Beweis seiner provokanten These durch die Behandlung von TB-Patienten in seinem Sanatorium in Gröbersdorf im Riesengebirge antrat [5, 6]. Die monatelangen „Freiluftkuren" und die „hygienisch-diätetische Behandlung" an „immunen Orten" konnten sich damals nur Wohlhabende leisten [7, 8].

Auf der anderen Seite des Atlantik geht die Errichtung von Heilstätten auf Dr. Edward Livingston Trudeau (1848 – 1915) zurück, der 1871 als junger Arzt an TB erkrankte, alle seine Pläne aufgab und sich in die Ruhe und Abgeschiedenheit eines kleinen Hotels im Norden des Staates New York zurückzog. Durch Bettruhe, gute Ernährung, frische Luft und viel Sonnenschein besserte sich sein Zustand zusehends und überzeugte ihn, dass TB heilbar sei. 1884 eröffnete er, vollkommen wiederhergestellt, das erste TB-Sanatorium in den USA [9, 10, 11, 12].

Obwohl die Erfolge der Heilstättenbehandlung in Europa und Amerika auf Beobachtungen von Einzelfällen beruhten und nie wissenschaftlich überprüft wurden, wurde der Ruf nach „Behandlungsstätten für Minderbemittelte" laut [5]. Diesem Ziel verschrieb sich z. B. das 1895 gegründete „Deutsche Central-Komitee zur Errichtung von Heilstätten für Lungenkranke" [18].

Die Weihnachtssiegelmarke spielte Anfang des 20. Jahrhunderts eine wichtige Rolle beim Sammeln von Geld, mit dem Heilstätten für Kinder und Erwachsene aus sozial schwachen Verhältnissen gebaut werden konnten. Darüber hinaus gab es andere Mittel und Wege der Geldbeschaffung im Kampf gegen die TB wie Briefmarken und Schmucktelegramme mit Zuschlag, Spendenpostkarten, Lotterien und Straßensammlungen [4].

Dänemark – Einar Holboell

[10, 11, 13, 14, 15, 16]

In der Weihnachtszeit des Jahres 1903 hatte E. Holboell (1865 – 1927) im Postamt Köbermagergaden in Kopenhagen viele Briefe, Karten, Päckchen und Pakete zu sortieren. Als er von seiner Arbeit aufsah und aus dem Fenster blickte, schneite es. Im Schneegestöber entdeckte er zwei kleine Kinder in zerrissener Kleidung, die nur unzureichend gegen den eisigen Wind geschützt vorbeieilten. Schnell entschwanden sie seinem Blick, das Mitleid mit den beiden erbärmlichen Gestalten blieb. Auch als er fortfuhr, die Post zu verteilen, in Fächer zu schichten, auf Karren zu türmen und in Säcke zu füllen, ließ ihn der Gedanke an die ärmlichen Kinder nicht los. Der Gegensatz zwischen den guten Absichten und Wünschen der Menschen zum Weihnachtsfest und dem Mitleid erregenden Aussehen der Kinder konnte kaum größer sein.

Wenn auf jede dieser zahlreichen Postsendungen nur eine kleine Marke für wenige Öre geklebt werden würde, stünde viel Geld zur Verfügung, um armen, kranken Kindern zu helfen.

Dieser Einfall und seine praktische Umsetzung beschäftigten ihn auch noch am folgenden Tag. Er erläuterte seine Idee dem Vorgesetzten. Dieser war begeistert und leitete den Vorschlag an den dänischen König weiter.

König Christian IX. (1818 – 1906) war von dem Vorhaben angetan und schlug vor, für die erste Weihnachtsiegelmarke das Porträt der Königin Louise von Dänemark (1817 – 1898) zu verwenden. Sie war im Volke sehr beliebt und hatte sich zeitlebens für sozial Schwache engagiert.

Am 10. Dezember 1904 erschien die erste Siegelmarke in einer Auflage von 6 Millionen (Abb. 21.**1**). Sie kostete 2 Öre (0,02 Kronen) und wurde an den Postämtern verkauft. Zum Vergleich lag damals der Preis für die Literflasche Branntwein bei 5 Öre.

Der Verkauf war ein großartiger Erfolg. Die dänische Bevölkerung kaufte im ersten Jahr mehr als 4 Mill. Siegelmarken. Aus den Einnahmen konnte der Bau eines Krankenhauses für TB- kranke Kinder finanziert werden. Weitere Kliniken für TB-Patienten folgten.

Die Siegelmarken finden auch bei Sammlern Interesse. Ann Mette Heindorff aus Dänemark hat ihre Sammlung, die 100 Jahre dänische Weihnachtssiegelmarken einschließlich der Färöer Inseln (28 Jahre), Grönland (30 Jahre) und der ehemaligen Kolonie Dänisch Westindien (10 Jahre) umfasst, mit detaillierter Beschreibung der Marken

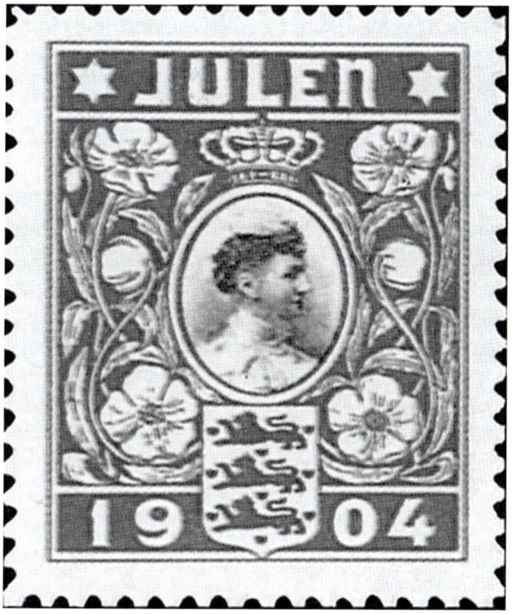

Abb. 21.**1** Dänemark 1904: Die erste Weihnachtssiegelmarke [21].

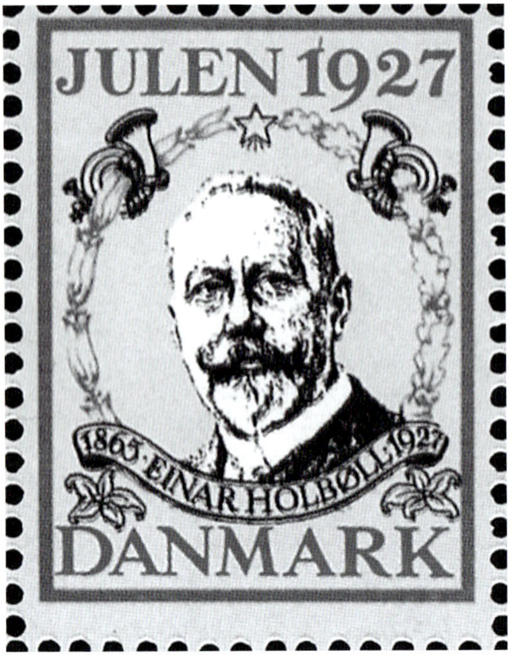

Abb. 21.**2** Dänemark 1927: E. Holboell [21].

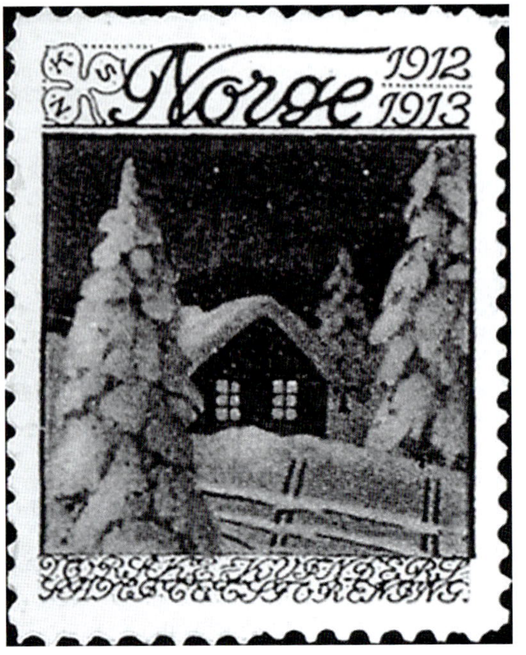

Abb. 21.**3** Norwegen 1912/1913 [21].

ins Netz gestellt. Während auf den ersten Siegelmarken Porträts von Mitgliedern der königlichen Familie oder von Kindern vorherrschen, findet man später Abbildungen von Schiffen, Heilstätten, mythologischen oder weihnachtlichen Figuren etc., wobei die Bögen zu je 50 Marken seit 1951 als dekoratives Bild gestaltet und die einzelnen Marken mit Weihnachtssymbolen bedruckt werden.

Nachzutragen ist, dass der Postangestellte E. Holboell 1905 zum Postmeister am Postamt Gentofte, einem nördlichen Vorort von Kopenhagen, befördert wurde.

Nachdem er am 23. Februar 1927 gestorben war, gedachte man in Dänemark seiner mit einer Weihnachtssiegelmarke, die sein Porträt zeigt (Abb. 21.**2**).

In den 50er-Jahren erinnerten Frankreich (1954) und Belgien (1955) mit einer Gedenkmarke an den „Vater der Weihnachtssiegelmarke".

Norwegen [13]

Die Idee von E. Holboell erreichte schon bald andere skandinavische Länder. Nachdem zunächst Schweden und Island dem dänischen Beispiel gefolgt waren, gab die Norwegian Women's Health Association 1906 die erste Weihnachtssiegelmarke Norwegens heraus. Der Verkauf erbrachte 12 670 Kronen und ermutigte sie fortzufahren. Der Weihnachtssiegelmarkenverkauf wurde zur ständigen Einrichtung.

Ende 1913 kam als Partner die Norwegian National Tuberculosis Association hinzu (Abb. 21.**3**).

Obwohl während 50 Jahren durch den Verkauf von Weihnachtssiegelmarken 5 Mill. Kronen eingenommen wurden, reichte das Ergebnis nicht an das dänische Vorbild heran. Im vergleichbaren Zeitraum hatte man in Dänemark mehr als 16 Mill. erlöst. Beide Länder hatten damals etwa 3 Mill. Einwohner.

1955 beging Norwegen das 50-jährige Jubiläum der Weihnachtssiegelmarke mit einer Ausstellung, die unter der Schirmherrschaft von König Haakon stand.

Die Marken zeigen überwiegend weihnachtliche und winterliche Motive [21]. Der Verkaufserlös wurde in ähnlicher Weise wie in Dänemark verwendet.

Niederlande

Die Niederlande wandelten das ursprüngliche Weihnachtssiegelmarkenkonzept ab und setzten erstmals in Europa eine offizielle Briefmarke ein, um Geld für den Kampf gegen die TB zu sammeln. Das Postwertzeichen erschien am 21.12.1906 mit Abbildungen voller Symbolkraft: die Sonne als Symbol für das Licht und den Wert der Bestrahlung, die Fontäne für gesundes Wasser und eine Kornähre für die Kräfte spendende Ernährung [5].

Darüber hinaus wurden aber auch Siegelmarken mit weihnachtlichen Motiven oder aus Anlass des 75-jährigen (Abb. 21.**4**) und des 100-jährigen Jubiläums [17] der Koninklijke Nederlandse Centrale Vereniging tot bestrijding der tuberculose (KNCV) herausgegeben.

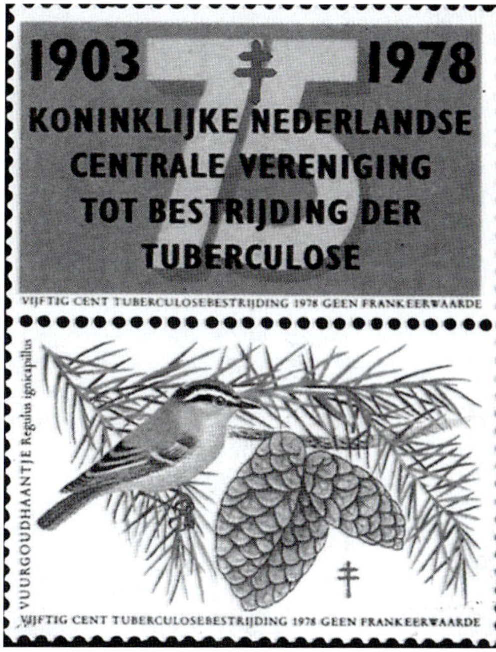

Abb. 21.**4** Niederlande 1978 [21].

USA [9, 10, 11, 18]

In den USA ist die Einführung der Weihnachtssiegelmarke mit dem Namen der Sozialarbeiterin Emily Bissell (1861 – 1948) verknüpft. Sie wurde 1907 von ihrem Cousin Dr. Joseph P. Wales, der TB-Patienten in einem Sanatorium mit nur 8 Betten am Ufer des Brandywine Flusses in Delaware behandelte, um Hilfe gebeten. Es fehlten 300 Dollar, um die Schließung der kleinen Klinik abzuwenden, teilte er ihr mit und hoffte, sie könne als erfahrene Spendensammlerin des Roten Kreuzes in Wilmington, Delaware helfen.

Es würde nicht einfach sein, Menschen zum Spenden für eine Krankheit zu bewegen, die viele für unheilbar hielten. Da erinnerte sie sich an den Artikel von Jacob Riis. Der in Dänemark geborene Journalist und Sozialarbeiter hatte miterleben müssen, wie sechs seiner Brüder von der TB dahingerafft wurden. Begeistert von der Idee des dänischen Postmeisters E. Holboell und erfreut über den Erfolg der kleinen Weihnachtssiegelmarken hatte er in einer amerikanischen Zeitung berichtet und vorgeschlagen, diese Methode auch in den USA auszuprobieren.

Emily Bissell griff die Idee auf und entwarf eine Marke, verziert mit einer Girlande aus Stechpalmenblättern, dem roten Kreuz in der Mitte und dem Schriftzug „Merry Christmas“ am unteren Rand. Sie hoffte, das Rote Kreuz würde sich an den Druckkosten beteiligen. Es gestattete aber nur, das Symbol zu verwenden.

Von zwei guten Freundinnen lieh sie sich je 20 Dollar. Ein freundlicher Drucker, Charles Storey, erklärte sich bereit, 50 000 Weihnachtssiegelmarken auf Kredit zu drucken. Doch mit ihrem Wunsch, dass die Marken in Wilmington am Postschalter verkauft werden, scheiterte sie am Postvorsteher, erreichte aber, die Weihnachtssiegelmarken ab dem 7. Dezember 1907 wenigstens im Vorraum der Post anbieten zu dürfen. Etliche Menschen blieben stehen, um zu gucken. Manche kauften die roten oder grünen Marken. Der Erlös des ersten Tages betrug 25 Dollar. An den folgenden beiden Tagen lag das Resultat nicht höher. So kämen die 300 Dollar für das TB-Sanatorium vor Weihnachten nicht mehr zusammen, wurde E. Bissell klar.

Sie fuhr mit dem Zug nach Philadelphia, um zu erreichen, dass der „North American“, eine führende Zeitung der Stadt, über die Weihnachtssiegelmarkensammlung berichtet. Aber der Redakteur wies sie ab.

Abb. 21.**5** USA (NTA) 1958 [30].

Niedergeschlagen suchte sie den jungen Kolumnisten Leigh Mitchell Hodges auf, dessen Artikel sie gern im „The Optimist“ las. Als er den Bogen mit den leuchtend roten und grünen Marken sah, meinte er, wie er später erzählte, „nicht ein Stück gelochtes Papier, sondern ein flammendes Banner an der Spitze eines Kampfes gegen einen furchtbaren Feind“ [9] zu erblicken. Er rannte die Treppe hinauf zum Herausgeber des „North American“ E.A. Van Valkenburg und warf ihm die Markenbögen mit den Worten auf den Schreibtisch: „Hier ist der Weg, die Tuberkulose auszurotten“. Dem verdutzten Chef erläuterte er, dass es der Weg zur Bekämpfung dieser Seuche sei, jedermann wissen zu lassen, dass man ihr vorbeugen und sie heilen kann. Als Schlagwort schlug er vor: „Stamp out tuberculosis“ (Rottet die TB aus). Der Chefredakteur entschied nach kurzem Überlegen: „Sag’ Miss Bissell, dass ihr unsere Zeitung zur Verfügung steht. Lass’ alles stehen und liegen und widme Dich ganz dieser Sache.“ [9]

L.M. Hodges verfasste Berichte über die TB und erzählte die Geschichte der Weihnachtssiegelmarke, die vielen kranken Menschen neue Hoffnung gab.

Der US-Präsident, der Chefrichter des Obersten Gerichts, der Sprecher im Parlament hießen den Verkauf der Marken gut. Desgleichen taten die Vorsitzenden von religiösen und anderen Verbänden.

Die Weihnachtssiegelmarken wurden in den Geschäftsräumen der Zeitung verkauft. Miss Bissell und Mr. Hodges beobachteten den Ablauf. Als am ersten Tag ein kleiner, magerer Zeitungsjunge mit schmutziger Kleidung hereinkam und den „Penny“ mit den Worten: „Gimme one. Me sister’s got it“ (Gib mir eine. Meine Schwester hat’s erwischt) auf den Tisch schob, wussten beide, dass sie die Menschen mit den Zeitungsartikeln erreicht hatten und dass die Siegelmarkenaktion ein Erfolg werden würde. Der Erlös betrug 3000 Dollar. Das kleine TB-Sanatorium am Brandywine Fluss war gerettet.

Darüber hinaus hatte sich gezeigt, dass es möglich war, auch in den USA mit Weihnachtssiegelmarken Geld für den Kampf gegen die TB zu sammeln. 1908 und 1909 nahm sich das Amerikanische Rote Kreuz der Kampagne an und dehnte sie auf das ganze Land aus. Ab 1910 führte es die Sammlungen gemeinsam mit der National Association for the Study and Prevention of Tuberculosis (NASPT) durch, die 1904 gegründet und zu deren erstem Präsidenten E.L. Trudeau 1905 gewählt worden war [12].

Unter dem Symbol des roten Doppelkreuzes organisierte die National Tuberculosis Association (NTA, heute National Lung Association) ab 1920 die Sammelaktionen eigenständig. Es wurden vorwiegend weihnachtliche Motive gewählt (Abb. 21.**5**).

Bis in die 40er-Jahre engagierte sich E. Bissell in ihrer Geburtsstadt Wilmington für die Kampagne der Weihnachtssiegelmarken und für den Kampf gegen die TB. 1986 ehrte man sie mit einer Briefmarke.

Kanada [18]

1908 erreichte die Idee der Weihnachtssiegelmarke Kanada. Die Zeitung „Toronto Globe“ nahm sich des Themas an und rief zu Spenden auf. Sie informierte die Leser in einer zweispaltigen Serie über die TB und die Sammlungserfolge. Die Kampagne, an der sich Schulkinder, Zeitungsleute, Bankangestellte, Pfarrer etc. beteiligten, war erfolgreich. In Toronto wurden 6114,23 und in Hamilton 1244,40 Dollar gesammelt.

In den folgenden Jahren weiteten sich die Sammlungen auf weitere kanadische Gemeinden aus. Für die Marken wählte man vor allem weihnachtliche Symbole (Abb. 21.**6**).

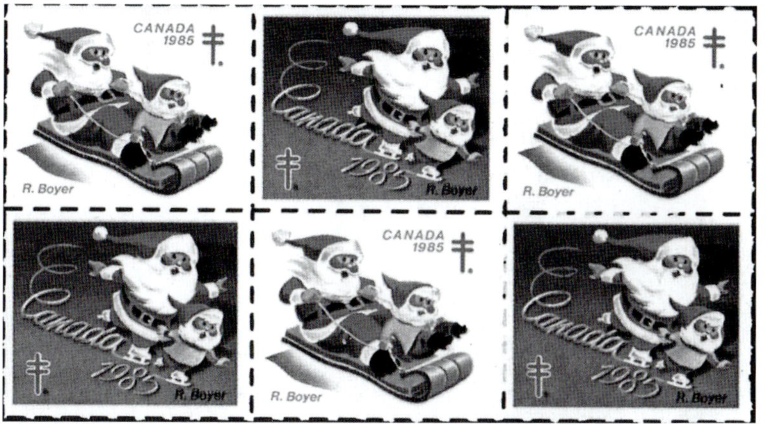

Abb. 21.**6** Kanada 1985 [21].

Ab 1927 wurde der Verkauf der Weihnachtssiegelmarken die offizielle Spendenaktion der Canadian Tuberculosis Association (CTA). Die Gelder flossen anfangs in die Sanatorien, später in die Röntgenreihenuntersuchungen oder das Tuberkulinscreening, um möglichst frühzeitig Erkrankte und Infizierte zu erfassen.

Wegen des Rückganges der TB dehnte die CTA 1960 das Programm auf alle respiratorischen Erkrankungen aus.

Heutzutage finanziert die Canadian Lung Association, seit 1977 Nachfolgerin der CTA, aus dem Verkaufserlös der Weihnachtsiegelmarken in erster Linie die Forschung auf dem Gebiet der Prävention und Therapie von Lungenkrankheiten.

Neuseeland [19]

Die Dänin Mette Kristine Nielsen geb. Bruun (1873 – 1938) aus Vejle auf Jütland, die 1908 nach Neuseeland ausgewandert war, erfuhr bei einem Besuch in ihrer alten Heimat von den Sammlungserfolgen mit den Weihnachtssiegelmarken. Als Präsidentin des Norsewood Country Women's Institute wandte sie sich 1926 an Lady Fergusson, die Ehefrau des Generalgouverneurs, und an den Parlamentsabgeordneten Sir George Hunter mit der Bitte, Gesundheitssiegelmarken (health seals) in Neuseeland einzuführen.

Nachdem ihr Vorschlag befürwortend an die zuständigen Stellen weitergeleitet und notwendige Gesetzesänderungen vorgenommen worden waren, erschien 1929 statt einer Siegelmarke ein Postwertzeichen mit einem Zuschlag für Kindererholungsheime (Children's Health Camps) und dem Schriftzug „Help stamp out tuberculosis" (Hilf die TB auszurotten). Es war die Geburtsstunde der Wohltätigkeitsmarke Neuseelands. Da der Zuschlag

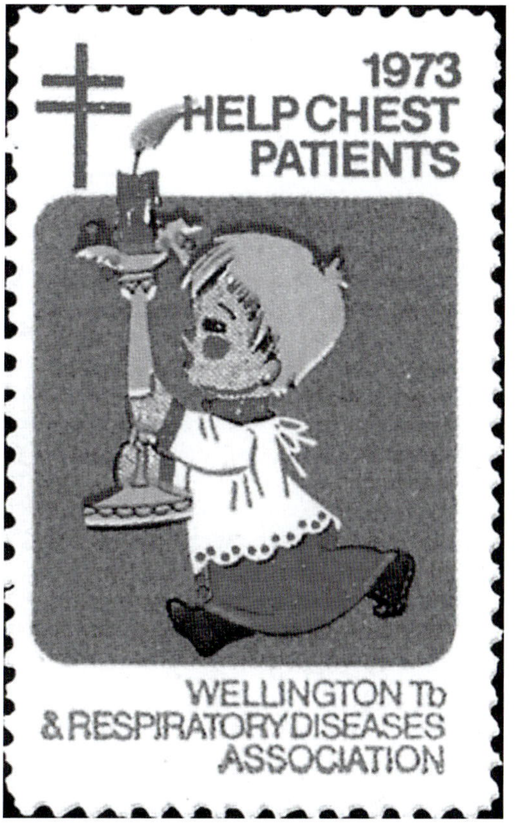

Abb. 21.**7** Neuseeland 1973 [21].

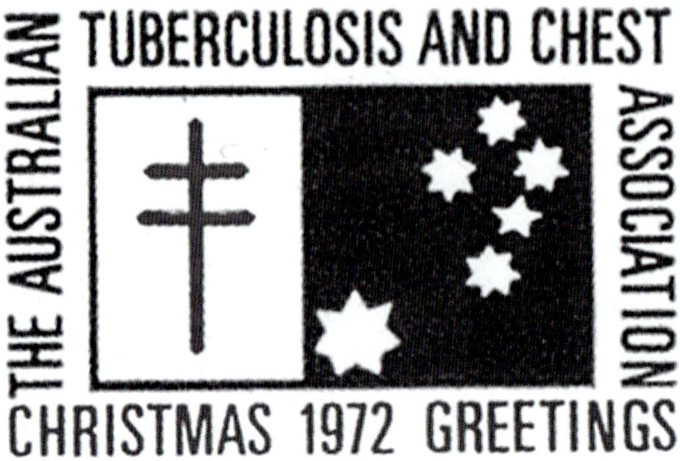
THE AUSTRALIAN
TUBERCULOSIS AND CHEST
ASSOCIATION
CHRISTMAS 1972 GREETINGS

Abb. 21.**8** Australien 1972 [21].

bedürftigen Kindern zugute kommen sollte, wurden als Motiv z. B. Ball spielende Kinder, Eltern mit ihrem Neugeborenen u. ä. gewählt.

Zum 50. Jahrestag erschien ein Briefmarkenblock, in dem die Neuauflage der ersten Marke integriert wurde. 1989 ehrte man M. K. Nielsen mit einem Ersttagsbrief.

Die Idee von der Weihnachtssiegelmarke wurde später von der „Tuberculosis & Respiratory Diseases Association" in Wellington aufgegriffen (Abb. 21.**7**).

Australien [20]

Als man sich 1927 entschloss, den Verkauf der Weihnachtssiegelmarken mit dem roten Doppelkreuz der TB-Bekämpfung zugute kommen zu lassen, wurden auch in Australien Marken, auf denen weihnachtliche Motive vorherrschten (Abb. 21.**8**), herausgegeben und Sammlungen durchgeführt. Der Erlös floss in Röntgenreihenuntersuchungen und Tuberkulinscreening zur Früherkennung der TB.

Der Staat Victoria gab bereits 1897 eine Zuschlagsmarke heraus, um die Errichtung eines TB-Sanatoriums zu finanzieren [4].

Korea [21]

Der in Korea geborene kanadische Missionar Dr. Sherwood Hall hat sich um die TB-Bekämpfung in seinem Geburtsland besonders verdient gemacht. Er eröffnete ein Tuberkulosesanatorium bei Haiju und führte 1932 die Weihnachtssiegelmarke ein (Abb. 21.**9**). Seine Kampagne ist bis auf den heutigen

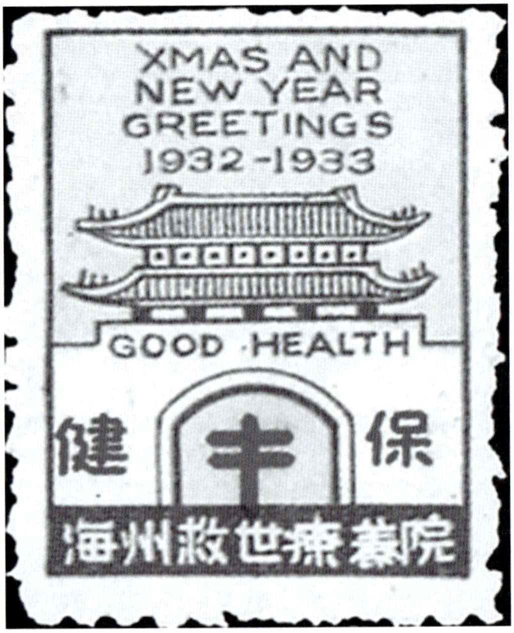
XMAS AND
NEW YEAR
GREETINGS
1932-1933
GOOD HEALTH
健
保
海州救世療養院

Abb. 21.**9** Korea 1932 [21].

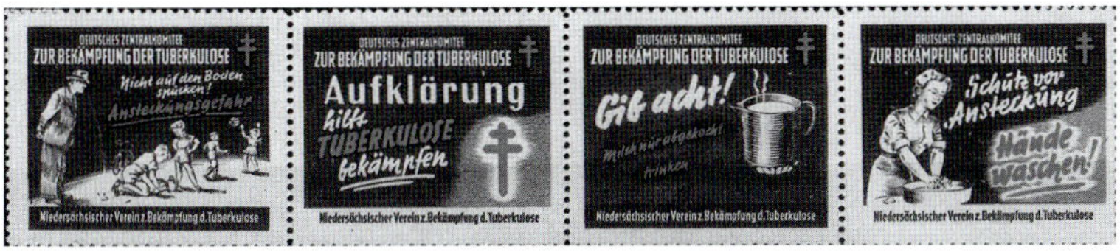

Abb. 21.**10** Niedersächsischer Verein zur Bekämpfung der Tuberkulose gemeinsam mit dem DZK 1950/51 [35].

Tag erfolgreich. Unterbrochen wurde sie für 9 Jahre durch den Zweiten Weltkrieg. Der Erlös der Sammlungen trug signifikant zur TB-Bekämpfung in Korea bei.

Die farbenfrohen Marken der Korean National Tuberculosis Association (KNTA) fanden in der Vergangenheit unter den Teilnehmern der Konferenzen der International Union Against Tuberculosis and Lung Disease (IUATLD, The Union) viel Anklang. Beim Wettbewerb um die schönsten Weihnachtssiegelmarken anlässlich der 35. Weltkonferenz 2004 errangen die Marken der KNTA unter 16 teilnehmenden Ländern den ersten Preis. Die Marken zeigen Paare verschiedener Kontinente in landestypischer Tracht [22].

Deutschland

In Deutschland wurde vor den Weltkriegen versucht, die Siegelmarken einzuführen [23]. Aufgrund von Verhandlungen, die im Jahre 1906 begonnen wurden, kam es 1907 zur Gründung eines Wohlfahrtsmarkenvereins, der dem Deutschen Zentralkomitee zur Bekämpfung der Tuberkulose (DZK) erhebliche Zuwendungen aus dem Betriebsüberschuss machen konnte [24].

Anfang Mai 1933 musste das Präsidium des DZK zurücktreten. Die Organisation wurde als „Reichs-Tuberkulose-Ausschuss“ (RTA) weitergeführt [24]. Nach der Zwangsauflösung des DZK gab der RTA während der Herrschaft des Nationalsozialismus Weihnachtssiegelmarken heraus, auf denen hygienische Hinweise und Verhaltensregeln wie z. B. „Huste nicht und pruste nicht Deinem Nachbarn ins Gesicht“ die Bevölkerung aufklären und ermahnen sollten [5]. Dieser Aufklärungsgedanke wurde in den 50er-Jahren vom Niedersächsischen Verein zur Bekämpfung der TB für eine Markenserie, die gemeinsam mit dem DZK herausgebracht wurde, aufgegriffen (Abb. 21.**10**).

Nach dem Zweiten Weltkrieg wurde im Dezember 1951 auf Anregung der Dienststelle des Hohen Amerikanischen Kommissars in Frankfurt am Main eine Weihnachtsmarkensammlung in den deutsch-amerikanischen Klubs durchgeführt, so wie sie in den USA seit vielen Jahren mit großem Erfolg (1952 20 Mill. Dollar Reingewinn) abgehalten wurde.

Ähnliche Aktivitäten waren offenbar bereits 1950/51 in Hamburg (Abb. 21.**11**), Niedersachsen (Abb. 21.**10**), Nordrhein-Westfalen und Schleswig-Holstein (Abb. 21.**12**) mit der Herausgabe eigener Siegelmarken erfolgt [4].

Die Mitgliederversammlung des DZK beschloss am 29.04.1952, einen Arbeitsausschuss für Weihnachtsmarken zugunsten der Bekämpfung der Tuberkulose zu gründen. Er konstituierte sich am 24.06.1952. Zur Vorsitzenden wurde Tilly Grimminger, Stuttgart gewählt [24], die damals Präsidentin der „Federation of German-American Clubs“ war und bereits im Vorjahr die Sammlungen der deutsch-amerikanischen Klubs durchgeführt

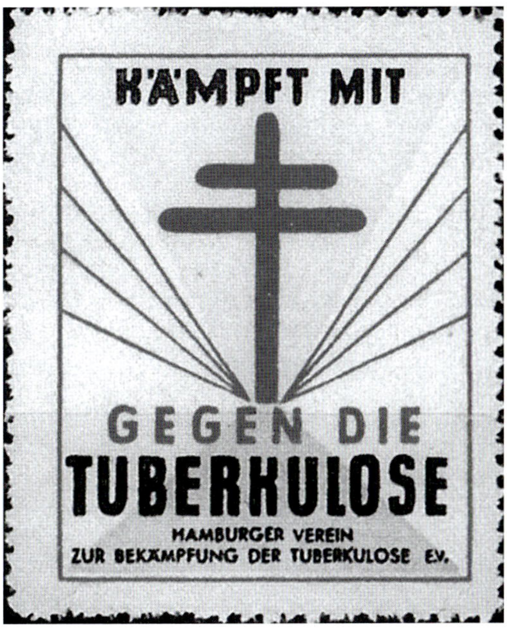

Abb. 21.**11** Hamburger Verein zur Bekämpfung der Tuberkulose e. V. 1950/51 [35].

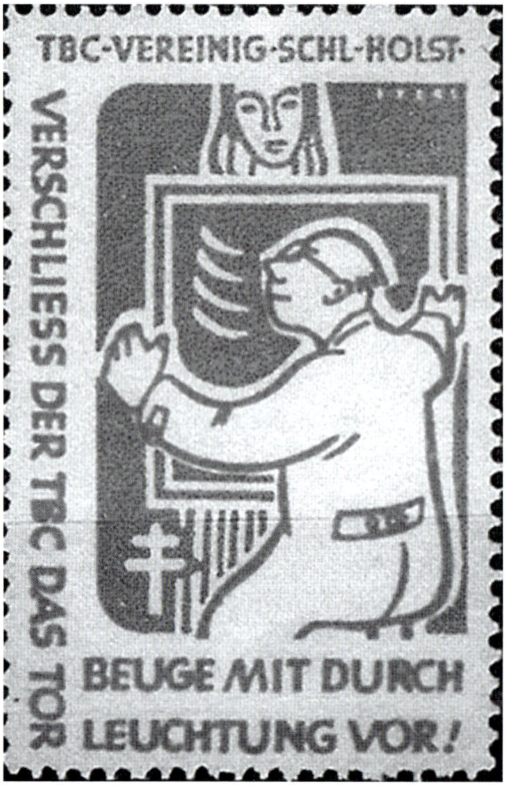
TBC-VEREINIG-SCHL-HOLST-
VERSCHLIESS DER TBC DAS TOR
BEUGE MIT DURCH
LEUCHTUNG VOR!

Abb. 21.**12** TBC-Vereinigung-Schleswig-Holstein 1950/51 [35].

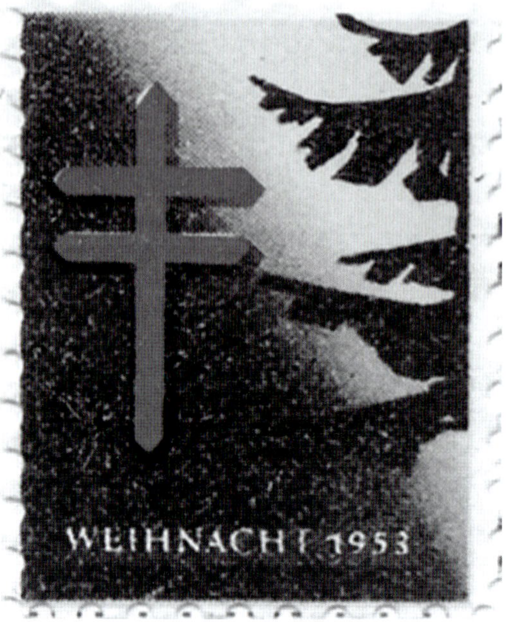
WEIHNACHT 1953

Abb. 21.**13** 1953 [30].

hatte [4, 11]. Die Fortsetzung dieser Sammlungen erachteten sowohl die Föderation der deutsch-amerikanischen Klubs als auch das DZK als wichtig.

Der kleine Ausschuss sollte die Sammlung Weihnachten 1952 vorbereiten und begann damit im Juli. Da die Herstellung der Marken stockte, konnte der Versand erst Anfang November an die Klubs erfolgen. Vorbereitende Informationen wurden über Rundschreiben und Artikel im „Newsletter of the Federation of German-American Clubs" versandt. Wie im Vorjahr gab es wegen der Sammelerlaubnis Schwierigkeiten. Insbesondere bereitete es Probleme, die ministerielle Genehmigung zur öffentlichen Sammlung zu erlangen, da sie bei den jeweiligen Bundesländern beantragt werden musste. Die Beurteilung solcher Sammlungen und die Entscheidungen über die Anträge fielen höchst uneinheitlich aus.

Vom Reinerlös gingen vereinbarungsgemäß 5 % an das DZK. Durch die verbleibenden Mittel durften „keinesfalls (...) staatlichen oder städtischen Stellen oder öffentlichen Kassen irgendwelche Verpflichtungen abgenommen werden" [23], hieß es. Die satzungsgemäßen Aufgaben umfassten:

- die „Gewährung von Beihilfen zur Wohnungsbeschaffung für Tuberkulosekranke",
- die „Unterstützung von wissenschaftlichen Arbeiten auf dem Gebiet der Tuberkulose" und
- die „Aushilfe in einzelnen Fällen, die besonders gelagert sind" [23].

Über die Verwendung der Gelder entschieden die deutsch-amerikanischen Klubs im Einvernehmen mit dem jeweiligen Vertreter des Arbeitsausschusses und des DZK sowie mit dem Tuberkulosereferenten des beteiligten Bundeslandes [25].

Die Sammlung setzte man 1953 fort [23] (Abb. 21.**13**). Es wurde beschlossen, die Deutschen Frauenverbände einzuschalten. Der Erlös der Jahre 1953 und 1954 sollte in den meisten Ländern dem Wohnungsbau für Tuberkulosekranke zugute kommen. Die Sammlungen erstreckten sich zuerst nur auf die amerikanische Zone. Inzwischen hatten sich auch andere Bundesländer entschlossen teilzunehmen [24].

Am 8.10.1955 beschloss das Präsidium des DZK, den Arbeitsausschuss für Weihnachtssiegelmarken aufzulösen. Seine Aufgaben übernahm das DZK selbst [26].

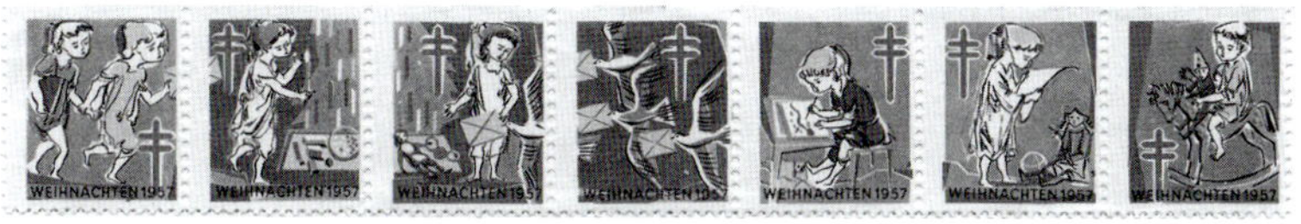

Abb. 21.**14** 1957: Weihnachtsserie, Entwurf von Prof. Blasius Spreng, München [30].

Angesichts der Wohnungsnot musste man konstatieren, dass die durch die Aktion „Weihnachtsmarken“ eingebrachten Beträge „ein Tropfen auf den heißen Stein“ waren [24].

Ende 1955 besaßen in der Bundesrepublik Deutschland 35 701 Kranke mit ansteckungsfähiger TB (Bestand) kein eigenes Zimmer. Das entsprach bezogen auf 100 „Offentuberkulöse“ rund 30 %. Regional lag der Anteil teilweise höher (in Bremen über 50 %). Kein eigenes Bett hatten 2462 infektiöse Kranke (2 %) [27].

Da sich damals nur 25 – 30 % der Patienten mit ansteckungsfähiger TB (Bestand) in stationärer Behandlung befanden, wohnten 80 – 100 000 infektiöse Personen daheim und wurden ambulant behandelt. Dazu kamen noch die „Chroniker“, d. h. Kranke mit positivem Sputumausstrich seit mehr als 2 Jahren.

Aufgrund der beengten Wohnverhältnisse ging man damals von mindestens 50 – 60 000 besonders ansteckungsgefährdeten Familienangehörigen aus [27].

Niedersachsen [28] und Schleswig-Holstein [29] unternahmen erhebliche Anstrengungen, um ausreichend Wohnraum für Tuberkulöse zur Verfügung zu stellen. Auch in anderen Bundesländern bemühten sich private Organisationen, durch den Verkauf von Weihnachtssiegelmarken Mittel für diesen Zweck zu erhalten. Wegen der Verweigerung öffentlicher Sammlungen waren die Ergebnisse äußerst bescheiden. Sie stimmten pessimistisch, zumal Bayern mit dem höchsten Sammlungsergebnis 1956 (205 181 DM) nur 124 Familien mit Wohnraum bedenken konnte [16, 27].

Die von den privaten Organisationen zusätzlich zu den staatlichen Mitteln für Wohnraumbeschaffung aufgebrachten Gelder reichten bei weitem nicht aus, den Bedarf annähernd zu decken [27].

Die Leitgedanken, denen das Komitee zur Wohnraumbeschaffung für Tuberkulosekranke in Bayern e. V. seine Entstehung verdankt, wurden wie folgt formuliert: „Gesunder, in Größe und Kosten angemessener Wohnraum ist für den Tuberkulosekranken neben der wirtschaftlichen Sicherstellung das Wichtigste, um die durch moderne Therapie angebahnte Heilung zu fördern und den Genesenden vor einem Rückfall zu bewahren. Der Kranke erhält dadurch beruhigende Sicherheit und wieder neuen Lebensmut“ [30].

Die Gründung des Komitees erfolgte 1953 auf Anregung des Bayerischen Staatsministeriums des Inneren. Schirmherr war der damalige Innenminister und spätere Ministerpräsident Dr. Wilhelm Hoegner (1887 – 1980) [28]. Das Komitee fand Unterstützung bei den Medien, der Vereinigung der Arbeitgeberverbände, dem Deutschen Gewerkschaftsbund, dem Verband Deutsch-Amerikanischer Klubs, dem Katholischen Frauenbund, der Berufsorganisation der Hausfrauen und dem Deutsch-Evangelischen Frauenbund [30].

Von 1953 – 1963 wurden nicht weniger als 1,4 Millionen DM, die mit dem Verkauf der Weihnachtssiegelmarken in Bayern gesammelt worden waren, zur Schaffung von Wohnraum für bedürftige Tuberkulosekranke bereitgestellt [30] (Abb. 21.**14**, Abb. 21.**15**).

Da in der Bundesrepublik durch die Tuberkulosehilfe bzw. das Bundessozialhilfegesetz das Netz so-

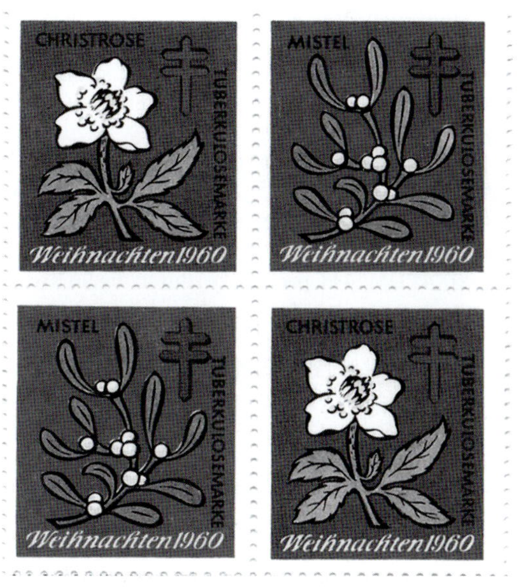

Abb. 21.**15** 1960: Christrose und Mistel [30].

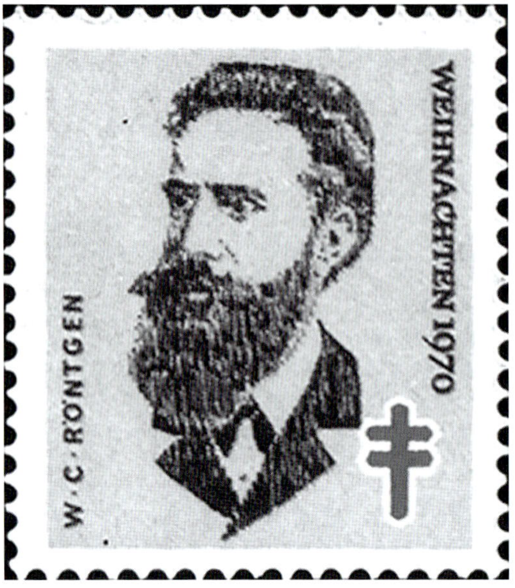

Abb. 21.**16** 1970: Wilhelm Conrad Röntgen (1845 – 1923) [21].

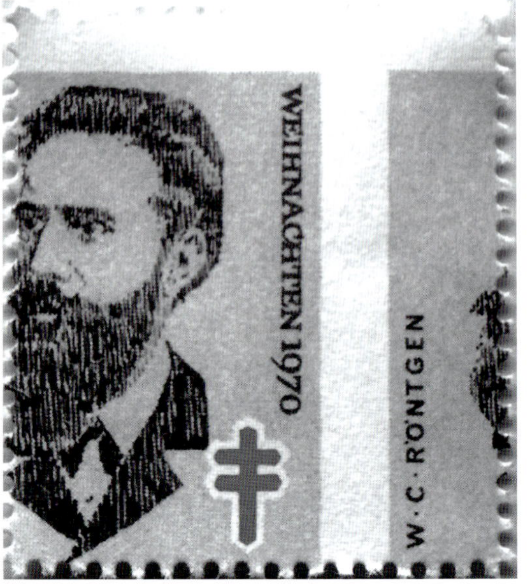

Abb. 21.**17** 1970: Fehldruck! W. C. Röntgen [35].

zialer Sicherheit enger geknüpft, der soziale Wohnungsbau flächendeckend ausgeweitet und die Verbesserung der Wohnverhältnisse durch staatliche Sonderleistungen ergänzt wurde [31, 32], nahmen in den 70er-Jahren die Anfragen nach Darlehen und Hilfen beim Komitee drastisch ab. Darüber hinaus unterbrach die konsequente medikamentöse TB-Behandlung die Infektionsketten wirksam, verhinderte das chronische Ausscheiderstadium und verminderte die Anzahl der Neuerkrankungen (Abb. 21.**16**, Abb. 21.**17**).

Dem Mitteilungsblatt des Niedersächsischen Vereins zur Bekämpfung der TB e. V. ist zu entnehmen, dass sich 1971 der Erlös aus dem Verkauf von 2 990,5 Bögen der Weihnachtssiegelmarken (11 907,41 DM; 4 Pf. pro Marke) durch die 56 Kreisverbände gegenüber dem Anteil aus der Haus- und Straßensammlung (75 913,21 DM), die gemeinsam mit den Wohlfahrtsverbänden durchgeführt wurde, bescheiden ausnahm. Die Gelder wurden für zinsgünstige Darlehen oder nicht zurückzuzahlende Zuschüsse zur Verbesserung der Wohnverhältnisse, für die Durchführung der Röntgenreihenuntersuchung oder für Geschenksendungen an bedürftige Familien mit TB-Kranken in der DDR verwendet. Die Vorsitzenden der Kreisvereine beklagten die allgemeine Sammelmüdigkeit und die Absicht der Wohlfahrtsverbände, sich künftig nicht mehr an den Sammlungen zu beteiligen [28].

1979 ging in Bayern aus dem Komitee zur Wohnraumbeschaffung für Tuberkulosekranke das Kuratorium Tuberkulose in der Welt e. V. hervor. Zu den „Gründungsvätern" zählen Prof. Dr. H. Blaha, Prof. Dr. K. F. Petersen und Dr. B. Kranig. Auch wenn die satzungsgemäß festgelegten Aufgaben des Komitees fortgeführt wurden, stellte das Kuratorium aufgrund der veränderten epidemiologischen Situation in seiner Satzung

- die Bekämpfung der TB in den Entwicklungsländern,
- die Aufklärung über Verhütung und Bekämpfung der TB durch Vorträge und wissenschaftliche Veranstaltungen und
- die Zusammenarbeit mit WHO und der Union

in den Vordergrund.

Spendenaufrufe erfolgen im Frühjahr und in der Vorweihnachtszeit. Der Aufruf des Vereinsvorsitzenden Prof. Dr. Dr. K. Feldmann hatte 2005 folgenden Wortlaut (Siegelmarken s. Abb. 21.**18**):

„Die Weltgesundheitsorganisation (WHO) hat für die Tuberkulose 2 ‚Milleniums'-Ziele gesetzt, die bis Ende 2005 erreicht werden sollten: die 70 %ige Erfassung aller ansteckenden Patienten und die 85 %ige Heilung der behandelten Patienten.

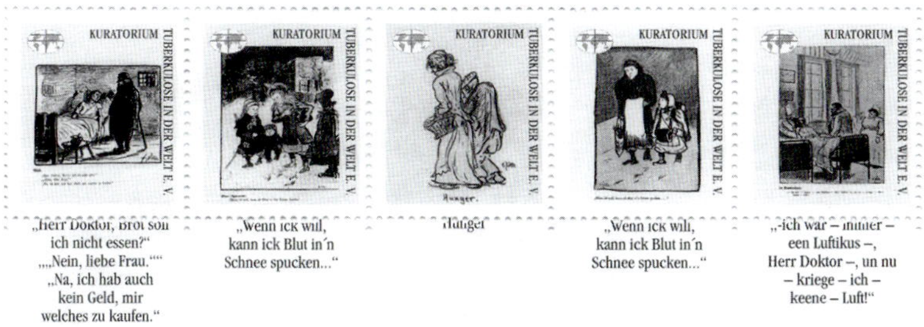
KURATORIUM
TUBERKULOSE IN DER WELT E. V.
„Herr Doktor, Brot soll ich nicht essen?“ „„Nein, liebe Frau.““ „Na, ich hab auch kein Geld, mir welches zu kaufen.“
„Wenn ick will, kann ick Blut in´n Schnee spucken...“
Hunger
„Wenn ick will, kann ick Blut in´n Schnee spucken...“
„-ich war – immer – een Luftikus –, Herr Doktor –, un nu – kriege – ich – keene – Luft!“

Abb. 21.**18** 2005 Heinrich Zille und sein „Milljöh“. Quelle: Fackel-Verlag, Oldenburg [33].

Das Kuratorium führt seit nunmehr 20 Jahren Projekte[1] in Bolivien und Nepal eigenverantwortlich durch. Seit weit über 10 Jahren sind diese WHO-Ziele in unseren Projekten erreicht. Dieser Erfolg ist u. a. darauf zurückzuführen, dass wir besonderen Wert auf kontinuierliche Schulung der einheimischen Mitarbeiter, eine gesicherte Finanzierung und eine regelmäßige Überprüfung/Auswertung legen.

Nicht zuletzt aufgrund unserer Kompetenz und Zuverlässigkeit werden unsere Mitglieder von der WHO gebeten, bei der Umsetzung ihrer Ziele und Studien aktiv mitzuwirken.

Erst wenn diese WHO-Etappenziele erreicht werden, kann von einer Trendwende in der TB-Bekämpfung, d. h. von einer Abnahme der TB, gesprochen werden. Damit dies erreicht wird, ist auch weiterhin viel langfristige Anstrengung erforderlich. Nur so lassen sich die Milleniums-Ziele dauerhaft sichern.“ [33]

Die Weihnachtssiegelmarken werden zwar kaum noch verkauft, aber dem Aufruf im November jedes Jahres als kleine Aufmerksamkeit beigelegt bzw. gegen eine Spende[2] abgegeben [33]. In Deutschland ist das Kuratorium die einzige TB-Organisation, die bei ihren Spendensammlungen an der über 100-jährigen Weihnachtssiegelmarkentradition festhält. Die Auswahl der Motive wird seit einigen Jahren nicht mehr vornehmlich vom Gedanken an Weihnachten, sondern an die TB geprägt (Abb. 21.**19**, Abb. 21.**20**).

[1] *Projekte u. Aktivitäten des Kuratoriums: Santa Cruz, Bolivien (seit 1982), Kathmandu, Nepal (seit 1986), Lomé, Togo (1987 – 1998), Kiew, Ukraine (1997 – 2000), Stawropol, Russland (seit 2003) sowie Aus- u. Weiterbildung von etlichen Laboranten u. Laborärzten aus 12 Entwicklungsländern (1985 – 2004). www.tb-word.org*

[2] *Spendenkonto des Kuratoriums: Postbank München Nr. 19 977 – 808 BLZ 700 100 80.*

Andere Länder [17, 22, 34]

Dem Beispiel Dänemarks folgten Länder wie Russland, Belgien, die Schweiz, Spanien, Portugal (Abb. 21.**21**), Ungarn, Italien, Frankreich (Abb. 21.**22**) und Griechenland. In wie vielen Ländern der Welt die Siegelmarke, deren Erlös für den Kampf gegen die TB bestimmt ist, tatsächlich verbreitet wurde, ließ sich an der Ausstellung der Sammlung von Joseph Wheeler (USA) abschätzen, die anlässlich des 100-jährigen Bestehens der Weihnachtssiegelmarke, von der Union organisiert, in Paris stattfand und auf der Exemplare aus 130 Ländern gezeigt wurden.

Da beim Wettbewerb der Union um die schönsten Weihnachtssiegelmarken im Jahr 2005 Exponate aus lediglich 13 Ländern ausgestellt wurden, darf man annehmen, dass heutzutage nur noch wenige Organisationen auf diesem Wege Spenden für die Bekämpfung der TB bzw. für die Erforschung von Lungenkrankheiten sammeln. Ohne diese Länder, die Siegelmarken herausgeben, aufzählen zu wollen, sei erwähnt, dass sich Entwicklungsländer mit hoher und Industrienationen mit niedriger TB-Prävalenz etwa die Waage halten.

Rotes Doppelkreuz [5]

Nachdem das rote Doppelkreuz während der 6. Internationalen TB-Konferenz 1928 zum offiziellen Signet und Emblem der internationalen Tuberkulosebekämpfung erhoben worden war, findet man es weltweit auf fast[3] allen Weihnachtssiegelmarken. Die Idee geht auf den Pariser Arzt Dr. Gilbert Serison zurück, der seinen Vorschlag bereits 1902 den Teil-

[3] *Statt des Doppelkreuzes verwenden einige islamische Staaten wie Irak, Iran oder Syrien den roten Halbmond als Symbol im Kampf gegen die TB [21].*

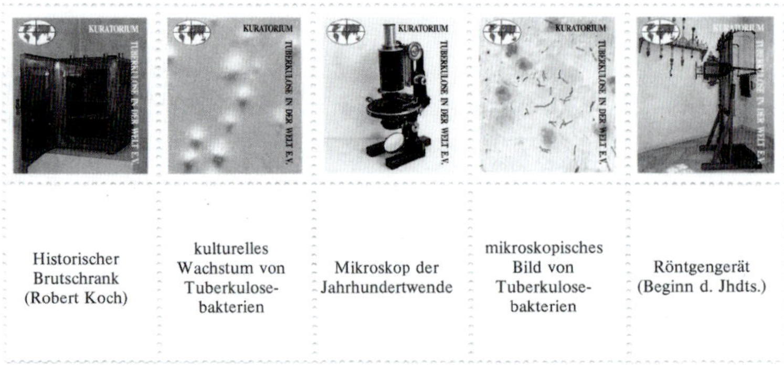

Abb. 21.**19** 1990 [33].

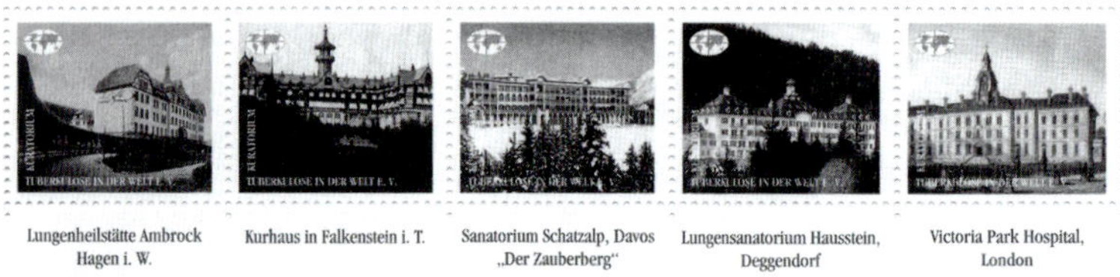

Abb. 21.**20** 2000: Tuberkulose-Heilstätten bis zur Jahrhundertwende [33].

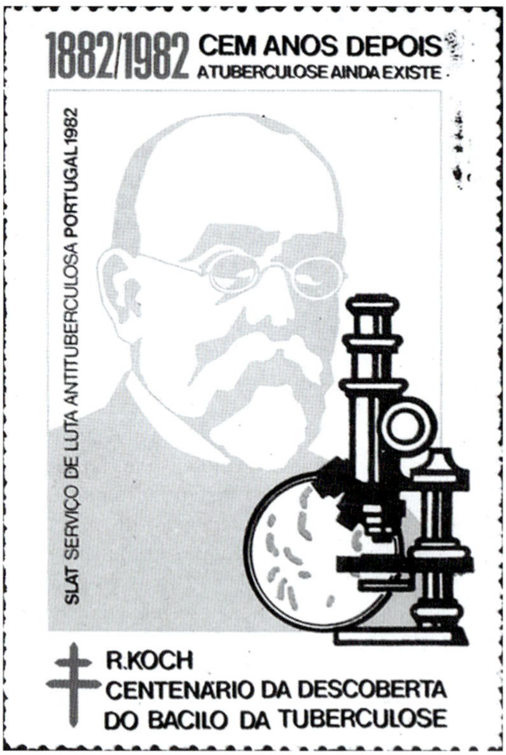

Abb. 21.**21** Portugal 1982, Robert Koch (1843 – 1910) [21].

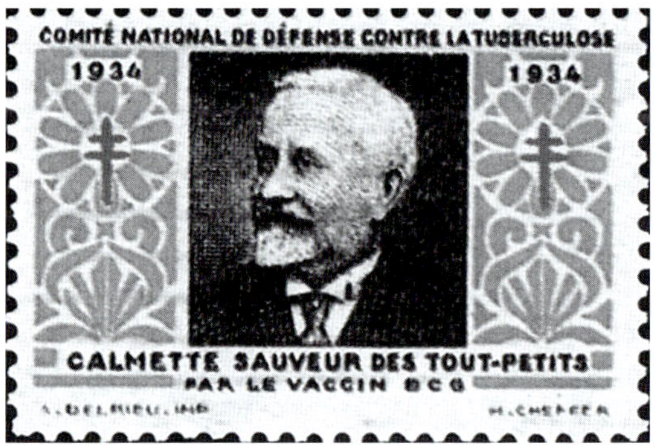

Abb. 21.**22** Frankreich 1934, Albert Léon Charles Calmette (1863 – 1933) [21].

nehmern der 4. Internationalen TB-Konferenz in Berlin unterbreitet hatte. Einige Länder setzten seinen Vorschlag sogleich um, die meisten aber erst nach 1928.

Wie Dr. G. Serison auf diese Idee kam, ist unbekannt. Das Doppelkreuz war das Symbol Jerusalems. Es schmückte die Standarte von Godefroy de Bouillon (geb. um 1060), Fürst von Niederlothringen, als er auf dem Kreuzzug um 1099 die Heilige Stadt einnahm [16]. Nachdem er am 18.7.1100 in Jerusalem gestorben und seine Heerschar nach Frankreich zurückgekehrt war, wurde es zum Emblem des Hauses Lothringen.

Seit dem 17. Jahrhundert findet man das Doppelkreuz z. B. als Schmuck auf Apothekengläsern. Offenbar hatte es eine Funktion als Heilkreuz gegen Zauberei, Pest und Not.

Dieser geschichtliche Hintergrund dürfte dem Pariser Arzt nicht völlig unbekannt gewesen sein, als er vorschlug, das Symbol der Kreuzzüge für den Kreuzzug gegen die TB zu verwenden.

Widmung

Herrn Professor Dr. med. Christian Virchow sen. zum 80. Geburtstag gewidmet.

Danksagung

Herrn Dr. Ehrhardt Heine und Herrn Dr. Robert Kropp danke ich für wertvolle Hinweise und Anregungen.

Literatur

[1] Anonymus. Briefverschlussmarken, Siegelmarken und ihre Geschichte. http://www.siegelmarken.de (letztes Update: 12.10.2005)

[2] Deutsches Zentralkomitee zur Bekämpfung der Tuberkulose. Tuberkulose-Jahrbuch 1950/51. Berlin: Springer-Verlag 1952, p. 4-11

[3] Hansa-Press. Weihnachtsmarken 1996. Deutsches Ärzteblatt 1993, Ausgabe 49 vom 06.12.1996: A-3295/B-2560/C-2299, VARIA: Feuilleton

[4] Heine E. Briefwechsel mit Dr. R. Kropp 2004 – 2006 (Auszüge). Quelle: Deutsches Tuberkulose-Archiv (DTA)

[5] Ehrler P. Der Kampf gegen die Tuberkulose in Europa. Ein historischer Essay zum 90. Gründungsjubiläum des deutschen Zentralkomitees zur Bekämpfung der Tuberkulose. Prax Klin Pneumol 1985; 39: 457-466

[6] Ferlinz R. Die Tuberkulose in Deutschland und das Deutsche Zentralkomitee zur Bekämpfung der Tuberkulose. In Konietzko N (Hrsg). 100 Jahre Deutsches Zentralkomitee zur Bekämpfung der Tuberkulose (DZK). Der Kampf gegen die Tuberkulose. Frankfurt/M: pmi Verlagsgruppe 1996, p. 9-50

[7] Teschner M. Geschichte der Tuberkulose. In: Konietzko N, Loddenkemper R (Hrsg). Tuberkulose. Stuttgart: G Thieme 1999, p. 1-23

[8] Voigt J. Zur Sozialgeschichte der Tuberkulose. In: Konietzko N (Hrsg). 100 Jahre Deutsches Zentralkomitee zur Bekämpfung der Tuberkulose (DZK). Der Kampf gegen die Tuberkulose. Frankfurt/M: pmi Verlagsgruppe 1996, p. 51-75

[9] American Lung Association of Kentucky. The Story of Christmas Seals. (and) Christmas Seals Today. 2006, www.kylung.org/christmas.html

[10] Anonymus. Die Geschichte der Weihnachtssiegelmarke. Die Gemeinschaft gegen die Tuberkulose. Maschinengeschriebenes Manuskript (Übersetzung aus dem Englischen), 1960: 1 – 4. Quelle: Deutsches Tuberkulose-Archiv (DTA)

[11] Deutsches Zentralkomitee zur Bekämpfung der Tuberkulose. Was sagt Dir diese Weihnachtsmarke? Kongressblatt zur 16. Jahrestagung der Deutschen Tuberkulose-Gesellschaft vom 1. – 3. Sept. 1954 in der FU Berlin: 1 – 6. Quelle: Deutsches Tuberkulose-Archiv (DTA)

[12] Trudeau Institute (ed). Looking for the Cure. www.trudeauinstitute.org ("History"; last update 28.07.2006)

[13] Ausstellungskomitee. Ausstellung zum 50-jährigen Jubiläum der Weihnachtssiegelmarke. Maschinengeschriebenes Manuskript (Übersetzung a. d. Norwegischen bzw. Englischen), November 1955: 1 – 3,. Quelle: Deutsches Tuberkulose-Archiv (DTA)

[14] Heindorff AM. Danish Christmas Seals. Welcome to 100 years of Danish Christmas Seals 1904 – 2003. http://dk-christmasseals.heindorffhus.dk (last update: 16.05.2005)

[15] Heindorff AM. Einar Holboell 1865 – 1927. The Creator of the Danish Christmas Seal. http://dk-christmasseals.heindorffhus.dk/frame-AboutHolboell.htm (last update: 15.06.2004)

[16] Sixt K. Die Weihnachtssiegelmarke. Maschinengeschriebenes Manuskript, München, 1957: 1 – 3 (Anhang: Spendenaufrufe 1953 u. 1954). Quelle: Deutsches Tuberkulose-Archiv (DTA)

[17] International Union Against Tuberculosis and Lung Disease (The Union). Union Newsletter. Paris Oct. 2003, p. 17 www.iuatld.org

[18] Canadian Tuberculosis Association. Christmas Seals History. www.lung.ca/seals/ (last up-date; 28.09.2006)

[19] Campbell J. Mette Kristine Nielsen nee Bruun, 1873 – 1938. A Petticoat Pioneer of New Zealand. http://dk-christmasseals.heindorffhus.dk/frame-Footprints-NewZealand.htm (last update: 23.09.2004)

[20] Westcare Inc. Australian Tuberculosis and Chest Association (ed). The History of the Christmas Seals. 2004, www.westcare.com.au/westcare_inc_tb_his.asp

[21] Yong-Chol H. Christmas Seals of the World. 2. Aufl. Seoul: Korean National Tuberculosis Association (KNTA), 17. March 1990. Quelle: Deutsches Tuberkulose-Archiv (DTA)

[22] International Union Against Tuberculosis and Lung Disease (The Union). Activity Report of the Union 2005. Paris Oct. 2005, p. 85, www.iuatld.org

[23] Deutsches Zentralkomitee zur Bekämpfung der Tuberkulose. Tuberkulose-Jahrbuch 1952/53. Berlin: Springer-Verlag 1954, p. 33

[24] Deutsches Zentralkomitee zur Bekämpfung der Tuberkulose. Tuberkulose-Jahrbuch 1951/52. Berlin: Springer-Verlag 1953, p. 5 u. 37

[25] Deutsches Zentralkomitee zur Bekämpfung der Tuberkulose. Tuberkulose-Jahrbuch 1953/54. Berlin: Springer-Verlag 1956, p. 25-26, 115

[26] Deutsches Zentralkomitee zur Bekämpfung der Tuberkulose. Tuberkulose-Jahrbuch 1954/55. Berlin: Springer-Verlag 1957, p. 40

[27] Deutsches Zentralkomitee zur Bekämpfung der Tuberkulose. Tuberkulose-Jahrbuch 1956. Berlin: Springer-Verlag 1958, p. 171-174

[28] Niedersächsischer Verein zur Bekämpfung der Tuberkulose e.V.. Kampf gegen Tuberkulose. Mitteilungsblatt 1972; 23/2: 34 – 64, Quelle: Deutsches Tuberkulose-Archiv (DTA)

[29] Deutsches Zentralkomitee zur Bekämpfung der Tuberkulose. Tuberkulose-Jahrbuch 1958. Berlin: Springer-Verlag 1960, p. 297-298

[30] Komitee zur Wohnraumbeschaffung für Tuberkulosekranke in Bayern e.V. . 10 Jahre Komitee zur Wohnraumbeschaffung für Tuberkulosekranke in Bayern e.V. (1953 – 1963), 60 Jahre Weihnachtssiegelmarken (1904 – 1964). Sonderheft mit Weihnachtssiegelmarken, München, 1964, Quelle: Kuratorium Tuberkulose in der Welt e.V., Gauting

[31] Deutsches Zentralkomitee zur Bekämpfung der Tuberkulose. Tuberkulose-Jahrbuch 1963. Berlin: Springer-Verlag 1965, p. 123

[32] Deutsches Zentralkomitee zur Bekämpfung der Tuberkulose. Tuberkulose-Jahrbuch 1964/65. Bd. 14. Berlin: Springer-Verlag 1967, p. 145-146

[33] Kuratorium Tuberkulose in der Welt e.V.. Informationsschrift. Gauting, 2004: 1 – 16. Spendenaufruf 2005 u. Weihnachtssiegelmarken 1990 – 2005. www.tb-world.org

[34] International Union Against Tuberculosis and Lung Disease (The Union). Union Newsletter. Paris Apr. 2004, p. 26, www.iuatld.org

[35] Deutsches Tuberkulose-Archiv (DTA). Weihnachtssiegelmarkensammlung. www.deutsches-tuberkulose-archiv.de

22 Tuberkulose im althistorischen Hellas

M. Teschner

Einleitung

In den frühesten Heilbehandlungen in Griechenland spiegeln sich Elemente aus Magie, Mythologie und religiösem Götterkult wider. Apollo, in der Sage Vater des Asklepios, sowie Athena, Artemis, Eileithya und viele weitere Gottheiten bilden dominierende Elemente in der griechischen Mythologie der Heilkunst, in der die Grenzen zwischen dem Gott als Arzt und dem Arzt als Gott fließend und retrospektiv nur mit Einschränkungen zu definieren sind. Ohne Zweifel wurden durch die Mysterien und religiösen Riten, die auch Formen des Exorzismus und Opferkult umfassten und damit Analogien zur assyrisch-babylonischen Praxis zeigten, psychotherapeutische Effekte ausgelöst. Neben diesen rituellen Phänomenen entwickelte sich aber auch früh ein praktisches Sachwissen über die Wirkung von Heilpflanzen und die Möglichkeiten der Wundchirurgie. Wie aus mündlichen Überlieferungen bekannt, besaßen z. B. Chiron als Zentaur aus Thessalien um 1270 v. Chr. oder seine Schüler Asklepios (um 1260 v. Chr. in Thessalien geboren) und Aristaios (Geburtsort Kyreneika, Libyen) umfangreiche heilkundliche Erfahrungen, die sich nicht nur auf die Versorgung von Verletzungen beschränkten, sondern sich auch auf Symptome innerer Erkrankungen bezogen [1]. Über Asklepios, der einerseits als Heil- und Arztgott der Antike [2], andererseits als thessalischer Heros und Arzt bezeichnet wird [3], existieren zahlreiche Legenden, die sich mit esoterischen Wunderheilungen, Epiphanie und Totenerweckungen befassen. Es sind allerdings – ebenso wie aus der Epoche der minoischen Kultur zwischen 2000 – 1400 v. Chr. – nur wenige schriftliche Dokumente erhalten.

Althistorische hellenistische Schriftdokumente – Quellenlage zur Tuberkulose

Älteste Schriften – Ilias und Odyssee

Zu den ältesten erhaltenen griechischen Schriften gehören die Werke Ilias und Odyssee [4], in denen früheste Vorstellungen von Krankheit und Verletzungen als Folge kriegerischer Auseinandersetzungen zum Ausdruck kommen [5]. Beide Epen über den trojanischen Krieg und die späte Heimkehr des Odysseus wurden nach heutigem Wissenstand von Homer verfasst, obgleich im Vergleich beider Dichtungen zahlreiche disparate Inhalte zu finden sind, die an einem alleinigen Autoren zweifeln lassen [6]. Homer (Abb. 22.**1**) stammte historischen Recherchen zufolge aus der Küstenstadt Smyrna/Izmir und lebte vermutlich im 8. Jahrhundert v. Chr. [7]. Basierend auf epischen Traditionen finden

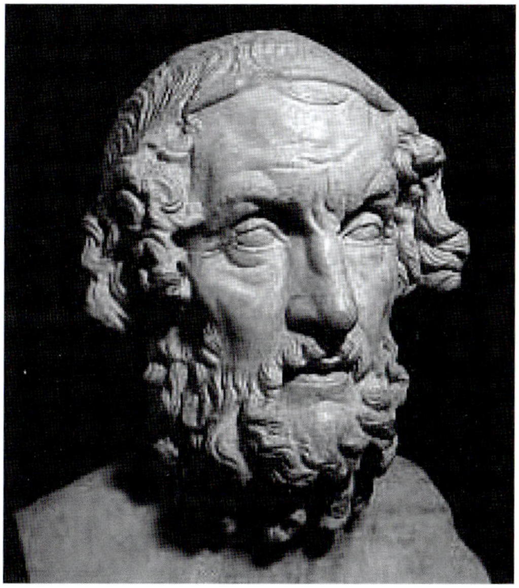

Abb. 22.**1** Homer.

sich in der Ilias auch Lieder, Heldensagen und Kleinepen wieder, die zuvor lediglich mündlich über Generationen aus der Zeit der frühgriechischen Stämme überliefert wurden, welche zwischen 1100 und 900 v. Chr. unter der Führung verschiedener Könige in den Mittelmeerraum vordrangen. Ob und in welchem Umfang sich in der Ilias Fragmente der kretisch- mykenischen Kultur der frühmykenischen Periode (1500 – 1425 v. Chr., [8]) widerspiegeln und damit noch deutlich ältere Elemente enthalten sind, ist nach der versuchten Entzifferung der Linear-B-Schrift Thema kontroverser Diskussionen [7].

Im homerischen Arzttum behandeln die beiden Protagonisten Machaon und Podaleirios im Rahmen der Kriegschirurgie ausschließlich Traumata [9]. Erst in der nachhomerischen Tradition erscheint Podaleirios als Begründer der Internistik [10], wie entsprechende Verse im „Iliupersis" des kyklischen Epikers Arktinos belegen [11]. Dieses Werk entstand vermutlich im 7. Jahrhundert v. Chr. In den homerischen epischen Dichtungen gelten nicht-traumatisch bedingte Krankheiten als nicht zu erkennen und für unheilbar.

Dementsprechend finden sich weder in der Ilias noch in der Odyssee heilkundliche Angaben zur Behandlung innerer Erkrankungen, zumal diese Krankheiten im Gegensatz zu den empirisch-rational begriffenen Wunden als Strafe eines Gottes oder eines Dämons angesehen wurden. Der Erkrankte wurde als Sünder gesellschaftlich stigmatisiert [12, 13]. Gleiches galt auch für den Verlauf langwieriger Verletzungsfolgen: Die chronische Krankheit resultierte nach Auffassung der epischen Dichter aus einer göttlichen Reaktion (zum Beispiel als Strafe bei der Verletzung eines Heiligtums), wobei das langdauernde „Dahinschwinden" als Makel empfunden wurde, dem der rasche heldenhafte Tod im Kampf immer vorzuziehen war. Über das „Dahinsiechen" ist im 2. Gesang der Ilias (II, Verse 721 – 725) vermerkt (Übersetzung von J. H. Voss, 2000 [14]):

„Jetzt aber lag er (Philoktetes, Anm. d. Verfassers), von Qualen verzehrt, auf der heiligen Insel Lemnos, wo ihn das Volk der Achaier hatte verlassen, Siech vom tödlichen Biß der unheilspeienden Hydra. Jammernd lag er daselbst; allein die Männer von Argos sollten sich bald bei den Schiffen des Herrn Philoktetes erinnern."

Sophokles aus dem attischen Demos Kolonos (497/96 – 406/05 v. Chr. [15]) formuliert in seiner Tragödie „Philoktetes", die 409 v. Chr. im Dionysostheater Athen aufgeführt wurde [16], dass der verletzte Heerführer ausgesetzt und seinem Schicksal überlassen wurde ([1]. Epeisodion, V). Der Krankheitsverlauf ες φθισιν (phthimo) wird mit *hinschwinden, umkommen, vergehen* übersetzt und verdeutlicht den langdauernden progredienten Kräfteverfall. F. Kudlien übersetzt den Verlauf mit „der an der schlimmen Krankheit Hinschwindende" als chronischen Prozess [17], W. Willige übersetzt (Ph 254 – 9, 1966 [18], S. 564):

„Sie aber, die mich frevelhaft hier ausgesetzt, die lachen insgeheim, indessen mein Geschwür gedeiht und fressend immer weiter um sich greift."

Ähnliche Formulierungen finden sich in der Odyssee, wo der Kranke ebenfalls „lange dahinschwindet" [17]. Die Termini bezeichnen den Kräfteverlust im Rahmen des chronischen Krankheitsverlaufs, nicht jedoch die Schwindsucht als Synonym für die Tuberkulose, für die sich bei Homer keine klinischen Hinweise finden lassen.

Neben der Ilias und der Odyssee existieren mit den Epen Kyklos, Kypria, Margites und weiteren homerischen Hymnen zahlreiche Dichtungen, deren Redaktion ebenfalls in die Epoche der frühesten griechischen Schriften fällt. In den Überlieferungen der Asklepiaden aus der Zeit um 800 v. Chr. finden sich keine Hinweise auf die Tuberkulose.

Herodot und die Urhistorie des Begriffs „Phthisis"

Beeinflusst durch die mathematischen und an den Gesetzen der Natur orientierten Vorstellungen von Pythagoras von Samos (um 582 – 480 v. Chr.) versuchten Vorsokratiker wie Thales von Milet (624 – 548 v. Chr.), Anaximenes von Milet (570 – 548 v. Chr.) und Heraklit von Ephesos (556 – 548 v. Chr.), medizinische Phänomene weniger durch mythisch und magisch-religiöse Erklärungen zu begreifen, sondern auf rationaler Ebene zu verstehen [22, 23]. Von Herodot aus Halikarnossos im Bodrum (Kleinasien; Lebenszeit ca. 485/4 – 430/25 v. Chr.; Abb. [2]) ist das unvollendete, später in 9 Bücher geteilte Werk erhalten, das die historischen Ereignisse vom Trojanischen Krieg bis zu Xerxes' Zug gegen Griechenland mit der Schlacht bei Mykale 479 v. Chr. umfasst [24, 25]. In diesen Schriften sind ausführliche ethnografische Exkurse über die Lyder, Perser, Babylonier und Massageten sowie die Skythen- und Libyenfeldzüge der Perser enthalten [26, 27]. Hinweise auf klinische Symptome oder Be-

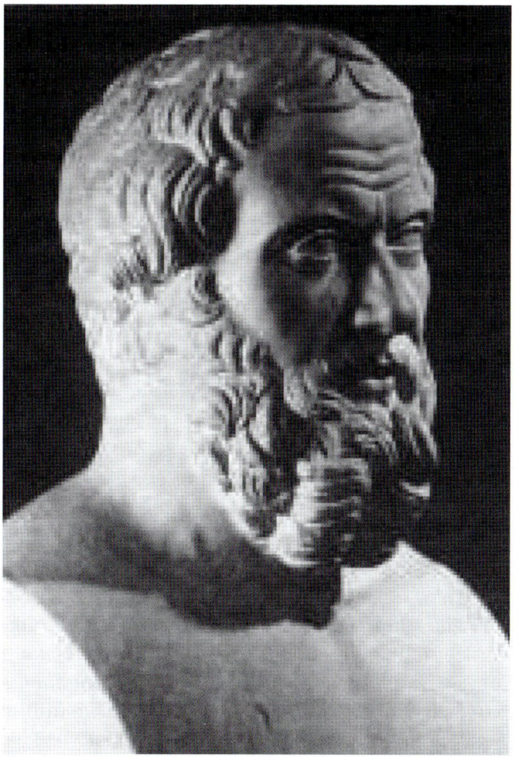

Abb. 22.**2** Herodot.

schwerden, die auf eine spezifische Erkrankung deuten, finden sich nicht.

Aus Herodots erhaltenen Schriften sind Hinweise auf Heilpflanzen aus Arabien und Rausch- und Suchtmittel bei den Skythen zu finden. Die Beschreibung von Symptomen erlaubt die Identifikation von Haut- und venerischen Krankheiten (z. B. die Krätze) sowie von einigen Infektionskrankheiten (zum Beispiel der Pest [28]). Die Ausführungen erfolgen aus situativ-historischer, jedoch nicht aus medizinischer Sicht [29], so dass nur wenige klinische Angaben zu einzelnen Krankheitssymptomen notiert sind. Ausführlicher werden verschiedene Bestattungsriten und Formen von Techniken zur Leichenbalsamierung der Ägypter, Perser, Babylonier und Skythen dargestellt [30].

Es sind keine klinischen Symptome oder Krankheitsprozesse zu recherchieren, die auf die Existenz der Tuberkulose schließen lassen. Im Zusammenhang mit der Verletzung eines Kriegsführers wird jedoch der Terminus φϑιμενοι (phthimenoi) verwendet, übersetzt mit die *Dahinsiechenden* oder die *Toten* (Buch III, Übersetzung von F. Lange, 1885 [31], S. 158):

„Oberste der Reiterei (Anm.: im Zuge des Xerxes gegen Hellas) waren Armamithres und Tithäos, Söhne des Datis. Der dritte Oberste der Reiterei, Pharnuches, war in Sardes krank zurückgeblieben. Nämlich wie sie aufbrachen von Sardes, begegnete ihm ein unerwartetes Unglück. Als er nämlich so ritt, lief ein Hund seinem Pferd unter die Beine, und das Pferd sah nicht vor sich, scheute, bäumte sich auf und warf den Pharnuches ab. Und er spie Blut nach dem Fall, und die Krankheit artete in Schwindsucht aus.“

In der Übersetzung von F. Kudlien (1967 [32], S. 110) heißt es:

„... die Krankheit ging in ein Dahinschwinden (...) über.“

In der Übersetzung von Horneffer ([33], VII Buch, Xerxes 486 – 465, Heer und Flotte der Perser, 1955):

„Reiterführer waren Harmamithres und Tithaios, Söhne des Datis. Der dritte Reiterführer, Pharnuches, war krank in Sardes zurückgeblieben. Beim Ausmarsch aus Sardes hatte sich ein widriger Unglücksfall ereignet. Ein Hund lief zwischen die Füße seines Pferdes, das erschreckt sich bäumte und Pharnuches abwarf. Er fiel und spie Blut, und schließlich ging die Krankheit in Schwindsucht über.“

Es handelt sich um die früheste altgriechische Textquelle, in der sich der Terminus φϑισις (*phthisis*) findet [34]; im genuinen Kontext wird der Krankheitsverlauf nach einer Verletzung beschrieben. Für eine Tuberkulose oder eine durch das Trauma begünstigte Exazerbation eines alten spezifischen Infektionsherdes gibt es keine klinischen Hinweise.

Corpus Hippocraticum

Sowohl aus der archaischen Epoche mit ihren Vorstufen zwischen 800 – 500 v. Chr. [35, 36], als auch aus dem Beginn der klassischen Epoche um 500 – 400 v. Chr. sind keine Schriftsammlungen erhalten, die ausschließlich heilkundliche Themen behandeln.

Als frühestes systematisches medizinisches Werk gilt das Corpus Hippocraticum, einer Sammlung aus ca. sechzig Schriften, die von Hippokrates aus Kos als Begründer der rational-empirischen Medizin (um 460 – 377 v. Chr.) und von verschiedenen weiteren unbekannten Autoren während der hellenistischen Epoche zwischen 450 – 350 v. Chr.

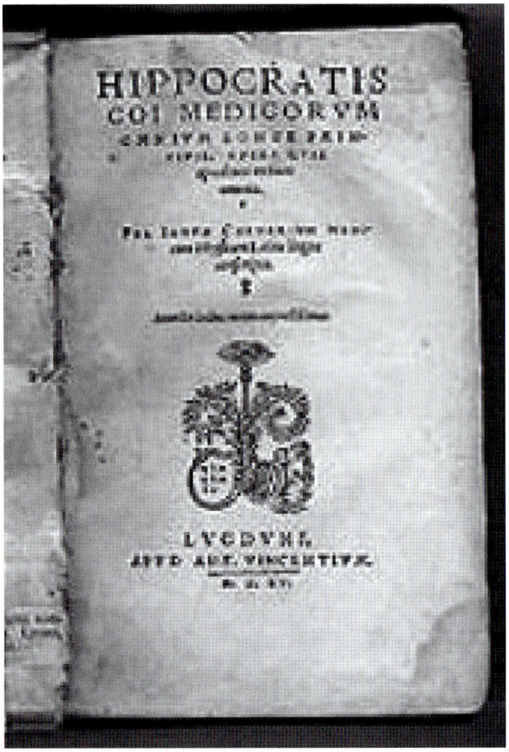

Abb. 22.**3** Corpus hippocraticum.

verfasst wurden (Abb. 22.**3** [37]. Die hippokratische Schrift (Ιπποκρατης) ist in 24 griechischen Handschriften nahezu vollständig erhalten [38].

Lediglich das Kapitel „Das Sehen“ aus der Schrift „Die inneren Krankheiten“ ist nur inkomplett vorhanden [39]. Das Corpus Hippocraticum umfasst Texte mit allgemeinen heilkundlichen Vorschriften, Krankheitsberichten, Diagnosen, Prognosen, Beschreibungen einzelner Krankheiten und Diätanweisungen, geprägt von den Vorstellungen der sog. Humoralpathologie, die davon ausgeht, dass Krankheiten bei einem Missverhältnis und bei ungenügender Mischung der Säfte entstehen [40].

Hippokrates und die Tuberkulose

Bei der Übersetzung des Corpus Hippocraticum wird der Terminus *phthoë* synonym für *phthisis* φθισις verwendet [41]. Phthisis und phthoë finden vorwiegend in den Schriften der Vorhersagungen (Prognostikon) Erwähnung sowie im 1. und 2. Buch der inneren Krankheiten im Zusammenhang mit der Verbreitung, vermuteter Ätiologie und Pathogenese, Prognose, klinischer Symptomatik und Behandlung der Erkrankung [42]. Beide Termini werden im deutschsprachigen Raum in der Regel als *Schwindsucht* oder *Phthisis* [42, 43], im angloamerikanischen Raum als *consumption* und im französischen Sprachgebrauch als *phthisie* [44] übersetzt.

In den Schriften der Volkskrankheiten (3. Buch [45]) wird zur Verbreitung der als Schwindsucht übersetzten Erkrankung gesagt (Lehrsatz 13, Kapitel „Seuchenhafter Jahrgang“ [45], S. 92):

„Als das größte und schwerste Leiden, welches die meisten tötete, herrschte die Schwindsucht. Viele ihr Anheimfallende hatten schon den Winter über zu kränkeln begonnen, wovon ein großer Teil darniederlag; die anderen ertrugen ihre Leiden aufrecht. Von den Bettlägerigen starben die meisten mit Frühlingsbeginn; bei keinem einzigen der anderen setzte der Husten aus, milderte sich indessen den Sommer über; im Laufe des Herbstes aber kamen alle zum Liegen und viele starben. Die meisten von ihnen siechten lange dahin; bei der Mehrzahl von diesen begann die Verschlimmerung ganz plötzlich; es kamen gehäufte Frostschauer, oft anhaltende heftige Fieber, reichliche unzeitige kalte Schweiße bis zum Ende; die Kranken kühlten dabei ab und konnten kaum wieder erwarmen. ... der Husten blieb immerfort bis zum Ende häufig und führte viel gekochten und flüssigen Auswurf nicht allzu mühsam hervor. ... Das bei weitem größte Unheil entstand für diese Kranken wie für die anderem aus dem Widerwillen gegen Speisen, wie schon erwähnt wurde. ... Unter Frösteln und Irrereden starben sie.“

Im Prognostikon finden sich im Kapitel der koischen Vorhersehungen 640 Lehrsätze, die klinische Kriterien zum Erkrankungsverlauf vermitteln. 153 Sätze wurden aus den 170 Lehrsätzen des Prorrheticons übernommen [45]. Über die „Schwindsucht“ finden sich nachfolgende Hinweise ([45], S. 38):

„Neigung zu Fieberfrösten und Atemnot bei körperlicher Anstrengung sind Vorzeichen von Schwindsucht.“

Teil 13, 254 ([45], S. 61):

„Häufige Anfälle von Sprachlosigkeit in totenschlafähnlichem Zustande künden eine zukünftige Neigung zur Schwindsucht an.“

Teil 13, 295 (Koa. 281, 434 [45], S. 67):

„Wenn unter Stockung des Gedärms die Unterrippengegenden sich erheben, so steht es schlimm: am schlimmsten steht es unter den langwierig Kranken

für die Schwindsüchtigen und für andere, die an flüssiges Gedärm gewöhnt sind."

Teil 13, 398 (Aph. 208 [45], S. 79):

„Bei denen in der Brust Entzündungsherde (phyma) entstehen, die husten den Eiter aus bis zu vierzig Tagen nach dem Durchbruch; wenn sie diese Zeit überstanden haben, werden sie fast ausnahmslos schwindsüchtig."

Teil 13, 430 und 436 ([45], S. 83):

„Die Schwindsucht ist am gefährlichsten, die mit der Zerreißung großer Blutadern beginnt und mit einem Schleimfluß vom Kopf her. Atemnot ohne Auswurf aber mit reichlichem Aushusten von unverdautem Auswurf ist in der Schwindsucht verderblich."

Im Zusammenhang mit der vermuteten Pathogenese der entzündlichen Geschwüre in der Lunge (XVII/ 64 [45], S. 64):

„Ursachen: Galle- oder Schleimansammlung – Fauligwerden derselben – Höhlenbildung.

Prognose:

- *bei Eiterentleerung und Austrocknung der Höhle: Gesundung.*
- *Bei ausbleibender Austrocknung: Durchfall, Tod,*
- *Bei fehlender Eiterentleerung: Allmähliches Schwächerwerden, Tod,*
- *Bei Eiterdurchbruch nahe dem Zwerchfell: Gesundung,*
- *Bei langem Verweilen des Eiters aber ebenfalls Tod."*

Im 2. Abschnitt der hippokratischen Lehrsätze finden sich Hinweise über den Einfluss der Jahreszeiten auf Schwindsüchtige ([45], XIV, S. 37), die Häufigkeit der Schwindsucht ([45], XIV, S. 39) und die Altersverteilung ([45], XIV, S. 79):

„Bei jungen Leuten gibt es Blutspeien, Schwindsucht, hitzige Fieber, Fallsucht und andere Krankheiten; am meisten aber eben die genannten. Schwindsucht (phthisis) entsteht zumeist auf der Alterstufe zwischen dem achtzehnten und fünfunddreißigsten Lebensjahr."

Das 1. Buch der Krankheiten, möglicherweise von Galen und Dioskurides von Thessalos oder Polybos verfasst, ggf. aber auch von knidischer Herkunft, behandelt in zwei größeren Abschnitten verschiedene Arten von Empyemen und die Ätiologie und Pathogenese der so genannten akuten Krankheiten. In den Kapiteln 48 – 65 des 2. Buches werden die Symptome von verschiedenen Lungenerkrankungen und die Möglichkeiten der Behandlung erläutert. Über die Symptomatik und Therapie der *phthisis* ist dokumentiert ([45], XVIII, S. 62):

„Es befällt den Kranken Husten, der Auswurf ist reichlich und flüssig und wird bisweilen leicht ausgehustet, der Eiter ist wie Hagelkörner und wenn man ihn zwischen den Fingern zerreibt, ist er hart und übelriechend. Die Stimme ist rein, und das Sprechen verursacht keinen Schmerz, Fieber sucht ihn nicht heim, wohl aber bisweilen Hitze, im Übrigen isst er auch schwach.

Einem solchen muss man Nieswurz und Linsenwasser zu trinken und soviel als möglich zu essen geben, wobei er sich scharfer Speisen, des Rindfleisches, Schweinefleisches und Schaffleisches enthalten soll. Er mache nur wenig Gymnastik, er gehe spazieren, nach dem Essen erbreche er. Er enthalte sich geschlechtlicher Aufregungen. Diese Krankheit währt sieben oder neun Jahre."

In der Schrift der Inneren Krankheiten des Corpus Hippocraticum ([45], XIX) kommen die Vorstellungen zur Ätiologie, Pathogenese und Therapie in der hippokratischen Zeit ausführlich zur Darstellung, geprägt von den Lehren der knidischen Ärzteschule. Bei der Schwindsucht werden drei Formen unterschieden ([45], X. S. 36): *„Es gibt drei Arten von Schwindsucht. Die erste Art. Diese entsteht durch Schleim. Wenn die mit Schleim angefüllte Kopfhöhle erkrankt und (in ihr) Hitze austritt, so verfault der Schleim in der Kopfhöhle, weil er sich nicht soweit bewegen kann, dass er abgeht. Wenn er sich dann verdichtet hat und verfault ist und die Äderchen übervoll (von ihm) geworden sind, dann entsteht ein Fluß nach der Lunge. Wenn die Lunge ihn in sich aufgenommen hat, erkrankt sie sogleich, weil sie von dem Schleim, der salzig und faulig ist, angegriffen wird.*

Der Kranke hat nun folgendes zu leiden. Es befällt ihn anfangs ein gelindes Fieber und Frost, er hat Schmerz an der Brust und am Rücken, zuweilen quält ihn auch heftiger Husten, und er gibt reichlich flüssigen und salzigen Auswurf von sich. Dies hat er bei Beginn der Krankheit zu leiden. Im weiteren Verlauf derselben aber magert der Körper ab, die Schenkel ausgenommen, diese schwellen vielmehr an, die Füße desgleichen, und die Nägel verziehen sich. An den Schultern wird er mager und kraftlos, der Schlund füllt sich mit einer Art Schaum und pfeift wie durch ein Rohr. Während der ganzen Krankheit hat man heftigen Durst, und den Körper befällt eine hochgradige Schwäche. Ein solcher geht unter diesen Umständen in einem Jahr elend zugrunde und stirbt.

Die zweite Art der Schwindsucht. Sie entsteht durch übermäßige Anstrengung. (Der Kranke) hat meistenteils dasselbe durchzumachen wie der Vorbe-

schriebene. Diese Krankheit hat aber mehr Unterbrechungen als die vorige und lässt im Sommer nach. ... sowie er sich ein wenig anstrengt, befällt ihn (Lungen-)Blähung und Atemnot. Ein solcher stirbt an dieser Krankheit in der Regel innerhalb von drei Jahren.

Die dritte Art von Schwindsucht. Infolge dieser hat (der Kranke) folgendes durchzumachen. Sein Rückenmark wird voll Blut und Galle. Er zehrt aber gleicherweise auch von den hohlen Adern her ab, diese füllen sich mit wässrigem Schleim und mit Galle. Sie haben das gleiche durchzumachen, von welcher dieser beiden (Veränderungen) die Schwindsucht kommt. ... Die Krankheit währt gewöhnlich neun Jahre, hierauf geht er zugrunde. Wenige entrinnen ihr, denn die Krankheit ist schwer."

Im Abschnitt über „Die Flüssigkeiten und ihre Anwendung" werden anatomisch-physiologische Vorstellungen deutlich und Hinweise auf Komplikationen entzündlicher Lungenprozesse und deren Behandlung gegeben (Kap. 14 – 18 [45], VIII, S. 64):

„*Nach der Lunge geht der Fluß (Anm.: der Säftefluss) beständig in geringer Stärke und bewirkt keine große Durchfeuchtung in der Lunge. Das Hinzuströmende wird nämlich, in der Luftröhre eingetrocknet, fest, da es ja nicht ausgespült wird, sondern allmählich hinzuströmt und darin festgehalten wird, und es ruft Husten hervor. Der Fluß, der in den Luftröhrchen stecken bleibt, weil sie nur enge Durchgänge haben, macht der Luft Beengung und das macht Atemnot, sobald es (dem Kranken) immer (an Luft) fehlt und er immer (solche) einatmen will.... Wenn die Krankheit feuchter wird, bekommen die Betreffenden Empyeme statt dieser Schwindsuchterscheinungen, wenn es trockener wird, anstelle von Empyemen Schwindsucht.*

Leute mit Empyemen kann man an folgendem erkennen: zu Anfang befällt sie Schmerz in den Seiten; wenn der Eiter sich aber zusammengezogen hat, so sucht der Schmerz sie in gleicher Weise heim, Husten stellt sich ein, der Kranke wirft Eiter aus und bekommt Atembeschwerden. Falls (der Eiter) noch nicht durchgebrochen ist, so ruft Schütteln (des Kranken) in der Seite Plätschern wie in einem Schlauch hervor....

Die Brustfellentzündung soll man auf folgende Weise behandeln: man bringe das Fieber während 7 Tagen nicht zum Aufhören; als Getränk verwende man entweder Essighonig oder Essig und Wasser; hiervon soll man aber möglichst viel geben, damit eine Durchfeuchtung (der Lunge) erfolgt und diese durch ihr Auftreten Auswerfen bewirkt. Den Schmerz beruhige man durch erhitzende Mittel. Als Krankensuppe gebe man, was Auswurf bewirkt. Auch Bäder verwende am 4. Tage, am 5. und 6. Tage salbe man mit Öl. Am siebten Tag gebe man ein Bad, falls das Fieber nicht nachlassen will, damit durch das Bad der Schweißausbruch erfolge ..."

Im Kapitel 19 („Die Stellen am Menschen") wird zur Therapie bei Schwindsucht vermerkt ([45], VIII, S. 67):

„*Die an Schwindsucht (Erkrankten behandele man) im Übrigen ebenso (Anm: wie alle Patienten mit Brustfellentzündung), nur (gebe man) ihnen nicht viele Speisen zugleich und an der Zukost nicht mehr als an Speisen, ferner gebe man zum Essen gewässerten Wein, damit er nicht erhitze und dem Körper in seinem schwachen Zustand Hitze bereite und nicht gleichzeitig beides (Wein und Zukost) heiß mache und Fieberhitze erzeuge.*"

Im 2. Buch der Krankheiten, dessen Verfasser unbekannt sind, finden sich Hinweise zur Behandlung der Schwindsucht, geprägt von den sog. humoralpathologischen Vorstellungen der Flüsse-Theorie. Im Kapitel 48 der „Behandlung der Lungenleiden (= des 5. Flusses aus der Kopfhöhle: nach der Brusthöhle)" wird mit der Überschrift „Eine andere Lungenkrankheit (= Schwindsucht)" angeordnet [45], XVIII, S. 17):

„*Im Endstadium keine Behandlung mehr einleiten. Im Anfangsstadium: Nieswurz und Magenreizmittel geben, dagegen keine Abführmittel, nur Klistiere geben. Gute Ernährung, Bewegung im Freien, Vorsicht vor Wind und Sonne.*"

Zusammenfassend sind dem Corpus Hippocraticum im Zusammenhang mit der erwähnten *Phthisis* folgende Symptome zu entnehmen: Chronischer, häufig letal endender Krankheitsverlauf mit Anorexie, Gewichtsabnahme bis zur Kachexie und Kräfteverfall; anhaltender quälender Husten mit reichlich eitrigem, zum Teil übel riechendem Auswurf mit körniger Konsistenz und Hämoptysen; Fieber, Schüttelfrost und Schweißneigung; zunehmende Atemnot und Neigung zu Synkopen; thorakale Flankenschmerzen, Geräuschphänomene im Falle einer Pleuritis. Über die Epidemiologie ist dokumentiert: Es handelt sich um eine Erkrankung mit höchster Mortalität und Morbidität unter der damaligen Bevölkerung; häufiger Krankheitsbeginn im Winter, Maximum der Erkrankungen zwischen dem 18. und 35. Lebensjahr. Die Symptome und epidemiologischen Angaben sind mit den pathomorphologischen und klinischen Folgen der Lungentuberkulose und ihrer lokalen Komplikationen vereinbar.

Diskussion

Die Entwicklung des griechischen Alphabets und die Verbreitung eines einheitlichen Alphabets phönizischen Ursprungs werden auf das 8. – 6. Jahrhundert v. Chr. datiert [46], so dass es nicht verwundert, dass aus der protogeometrischen (1025 – 900 v. Chr.) und geometrischen Zeit (900 – 700 v. Chr.) keine Textsammlungen, sondern lediglich mündliche Überlieferungen existieren. Insofern kann über das heilkundliche Wissen der frühgriechischen Epoche nur spekuliert werden. Ohne Zweifel wurden aber bereits Jahrhunderte vor Hippokrates Behandlungen mit dem Ziel durchgeführt, Krankheitssymptome und Verletzungsfolgen zu lindern. Dies lässt sich zum Beispiel aus den Überlieferungen der Asklepiaden um 800 v. Chr. und der ionischen Naturphilosophen aus dem 6. Jahrhundert v. Chr. ableiten. Die homerischen Epen und die Schriften Herodots vermitteln als älteste erhaltene Schriftquellen eine Konzentration auf Maßnahmen zur Therapie von Traumata, die im Rahmen von Kriegshandlungen entstanden, während Krankheiten mit chronischem Verlauf als nicht zu behandeln galten und gleichzeitig in Verbindung mit einer religiösen Schuldzuweisung gesellschaftlich stigmatisiert wurden. Aus diesen Quellen könnte gefolgert werden, dass ein Patient im Falle einer spezifischen Erkrankung, die mit einem chronisch progredienten Kräfteverfall einherging, nicht behandelt wurde und er nicht nur seine Funktion in der sozialen Gemeinschaft verlor, sondern geächtet wurde.

Letztlich ist jede Interpretation der Schriftquellen spekulativ, die sich auf eine nicht nachgewiesene Erkrankung bezieht; denn es ist völlig unbekannt, ob nicht gerade die Symptome der Tuberkulose – wie Husten, Gewichtsabnahme, Appetitlosigkeit, Atemnot etc. – im Einzelfall behandelt wurden, weil sie als Zeichen einer akuten Störung der Befindlichkeit, nicht als Ausdruck einer chronischen inneren Erkrankung gewertet wurden. Hinzu kommt, dass die heroisierenden Epen nicht zwingend die Situation der Heilkunde der frühgriechischen Gesellschaft reflektieren, da die Kriegshelden ihren Status naturgemäß in zunehmender Weise dann verlieren, wenn ihre „Kräfte dahinschwinden", Frauen, Kinder und ältere Menschen diesem Status jedoch nicht unterliegen.

In den erhaltenen frühesten griechischen Quellen finden sich keine klinischen Hinweise, die den begründeten Verdacht auf die Existenz der Tuberkulose rechtfertigen. Auch die häufig zitierte Textstelle, in der Herodot die Erkrankung des Kriegsführers Pharnuches nach dem Sturz vom Pferd mit nachfolgender Hämoptoe und Kachexie beschreibt [47], kann nicht als Beweis einer sekundären Lungentuberkulose verstanden werden: Aus heutiger Sicht ist nach dem Sturz eine Rippen- (möglicherweise Serien-)Fraktur mit Verletzung des Lungenparenchyms wahrscheinlich, die mit einem Hämatopneumothorax und Hämoptysen einherging. Nach Quellenlage bleibt es allerdings unklar, ob es sich um eine Hämoptoe oder um eine Hämatemesis handelte. Denkbar wäre ebenfalls eine Verletzung im Bereich des Nasen-Rachenraumes, die mit einer Blutung einherging. Es fehlt auch der Hinweis, ob dieses klinische Phänomen lediglich einmalig oder rezidivierend auftrat; im Falle einer progredienten Lungentuberkulose kann von wiederholten wenn nicht gar von persistierenden Hämoptysen ausgegangen werden. Als Ursache für den chronischen, über Jahre dauernden posttraumatischen Verlauf die Exazerbation einer alten Lungentuberkulose anzunehmen [48], ist vor dem Hintergrund der differenzialdiagnostischen Möglichkeiten ebenfalls spekulativ; in Betracht kommt eine progrediente respiratorische Insuffizienz primär und am wahrscheinlichsten durch chronisch pneumonische, unspezifische Infektionen auf dem Boden der Lungenparenchymverletzung, posttraumatische Bronchiektasenbildungen und/oder rezidivierende Lungenembolien.

Auch wenn sowohl in den homerischen Epen als auch in den vorhippokratischen Schriften und Dichtungen keine richtungsweisenden Hinweise auf die Tuberkulose zu finden sind, wird in diesen Werken der Ursprung des Begriffes „Schwinden" der Kräfte, „Siechen" und „Siechtum" deutlich. Bei Homer noch nicht zu finden, aber von Herodot mehrfach erwähnt ist der Begriff φϑισις (phthisis), der zunächst die Folgen einer Kriegsverletzung mit chronischem und letztendlich letalem Verlauf bezeichnet. Dieser aus den o. g. Gründen mit Makeln behaftete Krankheitsverlauf, verbunden mit dem langsamen, unaufhaltsamen Prozess des Sterbens, war mehrfach Thema schriftlicher Exkurse, zumal die verabscheuungswürdige und gleichzeitig jedoch tragische Komponente in der zeitgenössischen Auffassung von Heldentum besonders in der epischen Prosa interessierte.

Etymologisch entstand der Terminus φϑισις (phthisis [49]) aus φϑιμιω (phthimio; vernichten, hinschwinden), möglicherweise verwandt mit φθειρω (phtheiro, ins Unglück stürzen, verderben) mit der Wurzel φθι (phthi), wobei der Ursprung des Anlauts semasiologisch ungeklärt ist [50]. φθιμενοι (phthimenoi) ist das substantivierte Partizip im Plural und wird mit „die Dahinsiechenden", die „siechenden Kräfte, die zum Tode führen" und auch mit „die Toten, die Gestorbenen, die Vergangenen, die Entschwundenen, die Dahinsterbenden" übersetzt [50]. Die intransitive Form des Terminus φθιμω (phthimo) bedeutet *„hinschwinden, umkommen, abhärmen, abnehmen, untergehen, vertilgen, viel zu leiden haben"* [51, 52], die transitive Form *„jemanden töten, zugrunde richten, verderben, aufreiben, verzehren"*[50].

Aus den Schriften des Corpus Hippocraticum lässt es sich nicht ableiten, dass unter φθισις (phthisis) eine monokausale, ätiologisch definierte Erkrankung verstanden wurde. Angesichts der damaligen humoral-pathologischen Vorstellungen existierte kein Krankheitsbegriff, der der heutigen Definition entsprochen haben könnte. Dennoch bietet die hippokratische Terminologie eine semantische Differenzierung des Herodotschen Terminus φθισις (phthisis), der nicht länger jedes chronische Siechtum bis zum Tode meinte [52], sondern primär die Symptomatik bronchopulmonaler und pleuraler Affektionen und deren Komplikationen mit langdauerndem und häufig letalem Verlauf beschrieb. Diese Differenzierung erlaubt in der Schriftenanalyse eine richtungsweisende klinische Einteilung, die auf eine Lungenerkrankung deutet. Vor dem Hintergrund der differenzialdiagnostischen Möglichkeiten handelt es sich aber dennoch lediglich um den ersten Schritt der klinischen und terminologischen Spezifizierung; die Differenzialdiagnosen umfassen unspezifische pulmonale und pleurale Infekte, Mykosen, Aspergillosen, parasitäre und neoplastische Erkrankungen, Ornithosen, Fibrosen, Sarkoidose, Histiozytosis X, rheumatoide granulomatöse Veränderungen und pulmonale sekundäre Manifestationen von Systemerkrankungen. Bezogen auf die Beobachtungen, die einen Krankheitsverlauf bis 9 Jahren notieren, wird das differenzialdiagnostische Spektrum enger: Malignome (z. B. kleinzellige und nicht-kleinzellige Bronchialkarzinome) kommen dann in prognostischer Hinsicht [53] nicht mehr in Betracht. Da Pneumonien und parapneumonische Komplikationen unspezifischer Infektionen in der Regel mit deutlich erhöhten Temperaturen und weniger mit „gelindem Fieber" [54] einhergehen, kann auch diese Differenzialdiagnose nicht in jedem Fall zutreffen. Allerdings erlaubt das Spektrum der angegebenen Temperaturerhöhungen unterschiedlichen Ausmaßes zahlreiche Interpretationsmöglichkeiten. Die Art des Auswurfes lässt aufgrund der als purulent und körnig beschriebenen Beschaffenheit an die käsige Sekretion einer floriden Tuberkulose denken, schließt aber weitere Möglichkeiten nicht aus; ähnliche Formen des Auswurfes mit hoher Viskosität können bekanntlich bei Exsikkose – z. B. infolge von Fieberzuständen – auftreten, bei Aspergillosen, wenn mycelienhaltiges Sputum abgehustet wird, oder im Rahmen von Bronchiektasenbildungen beobachtet werden, die nach chronischem Verlauf auch mit der Bildung von Broncholithen einhergehen können. Die Tuberkulose gehört bekanntlich dabei lediglich zu einer Ursache von Bronchiektasien, die entzündlich und postentzündlich ebenfalls nach unspezifischen Infekten und posttraumatisch oder kongenital entstehen, mit dem Symptomentrias Husten, Auswurf und Atemnot einhergehen und bevorzugt im Kindesalter auftreten [55]. Dass die im Corpus Hippocraticum als Phthisis bezeichnete pulmonale Affektion vorwiegend zwischen dem 18. und 35. Lebensjahr entsteht [54], spricht nicht zwingend gegen eine unspezifische Genese der Erkrankung.

Da die Genese dieser mit dem Terminus *phthisis* bezeichneten Lungenerkrankungen trotz der detaillierten und organbezogenen Notiz ausschließlich anhand der klinischen Symptomatik nicht zu klären ist und ohne mikrobiologische Diagnostik prinzipiell auch keine sichere Differenzierung zwischen spezifischen und unspezifischen Bakteriosen möglich ist [56], folgt hinsichtlich des dokumentierten Spektrums der Symptome, dass unter phthisis Lungenerkrankungen mit chronischem und häufig letalem Verlauf unterschiedlicher Genese subsummiert wurden. Die etymologischen Unsicherheiten und die differenzialdiagnostischen Möglichkeiten erlauben jedoch nicht die Schlussfolgerung, dass es die Tuberkulose in der hellenistischen Epoche der altgriechischen Historie nicht gab. Stattdessen spricht die Summe der Einzelbeobachtungen für die Existenz spezifischer Erkrankungen, auch wenn die hippokratischen Vorstellungen der sog. Humoralpathologie dabei zum Teil massiv die klinische Wahrnehmung in dem Versuch überlagern, die Ursachen, Folgen und den Verlauf von Krankheiten durch einen Säftefluss von Schleim, Blut, Galle und Gewebswasser zu erklären. Wenn z. B. von einem Schleim gesprochen wird, der in der Kopfhöhle verfault und dann Richtung Lunge fließt, um dort die Erkrankung auszulösen [54], ist dies nach heutigem Wissenstand eine nicht zutreffende Erklärung der Pathogenese pulmonaler Infektionen. Es kann hieraus jedoch nicht abgeleitet werden, dass die medizinischen Kenntnisse zu gering waren, die klinischen Befunde von den Erkrankungen Innerer Organe in exakter Weise zu erfassen. Die Dokumentationen im Corpus Hippocraticum beweisen das Gegenteil: Werden die Schriften auf die klinischen Hinweise reduziert analysiert, finden sich detaillierte Dokumentationen von Symptomen und demografischen Daten, die mit der Klinik tuberkulöser Erkrankungen vereinbar sind. Daher kann von der Existenz der Tuberkulose in der hellenistischen Epoche ausgegangen werden, ohne dass allerdings sichere Aussagen zur Epidemiologie der Erkrankung möglich sind.

Das Corpus Hippocraticum blieb über Jahrhunderte als medizinische Lehrbuchsammlung richtungsweisend für die Lehre und Erkenntnisse über die Phthisis; weder in der griechischen, noch in der römischen Antike wurden wesentliche weiterführende Erkenntnisse gewonnen, die das Werk ergänzen konnten.

Aus technischen Gründen kann das Literaturverzeichnis nicht abgedruckt werden. Es kann beim Verfasser angefordert werden.

23 Zwischen Erbleiden und Infektionskrankheit: Wahrnehmung und Umgang mit Tuberkulose im Nationalsozialismus

A. Ley

„Tb ist auch eine politische Seuche" – so titelte eine große bayerische Regionalzeitung anlässlich des Welttuberkulosetags im März 2005. Denn für die derzeitige starke Zunahme der Erkrankungsfälle seien vor allem politische Faktoren verantwortlich, wie die „riesige Armut" in der Dritten Welt, „gepaart mit chronischer Unterernährung, sozialer Verelendung in den Slums wachsender Millionenstädte" sowie „Bürgerkriege mit Vertreibung der Bevölkerung" [1]. Diese Wahrnehmung der Tuberkulose als eine auch „politische" Angelegenheit ist nicht neu: Bereits in früheren Jahrhunderten wurde ein Zusammenhang zwischen „Krankheit und sozialer Lage" – so der Titel eines sozialmedizinischen Klassikers aus dem Jahr 1913 [2] – hergestellt und auch im Nationalsozialismus wurde der Tuberkulose unter anderem mit politischen Maßnahmen zu begegnen versucht. Im Unterschied zur Zeit vor 1933 zielten diese Maßnahmen aber nicht mehr auf eine Verbesserung der Lebensbedingungen Erkrankter und Gefährdeter ab, sondern auf die soziale Ausgrenzung Tuberkulöser zum „Schutze des Volkskörpers". Denn Tuberkulose galt im „Dritten Reich" als eine „asoziale Krankheit".

Vom romantischen Künstlerleiden zur asozialen Krankheit

Die kollektive Wahrnehmung der Tuberkulose, die stets auch den gesellschaftlichen Umgang mit ihr beeinflusste, hat sich in der Neuzeit mehrfach gewandelt [3]. Im 18. Jahrhundert, als das Leiden noch selten war, entstand das schwärmerische Bild einer „romantischen Krankheit". Anfällig für Schwindsucht – so das von zeitgenössischen Schriftstellern, Opernlibrettisten, Malern und vereinzelt auch von Medizinern vermittelte Bild – waren besonders sensible und äußerst leidenschaftliche Individuen, also vor allem Künstler und Intellektuelle. Diese verklärte Vorstellung wich zur Mitte des 19. Jahrhunderts einer anderen Wahrnehmung der Krankheit. Bedingt durch ein epidemisches Auftreten der Tuberkulose setzte sich seit etwa 1850 allmählich die Sichtweise durch, dass es sich um eine „proletarischen Krankheit" handele [4]. Als Krankheitsursache wurde neben konstitutioneller Disposition – und, wie seit 1882 bekannt war, einer Infektion mit dem spezifischen Erreger – in erster Linie die mangelhafte Arbeits-, Wohn- und Ernährungssituation der Unterschichten angesehen. Zur Bekämpfung der „Volksseuche" verlangten die Vertreter der jungen Spezialdisziplin der Sozialhygiene daher vor allem wohlfahrtsstaatliche Reformen und sozialmedizinische Präventionsmaßnahmen.

In der Zeit des Nationalsozialismus wurde das Leiden dann von einer Krankheit der Armen zu einem Kennzeichen von Asozialität umgedeutet. Vor dem Hintergrund der von NS-Politikern proklamierten „Pflicht zur Gesundheit" kam Krankheit grundsätzlich einem „Pflichtversäumnis" und „Versagen" gleich [5]. Tuberkulöse, die als „unheilbar" und „uneinsichtig" galten, wurden zu „asozialen Bazillenstreuern" herabgewürdigt, gegen die „mit Zwangsmaßnahmen" vorzugehen war [6]. Da sie nach NS-Anschauung für die „Volksgemeinschaft" wertlos waren, wurden sie sozial vernachlässigt, zum Teil systematisch unterversorgt und in Konzentrationslagern sogar gezielt getötet.

Infektion oder Erbleiden? Theorien zur Ätiologie

Mit der Entdeckung des Mycobacterium tuberculosis im Jahr 1882 hatte Robert Koch (1843 – 1910) zwar die Richtigkeit der Ansteckungstheorie bei Tuberkulose bewiesen. Die seit der Antike nachweisbare Diskussion allerdings, ob es sich bei dem Leiden um eine Infektions- oder um eine Erbkrankheit handele [7], hatte er damit jedoch nicht dauerhaft beendet. Auch deutete ein Rückgang der Tuberkulosesterblichkeit von Arbeitern infolge verbesserter Lebensbedingungen, der im späten 19. Jahrhundert zu beobachten war, auf den Einfluss weiterer Faktoren jenseits von Ansteckung und Disposition zur Krankheit hin. Seit Beginn des 20. Jahrhunderts

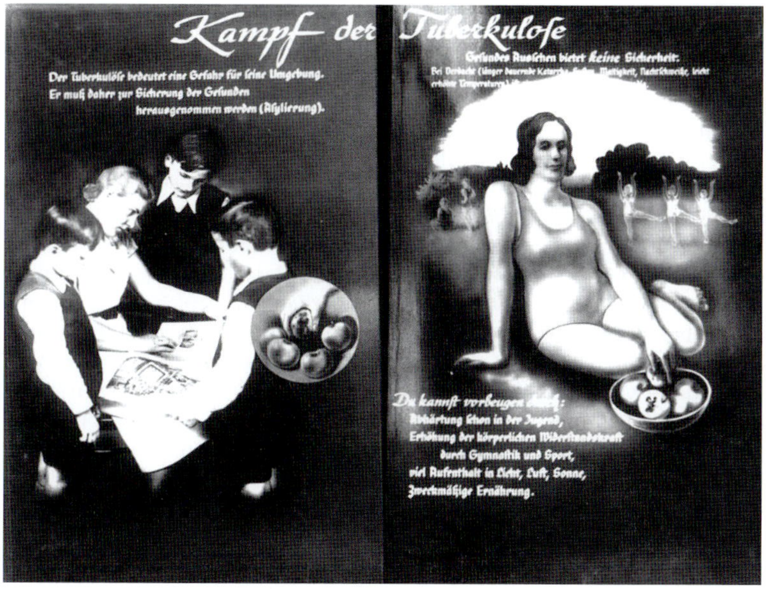
Kampf der Tuberkulose
Der Tuberkulöse bedeutet eine Gefahr für seine Umgebung.
Er muß daher zur Sicherung der Gesunden herausgenommen werden (Asylierung).
Gesundes Aussehen bietet keine Sicherheit.
Du kannst vorbeugen
Abhärtung schon in der Jugend,
Erhöhung der körperlichen Widerstandskraft durch Gymnastik und Sport,
viel Aufenthalt in Licht, Luft, Sonne,
Zweckmäßige Ernährung.

Abb. 23.**1** „Kampf der Tuberkulose". Tafel einer Wanderausstellung des Deutschen Hygiene-museums, Dresden, ca. 1939, Stiftung Deutsches Hygiene-museum.

führten daher sogar Repräsentanten der eigentlich auf die gesellschaftliche Bedingtheit von Krankheit fokussierten Sozialhygiene die Tuberkulose auf ein Ursachengeflecht aus Infektion, Konstitution und Milieu zurück. Alfred Grotjahn (1869 – 1931), einer der wichtigsten Fachvertreter in spätem Kaiserreich und Weimarer Republik, plädierte schon vor dem Ersten Weltkrieg für sozialprophylaktische und für eugenische Maßnahmen [8].

Nach dem Machtantritt der Nationalsozialisten nahm die öffentliche Bedeutung der Vererbungsforschung – und in der Folge auch die Summe der dafür bereitgestellten staatlichen Fördergelder – stark zu. Vor diesem Hintergrund wuchs auch das Interesse an der Rolle des Erbfaktors bei der Entstehung der Tuberkulose beträchtlich. Als Beweis für die Heredität des Leidens galten die Zwillingsforschungen des Tuberkulosearztes Karl Diehl (1896 – 1969) und des Anthropologen Otmar von Verschuer (1896 – 1969) [9]. Die beiden Wissenschaftler hatten eine familiäre Häufung im Auftreten der Erkrankung beobachtet, welche sie als Hinweis auf die Existenz einer genetischen Veranlagung zur Krankheit interpretierten: Eine „hohe Bedeutung des Erbes bei der Entstehung und dem Ablauf der Tuberkulose" hielten sie deshalb für „erwiesen" [10]. Da Tuberkulose dennoch ganz unbestreitbar eine exogene Infektionskrankheit war, wurde sie in der NS-Zeit als Mittelding zwischen einer Erbkrankheit und einem Infektionsleiden betrachtet. Diese Zwischenstellung zwischen Erb- und Infektionskrankheit spiegelte auch das Anti-Tuberkulose-Programm der Nationalsozialisten wider, das eugenische und seuchenprophylaktische Maßnahmen miteinander kombinierte (Abb. 23.**1**).

Verhütung von Nachwuchs: eugenische Maßnahmen

Obwohl es nicht an diesbezüglichen Forderungen aus der Ärzteschaft fehlte, hatte die NS-Regierung die Tuberkulose nicht als Indikation zur eugenischen Sterilisierung in das „Gesetz zur Verhütung erbkranken Nachwuchses" von 1933 aufgenommen, weil die exogene Natur der Krankheit nur allzu offensichtlich war [11]. Anders als psychisch Kranke sowie geistig oder körperlich Behinderte konnten somit Tbc-Patienten nicht gegen ihren Willen unfruchtbar gemacht werden. Tuberkulose stellte auch keine gesetzlich sanktionierte Indikation für einen eugenischen Schwangerschaftsabbruch dar [12].

Es wurde in der NS-Zeit jedoch auf andere Weise versucht, die zu „Trägern minderwertigen Erbguts" herabgewürdigten Tuberkulösen an der Fortpflanzung zu hindern. So konnte diesen Menschen etwa das 1933 eingeführte „Ehestandsdarlehen" verweigert werden, ein einmaliger zinsloser Kredit von durchaus beträchtlichem Umfang, den der NS-

Staat „arisch-erbgesunden" Brautpaaren gewährte. Erklärtes Ziel des Darlehens war eine Hebung der Geburtenrate, denn für jedes der Ehe entstammende Kind wurde den Darlehensnehmern ein Viertel der Tilgungssumme erlassen. Wie der Gesetzgeber festgelegt hatte, zählten Tbc-Kranke nicht zu den als kreditwürdig erachteten Brautleuten [13]. Ab 1935 gab es zudem die Möglichkeit, Tuberkulösen sogar das Heiraten zu verbieten: Grundlage war das „Gesetz zum Schutze der Erbgesundheit des deutschen Volkes", mit dem die NS-Regierung Eheverbote bei einer Reihe „eugenisch unerwünschter" Krankheiten verhängte – darunter auch Lungentuberkulose [14]. Über diese Maßnahmen zur Erschwerung bzw. Verhinderung von Eheschließungen Tuberkulöser hinaus führte die NS-Regierung 1938 eine Regelung ein, die es gesunden Personen erleichterte, sich von einem Tbc-kranken Ehepartner scheiden zu lassen. Wie die anderen genannten Maßnahmen auch sollte die Regelung in erster Linie bei schweren oder chronisch offenen Lungentuberkulosen zur Anwendung kommen [15].

Zwangsisolierung „asozialer Bazillenstreuer"

Tbc-Kranke galten in der NS-Zeit aber nicht nur als „Gefahr für die deutsche Erbgesundheit" sondern auch als Ansteckungsquelle und möglicher „Seuchenherd". Mit der im Dezember 1938 erlassenen „Verordnung zur Bekämpfung übertragbarer Krankheiten" [16] hob der Gesetzgeber daher bei Tuberkulose das ärztliche Verschwiegenheitsgebot auf und statuierte eine Meldepflicht innerhalb von 24 Stunden. Zur Anzeige verpflichtet waren neben Ärzten und Pflegepersonal auch Privatleute aus dem Umfeld der Erkrankten. Adressat solcher Meldungen war das staatliche Gesundheitsamt, das umgehend die örtliche Polizei verständigte und mit Ermittlungen über „Ursache, Art, Ansteckungsquelle und Ausbreitung der Krankheit" begann [17]. Sah sich der Amtsarzt dabei von „Uneinsichtigkeit sowie offenem oder verstecktem Widerstreben der Kranken" behindert, konnte Zwangsasylierung angeordnet werden, auch wenn in der Realität „die Kostenfrage oft die notwendige langdauernde Aussonderung erschwert[e]", wie ein Amtsarzt aus dem Münsterland beklagte [18].

Staatlichen Vorgaben zufolge waren vor allem ansteckungsfähige Lungen- oder Kehlkopftuberkulöse zu isolieren, die sich (amts-)ärztlichen Anordnungen gegenüber uneinsichtig zeigten. Für die Zwangsasylierung kamen neben Krankenhäusern vor allem spezielle Anstalten infrage, wie sie z. B. in Thüringen, Brandenburg und Westfalen entstanden. Die älteste und bekannteste derartige Einrichtung, die „Abteilung für zwangsweise Absonderung Offentuberkulöser" der psychiatrischen Heilanstalt Stadtroda (Thüringen), war bereits 1934 auf der Basis der dortigen Landesseuchenordnung eröffnet worden. Hier wurden polizeilich eingewiesene „asoziale oder unbelehrbare Kranke" unter gefängnisähnlichen Bedingungen und bei knapper Verpflegung „zwangsverwahrt" [19]. War es in Stadtroda anfangs vor allem um eine Absonderung Infektiöser gegangen, so führte man dort seit 1939 – zumindest bei manchen Insassen – auch therapeutische Maßnahmen durch. Über die Auswahl der Therapierten gibt die Publikation eines Stadtrodaer Abteilungsarztes Auskunft. Danach wurden nur solche Personen in die Behandlung einbezogen, „deren Krankheitsbefund Aussicht auf Entseuchung bot und bei denen sich aufgrund ihres sozialen Wertes therapeutische Maßnahmen lohnten". Die als „sozial wertlos" klassifizierten, übrigen Insassen hingegen wurden nicht therapiert. Für sie wurde „überhaupt nichts getan, was den schicksalsmäßigen Ablauf ihres Lungenleidens entscheidend beeinflussen und ihr für die Volksgemeinschaft offenbar unnützes Leben verlängern könnte", wie auch Anstaltsleiter Gerhard Kloos (1906 – 1988) in bemerkenswerter Offenheit berichtete [20]. Die in Stadtroda praktizierte Aussonderung und gezielte Vernachlässigung als „lebensunwert" eingestufter Tuberkulöser entsprach der in nationalsozialistischen Konzentrations- und Vernichtungslagern üblichen Selektion.

Das Schicksal Tbc-kranker KZ-Häftlinge

In Konzentrationslagern trat Tuberkulose so massenhaft auf, dass man fast schon von einem „typischen KZ-Phänomen" sprechen kann. Konzentrationslager waren der SS unterstellt und damit der ordentlichen Rechtsprechung entzogen. Zentraler Bestandteil des dort herrschenden Terrors waren die unmenschlichen und auf Dauer tödlichen Lebensbedingungen für die Häftlinge, die in primitiven Holzbaracken unter völlig unzureichenden hygienischen Bedingungen zusammengepfercht und

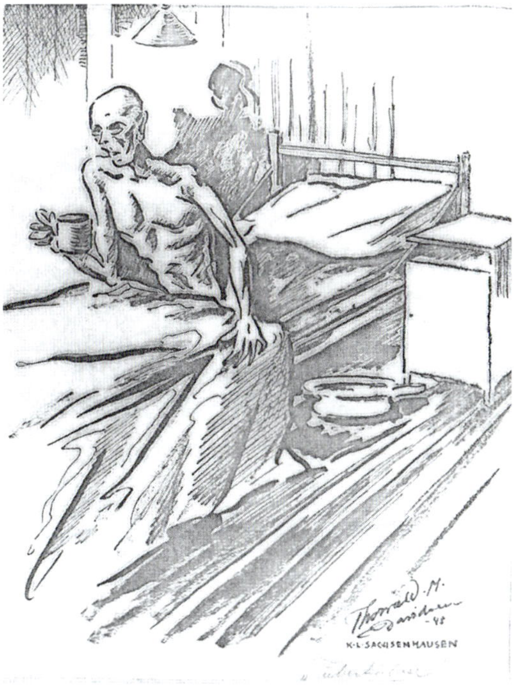

Abb. 23.**2** „Tuberkulose“. Zeichnung von Thorwald Davidsen, Häftling im KZ Sachsenhausen, 1943, Gedenkstätte und Museum Sachsenhausen.

– spätestens seit Kriegsbeginn – systematisch mangelernährt wurden (Abb. 23.**2**). Solche Verhältnisse waren ein geeigneter Nährboden für Tuberkulose, wie der ehemalige Häftling des KZ Sachsenhausen, Günther Wackernagel (1916 – 2001), berichtete: „Von der Tbc, die sich langsam als eine Seuche innerhalb des Lagers ausbreitete, wurde kein Organ oder Organsystem der Erkrankten verschont. Von allen Tbc-Arten war die Lungentuberkulose die schwerste und weit verbreitete Krankheit unter den Häftlingen. Sie wurde durch die Lebensbedingungen im Lager, das sehr enge Beisammensein der Häftlinge am Tage auf dem Arbeitsplatz und in der Nacht auf dem Strohlager, Mann neben Mann, verbreitet. Durch Husten und Sputumauswurf eines Erkrankten wurde diese Krankheit auf andere Häftlinge übertragen“ [21].

Aussonderung und Tod

Das Vorgehen gegenüber tuberkulösen KZ-Insassen reichte von der Versorgung bis zur „Vernichtung“. Nicht selten erhielten Tbc-Kranke zunächst eine – wenn auch minimale – medizinische Versorgung im Häftlingskrankenbau. Im Krankenrevier des KZ Sachsenhausen gab es schon früh eine eigene Tbc-Abteilung, die aus zwei Krankensälen, Sanitärräumen und einem Zimmer mit einem Pneumothorax-Gerät bestand (Abb. 23.**3**). Doch eine Gasbrustbehandlung dürften – vor allem in Zeiten großer Verbreitung der Krankheit – nur wenige tuberkulöse Häftlinge erhalten haben. In den meisten Fällen beschränkte sich die Therapie wohl auf Bettruhe und gelegentliche Medikamentengaben zur Linderung der Symptome. Im Jahr 1944 hatte die Tuberkulose in Sachsenhausen ein solches Ausmaß erreicht, dass die Tbc-Abteilung eine ganze Baracke einnahm (Abb. 23.**4**). Die durchschnittliche Belegungsstärke betrug 1944 zwischen 800 und 900 Patienten. Wie der als Häftlingsarzt eingesetzte, inhaftierte Mediziner Leo Clasen (geb. 1909) später vor Gericht bezeugte, führte ein SS-Lagerarzt von Zeit zu Zeit Selektionen in der Tbc-Abteilung durch. Die dabei ausgesonderten Kranken „ohne Heilungsaussicht“ wurden mit so genannten „Krankentransporten“ in andere Lager abgeschoben, gezielt vernachlässigt oder durch Giftinjektionen ermordet [22].

Die Furcht vor solchen Selektionen hielt viele erkrankte Häftlinge davon ab, sich im Krankenrevier behandeln zu lassen. Damit entrannen sie aber nicht der Gefahr, als „unnütze Esser“ ausgesondert zu werden, wenn sie aufgrund ihrer Erkrankung die geforderten Arbeitsleistungen nicht mehr erbringen konnten. Ab Mitte 1940 transportierten viele Konzentrationslager ihre geschwächten und nicht mehr voll arbeitsfähigen Häftlinge in unregelmäßigen Abständen nach Dachau, wo sie – im Lager kursierenden Gerüchten zufolge – im KZ-eigenen Heilkräutergarten leichtere Arbeit bekommen sollten. Seit Ende 1943 gingen diese „Invalidentransporte“ dann in das Konzentrationslager Lublin-Majdanek und ins KZ Bergen-Belsen, das ab Frühjahr 1944 als „Sterbelager“ diente. Unter den Opfern dieser Transporte, die für die große Mehrheit der Betroffenen den sicheren Tod bedeuteten, waren auch viele Tuberkulöse. Für das KZ Sachsenhausen sind sogar mehrere Transporte bezeugt, die ausschließlich aus Tbc-Kranken bestanden. Bei den Se-

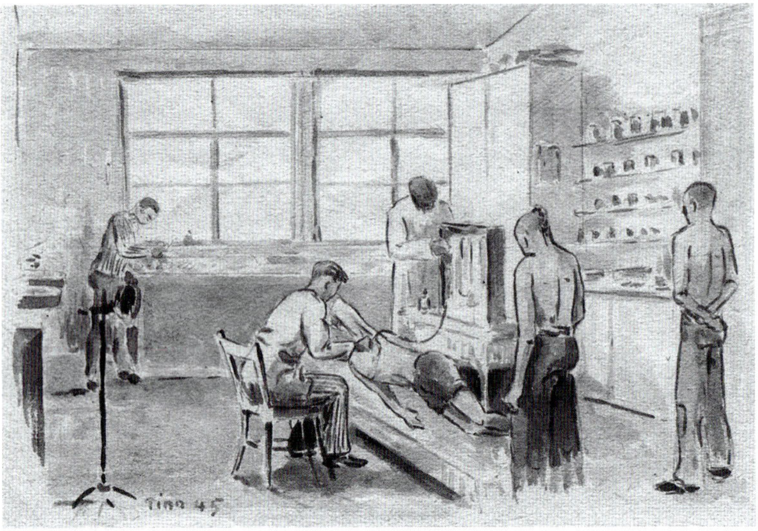

Abb. 23.**3** Gasbrustbehandlung im Krankenrevier. Aquarell von Walter Timm, Häftling des KZ Sachsenhausen, 1945, Gedenkstätte und Museum Sachsenhausen.

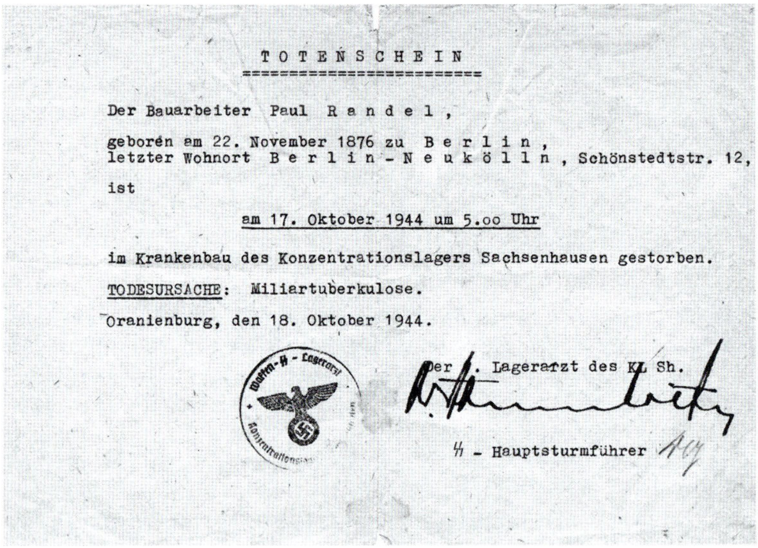

T O T E N S C H E I N

Der Bauarbeiter Paul R a n d e l ,

geboren am 22. November 1876 zu B e r l i n ,
letzter Wohnort B e r l i n - N e u k ö l l n , Schönstedtstr. 12,

ist

am 17. Oktober 1944 um 5.oo Uhr

im Krankenbau des Konzentrationslagers Sachsenhausen gestorben.

TODESURSACHE: Miliartuberkulose.

Oranienburg, den 18. Oktober 1944.

Der I. Lagerarzt des KL Sh.

SS - Hauptsturmführer

Abb. 23.**4** „Todesursache: Militartuberkulose". Totenschein für den Häftling Paul Randel, unterzeichnet von SS-Lagerarzt Dr. Heinz Baumkötter, 18.10.1944, Gedenkstätte und Museum Sachsenhausen.

lektionen nutzten die dortigen SS-Ärzte auch das lagereigene Röntgengerät: So wurden z. B. im Sommer 1942 und im Herbst 1944 jeweils Reihenuntersuchungen der gesamten Lagerpopulation vorgenommen und in der Folge auch viele zuvor nicht als krank erkannte Häftlinge „auf Invalidentransport" geschickt [23]. Wie viele andere Selektierte wurden diese Häftlinge einzig wegen einer Tbc-Erkrankung ausgesondert und ermordet.

Missbrauch für medizinische Experimente

Tuberkulöse wurden außerdem als Versuchspersonen bei medizinischen Experimenten missbraucht. In fast allen Konzentrationslagern fanden seit Kriegsbeginn Menschenversuche an Häftlingen statt. Die Experimente wurden teilweise im Auftrag der SS oder bestimmter Wehrmachtsteile vorgenommen, teilweise ergriffen Wissenschaftler aus zivilen Forschungseinrichtungen selbst die Initiative, um etwa neue Impfstoffe an KZ-Häftlingen testen zu können. Manche Experimente dienten der Klärung von als „kriegswichtig" angesehenen Fragen, andere waren als Bausteine für wissenschaftliche Karrieren gedacht. Diese Versuche an KZ-Häftlingen waren medizinische Verbrechen, denn die Ärzte experimentierten dabei an Menschen, die nicht frei über eine Versuchsteilnahme entscheiden konnten. Außerdem nahmen die Experimentatoren dabei eine körperliche Schädigung – oder auch den Tod – ihrer Probanden in Kauf. In einigen Fällen war der Tod der Versuchsperson sogar geplanter Teil des Versuchs [24].

Bei den Experimenten an Tuberkulösen ging es offenbar zumeist um die Erprobung neuer Heilverfahren. Für den Zeitraum von 1941 – 1945 konnten bisher vier großangelegte Tuberkuloseversuche nachgewiesen werden: Die Experimente des SS-Lagerarztes Waldemar Hoven (1903 – 1948) im KZ Buchenwald [25], die eines Heilpraktikers und mehrerer SS-Ärzte in Dachau [26], die Versuche von Kurt Heißmeyer (1905 – 1967), Oberarzt der Heilanstalt Hohenlychen, im KZ Neuengamme [27] und die Experimente von Gualtherus Zahn (Lebensdaten unbekannt) im KZ Sachsenhausen. Nicht immer litten die Opfer schon vor Beginn der Experimente an Tbc, sondern wurden, wie bei den Versuchen von Heißmeyer in Neuengamme, zunächst künstlich mit Tuberkelbazillen infiziert. Heißmeyers Versuche sind ein besonders erschreckendes Beispiel, weil er dazu neben russischen und serbischen Kriegsgefangenen auch zwanzig jüdische Kinder im Alter von 5 – 12 Jahren heranzog, die nach dem Ende der Experimente am 20. April 1945 zur Beseitigung von Spuren ermordet wurden. Bei den Versuchen ging es um die Frage, ob sich der Zustand von Lungentuberkulösen durch gezieltes Setzen eines weiteren Tuberkuloseherds auf der Haut günstig beeinflussen ließ. Um die Wirkung des Verfahrens zu überprüfen, entnahm Heißmeyer den Kindern vor ihrer Ermordung die Lymphknoten und schickte sie zur histologischen Untersuchung ins Berliner Rudolf-Virchow-Krankenhaus [28].

Nicht alle Experimente lassen sich heute noch exakt rekonstruieren, weil die damals geführten Versuchsprotokolle zum Teil nicht mehr auffindbar sind. Ein Beispiel sind die Tbc-Versuche des niederländischen Mediziners Gualtherus Zahn im KZ Sachsenhausen. Diese können aber – zumindest in Grundzügen – anhand von Zeugenaussagen und Erinnerungsberichten nachgezeichnet werden. So gab der leitende SS-Lagerarzt Heinz Baumkötter (1912 – 2001) im Jahr 1946 an, dass in Sachsenhausen „eine experimentelle Station zur Heilung der Tuberkulose" existierte. In dieser habe „der holländische Arzt Za[h]n" eine „Tuberkuloseheilmethode mittels Inhalation" erprobt, allerdings hätten seine Experimente „keine positiven Resultate" ergeben und seien deshalb Ende 1943 abgebrochen worden [29]. Der Beginn der Versuche wurde von dem zu jener Zeit als Pfleger in der Tbc-Abteilung tätigen Häftling Wilhelm Thierhoff (1903 – 1993) auf 1940 datiert [30]. Weitere Informationen zu den Versuchen enthält ein Erinnerungsbericht des ehemaligen niederländischen Häftlings J. E. A. Post Uiterweer (geb. 1917): „Neben der Baracke, wo ich arbeitete, stand eine ganz kleine Baracke, wo zwei Therapien für Tbc-Erkrankte ausprobiert wurden. [...] In jedem Zimmer waren immer in den einander gegenüberliegenden Betten Häftlinge mit diesen Tbc-Kavernen (Löcher in der Lunge) gelegen. Beide bekamen sie verschiedene Therapien. Der eine sollte täglich mehrmals Säure inhalieren. Dafür war ein Apparat an der Wand angebracht. Dem anderen wurden edle Metalle injiziert. [...] Wie ich es verstanden habe, war es Sache herauszukriegen, welche Therapie die beste war ..." [31] Uiterweers Bericht verdeutlicht, dass Zahn – anders als Heißmeyer in Neuengamme – bereits an Tbc erkrankte Häftlinge zu seinen Experimenten heranzog. Bei den Versuchen verabreichte er einem Teil von ihnen ein – möglicherweise von ihm selbst entwickeltes – Inhalat. Die Vergleichsgruppe erhielt Injektionen mit einer Substanz, bei der es sich aber vermutlich um ein Plazebo handelte. Leider machten weder Uiterweer noch andere Zeugen Angaben zur Zahl der Versuchspersonen und auch die Beschaffenheit des erprobten Inhalats bleibt weitgehend im Dunkeln. Nicht mehr zu klären ist schließlich auch die brisante Frage, weshalb der Niederländer Zahn – den SS-Arzt Baumkötter als „außerhalb des Lagers" wohnenden „Zivilarzt" beschrieb [32] – im KZ Sachsenhausen an Häftlingen experimentierte.

Wie der Beitrag zeigen soll, wurden Tuberkulöse im Nationalsozialismus gesellschaftlich benachteiligt, planmäßig vernachlässigt und in Konzentrationslagern sogar gezielt getötet oder als Versuchspersonen für medizinische Experimente missbraucht. Ideologischer Hintergrund dieser Repression war die Wahrnehmung der Tuberkulose als

„asoziale Krankheit". Die von den Nationalsozialisten eingeführten Maßnahmen gegen Tbc zielten hauptsächlich darauf ab, die (erb-) gesunde Bevölkerung vor der Krankheit zu schützen. Die noch während der Weimarer Republik praktizierte wirtschaftliche und medizinische Fürsorge für die Erkrankten wurde dagegen stark reduziert. Dieser radikale Umschwung nach 1933 lässt ermessen, wie stark ein politischer Wandel den gesellschaftlichen Umgang mit einer Krankheit zu beeinflussen vermag.

Literatur

[1] Otto P. Hornstein, Tb ist auch eine politische Seuche, in: Nordbayerische Zeitung vom 24.3.2005, S. 7

[2] Max Mosse und Gustav Tugendreich, Krankheit und soziale Lage, München 1913

[3] Die Ausführungen zur kollektiven Wahrnehmung der Tuberkulose folgen der Darstellung von Sylvelyn Hähner-Rombach, Sozialgeschichte der Tuberkulose. Vom Kaiserreich bis zum Ende des Zweiten Weltkriegs unter besonderer Berücksichtigung Württembergs, Stuttgart 2000, S. 29 – 35

[4] Geprägt wurde der Begriff „Proletarierkrankheit" allerdings erst im Jahre 1912 durch den Sozialhygieniker und späteren Begründer der Arbeitsmedizin in Bayern, Franz Koelsch (1876 – 1970): Koelsch zufolge hatte die Krankheit in der Arbeiterschaft „einen so erschreckenden Umfang an[genommen]", dass ihm „die Bezeichnung 'Proletarierkrankheit" gerechtfertigt" schien: Franz Koelsch, Tuberkulose und Beruf, in: Handwörterbuch der sozialen Hygiene, hgg. von Alfred Grotjahn und J. Kaup, Bd. 2, Leipzig 1912, S. 650 – 655, hier S. 650

[5] Zum Konzept der „Leistungsmedizin": Karl-Peter Reeg, Friedrich Georg Christien Bartels (1892 – 1968). Ein Beitrag zur Entwicklung der Leistungsmedizin im Nationalsozialismus, Husum 1988

[6] Franz Klein, Die Aufgaben der Tuberkulosefürsorge und die hierbei erforderliche Zusammenarbeit der Gesundheitsämter mit den praktischen Aerzten, Heilstätten und Parteistellen, in: Veröffentlichungen aus dem Gebiet Volksgesundheitsdienstes 50 (1938), S. 595 – 622, hier S. 602

[7] Richard Bochalli, Die Geschichte der Schwindsucht, Leipzig 1940; Jürgen Voigt, Tuberkulose. Geschichte einer Krankheit, Köln 1994

[8] Alfred Grotjahn, Soziale Pathologie, Berlin 1912, S. 91

[9] Karl Diehl und Otmar von Verschuer, Zwillingstuberkulose, Jena 1933; dies., Der Erbeinfluß bei der Tuberkulose. Zwillingstuberkulose II, Jena 1936

[10] Karl Diehl, Erkrankungen der Atemorgane und die Tuberkulose unter dem Gesichtspunkt der Vererblichkeit, in: Wer ist erbgesund und wer ist erbkrank? Praktische Ratschläge für die Durchführung des Gesetzes „zur Verhütung erbkranken Nachwuchses" [...], hgg. von Wilhelm Klein, Jena 1935, S. 56 – 88, hier S. 87

[11] Siehe: Kerstin Kelting, Das Tuberkuloseproblem im Nationalsozialismus, Diss. med. Kiel 1974

[12] Zu Inhalt und Auswirkungen des NS-Sterilisationsgesetzes: Astrid Ley, Zwangssterilisation und Ärzteschaft. Hintergründe und Ziele ärztlichen Handelns 1934 – 1945, Frankfurt/M. 2004, bes. S. 34 – 120

[13] „Gesetz zur Verminderung der Arbeitslosigkeit" vom 1.6.1933, Abschnitt V, in: Reichsgesetzblatt I, 1933, S. 377; „Zweite Durchführungsverordnung des Reichsministers der Finanzen über die Gewährung von Ehestandsdarlehen" vom 26.7.1933, in: ebd., S. 540. Vgl. hierzu auch: Hähner-Rombach (Anm. 3), S. 264 f.

[14] „Gesetz zum Schutze der Erbgesundheit des deutschen Volkes" vom 18.10.1935, in: Reichsgesetzblatt I, 1935, S. 1246; Arthur Gütt, Herbert Linden und Franz Maßfeller, Blutschutz und Ehegesundheitsgesetz, München 1937. Siehe auch: Hähner-Rombach (Anm. 3), S. 265 f.

[15] Ebd., S 266 f.

[16] „Verordnung zur Bekämpfung übertragbarer Krankheiten" vom 1.12.1938, in: Reichsgesetzblatt I, 1938, S. 1721 – 1724. Mit dieser Verordnung vereinheitlichte die NS-Regierung die auf Länderebene bestehenden Regelungen aus der Zeit vor und nach 1933. Die damit reichsweit statuierte allgemeine Meldepflicht bei Tuberkulose war zwar schon seit dem Ende des 19. Jahrhunderts diskutiert worden, sie hatte sich aber – nicht zuletzt wegen des Widerstands frei praktizierender Ärzte – bisher politisch nicht durchsetzen lassen. Zur Diskussion um die Meldepflicht siehe: Flurin Condrau, Lungenheilanstalt und Patientenschicksal. Sozialgeschichte der Tuberkulose in Deutschland und England im späten 19. und frühen 20. Jahrhundert, Göttingen 2000, S. 83 f. Zur Tuberkulosegesetzgebung 1871 – 1975 sowie zum ärztlichen Widerstand gegen die Meldepflicht: Hähner-Rombach (Anm. 3), S. 240 – 243, 271 f.

[17] Zu den Aufgaben der Gesundheitsämter in der „Tuberkulosefürsorge" im Einzelnen: Klein (Anm. 6)

[18] Ebd., S. 601 f.

[19] Hähner-Rombach (Anm 3), S. 272 – 274

[20] A. Aschenbrenner, Die Wirkung der Zwangsasylierung auf asoziale Offentuberkulöse, in: Beiträge zur Klinik der Tuberkulose 94 (1940), S. 635 – 641, hier S. 637; Gerhard Kloos, Die Durchführung der Zwangsunterbringung von rücksichtslosen Offentuberkulösen, in: Deutsches Tuberkulose-Blatt 16 (1942), S. 222 – 229, 242 – 246, hier S. 228. Zum Vorgehen in Stadtroda siehe auch: Hähner-Rombach (Anm. 3), S. 275 – 279

[21] Günther Wackernagel, Zur Errichtung und Funktion des Häftlingsreviers von 1937 bis 1940, S. 3 (Manuskript: Archiv der Gedenkstätte Sachsenhausen [AS], P3 Wackernagel)

[22] Zeugenaussage von Leo Clasen im Strafverfahren gegen Heinz Baumkötter u. a. vor dem Landgericht Münster 1961/62 (Kopie: AS, JD 1/11, S. 82 – 87)

[23] Vgl.: Protokoll von Berichten und Diskussionen beim Workshop „Der Umgang mit geschwächten Häftlingen in Konzentrationslagern [...]", 20. – 22.6.2004, Gedenkstätte Buchenwald (Kopie: AS);

Emilio Büge, 1047 KZ-Geheimnisse (Manuskript: AS, LAG I/3)
[24] Zur Problematik medizinischer Experimente an KZ-Häftlingen im Allgemeinen: Gerhard Baader, Menschenversuche in Konzentrationslagern, in: Johanna Bleker und Norbert Jachertz (Hg.), Medizin im Dritten Reich, Köln 1989, S. 103 – 111; Astrid Ley und Marion Maria Ruisinger (Hg.): Gewissenlos – gewissenhaft. Menschenversuche im Konzentrationslager. Katalog zur Ausstellung des Instituts für Geschichte der Medizin, Universität Erlangen-Nürnberg, Erlangen 2001
[25] Ernst Klee, Auschwitz, die Medizin und ihre Opfer, Frankfurt/M. 1997, S. 40 f.
[26] Christine Wolters, „Zur Belohnung wurde ich der Malaria-Versuchsstation zugeteilt ..." Die Karriere des Dr. Rudolf Brachtel, in: Ralph Gabriel u. a. (Hg.), Lagersystem und Repräsentation. Interdisziplinäre Studien zur Geschichte der Konzentrationslager, Tübingen 2004, S. 29 – 45
[27] Günther Schwarberg, Der SS-Arzt und die Kinder vom Bullenhuser Damm, Göttingen 1988; Paul Weindling, Genetik und Menschenversuche 1940 – 1950. Hans Nachtsheim, die Kaninchen von Dahlem und die Kinder vom Bullenhuser Damm, in: Hans-Walter Schmuhl (Hg.), Rassenforschung an den Kaiser-Wilhelm-Instituten vor und nach 1933, Göttingen 2003, S. 245 – 274; Herbert Diercks, Gesucht wird: Dr. Kurt Heißmeyer, in: Beiträge zur Geschichte der nationalsozialistischen Verfolgung in Norddeutschland, Heft 9, Hamburg 2005, S. 102 – 115
[28] Wie Paul Weindling kürzlich herausgearbeitet hat, ging es bei den Versuchen offenbar nicht nur ein therapeutisches Verfahren sondern auch um Fragen aus den Bereichen „Rassenforschung" und Erbpathologie: So war Heißmeyer an einem möglichen Zusammenhang von Rassenzugehörigkeit und Tbc-Anfälligkeit interessiert, der beteiligte Pathologe aus dem Virchow-Krankenhaus forschte zur sogenannten Pelger-Anomalie (heute: Pelger-Huet-Kernanomalie), die im Verdacht stand, die Anfälligkeit für Tuberkulose zu erhöhen. Siehe: Weindling (Anm 27)
[29] Zeugenaussage von Heinz Baumkötter im Strafverfahren gegen Anton Kaindl u. a. vor dem Militärtribunal der Gruppe der Sowjetischen Besatzungstruppen in Deutschland 1946/47 (Kopie: AS, JSU ½1, S. 14 – 17, hier S. 14)
[30] Zeugenaussage von Wilhelm Thierhoff im Ermittlungsverfahren gegen Ludwig Ehrsam vor dem Landgericht Köln 1968 (Kopie: AS, JD 8/2, Teil 2, S. 170 – 180)
[31] J. E.A Post Uiterweer, Versuchsanstalt für Tbc im KZ Sachsenhausen, 1990, S. 1 f. (Kopie: AS, P3 Thierhoff). Grammatikalische Fehler in dem Bericht des Niederländers wurden von der Verfasserin korrigiert
[32] Zeugenaussage Baumkötter (Anm. 29)

24 Felix Schumann

R. Kropp

Es liebten der Tod und der Frühling
Dieselbe schöne Maid,
Der Tod kam schneller gegangen
Und hat sie sich gefreit.

Nun weint der Frühling nächtig
Auf ihre Gruft hinab,
Es blühen aus seinen Tränen
Viel Blümlein um das Grab

Das Kreuz mit ihrem Namen
Das hat er fast umschmiegt,
Bald wird kein Mensch mehr wissen,
Wo sie begraben liegt.

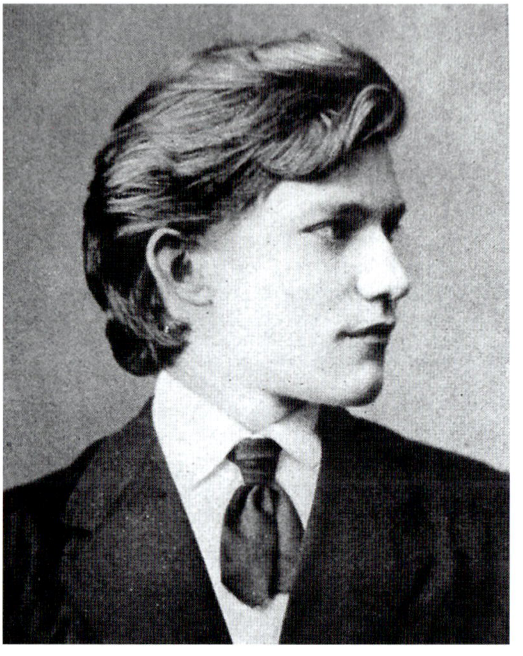

Abb. 24.**1** Felix Schumann.

Seinen Vater hat Felix, das jüngste der acht Kinder Clara und Robert Schumanns, nie erlebt. Der berühmte Komponist wurde 1854, in Felix' Geburtsjahr, sehr krank in die Heilanstalt Endenich bei Bonn eingeliefert und starb dort 1856. *„Felix schien geschaffen, nicht nur glücklich zu sein, sondern auch andere glücklich zu machen. Wenn glänzende Geistesgaben, bedeutende Charakteranlagen, edle Sinnesart und ein gutes weiches Herz, dazu freundliches Wesen und ein gewinnendes Äußeres, wenn all dies in einem Menschen vereint das Herz einer Mutter beglücken und mit den schönsten Hoffnungen zu erfüllen vermag, so war es hier der Fall.*" ([5]; S. 82 – 83).

Felix Schumann erhielt seinen Namen nach dem Freund des Vaters Felix Mendelssohn-Bartholdy; er wuchs mit seinen Geschwistern in einer musikalisch und literarisch vielfältig interessierten Umgebung auf – im Hause Clara Schumanns verkehrten viele bekannte Persönlichkeiten, Künstler und Wissenschaftler, unter ihnen vor allem Johannes Brahms. Er war Felix' Pate und hat ihm zeitlebens zur Seite gestanden. Immer wieder geäußerte Vermutungen, er sei der leibliche Vater, ließen sich bisher nicht erhärten; dagegen spricht neben anderen gewichtigeren Argumenten die äußere Ähnlichkeit Felix' mit Robert Schumann.

Felix Schumann lebte während seiner Kindheit und Jugend in Düsseldorf, Berlin und Baden-Baden. Seine Mutter war allerdings als europaweit gefeierte Pianistin häufig abwesend, auf Tournee, auch um ihre Familie zu ernähren. Die Kinder blieben dann, manchmal monatelang, in der Obhut verlässlicher Familienangehöriger und Freunde. Versorgung und Erziehung der Kinder mussten Fremde übernehmen.

Von 1863 ab wurde Felix Schumann in eine renommierte Pension in Berlin gegeben und ging dort zur Schule, eine damals nicht unübliche Verhaltensweise, die auch für einige seiner Geschwister gewählt wurde. Nur in den Ferien kam die Familie zusammen. Felix Schumann war ein nicht leicht erziehbares Kind, seine Schulleistungen waren mäßig. Doch bestand er 1872 sein Abitur hervorragend. 1868 musste er aus gesundheitlichen Gründen sechs Monate lang die Schule versäumen. Hierzu schrieb er seiner Mutter: *„... und meine Angst, Ostern sitzen zu bleiben, was das Bitterste wäre, steigert sich von Woche zu Woche ...*" ([5]; S. 85).

Er war ein begabter Violinspieler und hätte gern den Beruf eines Musikers ergriffen. Seine Mutter riet ihm aber dringend davon ab: *„Ich höre, daß Du immer mit der Idee umgehest, Geiger zu werden; das wäre aber ein großer Schritt, schwerer, als Du glauben magst. Wirst Du nicht einmal ein eminenter Geiger, so kannst Du sonst noch so tüchtig sein, Du wirst als Sohn Robert Schumanns eine kümmerliche Rolle spielen."* ([5]; S. 82). Er selbst hatte im Grunde wohl die gleiche Einstellung:

Vom Ruhme meines Vaters zehren
Steht mir nicht an;
Nicht nur als Sohn soll man mich ehren,
Selbst ist der Mann.[1]

Trotz seiner Abneigung begann Felix Schumann auf den Rat seiner Mutter hin im Frühjahr 1872 in Heidelberg ein Jurastudium, das er jedoch nicht zu Ende bringen sollte; im Frühling des folgenden Jahres erkrankte er:

„Ich hatte mir in Heidelberg während des rauhen Aprilwetters eine Erkältung zugezogen, die sich in der Folge auf die Brust warf und einen unangenehmen Husten nebst Asthma-Beschwerden erzeugte. Da schickte mich der Arzt hierher[2]*, um eine Milchkur zu gebrauchen und mich kräftig zu ernähren. Nun ist aber die Besserung schon so weit vorgeschritten, daß ich nächster Tage wieder nach Heidelberg zurückkehren und mein Studium wieder aufnehmen kann."*[3] ([7]; S. 83)

Diese Aussicht war illusorisch. Husten und Asthma-Beschwerden waren die Erstsymptome einer Lungentuberkulose, die sein zukünftiges Leben bestimmen sollte und deretwegen er sich während der folgenden Jahre für viele Monate an verschiedenen Orten aufhielt, um Genesung zu finden: Weißenburg, Montreux, Engelberg, Meran, Zürich, Süditalien. Immer wieder kam es zu Besserungen, immer wieder hatte er die Hoffnung, sein Jurastudium wieder aufnehmen zu können. Doch war alles vergebens, die Krankheit kam nicht zur Ruhe.

[Hinsichtlich der Familienanamnese soll eine Großtante väterlicherseits an „Schwindsucht" erkrankt gewesen sein. Ludwig Schuncke, ein Freund des Vaters, der mit diesem engen Kontakt hatte, starb 1834 ebenfalls an „Schwindsucht" ([3]; S. 195). Und Felix' Schwester Julie erkrankte gleichfalls an einer Tuberkulose. Eine Besonderheit waren diese Erkrankungen, diese Kontakte in der damaligen Zeit nicht.]

Felix Schumann litt unter Zuständen von Mutlosigkeit, Vereinsamung und Verzweiflung; er komme sich vor *„wie ein Ausgestoßener vor den Pforten der Welt"*. Ostern 1875 schrieb er an seine Mutter aus Meran: *„Alles ist so wie voriges Jahr, und wenn ich die zwölf Monate in Gedanken zurücklege, teils hier, teils in Engelberg verbracht, so komme ich mir vor wie ein im Todesschlaf verzauberter Prinz, der auf die schöne Prinzessin harrt, die ihn wieder ins Leben küssen soll; welche genannt ist ‚Gesundheit' und rosige Lippen hat und noch rötere Backen. Aber wie alle Schönen, so ist auch sie spröde, und wer um sie wirbt, hat viel auszustehen von ihren Launen und Grillen."* Ende desselben Jahres schrieb er: *„ein Trost ist es, daß ich mir dieses Mal wirklich nicht verhehlen kann, daß es mir bedeutend besser geht; die Respiration ist kräftiger und der Husten besser geworden, nur lachen kann ich noch nicht. Ach wie gerne würde ich mal wieder aus vollem Halse lachen!" Und im Januar 1877: „Die Übersicht über das verflossene Jahr ist für mich nicht sehr erbaulich … Die Periode, in der ich bin, dauert nun schon über drei Jahre, und noch weiß ich nicht, wann sie zum Abschluß kommen wird."*[4]

Jedoch ging die Hoffnung zu gesunden nicht völlig verloren. Mit (passageren) körperlichen Besserungen kam es auch zu psychischen Erholungen. Nach jahrelangen krankheitsbedingten Pausen brach er 1877 sein Jurastudium endgültig ab. *„[Ich] habe weder Talent noch Beruf zur Rechtswissenschaft"*; wenn die Krankheit nicht gekommen wäre, so wäre er jetzt schon *„Referendar oder accessiert"*[5] ([7]; S. 87 – 88). Am 19. Dezember 1877 schrieb er, allerdings wieder zweifelnd: *„Ich habe nun das elende Jus ganz an den Nagel gehängt, habe indessen noch immer manchmal Zweifel, ob ich recht daran getan habe"* ([7]; S. 88).

Er begann, sich intensiver seiner Neigung zur Schriftstellerei zu widmen. Schon während der Schulzeit hatte er mit literarischen Arbeiten begonnen, 1871 seiner Mutter ein Bändchen mit eigenen Gedichten geschenkt. Sein dichterisches Werk ist –

[1] *[5]; S. 106. Angabe ohne Jahr.*
[2] *Nach Baden-Baden; Anm. d. Verf.*
[3] *Brief Felix Schumanns vom 27. Juni 1873.*

[4] *Die Zitate dieses Abschnittes sind aus Briefen Felix Schumanns an seine Mutter entnommen ([7]; S. 86 – 87).*
[5] *Brief an die Mutter vom 2. Mai 1877.*

bedingt durch seinen frühen Tod – relativ schmal[6]; es umfasst Dramen, Mysterienspiele, den Text zu einer Kantate und vor allem mehr als sechzig Gedichte, von denen einige Beispiele zitiert werden:

Zu spät

Da ich von Lieb' nichts wußte,
Ein Knabe schmuck und fein,
Da wollt' mich alles küssen,
Die Mädchen groß und klein.

Das tät mich oft verdrießen,
Das Küssen ringsherum,
Da ich von Lieb' nichts wußte,
Ein Knabe fromm und dumm.

Jetzt, wo ich küssen möchte,
Ein alter Knabe schon,
Da werden rot die Mädchen,
Sprech' ich ein Wort davon.

Ach hätt' ich jetzt die Küsse,
Die damals ich verschmäht,
Ach wär' ich Knabe wieder!
Doch jetzt ist es zu spät.
1872/73

Drei dieser Gedichte hat Johannes Brahms vertont (op. 63,5, op. 63.6 und op. 86,5)[7]. Es sind Versuche eines gerade Siebzehnjährigen! Er schrieb am 8. 11. 1874 an die Mutter: „*Die Nachricht, daß Brahms die beiden Lieder drucken lassen will, hat mich sehr erfreut ... Hätte ich freilich geahnt, daß diese harmlosen Lieder eine solche Auszeichnung erfahren würden, hätte ich sie sicherlich glatter ausgearbeitet. Doch nun ist nichts mehr daran zu ändern, was im Grunde vielleicht das beste ist, da zu viel Feile ein kleines Gedicht oft reizlos und manieriert macht.*“ ([7]; S. 91). Felix hat seine Gedichte nicht veröffentlicht. Der Grund ist aus einem Brief seiner Mutter an Brahms vom 6. 6. 1877 ersichtlich; sie schrieb: „*Felix ... hat umgesattelt und ... geht sehr damit um, literarische Arbeiten herauszugeben. Ich schrieb ihm nun neulich, daß, wenn er dies täte, er es zuerst anonym tun solle, damit er sich und uns Unannehmlichkeiten erspare, falls seine Sachen nicht reüssierten, da man an ihn, mit seinem Namen, von vornherein noch andere Ansprüche stelle als an einen andern.*“ ([7]; S. 91)

[6] *Dieser Überblick ist dem Anhang zur Gedichtsammlung entnommen ([7]; S. 89).*

[7] *Die ersten drei Gedichte im Anhang.*

Spätere Gedichte klingen dann ernster, trauriger und verzweifelter; sie spiegeln seine Situation, sind als Selbstzeugnis des Kranken zu sehen[8]:

Verzweiflung

Den Becher des Elends, den übervollen,
Hielt ich zum Himmel empor und flehte:
Nur e i n e n Tropfen träufle der Wonne,
Nur einen Tropfen der Seligkeit
Gieße herab in den Kelch, den bittern!
Da fiel, sternschnuppenartig zu schaun.
Ein Tropfen herab, Erfüllung verheißend
All den Wünschen, die je ich gehegt.
Doch wehe, der Becher lief über, mit ihm
Rann nieder der Tropfen des himmlischen Taus.
O armes betrogenes Menschenherz!
Palermo 1878

Oder sie sind von fast hektischer Lustigkeit, bei Tuberkulosekranken bekannt und nicht ungewöhnlich:

Den Kopf von blühenden Zweigen bedeckt,
Die Arme über den Kopf gestreckt
Und die Beine hinaus in die Sonne. -
Es ist wohl schon ein rundes Jahr,
Dass mir so wohl, so wohl nicht war,
So voller Wonne.

Wie scheint so anders, so anders die Welt,
Wenn man die Augen zum Himmel hält!
Wo blieben doch all die Sorgen?
Schon manchen Monat hat's gesäumt,
Dass ich so lustig nicht geträumt,
Wie heute morgen.
Italien, 13. März 1878

Vergleichbare Aussagen sind auch von anderen tuberkulosekranken Schriftstellern bekannt; als Beispiele aus späterer Zeit sind Gedichte von Klabund [4] oder Kurt Tucholsky [8] zu nennen, Prosa von Thomas Bernhard [1, 2].

Die Progredienz der Krankheit konnte jedoch durch keine Maßnahme verhindert werden. Der bedeutende Arzt Professor Theodor Billroth untersuchte den Patienten 1878 während einer Begegnung in Neapel; der ärztliche Befund ist nicht erhal-

[8] *Als weitere Beispiele die beiden letzten Gedichte im Anhang.*

ten. Felix Schumann berichtete an seine Mutter Clara am 25. April 1878: „... *Billroth untersuchte mich. Als ich ihm beim Fortgehen dankte, sagte er: ‚Wofür, helfen kann ich Ihnen doch nicht'. Damit hat er recht* ...“, und in einem späteren Brief, Billroth habe ihm nichts geraten, „*nur gestanden, daß er mir nicht helfen könne, woraus ich gesehen habe, daß er ein wirklich guter Arzt ist.*“ ([7]; S. 85). Auch die Beurteilung durch den großen Internisten Professor Adolf Kußmaul war ähnlich; Felix Schumann schrieb: „*Auch Dr. Kußmaul wollte eigentlich nichts raten und tat es vielleicht nur, weil es eine offizielle Konsultation war. So ist es eben in solchen Fällen: der eine bleibt bei Muttern und der Butterstulle und wird gesund, der andere durchreist die ganz Erde und Meere dazu und kommt kränker nach Hause zurück, als er vorher war.*“ ([7]; S. 85). 1878 kehrte er todkrank zu seiner Mutter nach Frankfurt zurück; er war stark abgemagert, schwer leidend.

Felix Schumann starb vierundzwanzigjährig am 16. Februar 1879 an seiner Tuberkulose und ruht auf dem Frankfurter Hauptfriedhof. „... *er hat furchtbar gelitten, ein Todeskampf im wahrsten Sinne des Wortes* ...“[9]

Grabschrift

Wenn ich dereinst gestorben bin,
Setzt mir als Epitaphion hin:
Er war ein trüber Gast auf Erden,
Konnt nie von Herzen lustig werden,
Wußt sich mit seinem Sein und dichten
Nicht recht hier unten einzurichten.
Mocht nie der Liebe holdem Treiben
Ganz ohne Klausel sich verschreiben,
Und zu der Andern lustgem Lachen
Sah man ihn ernste Miene machen.

Das Jetzt und Hier mocht er entbehren,
Das Einst und Dort war sein Begehren,
Sodass die Speisen abgestanden,
Bis er den Löffel nahm zu Handen.
Mög's ihm im Himmel besser glücken,
Die Äpfel frisch vom Baum zu pflücken.
Italien 1878

Nachwort: „*Was frommt es, noch einmal den Schleier zu lüften von fünf Jahren schwersten Leidens, es noch einmal in Erinnerung zu durchleben, wie die unerbittliche Krankheit ihm in grausamer Langsamkeit den Lebensodem abschnitt?*“ ([6]; S. 106 – 107). Die Lebens- und Krankheitsgeschichte Felix Schumanns ist in hohem Maße typisch und deshalb mitteilenswert, weil die vorhandenen Dokumente zwar nicht so sehr den medizinischen Sachverhalt und Verlauf einer Lungentuberkulose, vielmehr die Lebensumstände eines tuberkulosekranken Patienten zu beschreiben erlauben, der sich selbst artikulieren und das Leben mit seiner Krankheit beschreiben konnte, wobei der Einfluss letzterer in seinen schriftstellerischen Arbeiten, vor allem seinen Gedichten, gut zu verfolgen ist.

Nachgelassene Dokumente zu Leben und Werk der Familie Schumann, so auch Felix Schumanns, werden von der Robert-Schumann-Gesellschaft e. V., Düsseldorf, im Robert-Schumann-Haus in Zwickau, im Schumann-Haus in Bonn und in Berlin aufbewahrt. Gedichte Felix Schumanns wurden von der Schwester Eugenie Schumann [2, 3] und von Max Flesch-Thebesius [7] veröffentlicht.

[9] *Clara Schumanns Tagebuch. Zitiert nach [7]; S. 93.*

Anhang: Ausgewählte Gedichte

Meine Liebe ist grün wie der Fliederbusch,
Und mein Lieb ist schön wie die Sonne;
Die glänzt wohl herab auf den Fliederbusch
Und füllt ihr mit Duft und mit Wonne.

Meine Seele hat Schwingen der Nachtigall
Und wiegt sich im blühenden Flieder,
Und jauchzet und singt von Duft berauscht
Viel liebestrunkene Lieder.
1872

Wenn um den Holunder der Abendwind kost
Und der Falter um den Jasminstrauch,
Dann kos' ich mit meiner Liebsten auch
Auf der Steinbank, schattig und weich bemoost.

Und wenn vom Dorfe die Glocke erschallt
Und der Lerche jubelndes Abendgebet,
Dann schweigen wir auch und die Seele zergeht
Vor der Liebe heiliger Gottesgewalt.

Und blickt dann vom Himmel der Sterne Schar
Und das Glühwürmchen in der Liebe Schoß,
Dann lasse ich sie aus den Armen los
Und küsse ihr scheidend das Augenpaar.
1872

Es brausen der Liebe Wogen
Und schäumen mir um das Herz,
Zwei tiefe Augen zogen
Mich mächtig niederwärts.

Mich lockte der Nixen Gemunkel,
Die wunderliebliche Mär,
Als wenn die Erde dunkel
Und leuchtend die Tiefe wär'.

Als würde die seligste Ferne
Dort unten reizende Näh,
Als könnt' ich des Himmels Sterne
Dort greifen in blauer See.

Nun brausen und schäumen die Wogen
Und hüllen mich allwärts ein,
Es schimmert im Regenbogen
Die Welt von ferne herein.
1872

Todesahnung

O Lebenslust,
Du schwellende, wonnige,
O Liebeslust,
Du warme, du sonnige,
Seid ihr entflohen
Aus meiner Brust?

Nicht des Lenzes
Keimen und Blühn,
Nicht des Weines
Schäumen und Sprühn
Weckt mir im Herzen
Heimliches Glühn,
Spendet mir wieder
Freude und Lieder.

Nicht lange mehr dauert's -
Mich friert und schauert's -
Dann schneidet die stumme,
Geschäftige, krumme
Alte den Faden entzwei.

Todesgrauen

Es steht ein Tannenbaum im Wald;
Geliebtes Weib, wer weiß, wie bald,
Wer weiß, wie bald die Axt ihn fällt
Und uns zum Totenschrein bestellt?
Wer weiß, wie bald!
Dann sind wir tot und kalt!

Und dann? und dann? O Nacht und Graus!
O spricht, ist wirklich alles aus?
Ist alles aus, so Lust wie Pein
Vernagelt in dem Totenschrein?
Ist alles aus?
O Nacht und Graus!
Wer weiß, wie bald!
Dann sind wir tot und kalt!

Laß meinen Arm um deinen Leib
Sich klammern, weiches warmes Weib!
Press fest dich an, daß ich den Schlag,
Den heißen Herzschlag fühlen mag!
Geliebtes Weib!
Lebend'ger Leib!
Wer weiß, wie bald!
Dann sind wir tot und kalt!

Literatur

[1] Bernhard T. Der Atem. Eine Entscheidung. dtv 1610
[2] Bernhard T. Die Kälte. Eine Isolation. dtv 10307
[3] Härtling P. Schumanns Schatten. 5. Aufl. Köln: Kiepenheuer & Witsch 1996
[4] Klabund . /Gesammelte Werke in Einzelausgaben. Wien: Phaidon-Verlag 1930
[5] Schumann E. Erinnerungen. Stuttgart: Engelhornverlag Adolf Spemann, 41. – 43. Tausend 1943
[6] Schumann E. Claras Kinder. Mit einem Nachwort von Eva Weissweiler und Gedichten von Felix Schumann. Köln: Dittrich-Verlag 1995
[7] Meine Liebe ist grün wie der Fliederbusch. Gedichte von Felix Schumann. Nachwort von Max Flesch-Thebesius. Stuttgart: Engelhornverlag Adolf Spemann 1947
[8] Tucholsky K. Gesamtausgabe. Texte und Briefe. Marginalien. Reinbek/Hbg.: Rowohlt 1996

25 Limericks für Pneumologen

R. Kropp

I
God's plan made a hopeful beginning,
But man spoiled his chances by sinning.
We trust that the story
Will end in God's glory,
But at present, the other side's winning. [13]

II
Es wollten zwei Greise in Weiden
Eine brennende Frage entscheiden:
Der eine raucht nimmer,
Der andere immer -
Das Befinden ist glänzend bei beiden. [8]

Limericks[1] sind Nonsense-, Unsinn-Gedichte. Und Verqueres, Abstruses, eben Unsinn in strenger Gedichtform kann für viele Menschen unterhaltsam, vergnüglich, lustig sein, nicht nur für Engländer.

III
I wish that my room had a floor;
I don't care so much for a door;
But this crawling around
Without touching the ground
Is getting to be quite a bore. [2]

IV
Ein Knab in – ich glaub' Tehuantepec -
Der lief auf der Bahn seiner Tante weg;
Sie lief hinterher,
Denn sie liebte ihn sehr,
Und außerdem trug er ihr Handgepäck. [2]

Der Limerick gehört zu England wie der Hyde Park oder die tea-time. Sein Ursprung ist ebenso ungewiss wie die Herkunft seines Namens – dieser soll sich auf einen schottischen Ort namens Limerick beziehen –; Erklärungsversuche existieren allerdings in zahlreichen Versionen, welche aber sämtlich unbewiesen, Vermutungen sind. Zum Beispiel sollen Vorstufen ursprünglich aus Frankreich stammen. Fest steht wohl nur, dass die Limericks eine Frucht des angelsächsischen Kulturkreises sind.

Wohl eher augenzwinkernd werden Limericks schon bei Shakespeare gefunden[2]. Fassbar werden sie mit der ersten publizierten Sammlung von Edward Lear [10, 11]. Seither kamen sie in England sehr in Mode. Zu Ende des 19. Jahrhunderts waren sie allgegenwärtig und wurden zur nachmittäglichen tea-time und bei anderen Gelegenheiten vergnüglich zitiert, ausgetauscht und auch spontan erfunden. Zahlreiche Sammlungen erschienen. Dabei ist eigentümlich, dass sowohl Entstehung und Entstehungsjahr als auch der Verfasser des einzelnen Limericks fast immer im Dunkeln bleiben, dass Limericks meist keinen Titel haben.

V
There was a young fellow of Perth
Who was born on the day of his birth.
He married, they say,
On his wife's wedding day,
And died when he quitted the earth. [2]

VI
There was a young lady of Ham,
Who hastily jumped on a tram;
As she swiftly embarked,
The conductor remarked:
"Your fare, Miss", she said: "Yes, I am." [3]

Limericks wurden späterhin auch in anderen Ländern geschätzt und in anderen Sprachen verfasst; nicht-englische Limericks sind allerdings wegen der unterschiedlichen Struktur der Sprachen manchmal schwieriger zu „dichten“, was bei den folgenden Beispielen zum Ausdruck kommen kann – sie können holpriger, nicht so elegant klin-

[1] *Im Englisch-Deutschen Wörterbuch von K. Wildhagen/W. Héraucourt, Ausgabe 1967, wird Limerick definiert als „ein Nonsense-Vers“.*

[2] *Trinklied in Othello, „Ophelias Song“ im Hamlet [Limericks Reclam], Seite 9.*

gen wie im Englischen, wobei natürlich auch nicht jeder englische Limerick ein Meisterstück ist[3].

Limericks sind wegen ihrer pointierten, gerafften Art außerordentlich schwierig zu übersetzen:

VII
There was an old man with a beard,
Who said, "It is just as I feared,
Two owls and a hen,
Four larks and a wren,
Have all built their nests in my beard!"[4] [2]

Diesen Limerick konnte selbst Hans Magnus Enzensberger nicht besser übersetzen als:
Sobald dieser Jüngling gewahrt,
Was sich bei ihm zusammenschart,
An Hühnern, Pirolen,
Eulen und Dohlen,
Verflucht er gewiss seinen Bart. [2]

Seiner Form nach ist ein Limerick ein gereimter Fünfzeiler gemäß dem Reimschema
A – A – B – B – A

VIII
A Es wollt' eine blühende Maid
A So ganz ohne Träger ihr Kleid.
B Es rutschte ihr runter,
B Der Verkäufer[5] *sprach munter:*
A „Sie sind, heißt das, noch nicht so weit.“[9]

Das Metrum ist ähnlich bekannten Kinderliedern. Die 1., 2. und 5. Zeile haben drei, die Zeilen 3 und 4 zwei Hebungen:
(tam) tam tám/tam tam tám/tam tam tám (tam)
(tam) tam tám/tam tam tám/tam tam tám (tam)
(tam) tam tám/tam tam tám tam
(tam) tam tám/tam tam tám tam
(tam) tam tám/tam tam tám/tam tam tám (tam)
[2]

Dabei muss auf die Betonung beim Rezitieren geachtet werden; sie geht manchmal „gegen den Strich“:

IX
Der Friseurmeister sagte in Dauer:
„Ihr Bart wird schon auch langsam grauer.
Vielleicht, zum Verschönen,
Nur ein klein wenig tönen?
Überlegen sich's noch – Fräulein Bauer." [10]

X
Der Dorfapotheker von Picher
Sprach zum Doktor: „Herr Schulz ist jetzt sicher
Dank Ihrem Rezept
Schwer gehandicapt.
Bitte schreiben Sie leserlicher.“ [7]

Das Kennzeichen eines guten Limericks ist die rhythmische und metrische Strenge, die jedoch seinen großen inhaltlichen Variationsreichtum nicht ausschließt.

XI
Der Limerick kennt keine Schranken
In Worten, Begriffen, Gedanken,
Darum auch die Bitte:
Beim Verstoß gegen „Sitte“
Mit dem Autor nicht gleich zu zanken. [1]

XII
Jener klassische Wälzer, den Dante
„La Divina Commedia“ nannte,
Wurde zwei Kilo schwer,
Wahrscheinlich, weil er
Den Limerick noch nicht kannte. [7]

Die inhaltliche Struktur des Limerick richtet sich oft nach folgendem Schema: In der ersten Zeile wird jemand (oder eine Situation) vorgestellt, am Ende steht der Name der Person, häufiger des Ortes oder Landes, aus dem die Person stammt, ausgewählt meist des Reimes wegen, deswegen austauschbar. In der zweiten Zeile wird über die Person genauer berichtet. In der dritten und vierten Zeile wird eine kleine Geschichte oder Situation erzählt, oft in virtuoser Kürze. Sie ist gern abstrus, seltsam, aber oft nicht besonders aufregend, bereitet aber die letzte, fünfte Zeile vor, in welcher die Pointe kommt, eine Überraschung sprachlicher, sachlicher, logischer oder formaler Art.

---

[3] *Die in diesem Artikel präsentierten deutschen Limericks sind nach Form und Inhalt besonders gelungene Beispiele. Unter diese sind auch gute englische Limericks gemischt (Anmerkung des Verfassers).*

[4] *Owl = Eule; lark = Lerche; wren = Zaunkönig.*

[5] *„Händler“ in einer anderen Version.*

XIII
There was a young lady of Riga,
Who rode with a smile on a tiger,
They returned from the ride
With the lady inside
And the smile on the face of the tiger. [3]

XIV
Ein Athlet von der Kurischen Nehrung
Aß Kompott, das befand sich in Gärung.
Dann düste er los
Und gewann auch ganz groß.
Die Bescherung kam erst bei der Ehrung. [7]

Der Limerick wurde mit einem Witz verglichen; beides sind kurze Texte, die zum Lachen reizen und gern provozieren. Im Unterschied zum Witz ist der Limerick festen formalen Regeln unterworfen, wie sie zuvor geschildert wurden. Gerade der Kontrast zwischen äußerer Formstrenge und überraschender Aussage ist besonders reizvoll.

XV
There's a clever old miser who tries
Every method to economize.
He said with a wink:
"I save gallons of ink
By simply not dotting my i's." [3]

XVI
Der Klausner im Walde von Regen
Liebt's gar nicht, sein Hemd abzulegen.
Er meint: „Gott sei Dank
Vertreibt mein Gestank
Die Weiber, und das bringt mir Segen." [8]

Die Freude am Limerick bestand ursprünglich am spielerischen, tendenzfreien Unsinn.

XVII
"See the integral zee square dee zee
From the one to the third root of three
Multiplied by cosine
Of just three pi by nine
Equals log of the third root of e."[6] [13]

XVIII
In a notable family called Stein
There's Gertrude, there's Ep, and there's Ein.
Gert's writing is hazy,
Ep's statues are crazy,
And nobody understands Ein. [3]

XIX
Eine Dame aus Rott am Inn
War außergewöhnlich dünn.
Sie trank durch ein Röhrchen
Ein kleines Likörchen
Und rutschte hindurch und lag drin. [6]

Später kamen provokative Texte hinzu, mit handgreiflichem, oft erotischem, sexuellem Inhalt, so dass auch folgende Einteilung bekannt wurde:
- Limericks für Damen
- Limericks für Geistliche
- LIMERICKS

XX
A girl who was touring Zambesi
Said: "Attracting the men is quite easy;
I don't wear any pants,
And, at every chance,
I stand where it's frightfully breezy." [13]

XXI
There was a young lady of Kent,
Who said that she knew what it meant
When men asked her to dine,
And served cocktails and wine;
She knew what it meant – but she went! [3]

XXII
Es sprach eine Maid in Venedig:
Zum Liebhaber: „Ha, untersteh' dich!"
Doch so etwas rächt sich,
Denn jetzt ist sie sechzig
Und trotz aller Mühe noch ledig. [8]

XXIII
Es schauten zwei Schwestern in Minden
Des Abends zum bess'ren Befinden
Stets unter die Betten
Und wünschten, sie hätten
Das Glück, dort mal einen zu finden. [8]

6 $\int_1^{\sqrt[3]{3}} z^2 dz \times \cos \frac{3}{9} = \ln \sqrt[3]{e}$

Im Laufe der Jahrzehnte wurden unzählige Limericks verfasst, tausende publiziert. Erstaunlicherweise gibt es aber nicht viele Limericks medizinischen Inhaltes[7], obwohl der Stand der Ärzte, wie der der Apotheker, Pfarrer und Juristen, häufiger Kritik und Karikatur, Verspottung ausgesetzt war und ist.

XXIV
There was an old native of Spain,
Whose legs were cut off by a train.
When his friend said: "How sad!",
He replied: "I am glad,
For I've now lost my varicose vein." [3]

XXV
Es sprach ein Chirurg aus Salzgitter:
„Wenn ich im OP schon mal zitter,
Dann schneid ich wo rein,
Da soll's gar nicht sein,
Die Folgen sind manchmal doch bitter." [5]

XXVI
Ein schwerkranker Mann aus Simmern,
Der konnte vor Schmerz nur noch wimmern.
Sprach der Doktor: „Nur Mut,
Die Sache steht gut,
Jetzt kann es sich nicht mehr verschlimmern." [6]

XXVII
Es fragt eine Dame aus Breisach:
„Herr Doktor, bevor ich mich freimach',
Versprechen Sie mir,
Die Adgo-Gebühr[8]
Berechnen Sie höchstens doch dreifach?" [7]

Die folgenden Limericks befassen sich speziell mit Themen aus der Lungenheilkunde:

XXVIII
There was a young fellow of Ealing,
Endowed with such delicate feeling,
When he read, on the door,
"Don't spit on the floor",
He jumped up and spat on the ceiling. [3]

XXIX
Es gelang Herr Karl Schulze aus Bönen,
Statt blindlings dem Laster zu frönen,
Dank hoher Moral
Schon dreihundertmal,
Das Rauchen sich abzugewöhnen. [6]

XXX
Es kam ein Patient einst aus Neustadt,
Der wurde beim Stapeln von Heu matt;
Man bracht' ihn ins Haus
Und es stellt' sich heraus,
Dass er beiderseits einen Pneu hat. [5]

... bis hin zu solch echtem Nonsense, 108 (in Worten: einhundertundacht) Limericks zu sammeln, die sich alle auf e i n Medikament beziehen [4] und dessen Namen beinhalten. Als Beispiel aus dieser Sammlung:

XXXI
Hat Schnupfen Dich richtig zu fassen
Und Husten will nicht von Dir lassen:
Hilft RHINOTUSSAL.
Es schwindet die Qual,
Die Preise erfreuen die Kassen![9] [4]

XXXII
A tutor who tooted the flute
Tried to tutor two tooters to toot.
Said the two to the tutor:
"Is it harder to toot, or
To tutor two tooters to toot?" [13]

[7] *– oder sie sind dem Verfasser nicht untergekommen.*

[8] *Frühere Gebührenordnung, wie auch Preugo, E-Go, BMÄ oder jetzt EMB.*

[9] *Hiermit soll keine Werbung für ein bestimmtes Medikament gemacht werden. Auch wurde dieses Zitat nicht gesponsert. (Anmerkung des Verfassers).*

Literatur

[1] Bauer WA. Schmusen am Jadebusen. Limericks. Egelsbach: Fouqué Literaturverlag 2001
[2] Bungter G, Frorath G. Limerick teutsch. München: Piper 1969
[3] Dahl J. Limericks, Limericks. Frankfurt: Fischer 1973
[4] Doktors und Apothekers Limericks. Illertissen: Mack 1981
[5] Guthy E. Das Limerick Brevier. Amberg: Buch & Kunstverlag Oberpfalz 2005
[6] Haldrup O. Buch der Limericks. Marburg: Nereus 2003
[7] Haldrup O. Lirum, Larum, Limerick. Marburg: Nereus (ohne Jahresangabe)
[8] Horand W. Limericks und Schlimmericks. München: Heyne 1985
[9] Knauer H. Ein frecher Mix von Limericks. Rostock: Klatschmohn 2002
[10] Kortmann E. Die besten Limericks der Zeit. Hamburg: Wegner 1969
[11] Lear E. A Book of Nonsense. London 1846
[12] Lear E. Sämtliche Limericks. Englisch/Deutsch. Stuttgart: Reclam 2001
[13] Raveling W. Limericks. Stuttgart: Reclam 1999

26 Architektur von Volksheilstätten um 1900

D. Tracht

Einleitung

Wer kennt ihn nicht? Den Roman „Der Zauberberg" von Thomas Mann. Hierin schildert Mann die gängige Methode der Behandlung von Lungentuberkulose im 19. Jahrhundert und zeichnet ein lebendiges Bild der Gäste und Patienten eines Sanatoriums auf. [1] Und tatsächlich ist dieser Roman bis heute grundlegend für das Verständnis der Tuberkulosebehandlung dieser Zeit. Von medizinischer Seite wurde die Entwicklung der medikamentösen Tuberkulosetherapie bereits mehrfach bearbeitet. Da im 19. Jahrhundert etwa ⅓ der Bevölkerung infiziert war, stellte die Krankheit eine ernste Gefahr dar und nach einer Schweizer Statistik lagen 39 % aller Sterbefälle im Alter zwischen 20 und 30 Jahren. Es war also dringend notwendig, für viele Menschen die Therapiemaßnahmen bereit zu stellen. Einen ersten Schritt bildete im Deutschen Reich die Änderung der Sozialversicherungsgesetzgebung, in deren Folge spezielle Therapieeinrichtungen gebaut wurden. Insofern war auch der öffentliche Bausektor betroffen, was mir nun die Möglichkeit bietet, von bau- und kunsthistorischer Seite interessante Aspekte der Tuberkulosetherapie vorzustellen. [2] Es werden in diesem Beitrag sicherlich einige Begriffe auffallen, die aus heutiger Sicht verstaubt oder antiquiert klingen, wie beispielsweise „Anstalt", „Pflegling" etc. Ich habe diese bewusst aus der zeitgenössischen Literatur übernommen, da sie den damaligen Sprachgebrauch widerspiegeln und in der heutigen Sprache oft keine exakte Entsprechung mehr finden.

Historischer Hintergrund/ Entwicklung der Tuberkulosetherapie

Der industriellen Revolution und dem Fortschritt der Wissenschaften im 18. Jahrhundert folgte im 19. Jahrhundert eine rasante Zunahme der städtischen Bevölkerung, ohne dass die notwendigen Infrastrukturen vorhanden gewesen wären. Knapper Wohnraum, ohne hygienische Einrichtungen, sowie hohe Mieten erforderten, dass sich mehrere Personen ein Bett teilten, das tagsüber noch an schichtarbeitende „Schlafgänger" vermietet werden konnte. Hinzu kamen schlechte und gesundheitsschädliche Arbeitsbedingungen, permanenter Schlafmangel, Mangel- und Unterernährung, was in den Großstädten immer wieder zu Epidemien führte, die auch durch den Abriss zahlreicher Stadtmauern und der Anlage großer Straßenzüge und Plätze zur besseren Stadtdurchlüftung nicht aufgehalten werden konnten. Nach einer Choleraepidemie in Deutschland 1831 wurden zunächst Absonderungshäuser errichtet, doch erließ 1835 der Preußische Staat sanitätspolizeiliche Vorschriften, die gezielte Maßnahmen zur Verhütung und Beschränkung ansteckender Krankheiten beinhalteten. [2]

Das 1881 von Kaiser Wilhelm I. geänderte Sozialversicherungsgesetz ermöglichte erstmals versicherten Arbeitern eine kostenfreie Behandlung, die 1900 auch auf Angehörige ausgeweitet wurde. [3]

Die Behandlung der Lungentuberkulose durch klimatische Kuren, Wasserheilverfahren und ausgewogene Ernährung war bereits in der Antike bekannt und blieb bis ins 19. Jahrhundert die einzige Behandlungsmöglichkeit. Doch sie war sehr teuer! Im 19. Jahrhundert versuchte man die Klimaveränderung durch das Reizklima der europäischen Mittelgebirgslagen zu ersetzen und im letzten Viertel des Jahrhunderts setzte sich allmählich die Liegekur in Verbindung mit militärisch strengen Vorschriften, wie sie auch im Zauberberg beschrieben ist, durch. [1, 4]

Der Arzt Hermann Brehmer (1826 – 1889) hatte, selbst an Tuberkulose erkrankt, im Himalaja Heilung gefunden und nahm dies zum Anlass, über die Heilbarkeit der Krankheit zu promovieren, womit er der offiziellen Lehrmeinung widersprach. Nach seiner Meinung war allein an „immunen Orten" Heilung zu finden. Er entwickelte ein Therapiekonzept nach der These „Tuberkulosis primis in

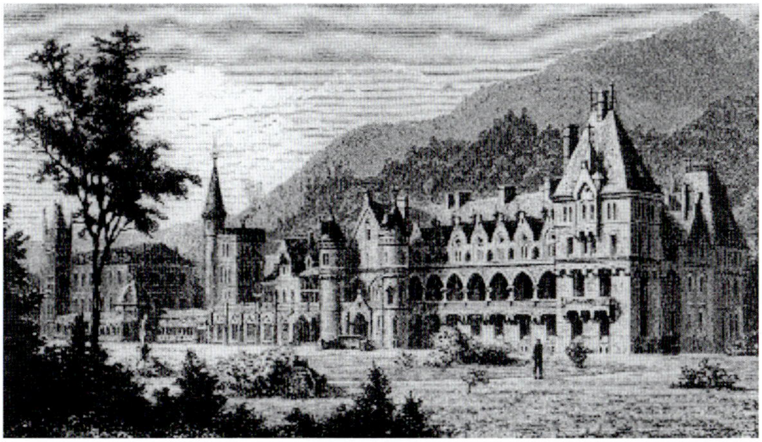

Abb. 26.**1** Ansicht des 1862 – 78 errichteten „Alten Kurhauses“ in Görbersdorf, Schlesien (Ortmann, 1899).

stadiis semper curabilis“, bei dem Körper und Herz durch eine hygienisch-klimatische Behandlung, unterstützt durch frische Luft, Bäder und Ernährung, gekräftigt werden sollten. Zur zusätzlichen Anregung des Stoffwechsels empfahl er insbesondere Cognac. [5] Zur Durchführung seiner Therapie eröffnete er 1854 in Görbersdorf in Schlesien das „erste Sanatorium für Lungenkranke“ in Deutschland, das zunächst in einem umgebauten Bauernhof untergebracht war. [6] Wegen des großen Zulaufs konnte zwischen 1862 und 1878 eine neue Anstalt errichtet werden (Abb. 26.**1**). Bereits 1863 war das „alte Kurhaus“ fertig gestellt, wobei „Kurhaus“ ein Gebäude mit öffentlichem Festraum, Beherbergungs- und Therapieräumen bezeichnete. 1870 – 71 folgte ein Wintergarten, 1875 die Wirtschaftsgebäude und 1878 das „Neue Kurhaus“. Alle Gebäude waren durch gedeckte Gänge verbunden und eine großzügige Parkanlage umschloss die Bauten. Die Einrichtung mit stilechten Möbeln, „gotischen Tapeten“ und entsprechenden Salons traf den Geschmack der Klientel, die aus dem reichen Bürgertum Deutschlands, Polens, Russlands und Schwedens stammte. [7]

Diese erste Phase der gezielten Tuberkulosebehandlung vollzog sich parallel zur Entwicklung des Privatsanatoriums, in dem die positive Wirkung des Höhenklimas in Kombination mit Erholung und Kräftigung des Körpers angestrebt wurden. [2, 5, 7]

Peter Dettweiler (1837 – 1904), nach seinem Medizinstudium ebenfalls an Tuberkulose erkrankt, fand in Görbersdorf nicht nur Heilung, sondern wurde auch Assistent Brehmers. 1874 kam es jedoch zum Bruch zwischen den beiden Ärzten und bereits 1876 wurde Dettweiler als leitender Arzt an die Heilanstalt in Falkenstein im Taunus berufen. Dieses Haus war 1874 vom „Ärztlichen Verein“ zur Behandlung Frankfurter Bürger gegründet worden. Dettweiler führte schon bald die Liegekur und einen streng geregelten Tagesablauf ein, der seinem Sanatorium die Bezeichnung „Zuchtanstalt“ einbrachte. Um die Übertragung der Krankheit durch das damals übliche Ausspucken auf den Boden zu unterbinden, erhielt jeder Patient einen Spucknapf, der regelmäßig desinfiziert werden konnte. Das 1889 von Dettweiler entwickelte Modell wurde wegen seiner Farbe schon bald mit dem Spitznamen „Blauer Heinrich“ bezeichnet. [2, 5]

Das in einer Höhe von 400 m N. N. liegende Falkensteiner Sanatorium bestand aus einem Haupthaus mit stumpf ansetzenden Flügeln und zwei Nebengebäuden, die über gedeckte Galerien zugänglich waren (Abb. 26.**2**). In einem dieser Gebäude befand sich der Speisesaal, der etwa 200 Personen Platz bot. Im Hauptgebäude waren im Parterre Gesellschaftsräume wie Bibliothek, Büro und Postamt untergebracht und in den Obergeschossen die nach Süden ausgerichteten Patientenzimmer. Die Funktionsräume wie Dusch- und Baderäume, Arzt- und Wartezimmer waren in dem westlichen Nebengebäude untergebracht. Eine entscheidende Neuerung bildete der Anbau von Liegehallen an der Südseite des Hauptgebäudes, die allein der von Dettweiler entwickelten Freiluftliegekur dienten, bei der die Patienten etwa 10 Stunden des Tages auf Stühlen liegend – im Winter in dicke Decken gewickelt – ohne Anstrengung frische Luft atmen sollten. [2, 5]

Die Falkensteiner Anstalt zeigte bereits wesentliche Charakteristika von Lungenheilstätten, die sich

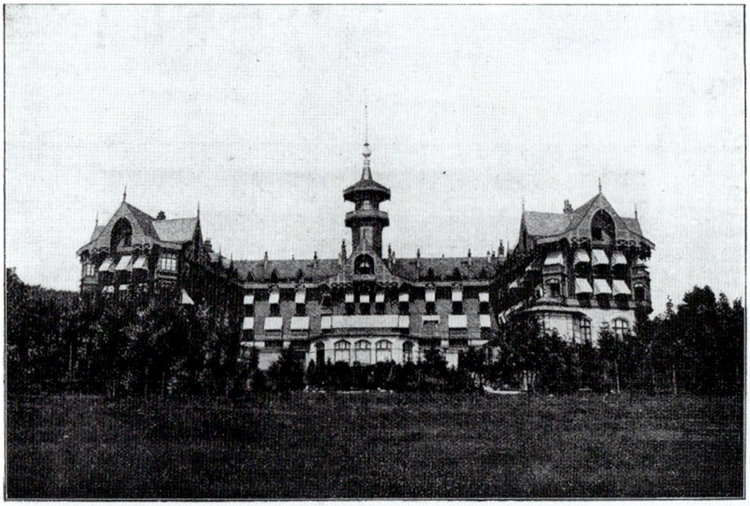

Heilanstalt Falkenstein im Taunus.
(Zu Seite 109.)

Abb. 26.**2** Falkenstein im Taunus. Haupthaus der Heilanstalt (DIT).

auch in späteren Bauten wieder finden: Dies waren die Mittelgebirgslage, die relative Stadtnähe, der Park mit Spazierwegen sowie die Ausrichtung des Gebäudes in Ost-West-Richtung mit nach Süden weisenden Liegehallen und Patientenzimmern.

Der Karlsruher Arzt Karl Turban (1856 – 1935) eröffnete 1889 in Davos das erste Etablissement zur Behandlung der Tuberkulose in der Schweiz. Der im Westen von Davos Platz in einer Höhe von 1570 m N.N. liegende Hauptbau war nach Süden ausgerichtet. Zwei separate Villen, die als Wohnungen des Arztes und des Direktors dienten, standen über gedeckte Gänge mit dem Hauptbau in Verbindung. Ebenso wie in Falkenstein waren die Service- und Funktionsräume im Erdgeschoss untergebracht, die Patientenzimmer hingegen in den Obergeschossen. [7]

Das Therapiekonzept Turbans basierte ebenfalls auf strengster Disziplin nach dem Prinzip „Surveiller et punir", das eine bedingungslose Unterwerfung unter den Arzt forderte. 5 bis 7 Stunden am Tag hatten die Pfleglinge zu liegen, ansonsten drohte der sofortige Anstaltsverweis. Neben der absoluten Geschlechtertrennung auch in den Aufzügen und Treppenhäusern sahen die autoritären Hausordnungen Dettweilers und Turbans absolute Ruhe vor. In den 1893 vorgelegten „Normalien für die Erstellung und Leitung von Heilstätten für Lungenkranke in der Schweiz" erachtete er Gesellschaftsräume sogar als überflüssig, da allein die Liegekur als „Aufgabe" wahrgenommen werden sollte. [8]

Heilstättenbewegung und Sozialversicherungsgesetz

Im Deutschen Reich spielten die ab 1891 von Brehmer und Dettweiler eingeleiteten Therapieformen sowie die „Heilstättenbewegung" entscheidende Rollen. Man muss sich aber bewusst machen, dass nur Patienten im „1. Stadium" Aufnahme fanden; alle anderen wurden weiterhin in Siechenhäuser abgeschoben.

Der eigentliche Beginn der Heilstättenbewegung fällt in das Jahr 1882 und ist an die Forderung des Arztes Carl Driver (1841 – 1909) nach „Sanatorien für Minderbemittelte" geknüpft. In der Zeitschrift „Gartenlaube", die etwa 5 Millionen Leser erreichte und somit das erste erfolgreiche deutsche Massenblatt darstellte, rief er 1882 zur Errichtung von „Volksheilstätten" auf. [9] Seinem Beispiel folgten zahlreiche Ärzte, die in solchen Einrichtungen einen Gewinn für die Volksgesundheit und die humanitären Aufgaben sahen. Im gleichen Jahr konnte mit der Entdeckung des Mykobakteriums durch Robert Koch die Ätiologie der Krankheit geklärt werden. Dennoch waren zunächst außer der Isolierung der Erkrankten keine Möglichkeiten der Seuchenbekämpfung erkennbar. In abgelegenen Stationen konnten viele Patienten aufgenommen und gleichzeitig kontrolliert werden – nur so bestand Aussicht auf Heilerfolg. Neben der Isolierung spielte auch die „Ausbildung… zur Prophylaxe für sich und andere" eine wesentliche Rolle, die den Einrichtungen zunehmend den Charakter von Erziehungsanstalten verlieh. Gleichzeitig begann auch die Diskussion über Art und Organisation der geplanten Einrichtungen. Die Disputanten waren sich einig, dass diese am Vorbild der Sanatorien auszurichten seien, um gleichzeitig die Isolierung als auch die Behandlung zu gewährleisten. Darüber hinaus konnte das Gefühl des Ausgleichs sozialer Ungerechtigkeit geweckt werden. Da die Krankenkassen noch keine finanziellen Mittel bereitstellten, war man darauf angewiesen, dass Vereine und Stifter als Träger zum „Volkswohl" beitragen wollten. Die Diskussion um die Errichtung von Heilstätten breitete sich auf kommunaler und Landesebene aus und führte 1888 zur Gründung einer Heilstätte in Hannover durch den „Ärztlichen Verein". [2, 5]

Die 1890 von Robert Koch in Aussicht gestellte medikamentöse Tuberkulosebehandlung hielt die Heilstättenbewegung nicht auf: 1892 wurde in Falkenstein im Taunus vom „Frankfurter Verein für Reconvalescentenanstalten" die erste „Volksheilstätte" eröffnet, die an das bereits bestehende Sanatorium angegliedert wurde (Abb. 26.**3**). Bis 1894/95 wurde diese Einrichtung eher skeptisch betrachtet. Mit der Änderung der Alters- und Invaliditätsversicherung 1894/95 übernahmen die Kassen auch die Kosten für die Behandlung zur Wiederherstellung der Arbeits- und Erwerbstätigkeit und sorgten nun ihrerseits für die Errichtung von Heilstätten. [2, 5]

Einen weiteren wesentlichen Schritt bildete die Gründung des „Deutschen Zentralkommitees zur Errichtung von Heilstätten für Lungenkranke" am 21. November 1895. Das Ziel des Vereins bestand in der Bekämpfung der Tuberkulose als Volkskrankheit durch Errichtung von Volksheilstätten auf Grundlage des Arbeitsversicherungsgesetztes. Die finanziellen Mittel des Vereins sollten jedoch allein zur Errichtung der Heilstätten verwendet werden, nicht zu deren Unterhalt! Somit sollte der Verein, der von Kaiserin Auguste Viktoria protegiert und unter dem Ehrenvorstand des Reichsministers des Inneren stand, als übergeordnete Institution fungieren, die Heilstättenbewegung koordinieren und den Informationsaustausch sicherstellen. Des Weiteren sollten vom Verein herausgegebene Aufklärungsschriften und Hinweise über die Ursachen und vor allem vorbeugende Maßnahmen zur Eindämmung der Krankheit informieren.

Als weitere Sammelpunkte der Heilstättenbewegung wurden Heilstättenvereine gegründet, die jeweils die Errichtung einer eigenen Heilstätte für ihre Region auf kommunaler, städtischer oder Landesebene ermöglichten. Meist wurden sie von Ärzten initiiert und standen unter dem Protektorat des zuständigen Landesherren. So spannte sich in kurzer Zeit ein regelrechtes Heilstättennetz über Deutschland. [2]

Im Jahr 1899 fand in Berlin der „Internationale Kongress zur Bekämpfung der Tuberkulose als Volkskrankheit" statt. Hier wurde der Neubau spezieller Anstalten für Tuberkulosepatienten diskutiert, da weder Raumkapazität noch Einrichtung der bestehenden Krankenhäuser und Einrichtungen geeignet waren. Gleichzeitig wurden von Bau-

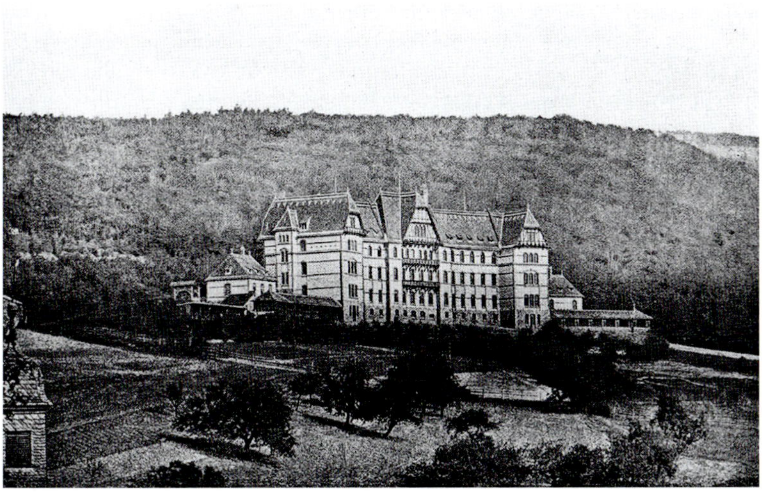

Abb. 26.**3** Ruppertshain im Taunus, Ansicht der 1892 eröffneten Volksheilstätte (DIT).

rat Schmieden bauliche Vorschriften vorgelegt, die die bewährte hygienisch-diätetische Therapie ermöglichen sollten. Von ärztlicher und verwaltungstechnischer Seite hingegen erläuterte Stabsarzt Schulzen die Erfordernisse, die solche Heilstättenbauten zu erfüllen hatten. Neben dem strengen hierarchischen Tagesablauf waren dies die absolute Geschlechtertrennung sowie das Unterbinden politischer sowie religiöser Agitationen. Zur Auflockerung des Tagesablaufs durfte manuelle oder musische Beschäftigung angeboten werden, die jedoch hinter den Kurvorschriften zurückzustehen hatte. Die Kosten zur Behandlung eines Patienten wurden auf 3 Mark am Tag beziffert, wobei 1,56 Mark allein für die Verpflegung gerechnet werden mussten. Der Kongress bildete einen Glanzpunkt in der Heilstättenbewegung, hatte er doch das hohe Ziel, „die Tuberkulose als Volkskrankheit, ihr Wesen, ihre Gefahren und die zurzeit vorhandenen Mittel zu ihrer Bekämpfung weitesten Kreisen vor Augen zu führen". [10]

Wie wichtig die Errichtung von Volksheilstätten für das Deutsche Reich war, verdeutlich die Zeitschrift „Deutsche Industrie und Technik bei Errichtung und Betrieb von Sanatorien und Krankenhäusern" aus dem Jahr 1899, in der ausführlich Musterbeispiele von bereits bestehenden Volksheilstättenbauten des In- und Auslandes beschrieben wurden. [6]

Robert Koch zweifelte an der Wirksamkeit der Heilstättenbehandlung und deren Funktionalität, gestand ihr jedoch eine gewisse Berechtigung in bezug auf Eindämmung und Kontrolle zu. Nach dem Kongress entstand im Deutschen Reich eine regelrechte Heilstättenhysterie – es gehörte in gehobenen Kreisen quasi zum „guten Ton", sich für den Bau einer Heilstätte in großen Umfang zu engagieren. Die Zahl wuchs ständig an, so dass zu den im Jahr 1899 bestehenden Heilstätten im Folgejahr bereits 7 hinzugekommen waren. 1902 bestanden dann 69 und 1908 verfügten die 99 bestehenden Bauten über 10 539 Betten. Ab 1904 sank der anfängliche Optimismus, da die Ausbreitung der Krankheit nicht eingedämmt werden konnte. Das Zentralkomitee wechselte daher mit seinem Namen in „Zentralkomitee zur Behandlung der Tuberkulose" auch seine Aufgabe und konzentrierte sich in Form von Artikeln in der Zeitschrift „Heilstättenkorrespondenz" auf die Prophylaxe. [5]

Richtlinien zum Bau von Volksheilstätten unter Bezugnahme auf Grundrissvorbilder von Kurhaus und Krankenhaus

Ab 1894 wurde in Ruppertshain im Taunus der erste Neubau einer Volksheilstätte im Deutschen Reich errichtet. (s. Abb. 26.**3**) Bereits 1899 wurde diese als „alma mater" bezeichnet und somit die Vorbildhaftigkeit für alle weiteren Heilstättenbauten betont. Und tatsächlich erfüllte der Bau dieser Heilstätte bereits „intuitiv" zahlreiche Bedingungen, die 1899 vom Deutschen Zentralkomitee unter dem Titel „Gesichtspunkte zum Bau einer Volksheilstätte für 100 männliche Lungenkranke" zusammengefasst und in der Zeitschrift „Deutsche Industrie und Technik bei Errichtung und Betrieb von Sanatorien und Krankenhäusern" veröffentlicht wurde. [6] Im Handbuch der Architektur wurden dann in der Ausgabe von 1903 erstmals allgemeine Richtlinien für den Bau von Lungenheilstätten aufgeführt, die von dem Arzt Stefan Ingerle aus medizinischer Sicht und Baurat Heino Schmieden aus architektonisch-technischer Sicht erarbeitet worden waren. [3] Allgemein schien den Medizinern eine Mittelgebirgslage in einer Höhe zwischen 200 und 700 m über N. N. aufgrund der günstigen Luftbedingungen als geeignet für den Heilstättenbau. Bei der Auswahl des Bauplatzes war aber darüber hinaus darauf zu achten, dass kein extremes Klima mit Regen, Dürre, Schnee, Nebel oder Insekten auftrete. Die bereits erläuterte Therapieform hatte besonderen Einfluss auf die Bauform und die Einrichtung von Liegehallen, Bade- und Inhalationsräumen. Die Größe des zu bebauenden Geländes, die Frage der Klientel, die möglichen Maßnahmen zur Trennung der Geschlechter und die zur Verfügung stehenden Geldmittel beeinflussten natürlich Größe und Qualität der Bauausführung. Die baulichen Richtlinien stellten demnach ein Mindestmaß dar und zwar auch in Hinblick auf Größe, Technik und hygienischen Anforderungen. Zur Sicherung der Rentabilität der Anstalt empfahl man mindestens 80 Patienten, maximal jedoch 200. Als Mindestsumme sollten für den Bau ohne Grunderwerb 2500 Mark pro Bett veranschlagt werden.

Die „Gesichtspunkte" regelten neben dem Bauplatz auch den Plan der Gesamtanlage und die Art der einzelnen Gebäude, wie die Patientengebäude mit Schlaf-, Aufenthalts- und Speiseräumen; aber auch die Wirtschafts- und Versorgungsbauten. Darüber hinaus wurden technische und räumliche Bestimmungen erlassen, die Material und Bauart der Fußböden, Decken, Wände, Heizungen, Fenster, Beleuchtung, Wasserversorgung, Feuersicherheit etc. festlegten. Letztendlich wurde aber auch für den Charakter der Bauten eine Empfehlung ausgesprochen: wurden die Volksheilstätten doch im Volksmund als „Zuchtanstalten“ bezeichnet und die Patienten oftmals gegen ihren Willen therapiert, da die Lohnfortzahlung im Krankheitsfall noch nicht geregelt war, sollten sie Gemütlichkeit ausstrahlen und die Patienten sich dort so wohl fühlen „wie... am eigenen Herde“ – auf keinen Fall durften sie im Äußeren Krankenhäusern gleichen. Dies erreichte man oft durch die Verwendung von Fachwerk, das aber aus hygienischen Gründen auf die Obergeschoss- und Dachgestaltung beschränkt wurde.

Prinzipiell sollten die Bauten in der Nähe von Städten errichtet werden, damit sich die Patienten dort der Therapie unterziehen konnten, wo sie auch lebten und arbeiteten: also in ihrer eigenen Heimat. Mit dieser Forderung hing natürlich auch die Finanzierbarkeit durch die Ortskrankenkassen eng zusammen, die keine Reisekosten tragen konnten! [2]

Idealpläne, Wettbewerbe und Weltausstellung Grundrisse

Der Idealplan von Sigmund Adolphe Knopf (1895)

Im Jahr 1895 veröffentlichte der Arzt Siegmund Adolphe Knopf erstmals den Plan eines „Idealsanatoriums“. [7] Nach seinem Studium der Medizin in Kalifornien arbeitete er als praktischer Arzt zunächst in New York, später in Paris. Die hohe Tuberkulosesterblichkeit, die er in beiden Großstädten erlebte, veranlasste ihn, in seiner Promotion nicht nur die Ursachen und Auswirkungen der Krankheit zu untersuchen, sondern sich vielmehr auch deren Therapie zu widmen. Bei seinen zahlreichen Reisen durch Europa und die USA überzeugten ihn die Erfolge der hygienisch-diätetischen Therapie in verschiedenen Heilstätten. Daher griff er diese Therapieform auf und entwarf gemeinsam mit dem befreundeten Architekten van Pelt einen Bauplan, der sowohl den medizinischen Erfordernissen als auch den baulichen in Hinblick auf Therapie, Tagesablauf, Hygiene etc. gerecht wurde: also einen „Idealplan“, der den Höhepunkt seiner Arbeit bildete, die bereits im Jahr 1900 in zweiter Auflage erschien.

Knopf bevorzugte als Bauplatz ebenfalls die klimatisch gemäßigte Mittelgebirgslage mit einer Höhe zwischen 300 und 700 m über N. N. Als Bautypus selbst empfahl er ein durch Galerien verbundenes Pavillonsystem, das aus Gründen der Rentabilität zwischen 70 und 100 Patienten aufnehmen sollte. Bei der Konzeption des Gebäudes rückte er die Zweckmäßigkeit der Architektur in den Vordergrund, zu deren Gunsten die Möglichkeiten der ästhetischen Wirkung vernachlässigt werden durften.

Der Plan (Abb. 26.**4**) zeigt das aus drei Pavillons bestehende Sanatorium (A). Die einzelnen Pavillons sind durch verglaste Galerien (B) verbunden und an der Südseite befinden sich die Liegehallen. Das Service-Gebäude mit Küche (E) und Speisesaal (C) befindet sich hingegen nördlich hinter dem mittleren Pavillon, der Zugang erfolgt ebenfalls über gedeckter Galerien (B). Weiter nördlich grenzt ein Wintergarten (D) an. Die Verwaltungsgebäude mit den notwendigen Büros sind von Knopf in einem weiter nördlich liegenden, separaten Gebäudeteil (F) vorgesehen und werden vom Ärztewohntrakt (G) und einem Besucherhaus (H) flankiert. Um gegebenenfalls Patienten isolieren zu können, sieht der Plan Knopfs eine Isolierstation (K) vor. Aus symmetrischen Gründen empfiehlt Knopf im Osten einen Erholungspavillon (L).

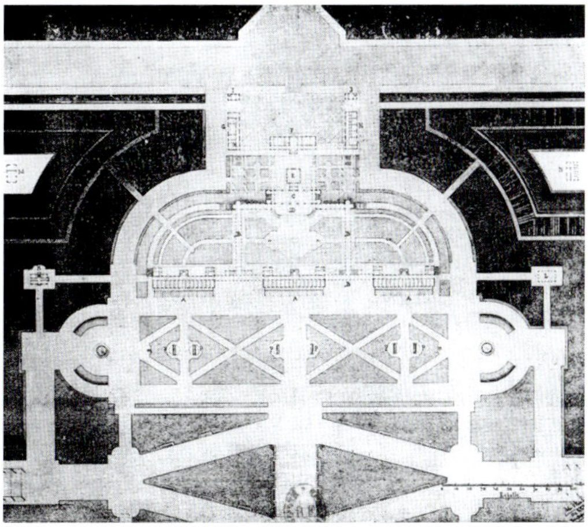

Abb. 26.**4** Idealplan für ein Sanatorium nach Knopf und van Pelt (Knopf, 1900).

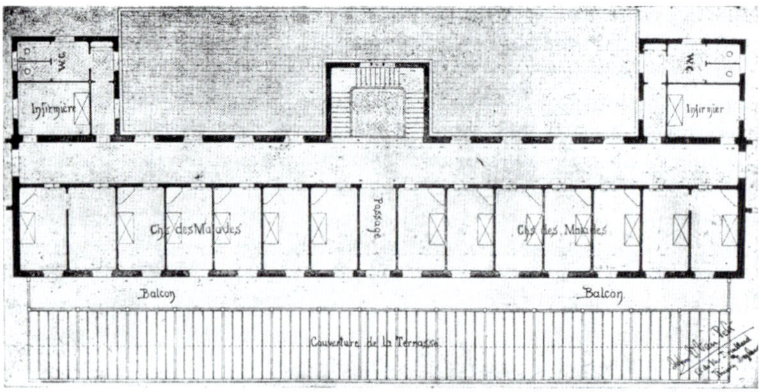

Abb. 26.**5** Grundriss der ersten Etage eines Pavillons nach Knopf und van Pelt (Knopf, 1900).

Die Kuh- und Pferdeställe (N) befinden sich in unmittelbarer Nähe des Besucherhauses und finden ihre Entsprechung im westlich gelegenen Desinfektionsgebäude (M), in dem außerdem eine Leichenkammer und ein Sezierraum eingerichtet werden können. Nach Norden schließen Wärter- und Gartenhäuschen (I, J) die Anlage ab.

Die für den täglichen Verkehr und die Versorgung notwendigen Wirtschaftsgebäude scheinen auf diesem Plan zu fehlen. Knopf plante vermutlich, diese in einem Seitental unterzubringen, um die Krankengebäude von Lärm- und Geruchsbelästigungen zu verschonen. Nähere Angaben zu Bau und Umfang der Wirtschaftsbetriebe formulierte Knopf nicht, sondern konzentrierte sich auf den Kernbereich der zur Therapie notwendigen Bauten.

In ihrem Inneren sollten die Pavillons gleichartig ausgebaut werden: im Erdgeschoss waren jeweils ein Salon, eine Bibliothek, Therapieräume und Bäder vorgesehen. In dem mittleren Pavillon konnten darüber hinaus das ärztliche Untersuchungszimmer sowie ein Inhalationsraum untergebracht werden. Die nach Süden gerichteten Krankenzimmer lagen in den Obergeschossen und sollten jeweils ein Volumen von 65 m3 Luft fassen. Außerdem verfügte jedes Zimmer über einen nach Süden weisenden Balkon (Abb. 26.**5**). Für die Krankenpfleger waren Zimmer in Annexbauten der Krankenpavillons eingerichtet. Die gesamte Anlage sowie weitere Hallen leichterer Bauart legte Knopf in die Mitte einer großzügigen Parkanlage.

Für die Innenausstattung forderte Knopf hohe hygienische Ansprüche, die sich auch auf das Mobiliar erstrecken. Wie der Entwurf eines Liegesessels in Abb. 26.**6** zeigt. Außerdem verlangte er breite und feuersichere Treppen und setzte elektrische Beleuchtung voraus, was 1895 als Novum gelten kann, wenn man bedenkt, dass erst nach der Jahrhundertwende elektrische Beleuchtung als Standardeinrichtung für Luxushotels eingeführt wurde. [7]

Der Plan von Knopf zeigt eine konsequent durchgehaltene Symmetrie, die sich auch auf die Position sowie die Anlage der Nebengebäude erstreckt. Diese sind so angelegt, dass sie sowohl ihrer Funktion gerecht werden als auch keine unnötigen Wege verursachen.

Trotz der zahlreichen Räume, die der Bequemlichkeit dienen, wie Balkone, Bibliotheken etc. legte Knopf hohen Wert auf eine möglichst einfache und kostengünstige Realisierung des Heilstättenbaus. Möglicherweise erfolgten diese Forderungen in Hinblick auf die Anwendbarkeit bei einem Volks-

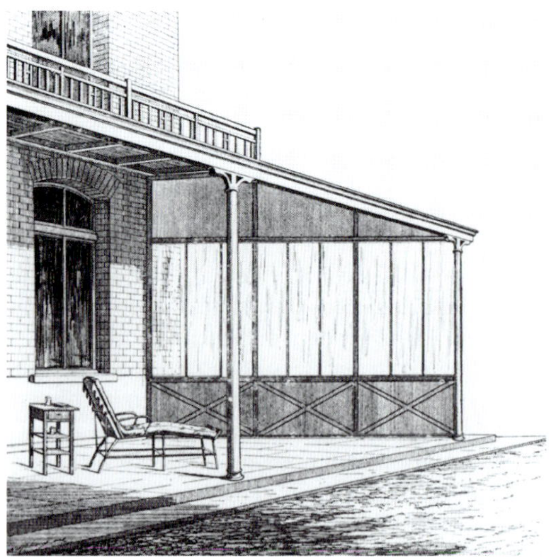

Abb. 26.**6** Liegesessel für ein Sanatorium nach Knopf (Knopf, 1900).

heilstättenbau; im Jahr 1895 befand sich die Volksheilstätte Ruppertshain im Taunus bereits im Bau und Knopf war über den mit Dettweiler gepflegten Briefkontakt über die Notwendigkeiten, Anforderungen und auch Probleme sicherlich informiert.

Der Entwurf von Hannotin (1898)

Der französische Architekt Paul-Henri Hannotin wurde im Jahr 1898 von der bedeutendsten Kunstausstellung, dem Pariser Salon, für seinen Entwurf eines Sanatoriums ausgezeichnet, der jedoch nicht zur Ausführung gelangte. Der gleichzeitig vorgestellte und ebenfalls ausgezeichnete Theaterbau wurde hingegen in Amiens verwirklicht. Die Auszeichnung des Sanatoriums-Entwurfs erfolgte aufgrund seiner „erstrangigen und durchdachten" Konzeption. [11] Hannotin legte seinem Entwurf das Serviceprogramm zugrunde, das sich im Bau von Sanatorien bereits bewährt hatte und mit den neuesten Therapien der Tuberkulosebehandlung und der funktionalen Benutzung übereinstimmte.

Die Grundriss der verschiedenen Etagen (Abb. 26.**7**) zeigte einen gestreckten Bau im Korridor-System. Nach Norden springt aus dem von Flügeln flankierten Mittelbau ein rechteckiger Baukörper hervor, der einen mit Glas überdeckten Innenhof umgibt.

Nach einer Beschreibung aus dem Jahr 1899 sollten in der Eingangsetage an der Südseite entlang Räume liegen, die über den nördlich verlaufenden Korridor begehbar waren. Im vorspringenden Mitteltrakt wären nach Norden hin die Küchenräume, der Speisesaal für das Personal und die Verwaltung untergebracht worden. Im westlichen Pavillon sollten sich der Haupteingang und der Servicebereich befinden, wohingegen zu beiden Seiten des Mittelbaus die Treppenhäuser mit Zugängen zu den oberen Etagen untergebracht werden sollten. An der Südfassade würde eine ebenerdig angelegte Säulenhalle der Aufstellung von Liegesesseln dienen und das kompositorische Hauptmotiv bilden. Eine dahinter liegende verglaste Galerie sollte die Versorgung der Patienten durch das Personal ermöglichen.

Zum Speisesaal sollten die Patienten durch eine große, verglaste Halle gelangen, die gleichzeitig für die danebenliegenden Arzt- und Verwaltungsräume als Warteraum genutzt werden konnte. Der Speisesaal war im Obergeschoss des Mittelbaus vorgesehen, in den Seitenflügeln nördlich der Korridore hingegen die Baderäume, wobei sich im Westflügel die für die männlichen und im Ostflügel die für die weiblichen Patienten befinden sollten. Im Westpavillon erkennt man den ovalen Gesellschaftsraum, der von Billardzimmer, Raucherzimmer und Damensalon an der Nordseite begleitet wird.

Als Besonderheit und entscheidende Neuerung heben die zeitgenössischen Fachzeitschriften hervor, dass Hannotin seine Konstruktion mit einem der modernsten Materialien, dem Eisenbeton (armierter Zement), geplant hatte. So sollte durch optimale Nutzung der Materialeigenschaften sich stets in Winkeln und Ecken ablagernder Staub und Unrat vermieden werden. Dies zeigt das Fortschrittsbewusstsein der Klientel, von dem die Bauten der Volksheilstätten besonders in technischer Hinsicht profitierten. [11]

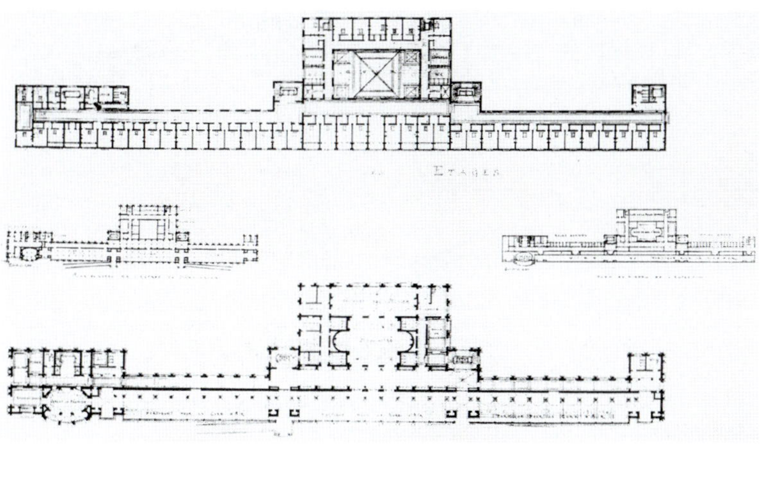

Abb. 26.**7** Grundriss der verschiedenen Etagen eines Sanatoriums nach Hannotin (Le Moniteur des Architectes, 1898).

Die Weltausstellung (1900)

Am 14. April 1900 eröffnete Präsident Loubet in Paris die Weltausstellung. Auf dieser wurden in 18 Gruppen und 121 Klassen Werke von insgesamt 100 000 Ausstellern gezeigt. Das Deutsche Reich stellte in der Haupthalle des Landwirtschaftsgebäudes auf dem Marsfeld Pläne von Hospital- und 39 der 49 existierenden deutschen Heilstättenbauten aus. Hiermit zeigte Deutschland einzigartig Pläne solcher Heilstätten. Andere Länder beschränkten sich lediglich auf die Präsentation von Hospitalbauten. England zeigte beispielsweise ein Transport-Ambulanzschiff, ein als Isolierspital ausgebautes Boot sowie die Pläne eines provisorischen Spitals für Fieberkranke. Selbst Österreich, das zu dieser Zeit über eine Reihe hervorragender Heilstätten verfügt haben soll, stellte diese nicht vor.

Zu den ausgestellten deutschen Heilanstalten zählten unter anderem Edmundsthal bei Hamburg, die Dr. Brehmersche Heilstätte in Görbersdorf, Falkenstein im Taunus, Sandbach im Odenwald, Ruppertshain im Taunus, Loslau, Hohenhonnef am Rhein und Sülzenhayn. Dies zeigt, dass die ersten Bauten für Tbc-Therapie noch immer als vorbildlich und repräsentativ angesehen wurden. Außerdem verdeutlicht es, dass man in den Heilstättenbauten eine große nationale Aufgabe sah. Die Präsenz auf der Weltausstellung lässt auch die Bedeutung erkennen, die der Errichtung, Planung und Ausführung derartiger Anlagen in bezug auf Industrie, Technik, Ingenieurwesen und Architektur zukam. [12]

Die Idealpläne von Turban (1902)

Der Arzt Karl Turban arbeitete 1902 im Rahmen einer Ausschreibung für ein Tuberkulose-Sanatorium in England zwei Idealentwürfe aus, gemeinsam mit dem Hotelarchitekten Jaques Gros, die jedoch beide nicht zur Ausführung gelangten. Die Ausschreibung sah eine Anstalt für 88 Minderbemittelte und 12 Wohlhabende vor. Da für den Wettbewerb keine konkrete Bauplatzsituation vorgegeben war, entstanden die Entwürfe unter folgender Voraussetzung, die auch im Handbuch der Architektur von 1903 zugrunde gelegt wurden: „Ein Sanatorium für Tuberkulöse muss so angelegt sein, dass erstens die Behandlungsmethode darin leicht und vollkommen durchgeführt werden kann, dass zweitens die Art des Baues und der Einrichtung des Haftens und die Verbreitung von Infektionsstoffen verhindert und dass drittens eine Anpassung an die topografischen und klimatischen Verhältnisse des Bauplatzes möglich ist.“ [13]

Der erste Plan Turbans zeigt ein im Korridor-System errichtetes Hauptgebäude mit nach Süden gerichteter, konkav gebrochener Front (Abb. 26.**8**).

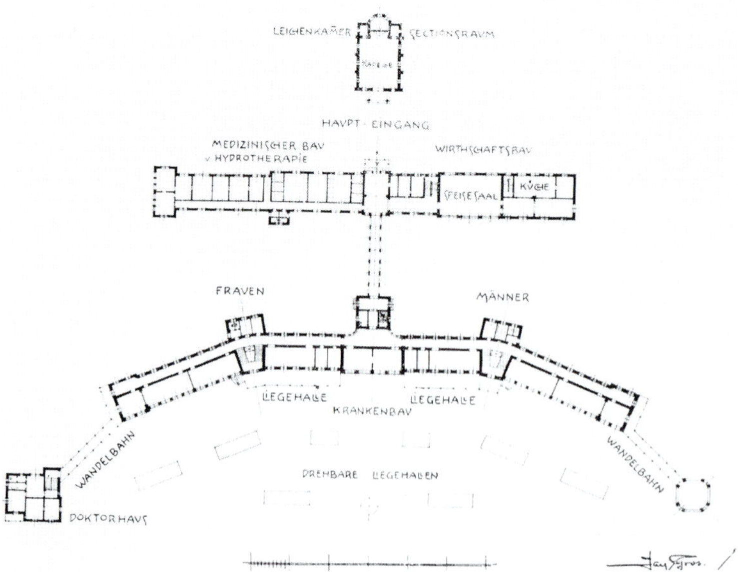

Abb. 26.**8** Entwurf I für ein Tuberkulose-Sanatorium nach Turban und Gros (Turban, 1909).

Der Bau besteht aus drei untereinander verbundenen Krankenpavillons, wobei der westliche der Beherbergung weiblicher, der östliche hingegen der männlicher Patienten dient. Die Liegehallen sind auch hier der Fassade im Süden vorgelagert und erstrecken sich über die gesamte Front. Nach Westen schließt sich an den Außenbau eine Wandelhalle an, die als gedeckter Gang zum Arzthaus führt, während eine zweite im Osten mit einem nicht weiter definierten Rundbau endet.

Ein Gang verbindet das Hauptgebäude mit dem Nordbau. Bei diesem handelt es sich um einen ebenfalls in Ost-West-Richtung gestreckten, schmalen Bau im Korridor-System, der jedoch kürzer ist und den Korridor auf der Südseite führt. In seiner Mitte liegt der Haupteingang, im westlichen Flügelteil die nach Norden ausgerichteten medizinischen und der Therapie dienenden Räume. Im östlichen Teil sind die Wirtschaftsräume mit Küche und danebenliegendem Speisesaal untergebracht.

Im Norden schließt eine Kapelle die Anlage ab, die aufgrund ihres polygonalen Abschlusses als Sakralbau zu erkennen ist. Neben der Apsis sind zwei Räume vorgesehen, die als Leichenkammer und Sezierraum genutzt werden sollen. [4]

Der zweite Plan Turbans sieht einen kreuzförmigen Grundriss vor (Abb. 26.**9**). Die zuvor beschriebenen Gebäudeteile werden hier in Aufbau und Funktion weitgehend übernommen, jedoch kreuzförmig übereinander gesetzt. Somit durchdringt der vorherige Trakt mit Wirtschafts- und Behandlungsbereich den Hauptbau in Nord-Süd-Richtung. Im Kreuzungspunkt dieser beiden Bauteile liegt die Empfangshalle. Auch bei diesem Plan befinden sich die Liegehallen vor den Krankenpavillons, doch sind weitere drehbare Hallen vor der Südseite im Garten untergebracht. [4]

Beide Grundrisse zeigen in ihrer Dreiteiligkeit die Trennung der Funktionen in Krankenbau, Wirtschaftsbau und medizinisch-therapeutischen Trakt, wobei letzterer im zweiten Plan aufgrund der Drehung an der Südseite des Komplexes zu liegen kommt. Bei den Entwürfen kann die Aufteilung der Geschlechter in verschiedene Gebäudeabschnitte nachvollzogen werden, da diese in den sich gegenüberliegenden Seitenflügeln untergebracht werden sollten. Eine genaue Trennung der Bemittelten und Minderbemittelten ist hingegen anhand des Grundrisses nicht feststellbar. Vermutlich war die Unterscheidung anhand der mehr oder weniger luxuriösen Ausstattung und der Zimmerbelegung geplant.

Die Gestaltung der Fassade und auch die Außenform können aus den vorliegenden Plänen nur skizzenhaft erahnt werden. Es existieren jedoch Beschreibungen Turbans, die sich auf die Inneneinrichtung beziehen. Als Besonderheit sollten die Südwände von Wohn- und Schlafzimmern mit beweglichen Glaswänden versehen werden, um eine bessere Belichtung zu ermöglichen. Im Erdgeschoss sollten diese außerdem ins Souterrain versenkbar sein. Die Inneneinrichtung wurde von Turban besonders hervorgehoben: Weiß angestrichene Stahlrohrmöbel, elektrische Beleuchtung und freistehende Betten vor den Wänden. Zusätzlich sollte ein Bodenbelag aus Euböolith und mit Ripolin gestrichene Wände über die hygienischen Anforderungen hinausreichen und den hohen Standard der Anstalt repräsentieren. [4]

Obwohl keiner der Pläne ausgeführt wurde, hatten die Entwürfe entscheidenden Einfluss auf den Heilstättenbau in Hinsicht auf Licht, Luft und Hygiene als bestimmende Faktoren der Sanatoriumsarchitektur.

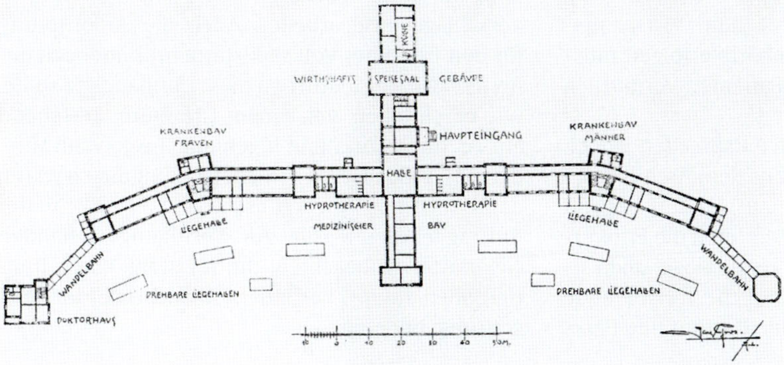

Abb. 26.**9** Entwurf II für ein Tuberkulose-Sanatorium nach Turban und Gros (Turban, 1909).

Als Arzt hatte der „Tuberkulose-Tyrann" Karl Turban auch an der Idee für ein Volkssanatorium gearbeitet und die bereits beschriebenen „Normalien" von 1893 als Ergebnis veröffentlicht. Ein solches Volkssanatorium konnte mit der Zürcher Höhenklinik Wald realisiert werden, dessen Pläne ebenfalls von Turban ausgearbeitet worden waren und die 1898 eröffnet wurde.

Betrachtung der Idealpläne und Auswertung

Die oben beschriebenen Idealpläne zeigen in der Grundrissdisposition Übereinstimmungen mit Hotel- und Kurhotelbauten. Bei allen Entwürfen sind die Krankengebäude im Korridor-System ausgeführt und erstrecken sich in Ost-West-Richtung mit nach Süden ausgerichteten Krankenzimmern. Diese liegen stets in den Obergeschossen des Gebäudes, wohingegen in den Erdgeschossen die Räume für Verwaltung, ärztliche Behandlung und Therapie angelegt werden sollten. Haupteingang und Speisesaal findet man fast immer im Norden, wobei es sich hierbei entweder um einen vorspringenden Bauteil oder auch um ein separates und durch gedeckte Gänge verbundenes Gebäude handeln konnte.

Ein wesentliches Element der Heilstättenbauten stellten die gedeckten Gänge dar, da sie sowohl der Verbindung zweier Gebäude als auch dem Lustwandeln der Patienten bei schlechter Witterung dienen konnten. Mit Unterbringung der Versorgungsbauten im Norden des Gebäudes wurden Geräusche und Ausdünstungen von den Fenstern der Krankenzimmer und den Liegehallen ferngehalten.

Die Zweckmäßigkeit in Bezug auf die Versorgung der Wirtschaftsgebäude kann leider nicht beurteilt werden, da in keinem der vorgestellten Pläne Versorgungs- und Fahrwege eingezeichnet sind. Besonders bei Plan I von Turban kann man anmerken, dass die Versorgung des nördlichen Wirtschaftsbaus zwischen den Gebäuden hätte erfolgen müssen, und somit die Ruhe der Patienten vermutlich gestört worden wäre.

Die Anlagen der Liegehallen entsprechen jedoch in keinem der Pläne dem Rat aus dem Architektur-Handbuch, das sie vor den Hauswänden liegend empfiehlt. Möglicherweise bewerteten die Entwerfer an das Hauptgebäude ansetzende Liegehallen als nicht notwendig, da stets zusätzliche, freistehende und auch drehbare Hallen in den Garten- und Parkanlagen vorgesehen waren.

Die Fassaden der Entwürfe von Knopf und Hannotin zeigten wuchtige und massive Fronten, wohingegen bei dem Entwurf Turbans diese aufgrund der geschwungenen Form graziler und einladender wirkte.

Einen weiteren wichtigen Unterschied bildeten die Intentionen der Entwerfer. Obwohl weder zu dem Salonentwurf Hannotins noch zu den Idealplänen Turbans die genauen Ausschreibungstexte bekannt sind, lässt der Beruf der Planer einige Schlüsse zu. Das Interesse des Arztes Knopf lag primär in der Heilung der Kranken. Daher ging er von medizinischen Grundlagen aus und war zur zeichnerischen Umsetzung auf die Hilfe des Architekten van Pelt angewiesen. Vermutlich formulierte Knopf die hygienischen Grundlagen und zog Rückschlüsse aus den besichtigten Sanatorien und Heilstätten, die dann von van Pelt unter Zuhilfenahme von Grundrissvorbildern aus Hotel- und Sanatoriumsbauten umgesetzt wurden.

Ähnlich wird es bei Turban gewesen sein. Seine Position als anerkannter Tuberkulosearzt gestattete es ihm jedoch, die Hilfe eines ebenso bekannten Hotel-Architekten in Anspruch zu nehmen. Weshalb seine Entwürfe nicht realisiert wurden, ist unbekannt.

Bei Hannotin hingegen handelte es sich um einen rein architektonischen Entwurf, so dass dieser auch am ehesten an ein Kurhotel erinnert. Die für eine Lungenheilanstalt notwendigen Versorgungseinrichtungen wie Wasch- und Desinfektionsräume, Arzthaus etc. finden hier keine Erwähnung. Sein Entwurf war jedoch aufgrund der technischen Neuerungen von Bedeutung.

Es bleibt noch die Frage zu stellen, weshalb keiner der Pläne umgesetzt wurde. Vermutlich liegt dies daran, dass keiner auf eine konkrete Geländesituation bezogen war, es sich also in keinem Fall um einen „Bauplan" handelte. Auf diese Schwierigkeit hatte Turban hingewiesen und deshalb alternative Vorschläge ausgearbeitet. Auch die Anforderung für den Bau einer Volksheilstätte im Handbuch der Architektur verdeutlichen dies: Der Bauplatz sollte, wie beschrieben, von einem Gremium, bestehend aus Architekt, Arzt und Ingenieur, ausgewählt werden. [3] Außer diesen örtlichen Bedingungen waren dann auch noch die Wünsche und Ansprüche der Auftraggeber und die zur Verfügung stehenden Geldmittel zu beachten, die meistens einen limitierenden Faktor, besonders hinsichtlich der Ausstattung, bildeten.

Literatur

[1] Mann T. Der Zauberberg. Berlin: 1924 (1997)

[2] Tracht D. Die Volksheilstätte Ruppertshain im Taunus (= Rad und Sparren, Nr. 33 Zeitschrift des Historischen Vereins Rhein-Main-Taunus e. V.). Kelkheim (Taunus): 2004

[3] Handbuch der Architektur, III. Teil, 5. Halbband, Gebäude für Heil- und sonstige Wohlfahrts-Anstalten, 2. Heft, Verschiedene Heil- und Pflegeanstalten. Darmstadt: 1903

[4] Miller Q. Le Sanatorium. Architecture d'un Isolement sublime. Lausanne: 1992

[5] Langerbeins I. Lungenheilstätten in Deutschland (1854 – 1945). Köln: Diss.-Med. Köln 1979

[6] Deutsche Industrie und Technik bei Einrichtung und Betrieb von Sanatorien und Krankenhäusern (DIT). Denkschrift für den Deutschen Kongress zur Bekämpfung der Tuberkulose als Volkskrankheit, Berlin 24. bis 27. Mai 1899, hrsg. von G. Pannwitz. Berlin: 1899

[7] Knopf SA. Les Sanatoria. Traitement et Prophylaxie de la Phtisie Pulmonaiere. Thèse pour le Doctorat en Médecine. 1895, Paris 1895; 1900

[8] Turban K. Normalien für die Erstellung und Leitung von Heilanstalten für Lungenkranke in der Schweiz, o. O. 1893

[9] Driver K. Volksheilstätten für Lungenkranke. In: Die Gartenlaube. Illustriertes Familienblatt. 1890, p. 570-572

[10] Einrichtung und Betrieb von Volksheilstätten und Heilerfolge. In: Berichte über den Kongress zur Bekämpfung der Tuberkulose als Volkskrankheit, Berlin 24. bis 27. Mai 1899, hrsg. von G. Pannwitz. Berlin: 1899, p. 510-515

[11] Fugairon J. Explication des Planches. In: Le Moniteur des Architectes. 1899, p. 80

[12] Katalog Weltausstellung Paris. Amtlicher Katalog der Ausstellung des Deutschen Reiches. Berlin: 1900

[13] Turban K. Tuberkulose-Arbeiten 1890 – 1909 aus Dr. Turbans Sanatorium. Davos: 1909

27 Die Erfindung der modernen Bronchoskopie

R. Kropp

Einleitung

Gustav Killian war einer der großen und berühmten Ärzte der zweiten Hälfte des neunzehnten Jahrhunderts in Deutschland. Geboren in Mainz am 2. Juni 1860, studierte er Medizin in Straßburg, Berlin, Freiburg und Heidelberg und spezialisierte sich zum Facharzt für HNO-Krankheiten an der Charité in Berlin. Nach kurzer Tätigkeit in eigener Fachpraxis in Mannheim wurde er – mit noch nicht 27 Jahren – zum Leiter der Poliklinik für Rhino-Otologie an der Universität Freiburg im Breisgau berufen.

Die 24 Jahre in Freiburg waren seine fruchtbarste Zeit. Hier habilitierte er sich 1890 mit einer Arbeit „Über die Bursa und Tonsilla pharyngea". 1892 wurde er von der Freiburger Fakultät zum Professor und Extraordinarius ernannt. Seine wissenschaftliche Tätigkeit, welche sich besonders um die Verbesserung der Diagnostik in seinem Fach bemühte, machte ihn weithin bekannt und berühmt. So beschrieb er eine verbesserte Methode der Kehlkopfspiegelung (Kehlkopfspiegelung nach Killian), 1902 die Radikaloperation der Stirnhöhle.

1897 publizierte er seine Untersuchungen über „directe Bronchoskopie". Wir offerieren Ihnen anschließend keinen Nachdruck dieser Arbeit, sondern die schriftliche Fixierung eines Vortrages vom 29.5.1898, weil dieser Text in besonderem Maße die beschränkten damaligen Möglichkeiten

Ueber directe Bronchoskopie.*)

Von Prof. Dr. *Gustav Killian* in Freiburg i. Breisgau.

Zur Untersuchung der Bronchien standen bisher nur die verschiedenen Methoden der indirecten (d. h. mit Hilfe eines Spiegels vorzunehmenden) und der directen Tracheoskopia superior und inferior zur Verfügung.

Die frühere Normalmethode war die indirecte obere Tracheoskopie. Ich habe mich sehr viel mit derselben beschäftigt, sowohl unter Anwendung von künstlichem als auch von Sonnenlicht und habe dabei auch die verschiedensten im Laufe der Zeit angegebenen Kunstgriffe geübt. Hinsichtlich der Bronchien ergab sich, dass man stets nur die Anfangstheile der beiden Hauptbronchien und rechts etwas mehr wie links sieht. Jene günstigen Fälle, in denen der rechte Hauptbronchus in der Längsrichtung der Luftröhre verläuft und daher in grosser Ausdehnung übersehen werden konnte, waren selten. Nie hatte ich wie Schrötter[1]) das Glück, die Theilungsstelle des fraglichen Bronchus zu erblicken.

Wo sie anwendbar ist, leistet die directe obere Tracheoskopie, als welche man das Kirstein'sche Verfahren in Rücksicht auf die Luftröhre bezeichnen kann, wesentlich mehr als die vorige Methode, wie schon der Erfinder[2]) derselben richtig erkannt hat. Ich bediene mich dieser directen oberen Tracheoskopie seit ihrer Veröffentlichung mit besonderer Vorliebe und benutze dabei die verschiedenen Kirstein'schen Spatel, sowohl neueren als auch älteren Datums. Wenn es nöthig erscheint, gehe ich damit auch über den Kehldeckel hinweg und ziehe ihn nach vorn. Nicht allein bei Erwachsenen, sondern auch bei ganz kleinen Kindern, die sich nicht einmal mit dem Spiegel laryngoskopiren liessen, habe ich sehr befriedigende Resultate erzielt. Die helle, klare Beleuchtung und der directe freie Blick bis zur Bifurcation sind nicht zu unterschätzende Vortheile. Die Beurtheilung von Formanomalien der Trachea und von pathologischen Veränderungen derselben wird wesentlich erleichtert. Von den Anfangstheilen der Hauptbronchien sieht man ein wenig mehr, wenn man während der Untersuchung den Kopf des Patienten auf die Seite neigt.

Auch mit den für die Oesophagoskopie bestimmten Röhren kann man die obere Tracheoskopie mit Vortheil ausführen, indem man damit etwaige Verbiegungen der Luftröhre ausgleicht.[3]) Kirstein erzählt, dass Rosenheim einmal versehentlich das Oesophagusrohr in die Trachea eingeführt und durch dasselbe die Bifurcation gesehen habe. Er habe darnach dasselbe Manöver mit Vorbedacht ausgeführt und sei mit der Röhre bis zur Bifurcation vorgedrungen. Nachdem ich mich von der Zweckmässigkeit dieses Verfahrens überzeugt hatte, trug ich kein Bedenken, das Rohr auch in den Eingang des rechten und linken Hauptbronchus einzuführen und habe dies im hiesigen Aerzteverein im Juni vorigen Jahres demonstrirt.[5]) Bei schräger Einstellung des Rohres konnte ich so ein wenig tiefer als es auf andere Weise möglich gewesen wäre, in die Hauptbronchien hineinsehen. Auch Rosenheim berichtet darüber[6]), dass er ein dünnes Rohr bis in den rechten Bronchus eingeführt habe.

Was nun die Tracheoskopia inferior, d. h. die Untersuchung durch eine Tracheotomiewunde angeht, so leistet hier der Spiegel nicht viel, wohl aber das Verfahren, welches Schrötter zuerst versuchte[7]) und Pieniazek[8]) detaillirt veröffentlichte. Ersterer

*) Vortrag, gehalten auf der V. Jahresversammlung des Vereins süddeutscher Laryngologen am 29. Mai 1898.

1) Schrötter: Krankheiten der Luftröhre, 1896, S. 13 u. 18.

2) Kirstein: Berliner klin. Wochenschr. 1895, No. 22 und Autoskopie 1896, No. 31.

3) Vergl. Kollofrath: Münchener med. Wochenschr. 1897, No. 38.

4) Berliner klin. Wochenschr. 1895, No. 22.

5) Vergl. Kollofrath l. c.

6) Ich entnehme diese Worte einem Brief Rosenheim's an mich. Seine officielle Mittheilung machte dieser Autor in der laryngologischen Section des Moskauer Congresses, deren Bericht noch nicht gedruckt ist. Die bisher erschienenen Referate sprechen sich nicht präcis genug aus.

7) Krankh. d. Luftröhre, 1896, S. 20.

8) Archiv f. Laryngologie, Bd. 4, S. 210.

Abb. 27.1 Faksimile des Beginns der Arbeit von Professor G. Killian aus der „Münchener Medicinischen Wochenschrift" von 1898.

und großen Schwierigkeiten der etablierten Endoskopie beschreibt und die überragende Bedeutung der neuen Killian'schen Methodik erkennen lässt.

Gustav Killian, der „Vater der modernen Bronchoskopie", erhielt zahlreiche Anerkennungen und Ehrungen. Bevor über seine Nominierung für den Nobelpreis für Medizin entschieden werden konnte, starb er am 24. Februar 1921.

Ueber directe Bronchoskopie[1]

Von Prof. Dr. Gustav Killian in Freiburg i. Breisgau.

Zur Untersuchung der Bronchien standen bisher nur die verschiedenen Methoden der *indirecten* (d. h. mit Hilfe eines Spiegels vorzunehmenden) und der *directen* Tracheoskopia superior und inferior zur Verfügung.

Die frühere Normalmethode war die *indirecte* obere Tracheoskopie. Ich habe mich sehr viel mit derselben beschäftigt, sowohl unter Anwendung von künstlichem als auch von Sonnenlicht und habe dabei auch die verschiedensten im Laufe der Zeit angegebenen Kunstgriffe geübt. Hinsichtlich der Bronchien ergab sich, dass man stets nur die Anfangstheile der beiden Hauptbronchien und rechts etwas mehr als links sieht. Jene günstigen Fälle, in denen der rechte Hauptbronchus in der Längsrichtung der Luftröhre verläuft und daher in grosser Ausdehnung übersehen werden konnte, waren selten. Nie hatte ich wie *Schrötter*[2] das Glück, die Theilungsstelle des fraglichen Bronchus zu erblicken.

Wo sie anwendbar ist, leistet die *directe* obere Tracheoskopie, als welche man das *Kirstein*'sche Verfahren in Rücksicht auf die Luftröhre bezeichnen kann, wesentlich mehr als die vorige Methode, wie schon der Erfinder[3] derselben richtig erkannt hat. Ich bediene mich dieser directen oberen Tracheoskopie seit ihrer Veröffentlichung mit besonderer Vorliebe und benutze dabei die verschiedenen *Kirstein*'schen Spatel, sowohl neueren als auch älteren Datums. Wenn es nöthig erscheint, gehe ich damit auch über den Kehldeckel hinweg und ziehe ihn nach vorn. Nicht allein bei Erwachsenen, sondern auch bei ganz kleinen Kindern, die sich nicht einmal mit dem Spiegel laryngoskopiren liessen, habe ich sehr befriedigende Resultate erzielt. Die helle, klare Beleuchtung und der directe freie Blick bis zur Bifurcation sind nicht zu unterschätzende Vortheile. Die Beurtheilung von Formanomalien der Trachea und von pathologischen Veränderungen derselben wird wesentlich erleichtert. Von den Anfangstheilen der Hauptbronchien sieht man ein wenig mehr, wenn man während der Untersuchung den Kopf des Patienten auf die Seite neigt.

Auch mit den für die Oesophagoskopie bestimmten *Röhren* kann man die obere Tracheoskopie mit Vortheil ausführen, indem man damit etwaige Verbiegungen der Luftröhre ausgleicht.[4] *Kirstein* erzählt, dass *Rosenheim* einmal versehentlich das Oesphagusrohr in die Trachea eingeführt und durch dasselbe die Bifurcation gesehen habe. Er habe darnach dasselbe Manöver *mit Vorbedacht* ausgeführt und sei mit der Röhre bis zur Bifurcation vorgedrungen. Nachdem ich mich von der Zweckmässigkeit dieses Verfahrens überzeugt hatte, trug ich kein Bedenken, das Rohr auch *in den Eingang* des rechten und linken Hauptbronchus einzuführen und habe dies im hiesigen Aerzteverein im Juni vorigen Jahres demonstrirt.[5, 6] Bei schräger Einstellung des Rohres konnte ich so ein wenig tiefer als es auf andere Weise möglich gewesen wäre, in die Hauptbronchien hineinsehen. Auch *Rosenheim* berichtet darüber[7], dass er ein *dünnes Rohr bis in den rechten Bronchus eingeführt habe.*

Was nun die Tracheoskopia inferior, d. h. die Untersuchung durch eine Tracheotomiewunde angeht, so leistet hier der Spiegel nicht viel, wohl aber das Verfahren, welches *Schrötter* zuerst versuchte[8] und *Pieniazek*[9] detailliert veröffentlichte. Ersterer führte dem liegenden Patienten bei hängendem Kopfe Röhren durch die Trachealwunde ein und beleuchtete mit dem Reflector.

---

1 *Vortrag, gehalten auf der V. Jahresversammlung des Vereins süddeutscher Laryngologen am 29. Mai 1898. Münch. Med. Wschr. 45, 1898, 844 – 847.*

2 *Schrötter: Krankheiten der Luftröhre, 1896, S. 13 u. 18.*

3 *Kirstein: Berliner klin. Wochenschr. 1895, No. 22 uns Autoskopie 1896, No. 31.*

4 *Vergl. K o l l o f r a t h : Münchener med. Wochenschr. 1897, No. 38.*

5 *Berliner klin. Wochenschr. 1895, No. 22.*

6 *Vergl. K o l l o f r a t h l. c.*

7 *Ich entnehme diese Worte einem Brief Rosenheim's an mich. Seine officielle Mittheilung machte dieser Autor in der laryngoskopischen Section des Moskauer Congresses, deren Bericht noch nicht gedruckt ist. Die bisher erschienenen Referate sprechen sich nicht präcis genug aus.*

8 *Krankh. d. Luftröhre, 1896, S. 20.*

9 *Archiv f. Laryngologie, Bd. 4, S. 210.*

Pieniazek untersuchte seine Patienten in analoger Weise, machte jedoch von der liegenden Haltung nur in Narkose Gebrauch, da er fand, dass das Verfahren auch an dem sitzenden Patienten sehr wohl ausführbar war. Es kam nur darauf an, den Kopf genügend weit nach rückwärts zu beugen und eventuell nach der Seite zu drehen. Den Oberkörper liess *Pieniazek* stark nach vorn neigen bei möglichst gerade gestreckter Wirbelsäule. Seine Röhren waren oben trichterartig erweitert, hatten den Durchmesser der Trachealcanüle und besassen je nach Bedürfniss eine verschiedene Länge bis zu 12 cm und darüber. Er untersuchte nicht allein Erwachsene, sondern insbesondere auch Kinder. Ueber seine Resultate gibt er Folgendes an (l. c. S. 212):

„Auf diese Weise kann man durch den Trachealtrichter nicht nur den unteren Abschnitt der Luftröhre, sondern auch die Bifurcation und die Eingänge in die beiden Bronchien zur Ansicht bekommen. Bei leichter Neigung des Oberkörpers auf die eine Seite bekommt man tiefere Einsicht in den Bronchus der entgegengesetzten Seite. Im linken Bronchus sieht man allerdings auch auf diese Weise nur die inneren Theile der obersten 2 – 3 Knorpelringe; den rechten übersieht man aber nicht selten in dessen ganzer Länge und wird mitunter sogar dessen Theilung in den mittleren und unteren Ast ansichtig." Nicht zu sehen seien nur der obere Theil der vorderen Trachealwand und in den genannten günstigen Fällen die äussere Wand des rechten Bronchus.

Ich halte es für eine nicht zu unterschätzende Verbesserung der *Schrötter - Pieniazek*'schen Verfahrens, die Röhren mit dem *Casper*'schen Elektroskop zu armiren[10]. So kann *Jeder* untersuchen, auch wenn er mit dem Reflector nicht umzugehen versteht, und hat eine vorzügliche Beleuchtung. Die Demonstration ist ausserordentlich erleichtert.

Aus dieser historischen Uebersicht ergibt sich klar, welche Grenzen uns bisher gesteckt waren. Zwar ist man palpatorisch noch wesentlich weiter gegangen. *Schrötter*[11], *Landgraf*[12] und *Seifert*[13] gelang es, von oben her Dilatationsinstrumente nicht allein in den rechten, sondern auch in den linken Hauptbronchus einzuführen und eine Strecke weit vorzuschieben. Seifert betonte dabei den Werth der Seitwärtsneigung des Rumpfes. Viel weiter ging *Pieniazek* (l. c.) von der Trachealwunde aus. Er führte seine Instrumente im *Dunkeln* in den unteren und in den mittleren Ast des rechten Hauptbronchus und tief in den linken Hauptbronchus ein. Er hatte sogar das seltene Glück, auf solche Weise Fremdkörper aus den genannten Regionen entfernen zu können.

Trotz dieses Herumtastens in den Verzweigungen des Bronchialbaumes ist man bisher bei normaler Configuration der Theile (von jenen selteneren Fällen mit *gestrecktem* Verlauf des rechten Hauptbronchus abgesehen) nicht dazu gelangt, in diese entlegenen inneren Regionen direct hineinzusehen. Und doch, wie gross ist das Bedürfniss nach einem solchen Einblick, insbesondere bei eingekeilten *Fremdkörpern*, ferner bei den allerdings selten vorkommenden Stenosen, Neubildungen u. dergl.! Ist ein Fremdkörper nicht zufällig so gross, dass er schon in den Eingängen der Hauptbronchien stecken bleibt, so geräth er in die Tiefe und wir haben die Aufgabe, ihn dort zu suchen. Die genugsam bekannten Sectionsresultate lehren, wo solche Fremdkörper hingelangen und welche bedenklichen Folgen für Lunge und Leben sie haben können. Es ist keineswegs immer der leichter zugängliche rechte Hauptbronchus, der hier in Frage kommt. Von 138 Fällen der *Preobraschensky*'schen Statistik[14] war 54mal das linke Bronchialsystem Sitz des Fremdkörpers.

Wir müssen uns daher die Frage vorlegen: Wie lassen sich unsere Untersuchungsmethoden verbessern, um in die beiderseitigen Bronchialverzweigungen hineinsehen und dieselben nach einem Fremdkörper absuchen zu können?

Der Gedanke liegt sehr nahe, mit unseren modernen Röhrenspeculis über die bisher innegehaltenen Grenzen hinaus vorzudringen. Ob dies erlaubt und möglich sei, müsste der Versuch lehren.

Dass die Bronchien etwas mehr vertragen können, als man so ohne Weiteres anzunehmen geneigt ist, geht aus dem Obigen genügend hervor. Wer sich die Mühe nimmt, den Bronchialbaum zu präpariren, der überzeugt sich leicht, welche dicke, derbe, von soliden Knorpeln gestützte Wände die grösseren Bronchien haben. Diese Wände flössen mehr Vertrauen ein, als die weichen, leicht zu verletzenden Wände der Speiseröhre. Die Aorta liegt der

[10] *K o l l o f r a t h l. c.*

[11] *Laryngologische Mittheilungen 1875, S. 118.*

[12] *Berliner klin. Wochenschr. 1887, S. 85.*

[13] *Münch. Med. Wochenschr. 1895, Bericht der 2. Versammlung des Vereins süddeutscher Laryngologen in Heidelberg.*

[14] *Krankheiten der Luftröhre 1896, S. 73.*

letzteren nicht minder nahe als den Hauptbronchien. Und doch hat man es gewagt, starre Röhren in den Oesophagus und durch ihn hindurch selbst bis in den Magen einzuführen!

Die Bronchialröhren sind elastisch, etwas dehnbar und, was das Wichtigste ist, *verschieblich.* Man muss dich nicht vorstellen, dass der Bronchialbaum durchaus starr sei, wie aus Erz gegossen. Im Gegentheil, sowohl im Ganzen als auch mit allen seinen einzelnen Aesten und Aestchen führt er fortgesetzte lebhafte pulsatorische und respiratorische Bewegungen aus. Die Enden seiner Zweige sind keineswegs fixirt; das schwammige Lungengewebe lässt eine ausserordentlich freie Bewegung derselben zu.

Es ist daher klar, dass die Bronchien eine instrumentelle Lageverschiebung vertragen und derselben keinen beachtenswerthen Widerstand entgegensetzten werden. *So muss es denn bei vorsichtigem Vorgehen unter Cocainanaesthesie möglich sein, von der Bifurcation aus starre Röhrchen von entsprechendem Caliber in die Hauptbronchien hinein zu schieben und diese damit soweit aus ihrer Lage zu verdrängen, dass unser Blick bequem bis in ihr Inneres und selbst in das ihrer Aeste vordringen kann.*

Von solchen Erwägungen ausgehend habe ich es für kein allzu grosses Wagniss gehalten, die directe Bronchoskopie zu versuchen. Der vollständige Erfolg, den ich erzielte, ohne dass meine Patienten allzu sehr geplagt wurden oder irgendwelchen Schaden erlitten, bewies, dass meine Voraussetzungen richtig waren. Ob man mit dem Röhrenspeculum an der Bifurcation Halt macht oder noch eine Strecke weit in einem Hauptbronchus vordringt, ist für den Patienten ganz gleichgiltig. Bei genügender Cocinisirung merkt er gar nichts davon. Die Unbequemlichkeiten der Untersuchungen sind zumeist auf den Larynx und die einzunehmende ruhige Haltung zu beziehen.

Meine ersten Versuche nahm ich im Juli vorigen Jahres vor und zwar probirte ich zuerst die *Bronchoskopia inferior.*

Fährt man mit einem Wattetupfer, der mit 10 proc. Cocainlösung getränkt ist, in der Trachea nach abwärts, so gelangt man direct in den rechten Hauptbronchus und kann beide zugleich unempfindlich machen. Das vorher gut geölte und etwas angewärmte Röhrenspeculum lässt sich bei rückwärts geneigtem und nach der Seite gedrehtem Kopfe leicht in die Trachealwunde einführen. Man beleuchtet dasselbe mit der *Kirstein*'schen Stirnlampe oder dem *Casper*'schen elektrischen Handgriff und schiebt es langsam vor, *indem man fortgesetzt hindurchblickt und sich so in der schonendsten Weise seinen Weg sucht.*

Bei einem von mir auf solche Weise untersuchten Patienten (dessen Körperlänge 168 cm betrug) benützte ich ein Rohr von 9 mm Durchmesser, dessen vorderer Rand bis auf 10 mm verdickt war. Ich erreichte damit die Bifurcation in einer Entfernung von 14 cm von der Trachealwunde und ging darauf in den rechten Hauptbronchus ein, von dem zunächst nur der Anfangstheil zu sehen war. Indem ich das Rohr langsam und vorsichtig vorschob, gelangte ich zunächst an die Abgangsstelle für den rechten Oberlappenbronchus. Dann sah ich medial einen kleinen Bronchus abgehen und zuletzt erblickte ich bei nach links geneigtem Rohre die Theilung in die Bronchien für Mittel- und Unterlappen und sah noch in einen derselben tief hinein. Dabei war mein Rohr von der Bifurcation aus noch 5 cm weit vorgedrungen. Sein Ende hatte nach äusserer Abmessung ungefähr bis in den vierten Intercostalraum gereicht. Beim Vordringen fühlte ich keinen Widerstand und wurde erst angehalten, als die Weite des Rohres die des Bronchiallumens zu übersteigen begann. Es blutete nicht und der Patient hatte keine Schmerzen.

Die Bronchialschleimhaut war blass und trocken. Die Bronchialringe schimmerten leicht durch. Die Theilungsstelle des rechten Hauptbronchus sah ganz analog aus wie die der Luftröhre. Das ganze Bild belebten die pulsatorischen und respiratorischen Bewegungen.

Es war also ohne Schwierigkeiten gelungen, den *rechten* Hauptbronchus, so weit als nöthig, aus seiner Lage zu verdrängen. Wie aber verhielt sich der in wesentlich stärkerem Winkel abzweigende linke?

Um diesen cocainisiren zu können, musste ich mein Röhrenspeculum zuerst in seinen Eingang einführen und den Tupfer durch dasselbe hindurchführen. Darauf gelang es, mit dem Rohre 4,5 cm weit in dem linken Hauptbronchus vorzudringen und seine Theilung in den Ober- und Unterlappenast, sowie diese Aeste noch eine Strecke weit bequem zu übersehen. Das Rohr musste dabei stark nach rechts geneigt werden. Auch bei diesem Vorgehen hatte ich keinen besonders auffälligen Widerstand zu überwinden. Der Patient ertrug es mit derselben Leichtigkeit.

Ganz in derselben Weise untersuchte ich einen sechsjährigen Knaben. Die Rohrweite betrug 7,5 mm. Auch hier gelang es bequem, die gesamten grösseren Verzweigungen des Bronchialbaumes zu überblicken.

Aber auch *von oben, auf natürlichem Wege* liess sich die directe Bronchoskopie mit dem gleichen Resultate ausführen. Die Cocainisirung des Larynx mit 20 proc. Cocainlösung musste besonders am Kehldeckel und an der Hinterwand eine gründliche sein. Um das Cocain in die Luftröhre und den rechten Hauptbronchus zu bringen, verwandte ich einen geraden Tupfer, der auf autoskopischem Wege durch den Kehlkopf geführt wurde. Es erwies sich dabei mehrfach als zweckmässig, mit dem Spatel den Kehldeckel nach vorn zu nehmen. Mit der Röhre ging ich darauf *bei gleichzeitigem Durchblicken* bis in den linken Sinus pyriformis, schob sie dann von da aus hinter die Epiglottis und drang darauf an der hinteren Larynxwand entlang in die Trachea ein, was meist leicht gelang. Einigemal blieb ich allerdings mit dem vorne gerade abgeschnittenen Rohre auf den Stimmbändern sitzen und musste den Mandrin zu Hilfe nehmen. Das mit diesem versehene Rohr kann auch unter Leitung des Fingers oder bei gleichzeitiger Autoskopie in den Kehlkopf und die Luftröhre eingeführt werden. Ist das Rohr in der letzteren, so ist die Hauptschwierigkeit überwunden. Man geht dann unter allen Umständen ohne Mandrin weiter vor.

Ich berichte über einen Patienten von 152 cm Körperlänge. Der Abstand vom Munde bis zur Bifurcation beträgt 27 cm. Wie gewöhnlich sind nur die *Eingänge* in die Hauptbronchien sichtbar. Weiteres Vorschieben des Röhrenspeculums (von 9 mm Durchmesser) im rechten Hauptbronchus um 5 cm. Dabei kommt die Theilung in den Mittel- und Unterlappenast zu Gesicht. Darauf Einführung des Rohres in den Eingang des linken Hauptbronchus, Cocainisirung desselben. Vom rechten Mundwinkel aus kann man 4 cm weit in dem Bronchus vordringen, was genügt, um seine Theilung zu sehen.

Dasselbe Resultat erzielte ich bei einer ganzen Reihe von Patienten. Weitere Versuche belehrten mich, dass es sich besonders bei ängstlichen Kranken empfiehlt, nicht Alles in einer Sitzung erreichen zu wollen, sondern dass man gut daran thut, sie vorher etwas an die Autoskopie und das Cocain zu gewöhnen.

Eine Beeinträchtigung der Athmung ist mir bei der oberen Bronchoskopie nie aufgefallen. Der Kranke kann offenbar sowohl durch die Röhre, als auch an ihr vorbei athmen.

Bronchialkatarrhe bedingen eine etwas grössere Empfindlichkeit der Schleimhaut. Durch die Hustenstösse kann einem Schleim in's Gesicht geschleudert werden, oder er bleibt in dem Rohre hängen und muss dann herausgewischt werden. Husten bringt dem Patienten keine Gefahr; selbstverständlich hält man dabei das Rohr möglichst leicht und gibt jedem Stosse nach.

Die Anwendung der directen oberen Bronchoskopie scheint mir auf die Fälle beschränkt zu sein, die sich überhaupt autoskopisch untersuchen lassen und die nicht zu ängstlich oder schwach und elend sind.

Vielleicht hilft die Narkose über manche Schwierigkeiten hinweg. Die untere Bronchoskopie ist immer und unter allen Umständen anwendbar, womit man rechnen sollte, wenn bei Fremdkörpern die obere nicht gelingt und wenn die einfache Tracheotomie nicht ausreicht, um den Fremdkörper zu Tage zu fördern.

Alles was die directe Laryngoskopie erleichtert oder ihr Anwendungsgebiet erweitert, muss natürlich auch der oberen Bronchoskopie zu Gute kommen. So scheint mir, dass noch etwas mehr zu erreichen sein dürfte, wenn man von der Seite aus bei stark zurückgezogenem Mundwinkel vorgeht. Ich habe in der letzten Zeit diesbezügliche Uebungen vorgenommen.

Am besten gelang mir diese laterale Autoskopie, wenn ich, mit der *Kirstein*'schen Stirnlampe bewaffnet, mich ganz auf die Seite des Patienten stellte und mit einem breiten Wundhaken den Mundwinkel kräftig retrahirte. Der Patient musste seinen Kopf stark nach rückwärts und etwas nach der anderen Seite neigen. Die Zunge liess ich herausgestreckt festhalten. Zur Verdrängung des Zungengrundes benützte ich einen entsprechend verlängerten und verstärkten *Fränkel*'schen Spatel, mit dem ich an der Seite der Zunge bis in die Vallecula hinabging. Um den Mundwinkelhaken zu ersparen und den mitunter in störender Weise vortretenden vorderen Gaumenbogen zurückzuhalten, versuchte ich auch Spatel, deren äusserer Theil Röhrenform besass, und die, wie sich als zweckmässig erwies, etwas stärker abgebogen waren.

Bei der lateralen Autoskopie genügt entschieden ein gelinderer Druck als bei der medianen, sie ist also leichter zu ertragen. Man kann sich mit ihr die vordere Commissur einstellen und in Fällen, die sonst nur die Arygegend zu sehen gestatten, noch einen Einblick in den Larynx gewinnen. Besonders gut sieht man die gegenüberliegende Larynxseite. Wie mir scheint, werden von den Seitentheilen der Zunge leichter Würgbewegungen ausgelöst als von der Mitte aus; es empfiehlt sich daher meist, etwas Cocain anzuwenden.

Beiläufig bemerke ich, dass ich in ganz analoger Weise, und zwar von der rechten Seite aus, auch die Oesophagoskopie vornehme. Ich lege dabei besonderen Werth darauf, dass der sitzende Patient seinen Kopf so weit nach rückwärts und links beugt, dass die rechten oberen Backenzähne über den linken Sinus pyriformis zu liegen kommen. Seinen Oberkörper muss er militärisch gerade halten. Auf seiner rechten Seite stehend führe ich das Röhrenspeculum ein. Zum Beweise, wie schonend dieses Verfahren ist, erwähne ich die mehrfach gemachte Beobachtung, dass die am Ringknorpel vorbeigeführte Röhre durch ihre eigene Schwere vor meinen Augen allmählich in die Tiefe sank. Ich habe hinzuzufügen, dass ich dünnen Röhren, weil sie zur Orientirung vollständig genügen, den Vorzug gebe. Bei Männern verwandte ich solche von 9 mm Durchmesser.

Die praktische Bedeutung der directen Bronchoskopie lässt sich gegenwärtig keineswegs genau abschätzen. Von den Fremdkörpern und Bronchialerkrankungen abgesehen, hoffe ich, dass sie sich auch zur Diagnose und Therapie von Lungenaffectionen heranziehen lässt.

28 Erfinder der Freiluftliegekur – Peter Dettweiler und die Lungenheilanstalt in Falkenstein im Taunus

M. Öchsner-Pischel

Peter Dettweiler (1837 Wintersheim – 1904 Kronberg) hat sich im Kampf gegen die weit verbreitete und verheerende Volksseuche Tuberkulose große Verdienste erworben. Als Leiter der Lungenheilanstalt Falkenstein im Taunus führte er die Freiluftliegekur ein und erlangte weltweite Anerkennung. Neue hygienische Maßstäbe setzte Dettweiler mit der Taschenspuckflasche, die als „Blauer Heinrich" bekannt wurde. Sein großes soziales Werk war die Gründung der ersten Volksheilstätte für mittellose Lungenkranke in Falkenstein.

Biographie

Der 1837 in Wintersheim bei Worms geborene Peter Dettweiler, absolvierte sein Medizinstudium an den Universitäten in Gießen und Würzburg.[1] Nach seiner Promotion im Jahr 1863 arbeitete er als Assistenzarzt bei dem berühmten Pathologen Rudolf Virchow in Berlin. Im Jahr darauf ließ er sich als praktischer Arzt in Pfeddersheim bei Worms nieder. Als Militärarzt nahm er 1866 am preußisch-österreichischen Feldzug teil und trat schließlich in den Militärdienst in Darmstadt ein.

Assistenzarzt bei Hermann Brehmer in Görbersdorf

Auf Grund eines Blutsturzes suchte Peter Dettweiler, der bereits seit seiner Studienzeit an einer Lungenerkrankung litt, 1868 die Heilanstalt in Görbersdorf/Schlesien auf, die von dem Arzt Dr. Hermann Brehmer (1826 – 1889) geleitet wurde. Nach seiner Genesung folgte Dettweiler 1869 dem Angebot Brehmers und blieb als dessen Assistenzarzt bis 1875 in Görbersdorf. Dort lernte der junge Arzt Brehmers bahnbrechende Maßnahmen in der Schwindsuchtbehandlung kennen.

Brehmer hatte bereits 1853 in seiner Doktorarbeit die These aufgestellt, dass die Lungentuberkulose im ersten Stadium immer heilbar sei, und hat damit das bis dahin herrschende Dogma von der Unheilbarkeit der Tuberkulose infrage gestellt.[2] Im Görbersdorfer Sanatorium hatte Brehmer 1854 erstmals die Anstaltsbehandlung für Lungentuberkulose in Kombination mit hygienisch-diätetischen Maßnahmen eingeführt. Die Anschauungen des Begründers des Lungenheilstättenwesens waren lange umstritten. Erst unter Brehmers Schüler Peter Dettweiler gelangte das Heilstättenwesen zu weltweiter Anerkennung.

Dettweiler begegnete seinem Lehrer mit großer Hochachtung und genoss dessen volles Vertrauen. Das hielt den jungen Arzt jedoch nicht davon ab, eigene Forschungen zu betreiben und in einigen Bereichen zu anderen Ergebnissen zu gelangen als sein Meister. So widerlegte Dettweiler beispielsweise die These Brehmers, nach der die Ursache für die Tuberkulose im Missverhältnis zwischen der „abnormen Kleinheit des Herzens" und der „Übergröße der Lunge" zu suchen sei.[3] Auch die „Immunitätslehre", der zufolge eine Heilung der Tuberkulose nur im Gebirge, das Brehmer als ein immunes, tuberkulosefreies Gebiet ansah, möglich sei, focht Dettweiler an. Stattdessen war er der Überzeugung, dass die Heilbarkeit der Tuberkulose nicht an Orte gebunden ist, die durch Höhenlage und Klima ausgezeichnet seien. Es kam zum Bruch zwischen Brehmer und seinem Schüler. Dettweiler verließ Görbersdorf 1875 mit dem Plan, eine eigene Heilanstalt in St. Blasien im Schwarzwald zu errichten.

---

[1] *Hessisches Hauptstaatsarchiv, Wiesbaden, Abt. 1158; mit der Biographie der Familie Dettweiler und zahlreichen anderen Dokumenten Peter Dettweiler betreffend.*

[2] *Langerbeins, Ingeborg, Lungenheilanstalten in Deutschland (1854 – 1945), Dissertation, Köln 1979, S. 4.*

[3] *vgl. Langerbeins, 1979, S. 5.*

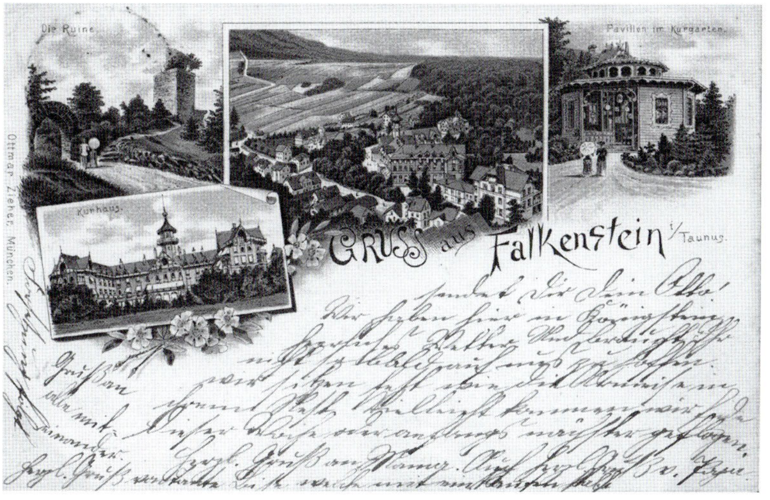

Abb. 28.**1** Ansichtskarte: Lungenheilanstalt Falkenstein, um 1900, Stadtarchiv Königstein.

Lungenheilanstalt in Falkenstein

Als Dettweiler jedoch 1876 das Angebot bekam, die Heilanstalt in Falkenstein zunächst vertretungsweise zu leiten, entschied er sich kurzfristig anders. Er übersiedelte in den kleinen Taunusort nordwestlich von Frankfurt.[4] Bald darauf wurde ihm die Leitung des Hauses übertragen. Das Falkensteiner Sanatorium war 1874 auf Anregung von Mitgliedern des Frankfurter „Ärztlichen Vereins" mit dem Ziel gegründet worden, eine Heilanstalt für Lungenkranke in leicht zugänglicher, gesunder Gebirgsgegend zu erbauen (Abb. 28.**1**, Abb. 28.**2**).[5]

Mit der Falkensteiner Heilanstalt war erstmals weitab von Görbersdorf – und 20 Jahre später – die Idee der Heilstättenbehandlung für Tuberkulosekranke aufgegriffen worden, und mit Dettweiler hatte man den bestmöglichen Arzt gewinnen können. Die in Görbersdorf gemachten medizinischen Erfahrungen setzte er um. Die Heilstätte wurde seinen Vorstellungen entsprechend umgebaut. Die Patienten kamen aus dem In- und Ausland und schon bald genoss das Falkensteiner Sanatorium großes Ansehen. Viele Persönlichkeiten statteten dem vorbildlichen Haus einen Besuch ab: unter ihnen waren Kaiserin Friedrich, die Erbprinzessin von Anhalt-Dessau und die Fürstin von Thurn und Taxis, Prinz Heinrich von Preußen oder der Bakteriologe Emil von Behring.[6]

Das in 400 m Höhe am Südhang des Taunus gelegene Sanatorium bestand aus einem Hauptgebäude, dessen Seitenflügel die Terrasse umschlossen, und zwei seitlichen Nebenhäusern. Im Erdgeschoss des Haupttraktes befanden sich prächtige Gesellschaftsräume, die Bibliothek, das Verwaltungsbüro sowie das Post- und Telegrafenamt. Auf den übrigen drei Stockwerken waren die Patientenzimmer mit insgesamt 100 Betten etabliert. Im ersten Stock waren das Arzt- und das Wartezimmer sowie die Laboratorien für mikroskopische und chemische Untersuchungen untergebracht. Durch den Umbau der Heilstätte zu Beginn der 1880er Jahre konnte Dettweiler die Kapazität der Betten auf 115 erhöhen. Eine Dusch- und Badeabteilung sowie Aufenthaltsräume für die Patienten bei schlechter Witterung wurden errichtet.

[4] *Bereits 1873 wollte man Dettweiler bei der Planung der Lungenheilanstalt in Falkenstein hinzuziehen; er hatte jedoch abgelehnt, weil er nicht bei der Errichtung eines Konkurrenzunternehmens zu Görbersdorf mitarbeiten wollte, solange er dort angestellt war.*

[5] *Der „Ärztliche Verein" wurde 1845 als wissenschaftliche Vereinigung von in Frankfurt niedergelassenen Ärzten (Moritz Schmidt und Johannes Bärwindt) gegründet.*

[6] *Hessisches Hauptstaatsarchiv Wiesbaden, Abt. 1158; Gästeliste und Zeitungsberichte.*

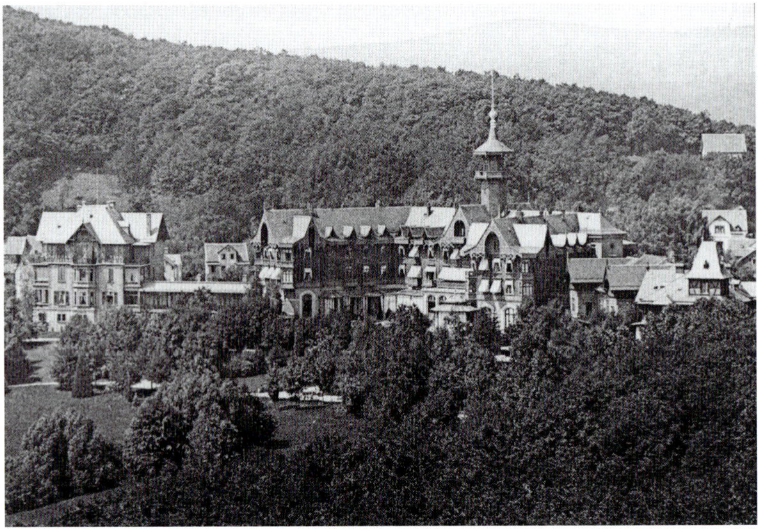

Abb. 28.**2** Lungenheilanstalt Falkenstein, Gesamtansicht mit Park, um 1900, Stadtarchiv Königstein.

Hygienisch-diätische Tuberkulosetherapie

Dettweilers Tuberkulosetherapie basierte weitgehend auf den bewährten Brehmerschen hygienisch-diätischen Behandlungsprinzipien, die auf einer reichhaltigen und fettreichen Ernährung beruhte.[7] Die Anzahl der Mahlzeiten, die Essensmenge und die Uhrzeiten waren genauestens vorgeschrieben und mussten eingehalten werden. Mit der kalorienreichen Kost zeigten sich bereits nach 3 Wochen Gewichtszunahmen, die von 3 – 9 Kilogramm betrugen. Eine anregende Wirkung auf den Blutkreislauf glaubte Dettweiler durch kleine Alkoholgaben erzielen zu können.

Darüber hinaus vertrat der Falkensteiner Arzt die Ansicht, dass eine gut geleitete Anstalt die beste Möglichkeit zur Heilung der Tuberkulose sei. Seine strenge Disziplin in der „Zuchtanstalt" war berühmt und berüchtigt, wurde aber von den Patienten, die vornehmlich der wohlhabenden Gesellschaftsschicht angehörten, ohne Murren akzeptiert. Über die medizinischen Anordnungen hinaus hatten sich die Patienten strengstens an die Hausordnung zu halten, die auch hygienische Verhaltensregeln beinhaltete.

[7] *Dettweiler, Peter, Die hygienisch-diätische Anstaltsbehandlung. In: Gotthold Pannwitz (Hrsg.), Bericht über den Kongress zur Bekämpfung der Tuberkulose als Volkskrankheit, Berlin 1899.*

Taschenspuckflasche

Sehr wichtig war Dettweiler die Aufklärung der Patienten über die hohe Ansteckungsgefahr der Krankheit und den richtigen Umgang mit infektiösem Material. Um der Verbreitung entgegen zu wirken, legte Dettweiler besonderen Wert auf die Entsorgung des hochinfektiösen Auswurfs. Untersuchungen hatten gezeigt, dass die Lungentuberkulose nicht nur durch die Luft, sondern auch durch kontaminierten Staub ihre ansteckende Wirkung verbreitet. Damit die Kranken nicht mehr auf den Boden oder in das Taschentuch spuckten, hatte Dettweiler ein „Taschenspuckfläschchen für Hustende" entwickelt (Abb. 28.**3**). Dieses stellte er erstmals 1889 auf dem 8. Kongress für Innere Medizin in Wiesbaden vor.[8] Das kleine blaue Glasfläschchen wurde jedem Patienten zur Verfügung gestellt und musste täglich geleert werden. Die Erfindung des so genannten „Blauen Heinrichs" machte den Falkensteiner Arzt weithin bekannt.

[8] *Dettweiler, Peter, Demonstration eines Taschenfläschchens für Hustende. In: Prof. Dr. Ernst Leyden, Verhandlungen des 8. Congresses für innere Medicin, Wiesbaden 1889; Die Fabrikation wurde von der Firma Gebrüder Noelle und Co. in Lüdenscheid durchgeführt, die 1890 ein Patent beim Kaiserlichen Patentamt anmeldete (Nr. 51 691).*

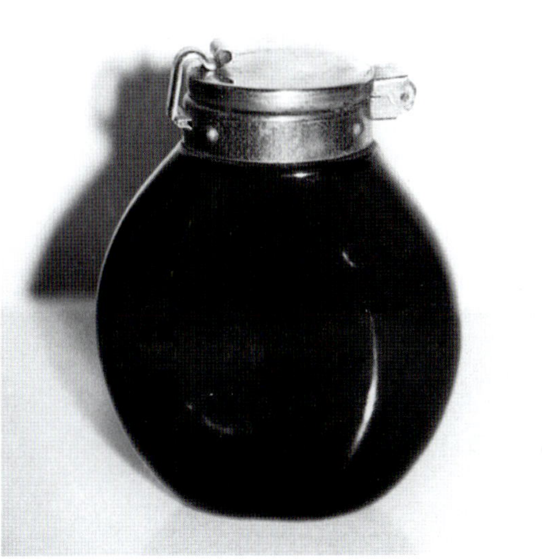

Abb. 28.**3** Taschenspuckflasche „Blauer Heinrich“, Monika Öchsner-Pischel.

Freiluftliegekur und Physiotherapie

Dettweiler war der Überzeugung, „dass wir es bei der ausgebrochenen Phthise nicht bloß mit einem kranken Organ, sondern auch mit einem kranken Organismus, statt mit einer Krankheit mit einem kranken Individuum zu thun haben“.[9] Daher sah er in der Kräftigung des gesamten Körpers einen wichtigen Grundsatz der Schwindsuchttherapie. Eine wesentliche Rolle spielten physiotherapeutische Maßnahmen wie Bäder, Duschen, Abreibungen, Gymnastik oder Atemübungen. Regelmäßige Untersuchungen der Lungen, des Auswurfs, des Urins, Gewichts- und Temperaturkontrollen wurden durchgeführt und in Krankenberichten festgehalten, was zu dieser Zeit keineswegs üblich war.

Darüber hinaus hatte Dettweiler erkannt, dass sich der lange Aufenthalt an der frischen Luft sehr gut auf den Heilungsprozess auswirkte. Spaziergänge im Park und Wald waren nur bei gutem Wetter möglich und nur kräftigeren Patienten erlaubt. Noch in Görbersdorf hatte der junge Assistenzarzt erste erfolgreiche Versuche mit einer Liegekur in Hängematten unternommen. Um auch bei schlechter Witterung oder bettlägerigen Patienten den vorgeschriebenen Aufenthalt an der frischen Luft zu ermöglichen, ließ Dettweiler die Falkensteiner Heilstätte um Wandel- und Liegehallen erweitern, so dass diese das Haupt- und Nebengebäude miteinander verbanden (Abb. 28.**4**). Selbst im Winter wurden fiebernde Tuberkulosekranke ins Freie gelegt und eine Verbesserung des Krankheitszustandes erzielt. Damit die Patienten bequemer liegen konnten, hatte Dettweiler in Falkenstein spezielle Liegestühle entworfen.

Die Freiluftliegekur diente zur Stärkung des Organismus und wurde „auf den jeweiligen Kräftezustand des Kranken und das Stadium seiner Erkrankung genau angepasst.“[10] Die täglich bis zu 10 Stunden angeordnete Liegekur musste von den Patienten streng eingehalten werden und wurde von den Heilstättenärzten überwacht. Mit der Heilstättenkur erzielte Dr. Dettweiler gute Erfolge: etwa 15 % der Patienten verließ die Anstalt, ohne dass noch Krankheitserscheinungen nachweisbar waren, bei den anderen wurden zumeist erhebliche Verbesserungen des gesundheitlichen Zustandes erreicht.[11] Dettweilers Freiluftliegekur leitete eine neue Ära in der Tuberkulosebehandlung ein, die in den Folgejahren weltweite Anerkennung fand und aufgegriffen wurde.

„Der Arzt, als Apostel, der wirksam hilft“

Dettweiler stellte hohe Ansprüche an sich und den Lungenarzt überhaupt. Um stets über den Zustand der Patienten informiert zu sein, hielt er regelmäßige Sprechstunden ab. Von seinen Ärzten verlangte er nicht nur medizinisches Wissen und Können, sondern auch Menschenkenntnis und psychologisches Einfühlungsvermögen. Über die therapeutischen Anordnungen hinaus musste sich der Arzt auch um die Sorgen und Nöte seiner Kranken kümmern, sie aufmuntern, loben oder tadeln. Für Dettweiler war die so genannte „psychische Leitung“ ein wichtiger Eckpfeiler der Schwindsuchttherapie. Daher wies er dem Lungenarzt eine „hohe sittliche Verantwortung“ zu und bezeichnete ihn als einen „Apostel, der wirksam hilft“.[12]

[9] *Dettweiler, Peter, Die Behandlung der Lungenschwindsucht in geschlossenen Heilanstalten mit besonderer Beziehung auf Falkenstein i. T., 2. Auflage, Berlin 1884, S. 16.*

[10] *Dettweiler 1899, S. 396.*

[11] *Hess, Dr. Karl, Ueber die Heilanstalt Falkenstein im Taunus, ihre Einrichtung und die in ihr geübte Behandlungsweise. In: Die Heilkunde. Monatsschrift für praktische Medizin. Jahrg. VII, Heft 4, 1903, S. 8.*

[12] *Dettweiler 1899, S. 400.*

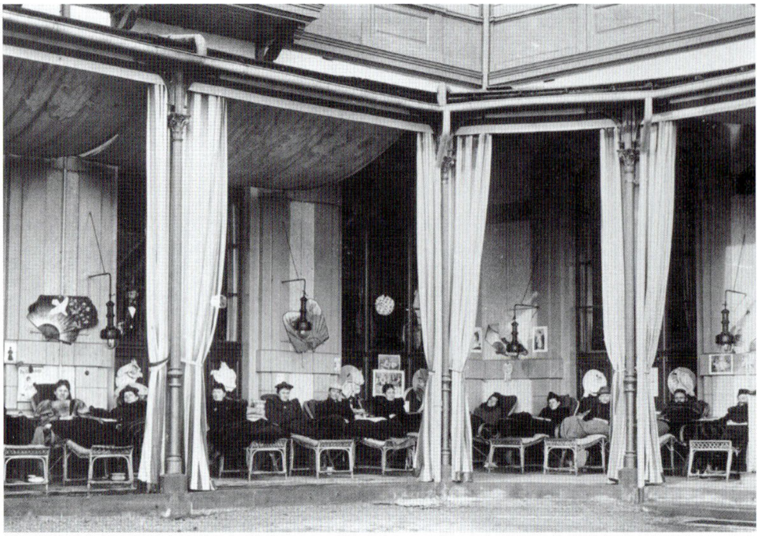

Abb. 28.**4** Liegehallen, Stadtarchiv Königstein.

Um jungen Ärzten eine gute Ausbildung zum Lungenarzt zu ermöglichen, bot Dettweiler, in Zusammenarbeit mit seinen Kollegen, mehrmonatige Fortbildungskurse für Volontäre an seiner Heilstätte an.

Dettweiler als Wissenschaftler

Dettweiler (Abb. 28.**5**) hat sich in der Tuberkulose-Therapie und -Forschung große Verdienste erworben. Seine Forschungsergebnisse wurden in vielen Beiträgen für medizinische Fachzeitschriften und in Vorträgen veröffentlicht. Zu dem jährlich stattfindenden renommierten „Kongress für Innere Medizin“ in Wiesbaden war Dettweiler häufig als Referent geladen.

1891 legte Peter Dettweiler der Ärztekammer für Hessen-Nassau eine statistische Erhebung über die Verbreitung der Volksseuche Tuberkulose vor. Nach der Studie gab es in Frankfurt allein 4000, in der Provinz Hessen-Nassau 30 000 und in ganz Deutschland etwa 1 200 000 Lungenkranke, wobei er für etwa die Hälfte der Erkrankten den Aufenthalt in einer Heilstätte für notwendig erachtete. Jährlich starben in Deutschland 170 – 180 000 Menschen an Lungenschwindsucht.[13]

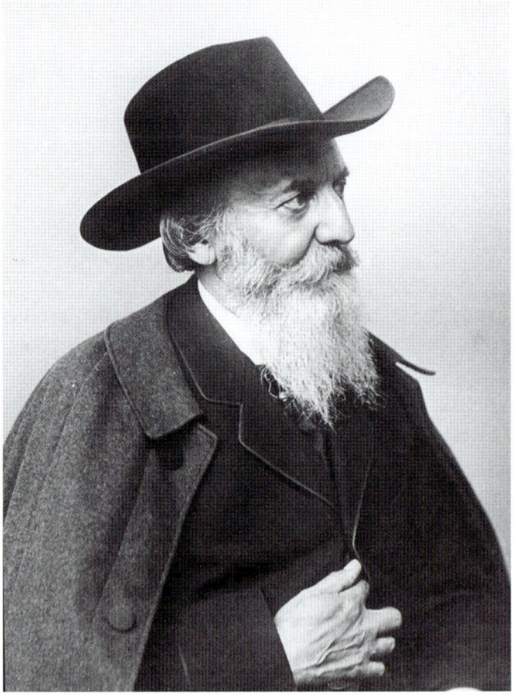

Abb. 28.**5** Dr. Peter Dettweiler, Stadtarchiv Königstein.

[13] *Dettweiler, Peter, Mitteilungen über die erste deutsche Volksheilstätte für unbemittelte Lungenkranke in Falkenstein, In: Deutsche Medicinische Wochenschrift, 1892, Nr. 48, S. 2.*

Notwendigkeit von Volksheilstätte

Der großen Zahl an Tuberkulosekranken stand eine verhältnismäßig kleine Anzahl an Heilstätten gegenüber. Und die wenigen bestehenden Sanatorien waren den gehobenen Gesellschaftsklassen vorbehalten, denn nur diese konnten sich die kostspielige, mitunter 12 Wochen dauernde Behandlung leisten. Erst in den 1880/90er Jahren erhoben sich Stimmen aus der Ärzteschaft – darunter auch die Peter Dettweilers –, die die Errichtung von Heilanstalten für Unbemittelte forderten.

Mit der sensationellen Entdeckung des Tuberkulose-Erregers durch Robert Koch im Jahr 1882 waren die Ätiologie und Übertragbarkeit der Krankheit erkannt. Die Isolierung der Erkrankten wurde ein wichtiges Argument, das man zur Errichtung weiterer Heilstätten, insbesondere von Volksheilstätten, heranzog.[14]

Erste Volksheilstätte Deutschlands in Falkenstein

Die erste Volksheilstätte Deutschlands wurde schließlich 1892 in Falkenstein im Taunus eröffnet. Der „Frankfurter Verein für Reconvalescentenanstalten" hatte die Heilstätte in Zusammenarbeit mit Peter Dettweiler gegründet, um dort mittellose Tuberkulosepatienten aus der Frankfurter Gegend zu versorgen. Die Errichtung und Fortführung der Anstalt wurde aus Spenden von wohlhabenden Frankfurter Bürgern sowie durch Verträge mit Ortskranken-, Unterstützungs- und Hilfskassen sowie Krankenhäusern der Stadt ermöglicht.[15] Da das Unternehmen zunächst nur als Versuch geplant war, mietete der Verein eine leerstehende Anstalt und wandelte sie in eine kleine, aber zweckmäßige Heilstätte mit 16 Krankenzimmern und 26 Betten um.[16] Neben Dusch- und Badeeinrichtungen erbaute man eine nach Süden offene Liegehalle für die Freiluftliegekur. Der kleine Garten bot zahlreiche Sitzgelegenheiten für den Aufenthalt der Kranken bei schönem Wetter.

Die ärztliche Leitung dieser „Zweiganstalt" wurde kostenfrei von den Ärzten des Sanatoriums übernommen. Durch eine telefonische Anlage waren die beiden, nur wenige Schritte entfernt gelegenen Anstalten, verbunden, so dass in Notfällen schnell Hilfe gerufen werden konnte.

Schon bald wurde offensichtlich, dass die Volksheilstätte, die ausnahmslos männliche Kranke aus dem Arbeiterstand aufnahm, zu klein war, um die große Zahl an Schwindsüchtigen – und um vor allem auch weibliche mittellose Kranke- aufnehmen zu können. Der Vorstand des Reconvalescentenvereines fasste den Entschluss, ein neues größeres Sanatorium zu bauen. 1895 konnte die erste eigenständige Volksheilstätte in Ruppertshain im Taunus eröffnet werden.

Im gleichen Jahr übergab Dettweiler das Falkensteiner Sanatorium an seinen bisherigen Stellvertreter Karl Hess. Mit dem Weggang des beliebten Arztes verlor die Heilanstalt an Geltung und musste 1907 wegen wirtschaftlicher Schwierigkeiten geschlossen werden; sie wurde schließlich aus Furcht vor Infektionen abgerissen.

Peter Dettweiler, der hoch angesehene Geheime Sanitätsrat und erste Ehrenbürger von Falkenstein, starb 1904 im Alter von 67 Jahren in Kronberg am Herztod. Die medizinischen und sozialen Richtlinien Dettweilers in der Tuberkulosetherapie und -forschung hatten sich über die ganze Welt verbreitet.

Speiseplan für die Lungenheilanstalt Falkenstein

Die Kost in der Lungenheilanstalt musste schmackhaft und reichhaltig sein, für jedermanns Geschmack und Gewohnheit sollte etwas Zusagendes dabei sein. Der allgemeine Speiseplan wurde entsprechend dem Gesundheitszustand des Patienten abgeändert (Tab. 28.**1**).

Speiseplan für die Volksheilstätte

In einer Volksheilstätte reichte die gute einfache Kost vollständig aus (Tab. 28.**2**).

---

[14] *Seinen Standpunkt verteidigte er u. a. in dem Beitrag: „Der Tuberkelbazillus und die chronische Schwindsucht", In: Berliner Klinische Wochenschrift, Nr. 3, 1883.*

[15] *Langerbeins, S. 27.*

[16] *Hess, Dr. Karl, Ueber die Heilstätte für unbemittelte Lungenkranke in Falkenstein. In: Fortschritte in der Krankenpflege, 1892, Nr. 11 und 12.*

Tabelle 28.**1** Speiseplan für die Lungenheilanstalt Falkenstein.

7.30 – 8.30 Uhr	**Erstes Frühstück**
	Kaffee, Tee, Schokolade oder Kakao, Milch, Brot, Backwerk, Butter und Honig.
10.00 Uhr	**Zweites Frühstück**
	Milch oder Kraftsuppe und Butterbrot
13.00 Uhr	**Mittagessen**
	5 – 6 Gängen sowie anschließend Kaffee
16.00 Uhr	**Nachmittags**
	Milch
19.00 Uhr (Winter), 19.30 Uhr (Sommer)	**Abendessen**
	Suppe, warme und kalte Platte mit Salat und Kompott
21.00 Uhr	**Nachts**
	Milch

aus: Dr. Karl Hess, Über die Heilanstalt in Falkenstein im Taunus, ihre Einrichtung und die in ihr geübte Behandlungsweise. In: Die Heilkunde. Monatsschrift für praktische Medizin, VII. Jahrg., 4. Heft, April 1903

Tabelle 28.**2** Speiseplan für die Volksheilstätte

7.30 Uhr	**Erstes Frühstück**
	Milchkaffee mit Brot, Semmel und Butter sowie ein Glas Milch
10.00 Uhr	**Zweites Frühstück**
	Glas Milch mit Butterbrot
13.00 Uhr	**Mittagessen**
	Suppe, Fleisch und Gemüse, ½ Flasche Bier oder 1 – 2 Gläser Beerwein
16.00 Uhr	**Nachmittags**
	Kaffee mit Butterbrot
19.00 Uhr	**Abendessen**
	kalter Aufschnitt, Salat oder Käse mit Butter, oder Ähnliches, dazu ½ Flasche Bier oder Tee

Einzelne Patienten, vor allem diejenigen, die an Nachtschweiß leiden, erhalten vor dem Schlafengehen noch ein Glas Milch mit Zusatz von einigen Teelöffeln Kornbranntwein.

aus: Dr. Karl Hess. Über die Heilstätte für unbemittelte Lungenkranke in Falkenstein. In: Separatdruck aus: Fortschritte der Krankenpflege, 1892, Nr. 11 u. 12.

29 Athanasius Kirchers Pestschrift von 1658 und seine Einstellung zur Lungenpest

G. F. Strasser

Athanasius Kircher, ein Universalgelehrter des 17. Jahrhunderts

Als viertes von sieben Kindern wurde Athanasius 1602 in Geisa/Rhön in eine gebildete Familie hinein geboren und erhielt neben frühzeitigem Unterricht durch seinen Vater in den Fächern Musik, Mathematik und Geographie auf dessen Veranlassung hin Unterweisung im Hebräischen, die 1612 bis 1618 während des Studiums des jungen Athanasius am Fuldaer Jesuitengymnasium fortgesetzt wurde. An den Kollegien in Paderborn, Köln und Mainz erwarb er in den kommenden zehn Jahren eine weit gefächerte Ausbildung, die es ihm ermöglichte, nach der Priesterweihe in Mainz 1628 und dem dritten Probejahr in der Gesellschaft Jesu schon 1629 die Professur für die Fächer Moralphilosophie, Mathematik und orientalische Sprachen an der Universität Würzburg zu übernehmen. Durch die Wirren des Dreißigjährigen Krieges vertrieben, gelangte er 1631 nach Avignon, wo er am Jesuitenkolleg wiederum diese Disziplinen lehrte und – angeregt durch wichtige Kontakte mit bedeutenden Gelehrten in dieser Universitätsstadt – insbesondere naturwissenschaftlichen Fragen nachging. Obwohl Kaiser Ferdinand II. ihn 1633 als Hofmathematiker nach Wien berief, wurde er nach Rom beordert und zum Professor der Mathematik, Physik und der orientalischen Sprachen am Collegium Romanum, der Jesuiten-Universität, ernannt.

In den fast 50 Jahren, die ihm dort verblieben, ehe er 1682 starb, veröffentlichte der bald von Unterrichtsverpflichtungen befreite Jesuitenpater über dreißig teilweise prachtvoll ausgestattete Werke, die jedoch über seine drei universitären Fachgebiete weit hinaus gingen. Dabei ist hier von besonderem Interesse, dass er 1646 erstmals neu erfundene Mikroskope in seiner *Ars magna Lvcis et Vmbræ* beschrieb, unter ihnen das einfache Kügelchenmikroskop, das er kurz zuvor von einem seiner Gönner, Kardinal Carlo de Medici, erhalten hatte. [1]

Kirchers medizinische Veröffentlichungen in allgemeinen Werken

Noch vor der Illustration der bei Kirchers weiteren medizinischen Untersuchungen grundlegenden Mikroskope hatte der Jesuit 1641 seine Theorie des Magnetismus in der mehrmals aufgelegten *Magnes siue de Arte Magnetica* [2] dargelegt. Zeit seines Lebens ging er davon aus, dass Gott der zentrale Magnet aller Dinge sei, woraus er die magnetische Harmonie der gesamten Natur und des Menschen ableitete, eine Überzeugung, die er 1667 in dem bestens illustrierten Werk *Magneticvm natvræ regnvm, sive, Disceptatio physiologica* [3] erneut auf die göttlich-magnetischen Beziehungen innerhalb eines Universums anwandte, in dem sich die Dreieinigkeit der gottgeschaffenen Natur widerspiegelt, wie Werner E. Gerabek es ausdrückte. Schon 1641 hatte er klar gelegt, dass Krankheiten mit Hilfe des Magnetismus therapiert werden könnten, eine Anwendung, die letztlich 1781 von Franz Anton Mesmer verblüffend weiter geführt wurde.

Auch auf einem ganz anderen Gebiet spielte bei Kircher Magnetismus eine große Rolle, nämlich beim sog. Schlangenstein [4]. Um 1656 dürfte der Gelehrte – bei dem damals fast die gesamte Post der Jesuitenmissionare einlief – aus Indien von diesem Wunderpräparat gehört haben, über dessen Wirksamkeit viele Patres berichteten. 1663 schließlich stellte er seinen Versuch mit Schlangensteinen an, wobei er „vor erstaunten Zeugen" einen Hund von einer Viper beißen ließ. Der Stein, so berichtete er 1667 in seinem Sammelwerk über den Fernen Osten, China (...) illustrata, und im gleichen Jahr in erweiterter Form im 5. Kapitel des schon erwähnten *Magneticvm natvræ regnvm* [5], hätte beim Auflegen an der Bissstelle gehaftet und wäre dort längere Zeit verblieben, was Kircher wiederum mit Magnetismus in Beziehung setzte. Als dieser *Lapis serpentis* schließlich das Gift ausgesaugt hatte, sei er von selbst abgefallen wie ein praller Blutegel. Der Hund, vom Gift befreit, hätte zwar noch eine

Zeitlang Fieber gezeigt, sei in einem Tag aber völlig gesundet.

Auf einem anderen, wiederum unerwarteten Gebiet dokumentierte Athanasius Kircher therapeutische Anwendungen des Magnetismus, nämlich der Musikologie. Schon 1641 hatte er dies in *De Arte Magnetica* theoretisch und praktisch diskutiert [6] und griff das Thema in seinem musikologischen Standardwerk, der *Mvsvrgia vniversalis* von 1650, erneut auf [7]. Er erklärte, dass organische Krankheiten mit Hilfe der Musik überhaupt nicht behandelt werden könnten; Erfolg verspräche iatromusikalische Therapie nur bei Gemütserkrankungen, zu denen er auch den Biss der Tarantel zählte. Gleichsam zum Austreiben dieses Gifts nun wurden die meist in Apulien anzutreffenden „Besessenen" zum Tanz gezwungen, wobei Kircher erstmals eine als „Antidotum Tarantulae" bezeichnete achttaktige Weise aufzeichnete, die bei Patienten ein Ausschwitzen des Gifts bewirken sollte.

Kirchers einziges spezifisch medizinisches Werk, die Pestschrift von 1658

Zu einer Zeit, als der Gelehrte mit Arbeit auf den Gebieten der Kosmologie, Geologie oder Hydrologie beschäftigt war, mag die Veröffentlichung des *Scrvtinivm Physico-Medicvm Contagiosæ Luis, quæ Pestis dicitur* von 1658 überraschen [8] (Abb. 29.**1**, Abb. 29.**2**). Sicherlich hatte Kircher sich seit 1641 bei der schon angedeuteten Beschäftigung mit Mikroskopen mit verschiedenen Krankheiten befasst und etwa das Blut „fiebriger Kranker" untersucht, doch war es der plötzliche Ausbruch einer Pestepidemie in Neapel im Jahre 1656, die medizinisch nicht in den Griff zu bekommen war und auf Rom übergriff, der Kircher auf den Plan rief. Obwohl medizinisch nicht ausgebildet, erhielt er Zugang zu Siechenhäusern und wurde bei seinen Beobachtungen von einigen der besten römischen Ärzte unterstützt, wie er im Vorwort erwähnt.

Nach der Widmung an Papst Alexander II beginnt das Buch mit einer Diskussion „Von Ursprung / Ursach / und Würckungen der Pest", wobei Kircher nach der pflichtgemäßen Einstufung der Pest als „Geisel Gottes" (S. 1) sehr schnell dazu übergeht, „auch ihre natürliche Ursach" zu untersuchen (S. 4 ff). Dabei spielen verschiedene Arten von „Verfäulung" eine große Rolle, wie sie aus irdischen Stoffen, aber auch aus der Luft und Erde komme – die

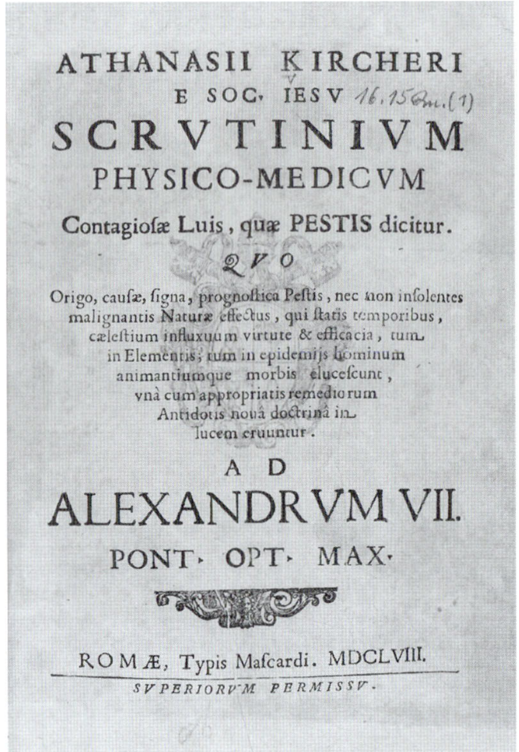
ATHANASII KIRCHERI
E SOC. IESV
SCRVTINIVM
PHYSICO-MEDICVM
Contagiosæ Luis, quæ PESTIS dicitur.
QVO
Origo, causæ, signa, prognostica Pestis, nec non insolentes malignantis Naturæ effectus, qui statis temporibus, cælestium influxuum virtute & efficacia, tum in Elementis; tum in epidemijs hominum animantiumque morbis elucescunt, vnà cum appropriatis remediorum Antidotis nouâ doctrinâ in lucem eruuntur.
AD
ALEXANDRVM VII.
PONT. OPT. MAX.
ROMÆ, Typis Mascardi. MDCLVIII.
SVPERIORVM PERMISSV.

Abb. 29.**1** Kirchers lateinische Pestschrift von 1658.

Miasma-Theorie wird nicht übergangen. Doch schon im 4. Kapitel erscheint die Vermutung, „daß die Pest selbsten durch Anzündung und *Contagion* fortgepflanzet und *propagiret* werde" (S. 20). Im Anschluss daran taucht erstmals die Theorie auf, dass eine Ansteckung „durch den Außguß kleiner vergifften *Corpusculorum*" geschehe. Ohne Girolamo Fracastoro oder dessen einschlägiges Werk aus dem Jahre 1546 zu erwähnen, *De Contagionibus et Contagiosis Morbis et Eorum Curatione Libri III*, definiert er schließlich das 7. Kapitel so: „Daß aus der Verfaulung immerdar kleine und unsichtbare vergiffte *Corpuscula* in die umbligende und nächste Leiber außgeblasen werden / welch Auß= und Anblasungen der Samen der Pestilentz genennet wird" (S. 34 – 58). Er kommt zu folgender Überlegung: „Weilen aber dise *Corpuscula* gemeiniglich noch kein Leben haben / wann doch darzu kommt die äusserliche Hitz deß schon zuvor verderbten und angezündeten Luffts / so werden auß denen *Corpu(s)culis* unzahlbarlich vil unsichtbare Würmlein / daß so vil zuvor *Corpuscula* gewesen / so vil

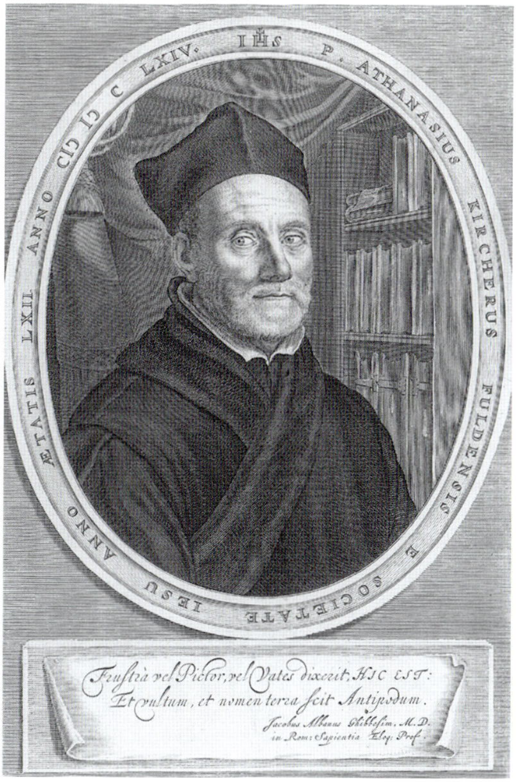
IHS P. ATHANASIUS KIRCHERUS FULDENSIS E SOCIETATE IESU ANNO ÆTATIS LXII ANNO CIƆ IƆC LXIV.
Frustra vel Pictor, vel Vates dixerit, HIC EST:
Et vultum, et nomen terra scit Antipodum.

Abb. 29.**2** Portrait Kirchers von 1664.

hernach Würm erwachsen; also daß man disen Außfluß der gifftigen *Exhalation* nicht mehr eine todte / sondern ein lebendige *Effluenz* nennen kan" (S. 45). Diese Vorstellung von lebendigen *Effluvia (animata effluvia)* habe er mit Hilfe der Mikroskope in vielen Versuchen gewonnen, von denen er sechs beschreibt, führt der Gelehrte aus [9]. In medizinischer Fachliteratur wird dieser Abschnitt als Kirchers wichtigster Beitrag zur Geschichte der Disziplin gesehen: „Im Rahmen der Pestschriften des 17. Jahrhunderts", so etwa referiert Antoinette Stettler, „war es tatsächlich ein Novum, dass (Kircher) bei seiner Pestbetrachtung nun die größte Emphase eben auf die Vorstellung der Fäulnis und des Parasitenbefalls legte" [10]. Im verbleibenden Kapitel expliziert der Jesuit seine Theorie weiter („Daß aber dise *Corpuscula* lebendig seyndt", S. 61); diese Krankheitserreger würden durch die Poren der Haut eindringen und könnten sich auf dem Luftweg in einer Entfernung von nicht mehr als fünf oder sechs Fuß ausbreiten, führt er unter den zwölf verschiedenen Ansteckungsarten später auf – unter denen auch Haustiere sowie Mücken sein könnten. Im Übrigen kennt Kircher neben der Infektion über den Luftweg auch die durch direkten Kontakt oder durch Ansteckungsträger wie etwa Wäsche, Kleidung und Schuhe. Wie so oft in bei seinen Forschungen, übernimmt er aber auch kritiklos tradiertes Wissen und referiert, wie die Seuche künstlich erzeugt werden könnte, wobei er Gründe wie die mittelalterlichen Brunnenvergiftungen der Juden oder den verheerenden Einfluss von Planetenkonstellationen aufführt.

Kirchers Ansichten von der Lungenpest

Obwohl von ihm nicht klar unterschieden, kann man aus heutiger Sicht bei Kircher die (primäre) Lungenpest an erster Stelle erwähnt sehen, da sie für die damaligen Ärzte am schwierigsten diagnostizierbar war und in kürzester Zeit zum Tode führte: „Weilen dann die äusserliche verfaulte Lufft ein Ursach der Pest ist / dahero komt / daß wann dise äusserliche vergiffte Wärme deß Lufts durch den Athem in den Leib und in die Lungen hinein gezogen / und durch Außdähnung der Lungen auch von dem Hertzen angenommen / und in die innerliche Glieder außgetheilet wird", würde von „innen her der Streit angehen," was zum Tode führe. „Dahero geschicht / daß etliche Menschen dem Schein nach gesund / zu Anfang der Pest / gleich Steintodt darnider fallen / als wären sie von dem Schlag getroffen", folgert Kircher (S. 38). Die von ihm später beschriebene „Miraculosische Pest" scheint einen ähnlichen Verlauf zu nehmen, wenn er meint: „Endlich / daß etliche gesunde und starcke zu Zeit der Pest als von dem Blitz getroffen / gähling tod nidergefallen / ist kein andere Ursach / als weil das Pestilentzische Gifft / so eintweders von verderbtem Lufft oder von *Evaporation* eines Todten=Cörpers herkommen / innerlich in sie und auch gähling hinein getrungen / durch dessen Häfftigkeit das Hertz verstecket ihnen den augenblicklichen Tod verursachet" (S. 167). Es ist denkbar, dass die im Verhältnis zur bubonischen Pest rapide verlaufende Lungenpest mit der Todesursache Herzversagen „miraculos" in Verbindung gebracht worden war.

Diesem abrupten Verlauf der Seuche stellt Kircher den langsameren und sichtbareren der bubonischen Pest gegenüber, von der er im Allgemeinen spricht, da er sie in Rom am meisten antraf und untersuchte, und deren Symptome für ihn am klarsten zu erkennen waren (S. 126 – 128). Galen folgend unterscheidet er an anderer Stelle zwischen „äusserlicher“ (bubonischer) und „innerlicher“ Pest (S. 226 – 227), wobei letztere wiederum am ehesten der Lungenpest zuzuordnen wäre. „Die innerliche Pest,“ so referiert der Gelehrte, „wird auf zweyerley Weis *curiret* / erstlich wann man das empfangene Gift mit *Bezoar* vertreibet und hinauß jaget. Zum andern / wann man die *Symptomata* oder Würckungen der Pest / als da seyn Ohnmacht / Hitz / Angina, Seiten=-stechen / schwerer Athem / Unsinnigkeit / Magen=-brechen / Bauch=Fluss / mit ihren absonderlich zuständig und eigenen Mitteln *curiret* / welches ansehnlich zu lesen ist in *„Ternario Bezoarticorum*“, einem Buch des Arztes Angelo Sala. Für die Beulenpest aber sieht er „eine *Physica*“ vor, die „die innerliche Theil“ dieser wiederum zweigestaltigen Krankheitsform angehen solle, während „die Barbierer und Wund=Artzt“ den damaligen Gepflogenheiten entsprechend „mit der Cur der äusserlichen Geschwären und Blatern“ betraut waren. Letztlich kennt Kircher auch eine Meningitis hervorrufende Art der Krankheit, deren Beschreibung er „nach der Lehr der Araber und *Avicennæ*“ wiedergibt (S. 40 – 41).

Schlussbetrachtungen

Obwohl selbst kein Arzt, hat gerade Athanasius Kircher in seinem Pesttraktat (Abb. 29.**3**)die vielen seiner Zeitgenossen als ketzerisch erscheinende Integration neuester technischer Hilfsmittel nie in Frage gestellt. In Kirchers Briefwechsel schlägt sich noch vor dem Erscheinen der Pestschrift reges Interesse seitens seiner Korrespondenten, allem voran von Ärzten, nieder: Der Dresdner Mediziner August Hauptmann, selbst Vertreter der Doktrin der Fäulnistheorie bzw. der *verminosa*, sprach sich schon am 20. Februar 1657 über „vermibus minutissimis sanguinem maligne febricantium“ aus, die er durch die „ars smicroscopia“ entdeckt hätte [11]. Nach Erhalt des *Scrvtinivm (...) Pestis* war er dann voll des Lobes über dessen Autor. Johann Marcus Marci, Professor für Medizin in Prag und Leibarzt des Königs von Böhmen, las das *Scrvtinivm* „avidissime“ auf einer Reise nach Frankfurt [12]. Johann Schega, zwanzig Jahre lang Beichtvater Erzherzog Leopold Wilhelms von Österreich, erbat Ende 1657 Exemplare für seinen Herrn und berichtete zehn Monate später, wie bekannt das Werk in Wien und Deutschland sei [13]. Werner Rolfinck,

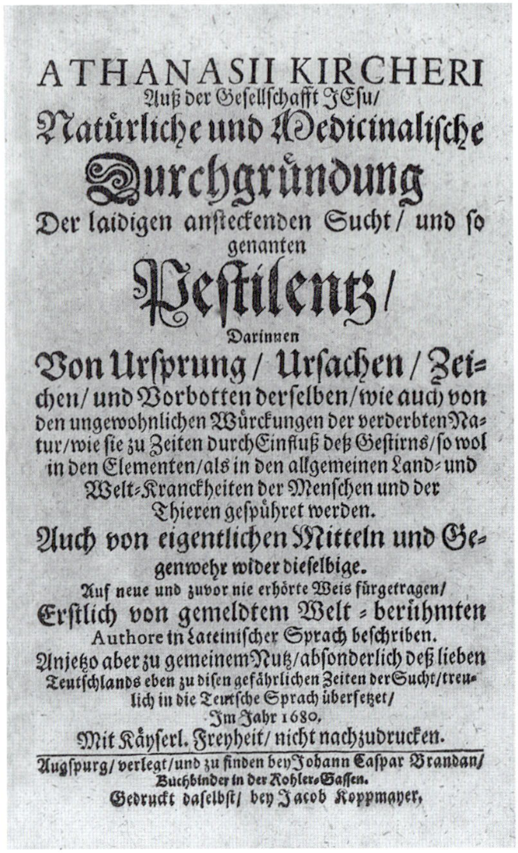
ATHANASII KIRCHERI
Auß der Gesellschafft JEsu/
Natürliche und Medicinalische
Durchgründung
Der laidigen ansteckenden Sucht/ und so
genanten
Pestilentz/
Darinnen
Von Ursprung/ Ursachen/ Zei-
chen/ und Vorbotten derselben/ wie auch von
den ungewohnlichen Würckungen der verderbten Na-
tur/ wie sie zu Zeiten durch Einfluß deß Gestirns/ so wol
in den Elementen/ als in den allgemeinen Land- und
Welt-Kranckheiten der Menschen und der
Thieren gespühret werden.
Auch von eigentlichen Mitteln und Ge-
genwehr wider dieselbige.
Auf neue und zuvor nie erhörte Weis fürgetragen/
Erstlich von gemeldtem Welt-berühmten
Authore in Lateinischer Sprach beschriben.
Anjetzo aber zu gemeinem Nutz/ absonderlich deß lieben
Teutschlands eben zu disen gefährlichen Zeiten der Sucht/ treu-
lich in die Teutsche Sprach übersetzet/
Im Jahr 1680.
Mit Käyserl. Freyheit/ nicht nachzudrucken.
Augspurg/ verlegt/ und zu finden bey Johann Caspar Brandan/
Buchbinder in der Kohler-Gassen.
Gedruckt daselbst/ bey Jacob Koppmayer.

Abb. 29.**3** Deutsche Übersetzung von Kirchers Pestschrift aus dem Jahre 1680. (Alle Abbildungen Herzog August Bibliothek, Wolfenbüttel.)

Professor der Anatomie in Jena, der später eines seiner eigenen Werke Kircher widmete [14], teilte ihm 1664 mit, wie sehr er dessen Traktat über die „causas morborum animatas“, die lebendigen Grundlagen von Krankheiten, in seinen Jenenser Vorlesungen benutze. Und noch 1675 erkundigte sich Udalreich Gering, ein Münchner Jesuit, nach Kirchers „vermes“, wobei er von der ihn beunruhigenden Hypothese ausging, „supposito, pestem esse animatum“ [15] – ich muss also annehmen, die Pest sei von Lebewesen hervorgerufen.

Soviel zu einigen sich in der Korrespondenz Kirchers widerspiegelnden unmittelbaren Reaktionen. Die weitere Rezeptionsgeschichte des *Scrvtinivm* ist hinlänglich untersucht worden; die vielleicht bekanntesten Stationen waren Macasio und vor allem sein Lehrer und Leipziger Herausgeber der Kircherschen Pestschrift, Christian Lange, in dessen *Pathologia animata* [16]. Der holländische Arzt Isbrand van Diemerbroeck unterstützte in der zweiten Auflage seines Werks über die Pest von Nimwegen, *De Peste Neomagensi*, im Jahre 1665 die Lehre vom *contagium vivum* [17], dem lebendigen Ansteckungsmittel. Der Züricher Stadtarzt und Chirurg Johann von Muralt, der nach deutlichem Widerstand der Stadtväter 1677 doch die Erlaubnis erhielt, Sektionen – zuerst ohne seine Anatomieschüler – durchzuführen, stellte Kirchers Ideen 1721 nochmals in einer Pestschrift vor und hob wiederum die „unbestreitbahre Ansteckung" der Seuche hervor, wenn er schrieb: „Der berühmte Pater Jesuit Kircher wil vermittelst des Microscopii gewüsse kleine geflügelte insecta entdeckt haben, welche auss Dingen, die mit der Pest angesteckt sind, entstehen und dieselbige weiters communiciren, wann sie in die Leiber der Persohnen, welche nach zu ihnen kommen, einschleichen" [18]. Doch auch dieser fruchtbare Denkanstoß ging rasch verloren. In seiner neunten Auflage des *Discourse on the Plague* von 1744 etwa tat Richard Mead, Mitglied der Royal Society und Leibarzt des Königs von England, die irrig aufgefasste Theorie Kirchers ab, wenn er schrieb: „It has been thought so difficult to explain the manner how *Goods* (das wäre also Kirchers Pestzunder) retain the Seeds of *Contagion*, that some (Fußnote bei Mead: Kircher, Langius, & c) have imagined *Infection* to be performed by the Means of *Insects*; the *Eggs* of which may be conveyed from Place to Place, and make the Disease when they come to be *hatched*" [19] – dass also die Infektion durch Insekten übertragen werde, deren Eier von einem Ort zum anderen getragen würden und die Pest hervorriefen, wenn diese Eier ausgebrütet würden.

Es war somit das Schicksal Kirchers, dass seine tatsächlich neuen Erkenntnisse Jahrhunderte lang mit Scharlatanerie abgetan wurden, was vor allem im Falle Kirchers geschah, da es zumindest seit dem frühen 19. Jahrhundert und der Entwicklung der achromatischen Linsen klar war, dass die Auflösung seiner Mikroskope die Sichtung von Pestbazillen nicht zuließ. Erst vor etwa 40 Jahren konnte der italienische Medizinhistoriker Luigi Belloni mit Hilfe einiger authentischer Instrumente nachweisen [20], dass Kircher jedoch in der Tat täuschende Bilder „von faserig-netzartigem Aussehen" vor sich hatte – und dies „unabhängig von dem beobachteten Objekt" oder von den Belichtungsbedingungen. Er konnte somit sehr wohl von „Anhäufungen von Würmchen" sprechen – was einer visionären Schlussfolgerung gleich kommt, die aus falsch interpretierter Beobachtung resultierte. Dass er den Pestbazillus trotz aller Einlassungen mit seinen Mikroskopen nicht wahrnehmen konnte, sollte seiner Denkleistung keinen Abbruch tun [21]. Auch die Tatsache, dass Kircher das von van Helmont angepriesene, mit getrockneten, zerriebenen Kröten gefüllte Amulett als wirkungsvolles Präservativ vor Pest-Infektionen akzeptierte (obwohl er an sich gegen jegliche Art von magisch-„diabolischen" Amuletten eingestellt war), zeigt wiederum nur, wie er bei all seinen Neuerungsgedanken auch traditionelle – und höchst problematische – Abwehrmaßnahmen übernahm.

Anmerkungen

[1] Die folgenden Ausführungen beziehen zum Teil Material des Verfassers ein: Ein Polyhistor als Pathologe. Athanasius Kirchers Durchgründung der laidigen ansteckenden (...) Pestilentz, in: ars medica. Verlorene Einheit der Medizin? Festschrift für Richard Toellner. Hrsg. von Peter Kröner u. a. Stuttgart: Fischer 1995, S. 55 – 64, sowie ders.: Science and Pseudoscience. Athanasius Kircher"s Mundus Subterraneus and His Scrvtinivm ... Pestis, in: Knowledge, Science, and Literature in Early Modern Germany. Hrsg. von Gerhild Scholz Williams und Stephan K. Schindler. Chapel Hill, London: Univ. of North Carolina Press 1996 (Studies in the Germanic Languages and Literatures, Bd. 116), S. 219 – 240, insbesondere Teil III, „Kircher"s Notion of a contagium animatum in His Scrvtinivm (...) Pestis". , p. 229-236

[2] Rom: Scheus 1641. Weitere Auflagen Köln 1643, Rom 1654 sowie eine holländische Übersetzung 1681 und nochmals 1697. Zum Folgenden siehe den Überblick von Werner E. Gerabek: Athanasius Kircher und die Medizin, in: Magie des Wissens. Athanasius Kircher 1602 – 1680. Hrsg. von Horst Beinlich u. a., Dettelbach: Röll 2002 (Ausstellungskatalog Würzburg und Fulda). , p. 176-182

[3] Rom: de Lazaris;. Amsterdam: Jansson & Weyerstraet 1667

[4] Dazu Verf.: Der ‚Schlangenstein" – eine umstrittene Therapie gegen Vipernbisse vom 17. Jahrhundert bis in unsere Tage, in: Geschichte der Pharmazie. 54 (2003). , p. 6-9

[5] China Monumentis: Qva Sacris qua Profanis, Nec non Variis Naturæ & Artis Spectaculis, Aliarumque rerum memorabilium Argumentis Illustrata (...). Amsterdam: Jansson & Weyerstraet 1667. Kap. V im zweiten Werk ist betitelt: „De Magnete venenorum noviter detecto". , p. 58-71

[6] Siehe Anm. 2, S. 840 – 891. Kircher diskutierte zunächst die Macht der Musik bei der Behandlung affektiver Störungen und demonstrierte dies dann am Beispiel der musiktherapeutischen Behandlung von Tarantelbissen. Dazu Verf.: ‚Wie von der Tarantel gebissen": Tarantismus und Musiktherapie im Ba-

rock, in: Barocker Lust-Spiegel. Festschrift für Blake Lee Spahr. Chloe (Beihefte zum Daphnis), Bd. 3. Hrsg. von Martin Bircher, Jörg-Ulrich Fechner und Gerd Hillen. Amsterdam: Rodopi 1984, S. 245 – 264, sowie ders.: Sankt Vitus oder Der heilige Veit, der Veitstanz und ‚die von der Tarantel Gebissenen", in: Herrscher, Helden, Heilige: Mittelalter-Mythen, Bd. 1. Hrsg. von Ulrich Müller and Werner Wunderlich. Konstanz/St. Gallen: Universitätsverlag 1996, p. 577-587

[7] Rom: Band I: Corbelletti; Band II: Grignani. Teile daraus wurden schon 1662 ins Deutsche übersetzt; Kircher selbst verwendete 1673 in seiner Phonurgia nova Material daraus.

[8] Rom: Mascardi. Schon ein Jahr darauf erschien in Leipzig eine von Christian Lange besorgte Ausgabe, die 1671 erneut heraus kam. Eine deutsche Übersetzung erschien 1680 in Augsburg bei Brandan: Natürliche und Medicinalische Durchgründung der laidigen ansteckenden Sucht / und so genanten Pestilentz. Die folgenden Zitate verweisen auf diese Übertragung.

[9] Die Versuche dürfen natürlich nicht nach modernen Gesichtspunkten beurteilt werden; Francesco Redi, ein jüngerer Zeitgenosse, verfuhr 1668 in Florenz viel „wissenschaftlicher" und widerlegte in Esperienze Intorno alla Generazione degl"Insetti die Theorie des spontanen Entstehens von Insekten, wobei er replizierbare Versuche unternahm.

[10] Der ärztliche Pestbegriff in historischer Sicht, in: Gesnerus 36 (1979), S. 127 – 139, hier S. 135 – 136. Vgl. auch Charles-Edward Amory Winslow: The Conquest of Epidemic Disease: A Chapter in the History of Ideas, Princeton 1943; Nachdruck New York, London: Univ. of Wisconsin Press 1967, Kap. VIII: „The Conception of A Contagium Animatum", S. 144 – 160, besonders. , p. 146-152

[11] Abgesandt aus Dresden. Kircher-Korrespondenz, Pontificia Università Gregoriana (= PUG), Fondo Gesuitico 557, Bl. 13. Im gleichen Brief empfiehlt Hauptmann dem Jesuiten ein Traktat von Petrus à Castro (Febris maligna puncticularis aphorismis delineata. Nürnberg 1652). Lobeshymne auf Kircher am 30. Dezember 1658 aus Dresden; PUG 557, Bl. 11. Dieses und die folgenden Beispiele sind entnommen John F. Fletcher: Medical Men and Medicine in the Correspondence of Athanasius Kircher (1602 – 1680), in: Janus 56 (1969), S. 259 – 271, hier. , p. 265 ff

[12] Brief vom 19. August 1658 aus Frankfurt; PUG 557, Bl. 99.

[13] 26. Dezember 1657 aus Prag; PUG 562, Bl. 87. Zweiter Brief 12. Oktober 1658 aus Wien; PUG 561, Bl. 160.

[14] Liber de purgantibus vegetabilibus. Jena 1667. Brief vom 17. März 1664 aus Jena; PUG 563, Bl. 190.

[15] 11. Oktober 1675 aus München; PUG 565, Bl. 246.

[16] L. Fabian Hirst: The Conquest of Plague: A Study of the Evolution of Epidemiology. Oxford 1953, p. 83 ff

[17] De Peste Neomagensi libri quatuor. Arnheim 1646. 2., überarbeitete Aufl.: Tractatus de Peste, in quatuor libros distinctus. Amsterdam 1665, S. 57 – 69. Obwohl der Autor Dutzende von Quellen angibt, wird Kirchers Name nie zitiert. Zu weiteren Reaktionen auf Kirchers Lehre s. Jean-Noël Biraben: Les hommes et la peste en France et dans les pays européens et méditerranéens. 2 Bde. Bd. II: Les hommes face à la peste. Paris, Den Haag 1975 – 1976 (Civilisations et Sociétés, Bd. 35 – 36). , p. 18

[18] Kurtze und grundliche Beschreibung der ansteckenden Seuche der Pest. Zürich 1721. Zitiert in Georg Sticker: Abhandlungen aus der Seuchengeschichte und Seuchenlehre. I. Band: Die Pest; Zweiter Teil: Die Pest als Seuche und als Plage. Gießen 1910, p. 14-17

[19] London 1744; Nachdruck New York 1978, S. 58 – 59. Hervorhebungen im Original.

[20] Luigi Belloni: Athanasius Kircher: Seine Mikroskopie, die Animalcula und die Pestwürmer, in: Medizinhistorisches Journal 20 (1985), S. 58 – 65, sowie ders.: Micrografia illusoria e ‚Animalcula". in: Physis 4, 1962, p. 65-73

[21] Vgl. dazu Martha R. Baldwin: Toads and Plague: Amulet Therapy in Seventeenth-Century Medicine, in: Bulletin of the History of Medicine 67 (1993), S. 227 – 247, hier. , p. 236-238

30 Kuriositäten aus dem Deutschen Tuberkulose-Archiv

R. Kropp

Die Beschäftigung mit Zeugnissen früherer Zeiten über die Tuberkulose fördert auch mancherlei Skurriles zutage, das uns zum Schmunzeln, vielleicht zur Häme verführt.

Darüber sollte aber der tragische Hintergrund nicht übersehen werden. Es handelt sich um Äußerungen von Menschen, die der todbringenden Tuberkulose ausgeliefert waren. Diese Dokumente spiegeln ihre Hoffnungslosigkeit, Verzweiflung, auch ihren schwarzen Humor, ihren Sarkasmus. Für uns Heutige, die die damalige Situation kaum kennen und nicht nachempfinden können, haben sie oft einen unfreiwillig komischen Ton.

Das Historische Kaleidoskop bietet Ihnen im Folgenden einen Einblick in diese Welt und in die immer wieder obskuren Heilungs-Angebote jener Zeit.

Vorschriften für Hustende

1. Halte beim Husten stets die flache Hand vor den Mund.
2. Verschlucke den Auswurf nicht.
3. Spucke – außer im Freien – nie auf den Fußboden, sondern immer in eine Spuckschale oder in ein anderes mit ein wenig Wasser gefülltes Gefäß.
   Spucke auch nie in das Taschentuch und achte sorgfältig, daß Dein Körper, Deine Wäsche und Kleider nicht mit Auswurf verunreinigt werden.
   Dies ist zu Deinem eigenen Schutze nothwendig, damit der Auswurf nicht eintrocknet und zu Staub verwandelt wird, denn die Einathmung eines solchen Staubes ist für Deinen Husten sehr schädlich und läßt ihn nie zur Heilung gelangen.
4. Halte Dich sehr rein und wasche Dir häufig, besonders aber vor jeder Mahlzeit, gründlich die Hände.
5. Küsse niemanden und halte insbesondere Kinder ferne von Dir.

Abendseufzer der Loreley zu Falkenstein

Ich weiß wohl, was soll es bedeuten,
Dass ich so traurig bin;
Bazillen auf beiden Seiten
Die stecken zu viel mir noch drin.

Die Luft ist zwar gut, aber theuer,
Hier oben in Falkenstein;
In der Ferne sieht man die Feuer
Des Bahnhofs zu Frankfurt am Main.

Ich sitze nun lange schon oben
Und füttere Bazillen mit Schleim;
Nichts nütztet mein Flehen und Toben;
Der Geheimrath läßt mich nicht heim.

Zu Hause da sang ich zur Leier
Und hatte Verehrer ne' Schar!
Verschwunden sind jetzt die Freier,
Verblichen mein goldenes Haar!

Ich glaub', um die Gluth mir zu stillen,
Geh auf die Ruin ich allein;
Und stürz mich mitsammt den Bazillen
Von dorten hinab in den Main!

Aus: Neueste Nachrichten aus Schloß Hustenburg, Fastnacht 1895
(Frei nach Heinrich Heine)

Heirathsgesuch

Ich bin ein Schwindsuchtkandidat,
Videvidevitbumbum
Der nicht mehr lang zu leben hat,
Videvidevitbumbum
An Jahren jung, an Gütern reich,
Juchheirassa
Mit Haaren schwarz und Wangen bleich,
Juchei.

Ein schönes Mädchen hab ich jetzt
Zu frei'n mir in den Kopf gesetzt,
Derweil es mich gar sehr betrübt,
Einst abzufahren, ungeliebt.

Drum biet' ich Mädchen, jung von Stand,
Schön, brav, gemütvoll, Herz und Hand,
Ersuche unter „Liebeslohn"
Um Brief an die Expedition,
Videvidevit juchhei!

Aus: Davoser Blätter 1895

„Meine Lungenkur mit meinem Lungenstärker, Instrument zur Verhütung und Heilung der Schwindsucht, des Asthmas, Hustens, der Influenza und vieler anderer Krankheiten."

Von Direktor Heinrich Simons, Spezialist für Atmiatrie, Berlin W. Schöneberg

Verlag A. Bermann, Leipzig o. J.[1]

Aus diesem Buch (Abb. 30.**1**) werden einige wesentliche Passagen zitiert:

„Allein in Europa sterben jährlich über eine Million Menschen an Schwindsucht, ohne diejenigen, welche jährlich an akuten Erkrankungen der Lunge hinscheiden. Im Deutschen Reich sterben jährlich über 160 000 Schwindsüchtige. In Paris stirbt der vierte, in New York sogar der dritte Mensch an Lungenschwindsucht oder irgendwelcher Erkrankung der Lunge; so geht es fort und fort. Dieser tückischste und ärgste Feind der Menschheit senkt, gleich einem grausamen Ungeheuer, unablässig seine bedauernswerten Opfer in den kühlen Schooss der Erde und wird sein schreckenerregendes Walten weiterführen, solange die Menschen ihm nicht mit voller Macht und Willenskraft entgegentreten, solange sie selbst es ihm nicht unmöglich machen, noch fernere Verheerungen anzustellen. ...

Gerade unserer Lunge, diesem wichtigsten unserer Lebensorgane, schenken wir die wenigste Aufmerksamkeit, ja wir richten dasselbe oft wissentlich zu Grunde und somit natürlich unsere Gesundheit, unser Leben.

Die Lebens-, Gesellschafts-, Erwerbsverhältnisse zwingen uns, in ungelüfteten, oder allerwenigstens nicht hinreichend gelüfteten Räumen mit allen möglichen, gesunden wie kranken, reinlichen wie

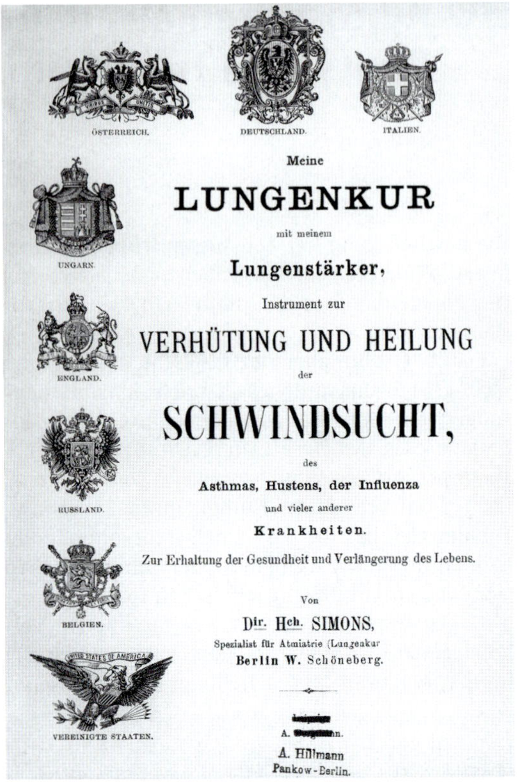
ÖSTERREICH.
DEUTSCHLAND.
ITALIEN.
UNGARN.
ENGLAND.
RUSSLAND.
BELGIEN.
VEREINIGTE STAATEN.

Meine
LUNGENKUR
mit meinem
Lungenstärker,
Instrument zur
VERHÜTUNG UND HEILUNG
der
SCHWINDSUCHT,
des
Asthmas, Hustens, der Influenza
und vieler anderer
Krankheiten.
Zur Erhaltung der Gesundheit und Verlängerung des Lebens.

Von
Dir. Hch. SIMONS,
Spezialist für Atmiatrie (Lungenkur
Berlin W. Schöneberg.

[redacted]
A. [redacted]n.
A. Hillmann
Pankow-Berlin.

Abb. 30.**1** Titelblatt.

unreinlichen Mitmenschen zu verkehren. Im Eisenbahncoupé, im Geschäftslokal, im Gerichtssaal, in Schul- und Versammlungsräumen, im Restaurant, Concertsaal, Theater usw., überall scheiden die Menschen durch Lunge und Haut ihre Unreinheiten aus, alle atmen die gegenseitig verdorbene, wenn nicht verpestete Luft wieder ein. Was schon durch eine schwindsüchtige Lunge, durch einen mit Flechten-, oder sonstigen Hautausschlag bedeckten Körper ging, das ist man genötigt, einzuatmen, und das sollte nicht krank machen, insbesondere da, wo schon Disposition vorliegt? ...

Bei näherer Untersuchung wird sich als Hauptursache der meisten Krankheiten vorausgegangene mangelhafte Atmung, also Mangel an reiner, frischer Luft herausstellen und als wirksamstes Mittel dagegen wird sich die Steigerung, die Aufbesserung der Atmung, dieser so wichtigen Lebensthätigkeit, erweisen. Die meisten Krankheiten sind Atmungskrankheiten. Warum haben wir denn die Organe Lunge, Herz, Magen, Darm, Leber, Nieren usw. in unserem Körper, warum haben wir das Gehirn,

[1] *Das Buch wurde, wie aus dem Inhalt hervorgeht, während der achtziger Jahre des 19. Jahrhunderts verlegt.*

warum die Nerven, die Haut mit ihren Millionen Poren? Jedem ist eine bestimmte Thätigkeit genau vorgeschrieben, jedes arbeitet Hand in Hand mit dem anderen; alle aber entstanden aus Blut, alle können nur durch ununterbrochene Zufuhr von gutem Blut functionieren und fortbestehen, allen wird durch die Atmung, also durch die Lunge, die Essenz der Blutes, der Sauerstoff, zugeführt. Alle dagegen stellen ihre Thätigkeit ein, sobald die Lunge ihren Dienst einstellt. Alle arbeiten mangelhaft, sobald die Lunge mangelhaft arbeitet. Ebenso werden aber auch alle mit vermehrter Tätigkeit arbeiten, sobald die Lunge ihre Thätigkeit vemehrt, alle werden neu belebt und gestärkt, sobald es der Lunge möglich ist, viel reine, frische und sauerstoffreiche Luft zu verarbeiten."

Lungenstärker

„Man nehme den Lungenstärker (Abb. 30.**2**) an der offenen Seite in den Mund und zwar soweit, dass die Unterlippe an die Öse und die Oberlippe an den Feder- und Schutzhalter stoßen. Die Klappe kommt also nach oben. Mit den geschlossenen Lippen hält man den Lungenstärker fest und bläst nun langsam, aber nicht stoßweise, in denselben hinein, bis sich die Klappe hebt und durch das Ausströmungsloch die Luft entweicht.

Sobald man nachlässt mit Blasen, schliesst sich die Öffnung wieder und man ist nun gezwungen, durch die Nase einzuatmen; wodurch die Luft staubfrei, erwärmt und angefeuchtet in die Lunge kommt. Das Einatmen durch die Nase muss ganz langsam und leise, also ohne Geräusch in derselben zu verursachen, und durchaus nicht stossweise geschehen. Dies alles bitte ich genau zu beobachten.

Während man ausbläst, zählt man in Gedanken ungefähr nach Sekunden: 1, 2, 3, dann atmet man ebenso viele Sekunden durch die Nase ein und hält genau solange die Luft in der Lunge auf. Es sind demnach drei Ausführungen zu beobachten: 1. Ausblasen, 2. Einatmen, 3. Aufhalten. Diese werden viermal wiederholt, dann tritt eine kleine Pause von 1 – 2 Minuten ein, während welcher man den Lungenstärker aus dem Munde nimmt und wie gewohnt atmet".

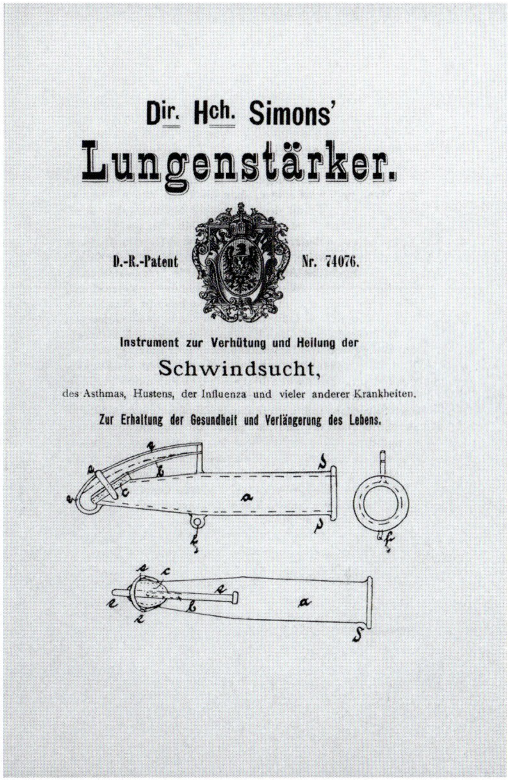

Abb. 30.**2** Atmiatrie (Lungenkur), das ist möglichst vieles und tiefes Einatmen reiner, frischer, wenn auch kalter, sauerstoffreicher Luft.

Hygienischer Hosenhalter

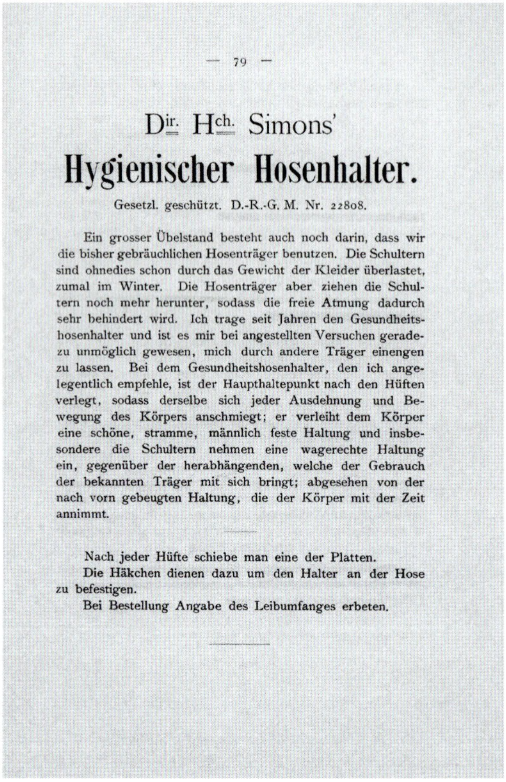

— 79 —

Dir. Hch. Simons'

Hygienischer Hosenhalter.

Gesetzl. geschützt. D.-R.-G. M. Nr. 22808.

Ein grosser Übelstand besteht auch noch darin, dass wir die bisher gebräuchlichen Hosenträger benutzen. Die Schultern sind ohnedies schon durch das Gewicht der Kleider überlastet, zumal im Winter. Die Hosenträger aber ziehen die Schultern noch mehr herunter, sodass die freie Atmung dadurch sehr behindert wird. Ich trage seit Jahren den Gesundheitshosenhalter und ist es mir bei angestellten Versuchen geradezu unmöglich gewesen, mich durch andere Träger einengen zu lassen. Bei dem Gesundheitshosenhalter, den ich angelegentlich empfehle, ist der Haupthaltepunkt nach den Hüften verlegt, sodass derselbe sich jeder Ausdehnung und Bewegung des Körpers anschmiegt; er verleiht dem Körper eine schöne, stramme, männlich feste Haltung und insbesondere die Schultern nehmen eine wagerechte Haltung ein, gegenüber der herabhängenden, welche der Gebrauch der bekannten Träger mit sich bringt; abgesehen von der nach vorn gebeugten Haltung, die der Körper mit der Zeit annimmt.

Nach jeder Hüfte schiebe man eine der Platten.

Die Häkchen dienen dazu um den Halter an der Hose zu befestigen.

Bei Bestellung Angabe des Leibumfanges erbeten.

Abb. 30.**3** Hygienischer Hosenhalter.

31 Schalldiagnostische Verfahren – die Geschichte von Perkussion und Auskultation

U. Koehler, V. Gross, C. Reincke, T. Penzel

Medizingeschichte ist spannend und lehrreich und es verwundert immer wieder, wie gering doch das Wissen um unsere medizinischen Mütter und Väter und ihre mitunter genialen Entdeckungen und Ideen ist. Die folgende Arbeit macht es sich zur Aufgabe, dem Leser einen Überblick über die Geschichte der beiden ältesten schalldiagnostischen Verfahren zu vermitteln.

Aufbruch der Medizin in die Moderne

Die Perkussion und Auskultation wurden in der Frühphase der klinischen Medizin an der Wende vom 18. zum 19. Jahrhundert in die klinische Diagnostik eingeführt. Sie waren Ausdruck der Physikalisierung der klinischen Untersuchungsmethoden und konnten, nach initialen Widerständen, in den großen klinischen Schulen des frühen 19. Jahrhunderts (Paris, Wien, London, Dublin und Edinburgh) erfolgreich etabliert werden.

Die Entwicklung physikalischer Diagnostik repräsentiert zweifellos ein glanzvolles Stück europäischer Medizingeschichte, in dem österreichische, französische, deutsche und englische Ärzte eifrig um die Enträtselung von Herz- und Lungenerkrankungen gerungen haben. Vielleicht noch bedeutungsvoller als das endlich erlangte diagnostische Wissen um diese Erkrankungen ist es, dass mit der Möglichkeit physikalischer Diagnostik erstmals ein neuer Weg beschritten werden konnte. Es ist der Weg, der sich auf objektivierbare naturwissenschaftliche Tatsachen gründet. In den Jahrhunderten zuvor beschränkte sich das klinische Repertoire des Arztes auf das Erkennen und Wahrnehmen von äußeren Zeichen des Kranken: Veränderungen der Haut, der Atmung und des Herzschlags.

Mittels physikalischer Untersuchungsmethoden war es nun erstmals möglich geworden, am lebenden Menschen Rückschlüsse über Veränderungen im Körperinneren zu ziehen. Wir betrachten Perkussion und Auskultation heute als etwas Selbstverständliches, machen uns dabei aber viel zu wenig klar, dass erst mit diesen Methoden der Weg ins Körperinnere gefunden wurde.

Auenbrugger und die Perkussion

Leopold Auenbrugger ist im eigentlichen Sinne der Pionier der physikalischen Diagnostik gewesen. Er wurde am 19. November 1722 in Graz als Sohn eines Gastwirtes geboren. Man geht davon aus, dass Auenbrugger bei der Entwicklung des Verfahrens der Perkussion am Menschen ein Analogieschluss zu Hilfe kam. In seiner Jugend hatte er vom Vater gelernt, dass man Weinfässer beklopfen musste, um die Höhe des Flüssigkeitsspiegels zu bestimmen. Mit den gerade ausgestreckten und dabei adduzierten Fingerspitzen hat Auenbrugger dann den Brustkorb der Gesunden und Kranken (direkt) beklopft und die verschiedenen Schallphänomene beurteilt.

Aber war die Methode der Perkussion wirklich so neu? Eigentlich nicht, denn bereits seit Hippokrates gibt es die „Succussio Hippocratis". Durch Schütteln des Patienten an den Schultern konnte man bei einer Flüssigkeitsansammlung im Brustkorb ein Fluktuationsgeräusch erzeugen und feststellen, wo sich diese befand.

1761 hat Auenbrugger Methode und Ergebnisse seiner Erfindung in einer Schrift festgehalten: „Inventum novum ex percussione thoracis humani ut signo abstrusos interni pectoris morbos detegendi". In dieser 95-seitigen Abhandlung, die einen Beobachtungszeitraum von 7 Jahren umfasst, beschreibt Auenbrugger zum einen die Art und Weise, wie er die Perkussion ausführte, zum anderen die Schallverhältnisse, welche er beim Anschlagen der Finger an die Brust gesunder und kranker Menschen wahrgenommen hatte (Abb. 31.**1**, Abb. 31.**2**).

Wie aber hat Auenbrugger sein diagnostisches Verfahren absichern können? Wie konnte er überprüfen, welchem krankhaften Organbefund das Gehörte entsprach? Was bedeuteten die einzelnen Schallqualitäten?

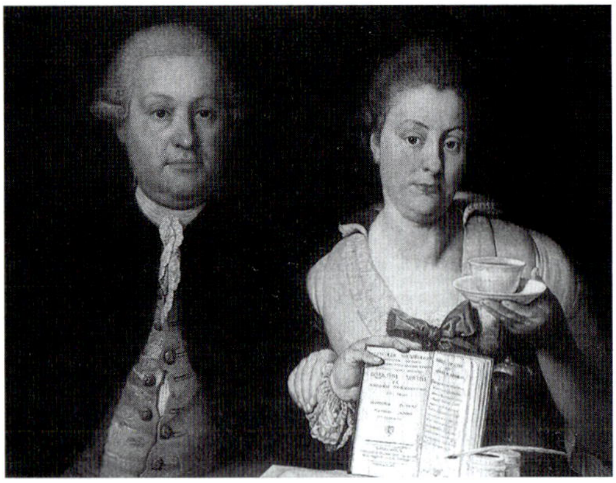

Abb. 31.**1** Auenbrugger mit seiner Gattin. In der linken Hand hält er das „Inventum novum“.

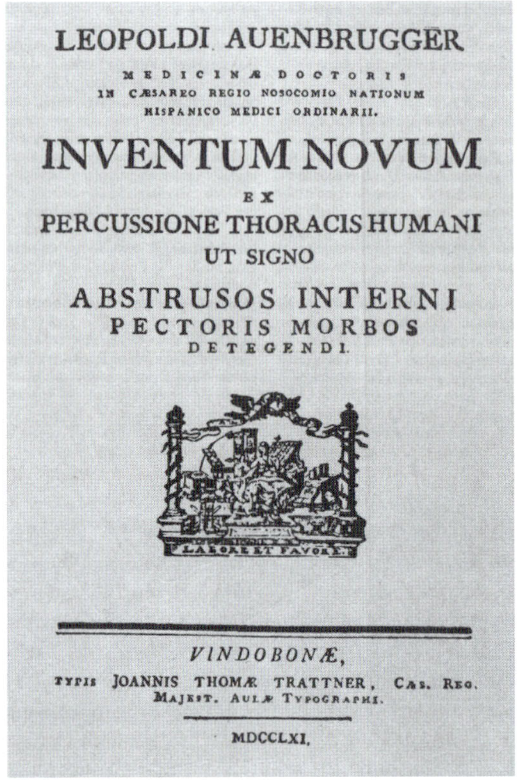

LEOPOLDI AUENBRUGGER

MEDICINÆ DOCTORIS
IN CÆSAREO REGIO NOSOCOMIO NATIONUM
HISPANICO MEDICI ORDINARII.

INVENTUM NOVUM

EX

PERCUSSIONE THORACIS HUMANI

UT SIGNO

ABSTRUSOS INTERNI
PECTORIS MORBOS
DETEGENDI.

LABORE ET FAVORE

VINDOBONÆ,

TYPIS JOANNIS THOMÆ TRATTNER, CÆS. REG. MAJEST. AULÆ TYPOGRAPHI.

MDCCLXI.

Abb. 31.**2** Titelblatt von Leopold Auenbruggers „Inventum novum“.

Ubi est morbus? Das war die entscheidende Frage der damaligen Zeit. Es ist sicherlich auch kein Zufall gewesen, dass das Auenbruggersche Werk im selben Jahr erschien, in dem der italienische Arzt und Anatom Giovanni Battista Morgagni (1682 – 1771) seine Bücher zur pathologischen Anatomie „De sedibus et causis morborum per anatomen indagatis“ veröffentlicht hat. Morgagni hat der organmorphologischen Strukturveränderung als Ort von Krankheit erstmals dadurch Rechnung getragen, dass er bestimmte Krankheitssymptome mit pathologischen Obduktionsbefunden verglichen hat. Im weitesten Sinne stellt die Pathologie der „Solida“, im Gegensatz zu den „Fluida“, den Versuch dar, alles Krankheitsgeschehen aus einer Veränderung oder Störung der festen Bestandteile des Körpers zu erklären.

Während sich Morgagni in Padua die Frage „ubi est morbus?“ am toten Körper gestellt hat, indem er Symptome mit Organpathologika verglich, hat Auenbrugger in Wien die Frage primär am lebenden Körper gestellt und seine Befunde dann, insofern der Patient starb, anhand der Organpathologie überprüft. Auenbrugger analysierte am toten Körper das, was er am lebenden „erhorcht“ hatte. Auf experimentellem Wege hat Auenbrugger seine Theorien zu beweisen versucht. Er hat Brusthöhlen von Leichen mit Flüssigkeit gefüllt und gezeigt, dass die Klopfschalldämpfung abhängig ist von der Höhe des Flüssigkeitsspiegels. „Sonus altior, sonus obscurior, sonus prope suffocatus und percussae carnis“ waren die Schallqualitäten, die Auenbrugger beschrieben hat. Sie geben letztlich nichts anderes wider als das, was wir heute mit tympanitischem, gedämpftem und Schenkelschall bezeichnen.

Interessant ist, dass heute wie damals Befremdlichkeit und Widerstand gegenüber Neuem existiert haben. So ist Leopold Auenbrugger die Anerkennung für die „Entdeckung“ der Perkussion erst zum Lebensende vergönnt gewesen. Es muss eine große Enttäuschung für ihn gewesen sein, dass vor allem sein hochgeschätzter Lehrer Gerard van Swieten, der Leibarzt der Kaiserin Maria Theresia, seine Arbeit verschmäht hat. Auenbrugger hat seine Arbeitsstätte am Spanischen Spital in Wien, an der er 1758 Primarius geworden war, 1762 enttäuscht verlassen und sich in eine Privatpraxis zurückgezogen. Es soll nicht verschwiegen werden, dass neben Missgunst, Neid und Verleumdung auch andere Gründe zur Ablehnung der Perkussion geführt haben: Mangelndes Verständnis seitens der Praktizierenden oder auch Widerstand seitens der Patienten, die diese neumodische und mitunter lästige Methode nicht an sich praktizieren lassen wollten.

Erst wieder in den 80er Jahren wurde die Perkussion durch Maximilian Stoll (1742 – 1787) am Wiener Allgemeinen Krankenhaus praktiziert. Das Krankenhaus der Ärmsten erwies sich als diagnostisches Exerzierfeld für den Arzt. Stoll hat die Ergebnisse seiner perkutorischen Untersuchungen veröffentlicht und die Auenbruggersche Untersuchungsmethode als brauchbar zur Erkennung von Pneumonien, Brustwassersucht und Empyemen empfohlen. Die endgültige Anerkennung der Perkussion erfolgte durch Jean Nicolas Corvisart (1755 – 1821), den Leibarzt Napoleons, fast ein halbes Jahrhundert später. Corvisart war in den Werken Stolls auf Auenbruggers Methode aufmerksam geworden und hatte, nachdem er sich anhand eigens durchgeführter Untersuchungen von der Sinnhaftigkeit des Verfahrens überzeugen konnte, 1808 eine mit Kommentaren und Ergänzungen versehene französische Übersetzung der Auenbruggerschen Schrift herausgegeben. Der Professor an der Charité in Paris hatte bei der aktualisierten Version jedoch so viel Neues mitzuteilen, dass aus den 95 Seiten Auenbruggers immerhin ein umfangreiches Werk mit 440 Seiten entstand. In der Klinik von Corvisart wurde das pathologisch-anatomische Denken zu damaliger Zeit sehr gepflegt, eine sorgsame Anamnese erhoben und eingehende klinische Untersuchungen durchgeführt. War ein Patient verstorben, so wurden die durch die Perkussion erhobenen Befunde mit dem Sektionsbefund verglichen. Durch Corvisarts Pionierarbeit wurde die Auenbruggersche Perkussion in Frankreich etabliert und in die medizinische Ausbildung übernommen. Nicht zuletzt hat ein weiteres Faktum wesentlich geholfen die Auenbruggersche Perkussion salonfähig zu machen: Corvisart hat sie auch an seinem kaiserlichen Patienten praktiziert. Auenbrugger, der am 18.05.1809 an Entkräftung starb, hat wenigstens diesen Triumph noch miterleben dürfen.

Laennec und die Auskultation

Noch heute tragen die Ärztinnen und Ärzte die „Erfindung“ eines der berühmtesten Ärzte der Pariser Schule in ihrer Kitteltasche: das Stethoskop. Ein Instrument, das seit dieser Zeit zum Attribut des praktizierenden Arztes geworden ist. Schon bei Hippokrates hatte René Théophile-Hyacinthe Laennec (1781 – 1826), der Schüler des Jean Nicolas Corvisart, erste Hinweise über das Beklopfen und „Behorchen“ des menschlichen Körpers sowie die direkte Form der Auskultation des Brustkorbs – durch Ohrauflegen – gefunden (Abb. 31.**3**).

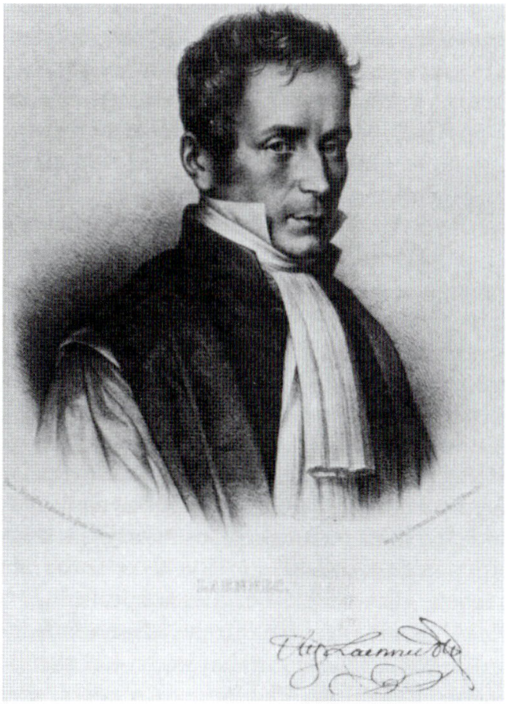

Abb. 31.**3** René Théophile Hyacinthe Laennec (1781 – 1826).

Aufmerksam auf die Methode der Perkussion war Laennec vor allem durch Corvisart"s Übersetzung des „Inventum Novum“ von Auenbrugger geworden. Die mitunter unschickliche körperliche Nähe des Untersuchers zum Patienten bei der direkten Auskultation hatte Laennec nach einer Alternative der akustischen Exploration der Brustorgane suchen lassen. 1816 hat er die klassische, uns heute bekannte Form der indirekten Auskultation entdeckt und beschrieben.

Laennec war es, der erstmals mit Hilfe einer Papierrolle die Geräusche im Brustinneren einer Patientin „erhorchte“. Ausgerechnet die Fettleibigkeit einer jungen Frau hatte den Arzt dazu veranlasst, ihrem Brustkorb akustische Phänomene auf indirektem Wege zu entlocken. Und siehe da: Zu seinem Erstaunen hatte Laennec bemerkt, dass er mit Hilfe einer zu einem Zylinder gedrehten Papierrolle weit mehr hören konnte als bei der direkten

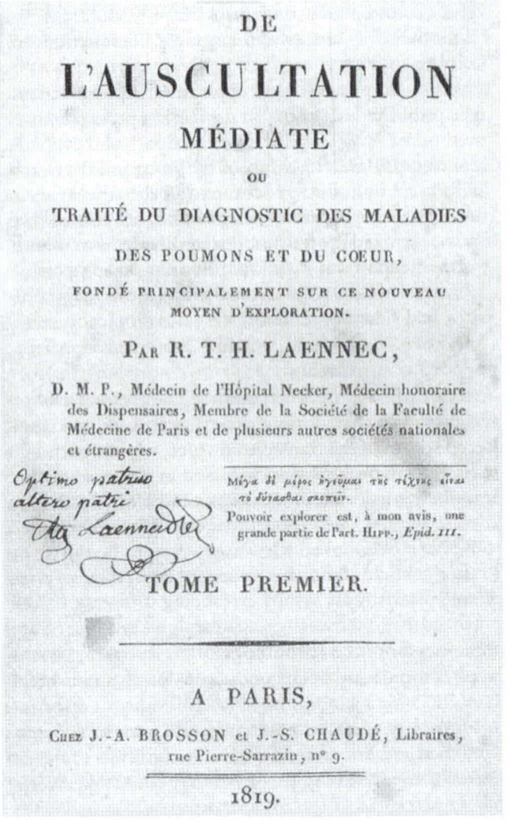

DE

L'AUSCULTATION

MÉDIATE

OU

TRAITÉ DU DIAGNOSTIC DES MALADIES

DES POUMONS ET DU COEUR,

FONDÉ PRINCIPALEMENT SUR CE NOUVEAU MOYEN D'EXPLORATION.

PAR R. T. H. LAENNEC,

D. M. P., Médecin de l'Hôpital Necker, Médecin honoraire des Dispensaires, Membre de la Société de la Faculté de Médecine de Paris et de plusieurs autres sociétés nationales et étrangères.

Optimo patruo
altero patri
Laennec

Μέγα δὲ μέρος ἡγεῦμαι τῆς τέχνης εἶναι τὸ δύνασθαι σκοπεῖν.

Pouvoir explorer est, à mon avis, une grande partie de l'art. HIPP., *Epid. III.*

TOME PREMIER.

A PARIS,

CHEZ J.-A. BROSSON et J.-S. CHAUDÉ, Libraires, rue Pierre-Sarrazin, n° 9.

1819.

Abb. 31.**4** Titelblatt der ersten Ausgabe von Laennecs epochalem Werk über die Auskultation. Laennec hat die Ausgabe seinem Onkel (optimo patruo, altero patri) gewidmet. Der Onkel war derjenige, der ihn wesentlich gefördert hat.

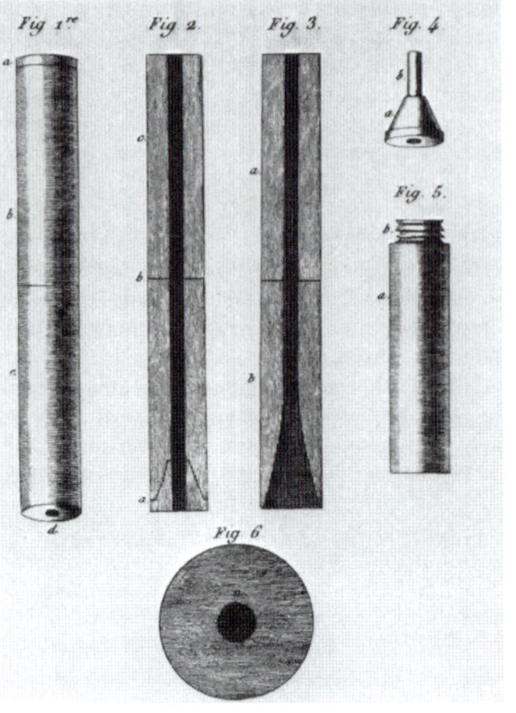

Abb. 31.**5** Die verschiedenen Teile des Laennec"schen Stethoskops (1819); Fig. 1: Zylinder; Fig. 2 und 3: Längsschnitte; Fig. 4: Obturator; Fig. 5: oberer Körper und Fig. 6: Querschnitt.

Auskultation. Das war die Geburtsstunde der mittelbaren Auskultation („auscultation médiate“)!

Die Papierrolle war verständlicherweise nur ein Provisorium. Es galt das Medium der Schallübertragung zu optimieren. Metall und Glas erwiesen sich wegen des Gewichtes und des Kälteeffektes als nicht praktikabel. Laennec nahm ein Stück Holz von 33 cm Länge und 3,5 cm Durchmesser, durchbohrte es in der Mitte und erweiterte seinen Kanal am Brustende zu einem trichterförmigen Ansatz. Dass das Stethoskop (aus dem Griechischen: stethos – Brust; scopein – inspizieren), wie es von Laennec fortan genannt wurde, zu einem Symbol eines ganzen Standes werden sollte, hat er sicherlich nicht ahnen können (Abb. 31.**4**, Abb. 31.**5**).

Zunächst war es von großer Bedeutung die verwirrende Vielfalt akustischer Zeichen zu benennen und zu ordnen. Ähnlich wie bei Auenbrugger, kam es auch Laennec zugute, dass er über viele Jahre pathologische Anatomie betrieben hat. Die Verknüpfung des am Lebenden „Erhorchten“ mit dem Befund der Pathologie des Organs hat es Laennec ermöglicht, exakte Analogien herzustellen. Seziermesser und Zylinder waren diejenigen Instrumente, mit denen er klassische Krankheitsbilder erkundet hat: Das vesikuläre Emphysem, die Pleuritis, die Pneumonie, Bronchiektasien und viele andere mehr. Laennec hat die Erkenntnisse seiner Arbeit in dem Lehrbuch „De l"auscultation médiate ou traité du diagnostic des maladies des poumons et du coeur“ zusammengetragen. Das zweibändige etwa 1500 Seiten umfassende Werk ist neben der Darstellung der Auskultationsphänomene vor allem den pathologisch-anatomischen Studien der Herz- und Lungenerkrankungen gewidmet. So hat Laennec bereits damals das Lungenemphysem als Endzustand einer chronisch-obstruktiven Bronchitis erkannt. Klassische Beschreibungen gab er vom Keuchhusten, vom Lungenödem und vom Lungen-

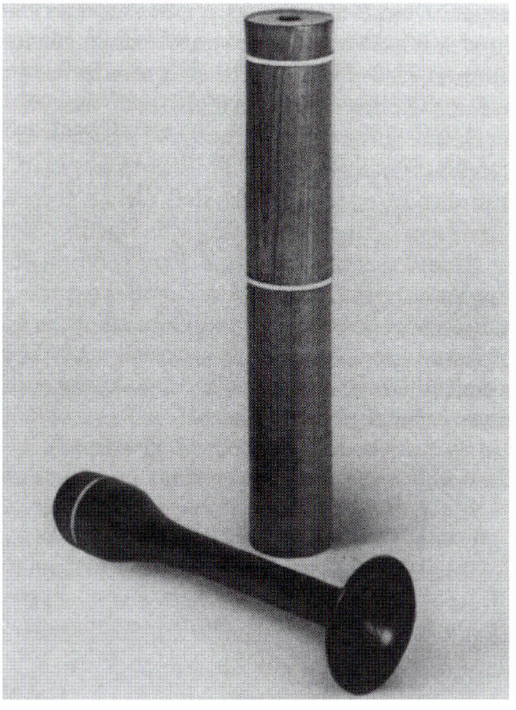

Abb. 31.**6** Zwei Stethoskope, wie sie von Laennec entworfen wurden: Oben die ursprüngliche, unten eine spätere Variante.

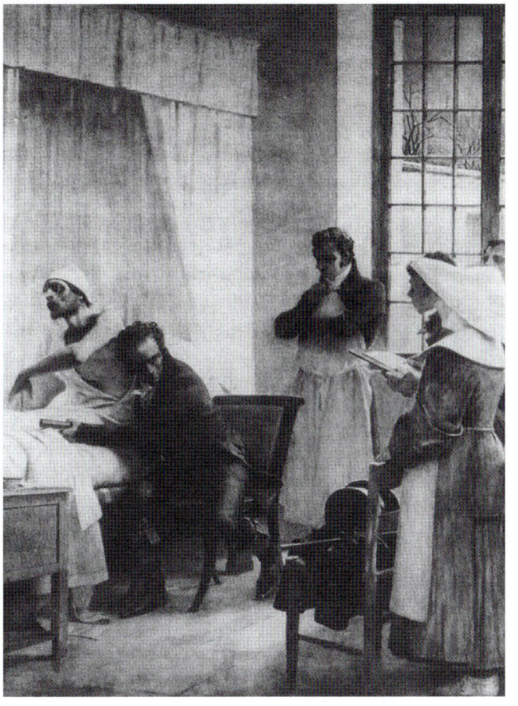

Abb. 31.**7** Laennec bei der direkten Auskultation eines Patienten am Necker Hospital.

infarkt, bei dem er die Trias „plötzlich auftretender Seitenschmerz, Atemnot und blutigen Husten“ als wegweisend definierte. Vesikuläres, bronchiales, pueriles sowie amphorisches Atmen und Lederknarren sind nur einige Beispiele für die von Laennec geprägten Begrifflichkeiten der pulmonalen Auskultation (Abb. 31.**6**).

Laennec stieg aus ärmlichen Verhältnissen zu einem der führenden Kliniker der Pariser Schule auf. Er war 14 Jahre alt, als er seine medizinische Ausbildung begann. 18-jährig legte er das medizinische Examen an der Fakultät von Nantes ab. 1801 wechselte er nach Paris an die École de Medicine, deren Leiter Jean Nicolas Corvisart war. Die praktische Arbeit am Krankenbett und im Sektionssaal hat die Lehrjahre Laennecs entscheidend geprägt. Laennecs Hauptinteresse galt der normalen und pathologischen Anatomie. Angeregt durch seinen Freund und Kollegen Gaspar Laurent Bayle (1774 – 1816), hat sich Laennec vor allem mit dem pathologisch-anatomischen Substrat der Tuberkulose auseinandergesetzt. In über 1000 Biopsien konnten die beiden Forscher nachweisen, dass Tuberkel auch extrapulmonal in anderen Organen auftreten können (Abb. 31.**7**).

Laennec war sowohl in eigener Praxis als auch in verschiedenen Krankenhäusern von Paris aktiv und erfolgreich, 1816 wurde er Chefarzt des Necker Hospitals. Auf der Höhe des beruflichen Erfolgs hat sich sein bereits eingeschränkter Gesundheitszustand weiter verschlechtert. Nach einer 2-jährigen Erholungszeit in seiner Heimat, der Bretagne, kehrte Laennec 1822 zurück nach Paris, nunmehr mit der Nachfolge seines Lehrers Corvisart an der Charité betraut. Laennec hat die Anfälle von Luftnot, Husten und allgemeiner Schwäche anfangs als „Asthma“ aufgefasst, die wahre Ursache der Symptome hat er wohl erst sehr spät erkannt. Es ist fraglich, ob Laennec sich eine Infektion bei einer der vielen Sektionen zugezogen oder aber ob seine früh verstorbene Mutter ihn infiziert hat. Nur 54 Jahre alt geworden, verstarb er, der Begründer der Auskultationslehre, in seiner bretonischen Heimat wahrscheinlich an der Erkrankung, mit der er sich im klinischen Alltag so intensiv beschäftigt hatte.

Obwohl es auch Laennec nicht an zahlreichen Neidern und Gegnern gefehlt hat, ist ihm das Auenbrugger'sche Schicksal erspart geblieben. 1825, 1 Jahr vor seinem Tode, wurde die mittelbare Auskultation bereits eifrig in den Pariser Krankenhäusern praktiziert. Zur Verbreitung des neuen Verfahrens hatten zum einen die vielen in Paris abgehaltenen Privatkurse, die von jungen Ärzten aus aller Welt besucht wurden, beigetragen, zum anderen die Übersetzung der „De l'auscultation médiate" ins Englische durch John Forbes (1787 – 1861) im Jahre 1821. Das Stethoskop als akustisches Medium, das nun zum wissenschaftlichen Prestige eines Arztes gehörte, hatte endgültig seinen Siegeszug angetreten.

Dass man das Laennec'sche Wunderinstrument auch in der Geburtshilfe benutzen konnte, hat Jean Alexandre Lejumeau de Kergaradec (1787 – 1877) 1822 festgestellt, der bei der Untersuchung einer Schwangeren die kindlichen Herztöne mit dem Zylinder hören konnte.

Bei den Ärzten im deutschen Sprachraum hat es längere Zeit gebraucht, bis die Auskultation als diagnostische Methode anerkannt war. Das hat insbesondere daran gelegen, dass größere Krankenhäuser sowie klinischer Unterricht am Krankenbett damals noch Raritäten waren. Orte wie Halle, Würzburg, Heidelberg und Berlin waren die Keimzentren der Verbreitung dieser neuartigen diagnostischen Verfahren. Ab 1850 waren Kurse für Perkussion und Auskultation an allen deutschen Universitäten üblich.

1826 versuchte Pierre Adolphe Piorry (1794 – 1879) die Auenbruggersche Perkussionsmethode dadurch zu verbessern, dass er ein Plättchen aus Elfenbein (Elfenbeinplessimeter) zur mittelbaren Perkussion von Thorax und Abdomen benutzte. Aus der Praktikabilität dieser Technik erwuchs dann die Erkenntnis, dass man auch den eigenen Finger als Plessimeter in Form der Finger-Finger-Perkussion anwenden konnte. Andere Formen der Perkussion wie beispielsweise diejenige, die mittels Perkussionshammer durchgeführt wurde, konnten sich langfristig nicht durchsetzen.

Die neue Wiener Schule zu Beginn des 19. Jahrhunderts war ebenso wie die Pariser Schule streng klinisch-symptomatologisch und pathologisch-anatomisch orientiert. Physikalische Diagnostik und anatomisch-pathologische Nachbeurteilung waren ihre Charakteristika. Zu den bekanntesten Ärzten dieser Epoche, die auch die Zweite Wiener Schule genannt wurde, gehörten der Kliniker Joseph Skoda (1805 – 1881), der Pathologe Carl von Rokitansky (1804 – 1878) sowie der Dermatologe Ferdinand von Hebra (1816 – 1880). Skoda hat sich als Autodidakt eingehend mit den Methoden der Perkussion und Auskultation beschäftigt und versucht, die verschiedenen Geräuschqualitäten weiter zu differenzieren und physikalisch zu analysieren. Die enge Zusammenarbeit mit seinem Kollegen und Freund Rokitansky hat es auch Skoda ermöglicht, klinisch-physikalisch erhobene Befunde mit pathologisch-anatomischen zu korrelieren. In seiner 1839 erschienenen Schrift „Abhandlung über Perkussion und Auskultation" hat Skoda ein grundlegendes physikalisches System der Schallphänomene entwickelt, das noch heute Gültigkeit hat. Skoda hat die signes physiques nicht, wie seine Vorgänger, ausschließlich organspezifisch erklärt, sondern sie physikalisch auf die Gesetzmäßigkeiten der Akustik zurückgeführt. Das hervorragende diagnostische Können der Wiener Kliniker um Skoda hat vor allem auf einer geschulten Wahrnehmung und einer großen akustischen Sensibilität der Untersucher beruht. Die „Blitzdiagnosen" der Wiener Ärzte waren weit über die Grenzen Österreichs bekannt.

Entwicklungen in der neueren Zeit

Mit der Anwendung physikalischer und chemischer Untersuchungsmethoden wurde der Patient in zunehmendem Maße „messbar". Krankheitssymptome waren besser zu erkennen, zu beschreiben und im klinischen Verlauf zu beobachten.

Früh setzten Bemühungen ein, um vor allem die Auskultation zu verbessern: Der Weg vom Zylinder über das Hörrohr zum mono- und binauralem Stethoskop war gebahnt. Ohr- und Bruststücke haben vielfältige Änderungen im Laufe der Zeit erfahren. Während im 19. Jahrhundert noch die starren uniauralen Stethoskope auf dem Kontinent vorherrschend waren, haben sich die biegsamen binauralen frühzeitig in den angelsächsischen Ländern durchgesetzt.

Die klinische Interpretation der akustischen Befunde, wie sie mit Hilfe von Perkussion und Auskultation erfolgte, konnte jedoch zwangsläufig nur so gut sein wie die akustische Sensibilität des Untersuchers. Es gab keine Möglichkeit das Gehörte aufzuzeichnen und objektiv zu vergleichen. Schon Ende des 19. Jahrhunderts begannen die ersten Versuche, Geräuschphänomene festzuhalten, um sie besser analysieren zu können. Ähnlich einem Grammophon wurden damals die Atem- und Herzgeräusche auf Wachswalzen übertragen. Sie konnten somit erstmals von verschiedenen Untersuchern wiederholt angehört und bewertet werden.

1895 führte Cartex Experimente durch, in denen die akustischen Wellen auch optisch dargestellt werden konnten. Eine Membran wurde durch Druckänderungen der Schallwellen zum Schwingen gebracht. Diese Schwingungen beeinflussten die Gaszufuhr einer Flamme. Anhand der Höhe der Flamme wiederum konnten die Schwingungen visualisiert werden. Es bestand so auch die Möglichkeit, das optische Geschehen auf einem Fotofilm festzuhalten.

Am Anfang des 20. Jahrhunderts wurde es mit Hilfe von Mikrophonen möglich, Atem- und Herzgeräusche in elektrische Impulse umzuwandeln, zu verstärken und die Schwingungen mit einer Elektronenstrahlröhre „sichtbar" zu machen. Erste elektromagnetische Datenspeicher konnten die analogen Signale aufzeichnen. Bass benutzte 1924 erstmals Kondensatormikrophone und ein Oszilloskop, um normale und pathologische Atemgeräusche darzustellen. Cabot und Dodge konnten 1925 mit ihrer Apparatur Geräuschsignale verstärken und bestimmte Bereiche herausfiltern und bewerten. Damit war der Grundstein gelegt für die Phonopneumographie.

Die Entwicklung der Computertechnik läutete ein neues Zeitalter der Speicherung und Auswertung von akustischen Biosignalen ein. Die Studien von Forgacs u. Mitarb. symbolisieren diesen Beginn der digitalen Auskultation. Die computergestützte Auskultation ermöglicht es auch, solche Geräuschphänomene zu beurteilen, die entweder nur schlecht durch das Stethoskop zu übertragen sind oder aber außerhalb des menschlichen Hörbereichs liegen.

Mit der Entwicklung der Computertechnik sowie der breiten Verfügbarkeit von digitalem Speicher und immer größer werdender Rechenleistung ist auch die Analyse in der Bioakustik fortgeschritten. Seit den 80er Jahren wurde die elektronische Auskultation in Zusammenarbeit verschiedener Disziplinen wie klinisch tätiger Ärzte, Physiologen, Ingenieure und Physiker kontinuierlich weiter entwickelt. In dem Verfahren liegt zweifellos ein großes Potential für die nicht-invasive Diagnostik von Herz- und Lungenerkrankungen [1–21].

Literatur

[1] Cabot RC, Dodge HF. Frequency characteristics of heart and lung sounds. JAMA 1925; 84: 1793-1795

[2] Bass E. Objective recording of sound patterns of normal and pathological breath sounds. Ges Inn Med 1927; 39: 345

[3] Lesky E. Meilensteine der Wiener Medizin. Große Ärzte Österreichs in drei Jahrhunderten. Wien, München, Bern: Verlag Wilhelm Maudrich 1981

[4] Loudon RG. History of lung sounds. Seminars in respiratory Medicine 1985; 3: 157-164

[5] Anschütz F, Meier-Sydow J. Über Atemgeräusche und Nebengeräusche. Pneumologie 1993; 47: 5-13

zu Auenbrugger

[6] Lesky E. Leopold Auenbrugger – Schüler van Swietens. Dtsch med Wschr 1959; 84: 1017-1022

[7] 7 Jarcho S. Observations on the history of physical diagnosis: Hippocrates, Auenbrugger, Laennec. J of the International College of Surgeons 1959; 31: 717-725

[8] Jarcho S. Morgagni and Auenbrugger in the retrospect of two hundred years. Bulletin of the history of medicine 1961; 35: 489-496

[9] Rate RG. Leopold Auenbrugger and „The Inventum Novum". The Journal of the Kansas Medical Society 1966; 16: 30-33

[10] Kutkowka A. Leopold Auenbrugger, Edler von Auenbrugg (1722 – 1809), der Erfinder der Perkussion des Thorax. Zeitschrift für Allgemeinmedizin/Der Landarzt 1972; 32: 1502-1510

[11] Sakula A. Auenbrugger: Opus and Opera. J Roy Coll Phycns 1978; 12: 180-188

zu Laennec

[12] Bishop PJ. Reception of the stethoscope and Laennec's book. Thorax 1981; 36: 487-492

[13] Kligfield P. Laennec and the discovery of mediate auscultation. The American J of Med 1981; 70: 275-278

[14] Sakula A. RTH Laennec 1781 – 1826. His life and work: a bicentenary appreciation. Thorax 1981; 36: 81-90

[15] Trautmann M, Trautmann JC. RTH Laennec 1781 – 1826. Münch med Wschr 1981; 123: 1717-1720

[16] Rapoport J. Laennec and the discovery of auscultation. Israel J of Med Sciences 1986; 22: 597-601

[17] O'Shea JG. Renè Laennec: His brilliant life and tragic early death. Scot Med J 1989; 34: 474-477

[18] Sakula A. Laennec and the invention of the stethoscope. J of Med Biography 1993; 1: 113-116

[19] Kerridge I. Renè Laennec and the introduction of the stethoscope. Aust NZ J Med 1996; 26: 407-410

[20] Duffin J. To see with a better eye. A life of RTH Laennec. Princeton University Press 1998

[21] Jay V. The Legacy of Laennec. Arch Pathol Lab Med 2000; 124: 1420-1422

32 Die Wissenschaftliche Arbeitsgemeinschaft für die Therapie von Lungenkrankheiten und der Beginn kontrollierter, multizentrischer Studien in Deutschland

R. Kropp

Im Dezember 1963 trafen sich in der 2. Medizinischen Universitätsklinik Frankfurt am Main zehn „zornige, nicht mehr ganz junge" Wissenschaftler, wie sie sich später mit gewisser Selbstironie nennen sollten, die einen Ausweg aus ihrem Ungenügen an der etablierten Forschung ihrer Zeit suchten [13].

Ihre Kritik richtete sich gegen deutschsprachige Publikationen mit angeblich schlüssigen Aussagen über den Wert, das Ergebnis therapeutischer Prüfungen. Jedoch fehlten fast allen im deutschen Sprachbereich erschienenen einschlägigen therapeutischen Studien die methodischen Voraussetzungen, wie sie z. B. schon Martini [6] erarbeitet hatte. Diese waren zu der Zeit bereits in angloamerikanischen Studien unabdingbar. Chemotherapeutische Wertermittlungen – z. B. bei der Tuberkulose – waren in Form der kontrollierten multizentrischen Prüfungen bei der Veterans' Administration in den USA und beim British Medical Research Council gang und gäbe [19]. So verlangen Medikamentenprüfungen unter anderem – vor allem bei chronischen Krankheiten – wegen der Inhomogenität des Krankengutes und Abweichungen in der ergänzenden Behandlung Fallzahlen, welche die Möglichkeiten einer einzelnen Klinik überschreiten [2, 4].

Trendelenburg [14] hat die Kriterien aufgeführt, welche – nicht nur nach Einschätzung dieser Wissenschaftler – als Voraussetzung für schlüssige Untersuchungsergebnisse angesehen wurden:

1. Genaue und vollständige Deklaration der methodischen Anordnung
2. Ausreichende Fallzahl
3. Art und Homogenität des Krankengutes
4. Einheitliche und ausreichende Dosierung
5. Mindestdauer der Medikation von 3 Monaten kontinuierlich
6. Monotherapie mit neuem Chemotherapeutikum nur unter bestimmten Voraussetzungen zulässig
7. Vermeidung einer Kombination mit stark wirksamen Medikamenten, die eine Erfolgsbeurteilung erschweren
8. Vermeidung alternierender, vor allem stärker wirksamer Kombinationen während der Prüfphase
9. Angabe der bakteriellen Resistenz gegenüber bisherigen Mitteln, besonders, wenn sie zur Kombination herangezogen werden
10. Elimination so genannter Mitursachen, vor allem aktiver Therapie
11. Schlüssige, möglichst quantitative Behandlungskriterien
12. Vergleichsbasis, bei chronischen Tuberkulosen durch Vorbeobachtung, bei Frischfällen durch parallele oder retrospektive Kollektive.

(Man erkennt aus der Auflistung dieser Kriterien, dass der Verfasser vorwiegend chemotherapeutische Studien im Sinn hatte und als Pneumologe an die zur Zeit der Publikation noch erheblichen Unsicherheiten bei der kombinierten Chemotherapie der Tuberkulose dachte.) Diese uns heute selbstverständlichen, ja in ihrer Formulierung fast antiquiert vorkommenden Kriterien waren 1963 neu, umstritten, teilweise als unnötig beurteilt. Nach Meinung von Trendelenburg sollten diese methodischen Postulate zur Abfassung und Publikation chemotherapeutischer Arbeiten jedoch für verbindlich erklärt werden.

Die Besprechungen während der Zusammenkunft in Frankfurt am Main führten, um diese Prinzipien in die Tat umzusetzen, zur Gründung der Wissenschaftlichen Arbeitsgemeinschaft für die Therapie von Lungenkrankheiten e. V. (WATL). Diese Arbeitsgemeinschaft hatte zum Ziel, neue Behandlungsformen von Krankheiten der Atmungsorgane in multizentrischen kontrollierten Studien auf ihre Wertigkeit zu prüfen. Oder, wie es im § 2 der Satzung der WATL formuliert wurde: „Ziel ist die Förderung von Wissenschaft und Forschung; der Satzungszweck wird verwirklicht in der Durchführung von wissenschaftlichen Forschungsvorhaben in Form von unabhängigen, in gemeinschaftlicher Arbeit der Mitglieder durchgeführten Prüfungen verschiedener Behandlungsformen bei Lungen-

Tabelle 32.**1** Gründungsmitglieder der Wissenschaftlichen Arbeitsgemeinschaft für die Therapie von Lungenkrankheiten (WATL).

Privatdozent Dr. med. Karl Bartmann, Berlin
Dr. med. Hans-Jürgen Brand, Berlin
Dr. med. Gerhard Forschbach, Großholzleute
Dr. med. Erich Picht, Agra/Schweiz
Professor Dr. med. Karl-Ludwig Radenbach, Frankfurt am Main
Dr. med. Ingeborg Schütz, Berlin
Dr. med. Helmut Seidel, Gerlingen
Dr. med. Friedrich Trendelenburg, Davos-Wolfgang/Schweiz
Dr. med. Karl Unholtz, Berlin
Dr. med. Dietrich Wentz, Waldhof-Elgershausen

krankheiten und ihrer Bewertung nach den anerkannten Grundsätzen der Wissenschaft und der ärztlichen Ethik."

Die Eintragung der WATL in das Vereinsregister Frankfurt am Main erfolgte am 5. März. 1964. Gründungsmitglieder waren (Tab. 32.**1**):

Mit der Gründung der WATL befand man sich auf einem neuen Feld: Methodische Postulate, Probleme individueller und kollektiver Vergleiche, die Versuchsplanungen von Prüf- und Kontrollgruppen, die Wahl der statistischen Verfahren für die Beweiskraft auch kleinerer Patientenzahlen, die ethische Vertretbarkeit der Versuchsanordnungen u. a. m. wurden kritisch und oft kontrovers erörtert. Insgesamt fanden die Mitglieder zu verbindlichen gemeinsamen Richtlinien für ihre Arbeit [6]. Hierüber wurde im Laufe der Jahre mehrfach berichtet [1, 3, 9, 11].

Darüber hinaus „ist eine Arbeitsgemeinschaft von Klinikern und später auch niedergelassenen Ärzten zur Prüfung von Therapieverfahren nicht irgendein eingetragener Verein mit dem Ziel großer Mitgliederzahlen" [17]. Die Mitglieder gehen einzeln die Verpflichtung zu aktiver Mitarbeit an Therapiestudien ein, eine Verpflichtung, neben den eigenen beruflichen Lasten zusätzliche Aufgaben auf sich zu nehmen, zu schweigen von den angedeuteten ethischen Konfliktmöglichkeiten, eine Verpflichtung, die gemeinsam erarbeiteten Studienprotokolle minutiös zu erfüllen, die Verpflichtung, die Ergebnisse nur als Gruppe, als WATL, zu publizieren.

Schließlich war die finanzielle Grundlage dieser wissenschaftlichen Arbeit von Anfang an problematisch. Jedes Mitglied war ehrenamtlich tätig. Sachkosten wurden so gering wie möglich gehalten und zum Teil persönlich getragen. Eine Zusammenarbeit mit Interessenten, z. B. pharmazeutischen Firmen, wurde nach intensiver Diskussion verworfen, um Unabhängigkeit zu bewahren und auch nur den Anschein einer Beeinflussbarkeit zu vermeiden. Die erste Studie wurde vom Deutschen Zentralkomitee zur Bekämpfung der Tuberkulose finanziell unterstützt. Eine Finanzierung durch neutrale Institutionen gelang ansonsten nicht.

In lang dauernden gemeinsamen Sitzungen und vielen persönlichen Gesprächen „raufte man sich immer wieder zusammen" und fand bei jeder neuen Fragestellung, jeder neuen Studie die gemeinsame Linie. Diese Zusammenkünfte waren für alle Teilnehmer ein Gewinn, eine Erweiterung ihres Wissens, ihres Horizontes – und sind es bis heute. Darüber hinaus kamen und kommen diese Gespräche, der Austausch von Erfahrungen und Literaturkenntnissen natürlich auch den Mitarbeitern und damit den Patienten zugute.

Jeder Vorschlag zu einer Studie wurde zunächst gründlich diskutiert. Nach grundsätzlicher Befürwortung wurde ein Studienleiter bestellt und von diesem ein Studienprotokoll erarbeitet, in der nächsten Sitzung besprochen, geändert, verbessert und schließlich genehmigt. Die Studienteilnehmer brachten ihre Patienten ein; schließlich bereitete der Studienleiter eine Publikation, welche wiederum von den Mitgliedern gemeinsam beraten und beschlossen wurde. Dieses überaus gründliche und verlässliche, allerdings deswegen auch zeitraubende Verfahren konnte natürlich nicht zu sehr kurzfristigen Ergebnissen und Veröffentlichungen führen, vor allem auch, weil sich die WATL keinen hauptamtlichen Koordinator leisten konnte, wie es bei den eingangs genannten englischen und US-Studiengruppen der Fall war. Dieses langwierige Procedere wurde von Außenstehenden immer wieder moniert und von den Mitgliedern bedauert, jedoch in Kauf genommen, um die Qualität der Studien zu gewährleisten.

Anfangs der sechziger Jahre des letzten Jahrhunderts wurde der Übergang von der Phthisiologie zur modernen Pneumologie zwar von Einzelnen vorhergesehen und als notwendig erachtet, aber kaum in Angriff genommen. Die Chemotherapie der Tuberkulose war noch unsicher, bei weitem noch ohne allgemein anerkannte feste Standards, auch ohne endgültige Erkenntnisse über den Wert der einzelnen (neuen) Medikamente. Zwar war die Kombinationstherapie als notwendig erkannt, aber die Dauer der Behandlung und der Wert etlicher der Medikamente, z. B. der Para-Aminosalizylsäure (PAS), von Cycloserin, Ethionamid oder Thiocarlid (DATC), allein oder in Kombination gegeben, war im Vergleich zu anderen Medikamenten – oder keiner Medikation – unklar. So ist es kein Wunder, dass sich die ersten Studien der WATL mit diesem Problem befassten (Tab. 32.**2**). Parallel hierzu erfolgten Publikationen zu methodischen Problemen [2, 8, 9, 11, 15, 16].

In der Folge hat sich die WATL unter ihren Vorsitzenden Professor F. Trendelenburg (1964 – 1972, 1978 – 1994), Professor K. Bartmann (1972 – 1978) und Professor U. Costabel (seit 1994) mit zahlreichen weiteren Themen, Problemen befasst. Die Studien und Publikationen im Einzelnen zu referieren würde zu weit führen. Einzelne seien zitiert, um das große Spektrum der Veröffentlichungen zu illustrieren:

Die WATL hat im Laufe der Jahre wichtige multizentrische, kontrollierte Studien durchgeführt und publiziert. Sie zu beschreiben und zu würdigen sprengt bei weitem den Rahmen dieses Artikels; es mag einem späteren Bemühen vorbehalten bleiben. Das primäre Verdienst der WATL besteht in der Erarbeitung der Grundlagen und der methodischen Wege für chemotherapeutische Studien, die kontrolliert und multizentrisch konzipiert sein sollten, in der klinischen, vor allem pneumologischen Forschung in Deutschland, und in der Publizierung und Verbreitung dieser Ergebnisse.

Tabelle 32.**2** Auswahl von Publikationen der WATL zu verschiedenen Themenbereichen der Pneumologie.

- Wissenschaftliche Arbeitsgemeinschaft für die Therapie von Lungenkrankheiten (WATL). Die Einordnung von Capreomycin, Ethambutol und Thiocarlid in den Behandlungsplan der Tuberkulose. Proc. 5 Internat. Kongr. Chemother., Wien 1967
- Wissenschaftliche Arbeitsgemeinschaft für die Therapie von Lungenkrankheiten (WATL). Bakterienausscheidung im Auswurf als frühes Kriterium für den Therapieeffekt antituberkulöser Mittel, dargestellt am Beispiel antituberkulöser Monotherapie. Koll. Forsch. Inst. Borstel 1968
- Wissenschaftliche Arbeitsgemeinschaft für die Therapie von Lungenkrankheiten (WATL). Comparaison des effets de la thiocarlide (DATC), du PAS, et du repos au lit sur la concentration des bactères de Koch dans le sputum au cours du « retreatment » dans les cas resistants à l'INH. Bull. Internat. Union Tuberc. 40, 1968, 51
- Wissenschaftliche Arbeitsgemeinschaft für die Therapie von Lungenkrankheiten (WATL). Kooperative kontrollierte Prüfung von Thiocarlid (DATC), PAS und alleiniger Bettruhe in kurzfristiger Monotherapie bei vorbehandelter kavernöser Lungentuberkulose. Beitr. Klin. Tuberk. 139, 1969, 115–139
- Wissenschaftliche Arbeitsgemeinschaft für die Therapie von Lungenkrankheiten (WATL). Clinical activity of Rifampicin investigated in monotherapy on bacillary tuberculosis patients resistant to major drugs. 6th Internat. Kongr. Chemother. Tokio 1969
- Wissenschaftliche Arbeitsgemeinschaft für die Therapie von Lungenkrankheiten (WATL). Ethionamide + Cycloserine + PAS versus Isoniazid + Streptomycin + PAS as initial antituberculosis chemotherapy followed by the standard regimen. Pneumologie 151, 1975, 176–184
- Wissenschaftliche Arbeitsgemeinschaft für die Therapie von Lungenkrankheiten (WATL). A comparison of Rifampicin, Ethambutol or PAS in short-term monotherapy in pretreated cavitary pulmonary tuberculosis. Pneumonology 153, 1975, 43
- Wissenschaftliche Arbeitsgemeinschaft für die Therapie von Lungenkrankheiten (WATL). Vergleich dreimal wöchentlicher mit täglicher Corticosteroidgabe bei Sarkoidose. Prx. Klin. Pneumol. 40, 1986, 123–128
- Wissenschaftliche Arbeitsgemeinschaft für die Therapie von Lungenkrankheiten (WATL). Die Progredienz des Lungenemphysems bei schwerem α-1-Pi-Mangel. Med. Klin. 83, 1988, 1
- Wissenschaftliche Arbeitsgemeinschaft für die Therapie von Lungenkrankheiten (WATL). Preventive therapy in mite asthma using the acaricidal agent Acarosan. 14. Kongr. Europ. Akad. Allergol. Clin. Immunol., Berlin 1989

WATL-Literatur

[1] Bartmann K. Vol. 4: Zur Methodik der klinischen Prüfung von Antituberulotika. Wien: Proc. 5. Internat. Kongr. Chemother. 1967, p. 5-18

[2] Bartmann K. Die Grundlagen der klinischen Prüfungen von Medikamenten. Fortb. Thoraxkrankh. Stuttgart: Hippokrates Verlag Stuttgart 1978, p. 90-99

[3] Bartmann K. Clinical evaluation of the efficacy of antituberculosis chemotherapy. A review of its methods. Z Erkrank Atm Org 1991; 177: 6-19

[4] Fink H. Grundsätze des kontrollierten Versuchs. Arzneimittelforsch Drug Res 1978; 28: 2017-2019

[5] Jungbluth H, Kropp R. Einordnung neuer Tuberkulostatika in den Behandlungsplan. Klin Wschr 1968; 46: 680

[6] Martini P. Methodenlehre der therapeutisch-klinischen Forschung. 3. Aufl. Berlin: Springer 1962

[7] Matthiessen W. Zellkinetische Grundlagen der zytostatischen Therapie. Symposion über adjuvante zytostatische Therapie beim Bronchialkarzinom der Wissenschaftlichen Arbeitsgemeinschaft für die Therapie von Lungenkrankheiten (WATL). Berlin 28./29. März 1980

[8] Radenbach KL. Die Bewertung kontrollierter klinischer Prüfung bei der Chemotherapie der Tuberkulose. Prax Klin Pneumol 1967; 41: 69

[9] Radenbach KL. Standardtherapie, schematische und individuelle Behandlung – Kontrollierte klinische Prüfungen und Serumaktivitätsbestimmungen. Prax Pneumol 1977; 31: 71-74

[10] Schütz I, Bartmann K, Radenbach K-L. et al. Vergleich der Verträglichkeit von Protionamid und Ethionamid im Doppelblindversuch. Beitr Klin Tuberk 1969; 140: 296

[11] Schütz I. Die Bedeutung kontrollierter klinischer Prüfungen für die Praxis der Chemotherapie der Lungentuberkulose. Deutsches Medizinisches Journal 1971; 22: 6-15

[12] Schütz I. Die Bewertung kontrollierter klinischer Prüfungen bei der Chemotherapie der Lungentuberkulose. Prax Klin Pneumol 1987; 41: 69-78

[13] Trendelenburg F. Über die Qualität chemotherapeutischer Veröffentlichungen. Beitr Klin Tuberk 1963; 127: 235-236

[14] Trendelenburg F. Vorschlag zu interklinikalen Gemeinschaftsarbeiten für Chemotherapie. Beitr Klin Tuberk 1963; 127: 323-325

[15] Trendelenburg F. Vol. 1: (WATL). Methoden der klinischen Prüfung neuer tuberkulostatischer Stoffe unter besonderer Berücksichtigung der ethischen Probleme und der individuellen Verlaufsvergleiche. Proc. III. Internat. Kongr. Chemother. Stuttgart: Thieme Verlag 1963/1964, p. 63-72

[16] Trendelenburg F. Klinische Prüfungen der Phasen III und IV. Prax Pneumol 1981; 35: 1034-1039

[17] Trendelenburg F, Forschbach G, Schütz I. et al. WATL – 25 Jahre Wissenschaftliche Arbeitsgemeinschaft für die Therapie von Lungenkrankheiten e.V. Privatdruck 1989

[18] Überla K. Multizentrische Studien, Probleme und Rahmenbedingungen von Therapiestudien. Methodenkolloquium I. Günzburg: Schloss Reisensburg 27.-29. April 1978, p. 36-42

[19] World Health Organization. Principles for the clinical evaluation of drugs. Technical Report, Series 403. Genf 1968

33 Die strikt überwachte Chemotherapie der Tuberkulose – vor über 30 Jahren erstmals in Deutschland ambulant in größerem Umfang durchgeführt

I. Schütz †

Als sich die antituberkulöse Chemotherapie als Therapie der Wahl erwiesen und anfangs der 60er-Jahre des letzten Jahrhunderts nach und nach durchgesetzt hatte, trat bald eine Reihe von praktischen Problemen stärker in den Vordergrund. Eines betraf die lange Dauer der Medikamenten-Einnahme (damals 18 bis 24 Monate). Mit dieser Zeitspanne, wesentlich länger als heutigentags erforderlich und durch die geringere Wirksamkeit der damals verfügbaren Medikamente bedingt, hatten manche Patienten große Schwierigkeiten. Derart lange Medikamentengaben waren unbekannt und ungewohnt, sonst unüblich; hinzu kam die Furcht vor den Nebenwirkungen der Behandlung, welche auch nicht selten in Erscheinung traten.

Zur damaligen Zeit war eine Kooperation der Patienten somit sicherlich noch schwerer zu erreichen als jetzt: Die Dauer der medikamentösen Therapie, ihre Nebenwirkungen bei längerfristiger Gabe von Mehrfachkombinationen und die schlechtere Verträglichkeit auch der einzelnen Komponenten führten viel häufiger dazu, dass der Patient die Therapie abbrach, weil er sich subjektiv bald besser fühlte; damit wurde es schwieriger, die weitere Behandlung einzusehen und zu akzeptieren, zumal die verbleibenden Beschwerden lediglich durch die Medikamente bedingt waren beziehungsweise auf diese bezogen wurden.

Diese Patienten, welche die Therapie vorzeitig abbrachen, wurden als „unzuverlässig" eingeordnet. Zu ihnen gehörten natürlich auch diejenigen, welche prinzipiell unfähig und/oder nicht willens waren, die Medikamente langfristig in eigener Regie verlässlich und regelmäßig einzunehmen.

Um auch diesen Patienten eine Heilungschance zu eröffnen, wurde mancherorts eine kontrollierte Behandlung angeboten, vorwiegend während eines stationären Aufenthaltes. Das heißt, dass diese Patienten zustimmten, ihre Medikamente unter Aufsicht, „strikt überwacht", einzunehmen.

Der erste Bericht über Erfahrungen in Deutschland mit dieser Behandlungsmöglichkeit während einer **ambulanten** [1, 2] Tuberkulosetherapie wurde 1973 von mir publiziert [3]. Es handelte sich um 41 Patienten aus den Jahren 1968 – 1972, welche an einer infektiösen Lungentuberkulose litten und aus disziplinarischen Gründen mehrfach eine Klinik verlassen mussten oder den stationären Aufenthalt eigenmächtig abgebrochen hatten. Unter ihnen waren vor allem Alkoholiker [4] und dissoziale Menschen (Debile, Rauschgiftsüchtige, völlig Haltlose, Obdachlose und Kriminelle), an denen Kliniken und Gesundheitsbehörden gescheitert waren.

Als Kriterien für die Aufnahme in diese Studie „ambulante überwachte Chemotherapie" galten:

- eine mindestens zweimalige disziplinarische und/oder eigenmächtige Beendigung des Klinikaufenthaltes,
- wiederholte inkorrekte Medikamenteneinnahme während der ambulanten Behandlung; dies ließ sich durch die Berechnung des Zeitraumes, für den die verordneten Medikamente nur hätten ausreichen müssen, erkennen,
- eindeutiges Rezidiv unter einer der Bakteriensensibilität angepassten und korrekt verordneten Therapie,
- und/oder eine schon aus früherer Behandlung bekannte mangelhafte Kooperation des Patienten.

Die Einwilligung des Patienten zu einem solchen Vorgehen zu erlangen war nicht schwierig. Denn dadurch entging er disziplinarischen Maßnahmen, wie Zwangsunterbringung (bei offener Tuberkulose) oder Sperrung der Sozialunterstützungen. Schwieriger war es schon, die Einwilligung der Kostenträger zu erhalten. Bedeutete doch eine strikt überwachte ambulante Therapie, dass die Patienten täglich (fünfmal in der Woche) die Praxis aufsuchen mussten. Und das überschritt im Allgemeinen das Budget des Kassenarztes. Aber obwohl diese Form der ambulanten Behandlung bisher in Deutschland noch nicht durchgeführt wurde, waren die Krankenkassen von dieser Maßnahme zu überzeugen;

denn eine ambulante Behandlung war ja weniger kostenaufwändig als ein monatelanger stationärer Aufenthalt. Schließlich haben später die Ergebnisse die Maßnahmen gerechtfertigt.

Über 60 % der behandelten Patienten waren Alkoholiker. Über die Hälfte war ledig oder geschieden. Die überwiegende Zahl der Patienten war ungelernter Arbeiter oder Maurer. Aber auch vier Patienten aus Krankenpflegeberufen waren darunter.

Die in die Studie aufgenommenen Patienten mussten arbeitstäglich (fünfmal wöchentlich) die lungenfachärztliche Praxis[1] aufsuchen. Hier erhielten sie ihre Medikamente (in einmal täglicher Gabe) als intravenöse Infusion, intramuskuläre Injektion beziehungsweise oral. Letztere wurden unter der Aufsicht einer erfahrenen Sprechstundenhilfe eingenommen. Auch wurden regelmäßig die erforderlichen Kontrolluntersuchungen vorgenommen [5].

Patienten, die während dieser Therapie *auch nicht* kooperierten[2], brachen diese vorwiegend bereits innerhalb des ersten Monats nach Beginn der überwachten Behandlung ab. Wurde der erste Monat aber durchgehalten, dann kamen die Patienten auch im ganzen ersten Jahr regelmäßig oder mit nur kurzen Unterbrechungen. Wenn hierdurch auch ein Rezidiv nicht zu erwarten war, zog sich doch die überwachte Therapie durch solche Unterbrechungen länger hin als gewöhnlich, wobei zu bedenken ist, dass zur damaligen Zeit die Chemotherapie ohnehin länger durchgeführt werden musste als jetzt.

Bei der Überprüfung, welche Patienten am kooperativsten waren, stellte sich heraus, dass Alkoholiker im Allgemeinen als kooperativ angesehen werden konnten, selbst wenn sie schon zerebrale Folgeschäden hatten. Das Gleiche gilt auch für die Gruppe der im Krankenhaus Uneinsichtigen. In der Gruppe der Dissozialen war dagegen die überwachte Chemotherapie schlecht praktikabel. Hier hätte man nur mit einem gewissen Erfolg rechnen können, wenn man die Medikamente den Patienten regelmäßig in die Wohnung hätte bringen können.

Bei manchen Patienten waren die Beendigung der Injektions- beziehungsweise Infusionsbehandlung oder die Wiederaufnahme der Arbeit Ursache für ihren Therapieabbruch. Diese Zahl lag im geschilderten Kollektiv relativ hoch im Gegensatz zu Berichten aus anderen Ländern. Das erklärt sich daraus, dass sich dort Organisationen mit Psychologen, Fürsorgerinnen und Schwestern der Patienten annehmen, und dass oft auch noch gewisse Möglichkeiten des Zwanges bestehen.

Von den 42 Patienten war die überwachte ambulante Therapie bei ⅔ erfolgreich. Bei diesen Kranken konnte sie über die individuell erforderliche Zeit durchgehalten werden. Die Tuberkulose besserte sich klinisch und röntgenologisch, eine dauerhafte Sputumkonversion konnte erreicht werden.

Postskriptum

Vergleicht man das geschilderte Vorgehen mit heutigen Verhältnissen, vor allem mit der Propagierung von DOT (directly observed treatment) [6] durch die Weltgesundheitsorganisation (WHO), so ist letztere ausgefeilter, weltweit angewandt und auf einen erheblich größeren Patientenkreis bezogen. Doch klingen die der Publikation von 1973 zugrunde liegenden Verhältnisse, Überlegungen und Vorgehensweisen, auch die Ergebnisse, wie ein Vorgriff auf diese derzeit erfolgreiche Strategie (DOT), welche gleichfalls eine „strikt überwachte" Chemotherapie als ein wesentliches Element ihres Vorgehens zum Inhalt hat [7].

[1] Die ambulante überwachte Therapie wurde in meiner Praxis in Berlin-Moabit durchgeführt. Gleichzeitig war ich als Oberärztin an der Lungenklinik Heckeshorn bei Herrn Professor Radenbach tätig.

[2] Anstelle des Begriffs „Kooperation" ist heute „Compliance" bzw. „Adherence" üblich.

Literatur

[1] Eddison GG, Farmer BM. A control study of home versus hospital treatment of tuberculosis; three-year study results. Amer Rev resp Dis 1971; 103: 886-887

[2] Onstad GD, Sbarbaro JA, Rotenberg L. Posthospital chemotherapy of the unreliable patient. Amer Rev Resp Dis 1970; 101: 258-264

[3] Schütz I. Ambulante Chemotherapie der Lungentuberkulose unter besonderer Berücksichtigung der strikt überwachten, intermittierenden Medikamentengabe. Prax Pneumol 1973; 27: 154-168

[4] Kerntke G. Tuberkulose und Alkohol. Prax Pneumol 1968; 22: 349-367

[5] Radenbach KL. Überwachung und Kontrolluntersuchungen bei ambulanter antituberkulöser Behandlung. Prax Pneumol 1965; 19: 145-155

[6] World Health Organization. Framework for effective tuberculosis control: WHO/TB/94.179. Genf: WHO 1994

[7] World Health Organization. What is DOTS? A guide to understanding the WHO-recommended TB control strategy known as DOTS. WHO/CDS/CPC/TB/99.270. Genf: WHO 1999

34 Die Abklärung der Lübecker Säuglingstuberkulose

H. L. Rieder

Im Jahre 1930 erschütterte eine tödliche Tuberkuloseepidemie bei Säuglingen in Lübeck die Weltöffentlichkeit und stellte die Sicherheit der BCG-Schutzimpfung, das erste entdeckte Mittel zur Bekämpfung der Tuberkulose, scheinbar infrage. Dieser Artikel hat zum Ziel, die Essenz dieser Epidemie zusammenzufassen und den involvierten Experten Tribut zu zahlen für ein Meisterstück rigoroser wissenschaftlicher Abklärung und exemplarisch fachübergreifender Zusammenarbeit.

Herstellung und Verteilung von BCG

Calmette und Guérin entwickelten den Impfstoff BCG (Bacille Calmette-Guérin) zwischen 1908 und 1921 in 230 Subkulturen auf einem Kartoffel-Rindergalle-Medium eines Stammes von Mycobacterium bovis, der 1921 ohne jegliche Tierpathogenität und als vollständig attenuiert befunden wurde [1].

Der Impfstoff wurde 1921 erstmals durch den Pädiater Weill-Hallé in Paris bei einem Säugling verwendet und anschließend zuerst in Frankreich und dann in einer steigenden Anzahl europäischer Länder verwendet [2]. Auf schriftliches Verlangen wurden dem entsprechenden Arzt drei versiegelte Ampullen mit dem Impfstoff gratis zur Verfügung gestellt. Die Instruktionen zur Aufbewahrung der Impfkulturen waren klar: „... L'étuve qui les contient ne recevera aucun autre microbe, surtout aucun autre bacille tuberculeux ..." (... Der die Kulturen enthaltende Brutschrank darf keine anderen Mikroorganismen enthalten, insbesondere aber keine anderen Tuberkulosebakterien ...) [3].

Für die Impfung wurde die orale Verabreichung von drei Dosen im Abstand von zwei Tagen innerhalb der ersten 10 Lebenstage anempfohlen, aufgenommen in einem Esslöffel körperwarmer Milch [3].

Die ersten Berichte über die Einführung von BCG in Deutschland gehen auf das Jahr 1925 in Eifel durch Buschmann, 1927 in Neukölln-Berlin durch Zadek, und 1928 in Breslau durch Prausnitz zurück [2]. Im Allgemeinen Krankenhaus Lübeck wurde das erste Kind am 10. Dezember 1929 mit dem im zugehörigen Laboratorium sub-kultivierten Impfstoff geimpft.

Die Epidemie

Im Zeitraum vom 10. Dezember 1929 bis zum 30. April 1930 wurden in Lübeck 412 Kinder geboren, von denen 251 (inklusive drei auswärts geborene) geimpft wurden (Tab. 34.**1**) [4]. Von den 251 Geimpften verstarben 77, davon 72 (28,7 % der Geimpften) mit oder an ausgedehnter autoptisch nachgewiesener Tuberkulose [4, 5]. Von den drei bis zum 10. Februar 1930 geimpften Kindern starb keines [6]. Die Epidemie der Todesfälle erreichte ihren Höhepunkt im Juni 1930 (Abb. 34.**1**) [4]. Die

Tabelle 34.**1** Sterblichkeit von 415 Säuglingen entsprechend Impfstatus, Lübeck, 10. Dezember 1929 bis 30. April 1930 [4].

Impfung	***verstorben***		
	ja	**nein**	**total**
ja	77	174	251
nein	19	145	164
total	96	319	415

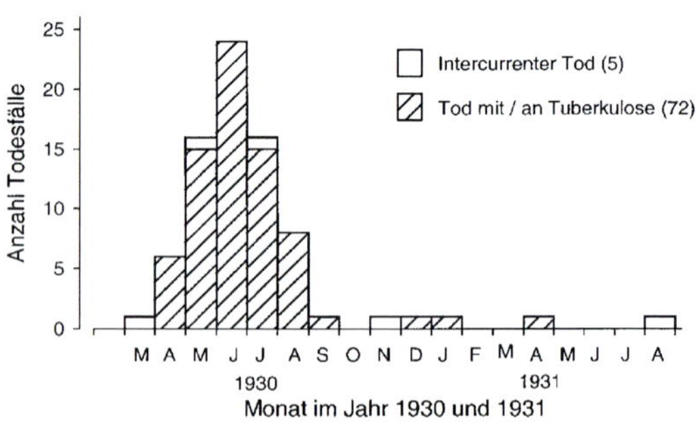

Abb. 34.**1** Epidemiekurve der 77 Todesfälle bei Lübecker Säuglingen nach BCG-Impfung, 1930 – 1931 [4].

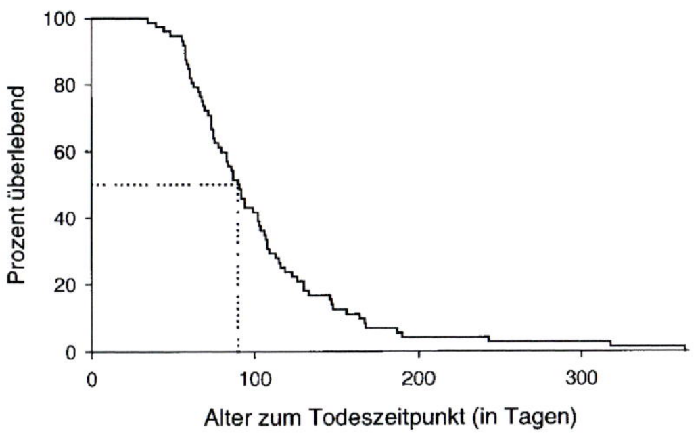

Abb. 34.**2** Überlebenskurve der an oder mit Tuberkulose gestorbenen 72 Säuglinge, Lübeck, 1930 – 1931 [4].

mediane Überlebenszeit der 72 mit oder an Tuberkulose verstorbenen Säuglinge betrug 90 Tage (Abb. 34.**2**) [4]. Alle verstarben innerhalb des ersten Lebensjahres.

Bei 126 der 174 überlebenden Kinder wurden in den radiologischen Verlaufskontrollen in den Jahren 1932 und 1933 einwandfrei Verkalkungen der Mesenteriallymphknoten nachgewiesen.

Die Abklärung der Epidemie

Die Gebrüder Lange (Ludwig Lange von der Bakteriologischen Abteilung des Reichsgesundheitsamtes und Bruno Lange von der Seuchenabteilung des Instituts „Robert Koch") wurden mit der Abklärung der Epidemie beauftragt und kamen erstmals am 14. März 1930 zur Probenentnahme [7] und am 15. Mai 1930 zur weiteren Abklärung nach Lübeck [6, 7, 8]. Für die Erstellung des Datensatzes und dessen abschließender Analyse konnte Albert Moegling von der Deutschen Forschungsanstalt für Tuberkulose und der Bakteriologischen Abteilung des Reichsgesundheitsamtes von anfangs Juli bis Ende September 1930 gewonnen werden, dessen Arbeit von Kurt Jannasch, dem Leiter der lokalen Tuberkulosefürsorge, akribisch weitergeführt wurde [4]. Die pathologische Aufarbeitung wurde durch Hans Kleinschmidt koordiniert [5].

Bereits am 17. Juli 1930 lag ein vorläufiger Bericht von Ludwig Lange vor, der die entscheidende Frage beantwortete [6]. Im Vordergrund der Abklärung stand natürlich die Frage, ob der von Petroff früher erhobene Verdacht, dass BCG seine Virulenz zurückgewinnen könnte [9], sich bewahrheitet hatte. Petroff hatte anscheinend eine morphologisch nachweisbare Dissoziation von BCG in einen avirulenten und einen virulenten Stamm aufgezeigt. Bruno Lange erhielt den implizierten BCG-Stamm von Petroff persönlich und konnte zweifelsfrei nachweisen, dass diesem virulentes M. tuberculosis beigemischt war [8]. Trotzdem war die Rückbildung von BCG zur Virulenz in Lübeck die wichtigste zu beantwortende Fragestellung.

Dass BCG allein als unwahrscheinlich für die Epidemie verantwortlich sein konnte, ergab sich aus der stark variierenden Letalität je nach Datum der Verabreichung des Impfstoffes: beispielsweise verstarben 17 und erkrankten 5 erheblich von den 24 Säuglingen, die vom 25. bis 27. März 1930 geimpft wurden, jedoch verstarb keiner von den 20 Säuglingen, die vom 1. bis 5. April geimpft wurden. Aus diesen epidemiologischen Hinweisen ergab sich die Hypothese, dass der täglich verwendete Impfstoff aus einer wechselnden Mischung von virulentem und avirulentem Material bestand [4]. Da nach der Realisierung der Epidemie die vorhandenen Impfstoffröhrchen bis auf wenige Impfstoffreste [7] vernichtet worden waren, konnte diese Hypothese nicht systematisch geprüft werden.

Unter den Impfstoffresten konnten bei acht keine lebenden Mykobakterien gezüchtet werden, bei einem wurde nur BCG nachgewiesen, bei einem weiteren nur virulentes M. tuberculosis der „Kiel"-Gruppe [7]. Bei Organkulturen von 30 gestorbenen und einer Magensaftkultur eines lebenden Kindes wurden in 28 Fällen für Meerschweinchen pathogenes, für Kaninchen jedoch apathogenes M. tuberculosis isoliert, alle Stämme vom gleichen Typus.

Der Stamm „Werner" aus Kiel

Den M. tuberculosis-Stamm „Werner" hatte das Kieler Hygienische Institut vom Institut Robert Koch, Berlin, bezogen; er wurde am 9. September 1929 an das Laboratorium in Lübeck auf dessen Anfrage gesandt [7], nachdem infolge eines Thermostatenfehlers im Sommer sämtliche Kulturen vernichtet worden waren [10]. Dieser Stamm zeigte glücklicherweise ein seltenes Charakteristikum, das seine relativ leichte Identifizierung erlaubte, nämlich die Tendenz dieses Stammes zur „Vergrünung". Nach wenigen Tagen Inkubation trat ein leichter Grünstich auf, der seine stärkste Ausprägung nach zwei bis vier Wochen entwickelte. Dieser „Blaugrünstich" war ein relativ seltenes Merkmal und ließ daher eine eindeutige Zuordnung der in Lübeck isolierten Stämme zu. Von 200 verschiedenen im Laboratorium für Tuberkuloseforschung des Reichsgesundheitsamts untersuchten humanen und bovinen Stämmen zeigten außer den Kielstämmen nur zwei eine solche Vergrünung und BCG-Stämme nie.

Zubereitung und Verabreichung des Impfstoffes in Lübeck

Im Laboratorium des Lübecker Krankenhauses wurden sowohl BCG als auch der Stamm „Werner" im gleichen Brutschrank propagiert [10], ein deutlicher Verstoß gegen die von Calmette geforderte Sorgsamspflicht.

Nach Angabe der Laboratoriumsschwester wurde für die Herstellung des Impfstoffes von Kulturmaterial etwa 14 Tage alter Eiernährböden ausgegangen. Es wurde im Mörser fein zerrieben, durch Zusetzen von Traubenzucker-Glyzerinlösung emulgiert und die aufbereitete Emulsion in einer Packung von je drei 2 ml enthaltenden Fläschchen für jedes Kind an die Hebammen abgegeben [5]. Wie die eigentliche Kontamination von BCG mit M. tuberculosis zustande kam, konnte nicht einwandfrei geklärt werden.

Um das Schlucken der Impflösung zu erleichtern, wurde den Kindern von einzelnen Hebammen die Nase zugehalten. Dies erklärt das Entstehen von Aspirations-Lungentuberkulosen und tuberkulösen Mittelohrentzündungen, die bei mehreren Kindern festgestellt wurden. Des Weiteren wurde der Impfstoff entgegen den Vorschriften nicht immer in einem Esslöffel mit körperwarmer Milch abgegeben, sondern gelegentlich auch mit anderen Flüssigkeiten, deren Quantität zudem in hohem Maße variierte (vom Esslöffel bis zum Beifügen des Impfstoffs zum Gesamtinhalt der Flaschenmahlzeit), vermischt und gelegentlich aufgehitzt.

Zusammenfassende Beurteilung der Experten

Epidemiologisch sprach die Abklärung für eine Beimischung von virulentem Material zum BCG-Impfstoff in variablen Mischverhältnissen [4].

Die bakteriologische Abklärung identifizierte den Stamm „Werner" aus Kiel als den virulenten Anteil [7].

Die pathologisch-klinische Abklärung zeigte massiven Mesenterialbefall und Disseminierung [5]. Otitiden und Aspirationstuberkulosen [8] wiesen auf das Problem unsachgemäßer Fütterung (unter Zuhalten der Nase) hin. Die relativ niedrige Letalität wurde auf die variable Virulenz des Kieler Stammes, die unterschiedlichen Verdünnungsmaßnahmen, Erhitzungen des den Impfstoff erhaltenden Einnahmemittels, sowie postprandiales Erbrechen und nicht aufgenommene Bodensätze aus Flaschennahrung zurückgeführt.

Gerichtliches Nachspiel

Vom 12. Oktober 1931 bis zum 6. Februar 1932 fand die gerichtliche Untersuchung vor der II. Großen Strafkammer des Landgerichts der Freien und Hansestadt Lübeck und des oldenburgischen Landesteils Lübeck statt [10]. Zu verantworten hatten sich der Chefarzt der Inneren Medizin (gleichzeitig Verantwortlicher des Laboratoriums), der ärztliche Leiter des Gesundheitsamtes, der Chefarzt der Kinderklinik und die Laborschwester. Der erstere wurde wegen eines Vergehens der fahrlässigen Tötung in Tateinheit mit fahrlässiger Körperverletzung zu zwei Jahren Gefängnis verurteilt. Der ärztliche Leiter des Gesundheitswesens wurde wegen desselben Vergehens zu einer Gefängnisstrafe von einem Jahr und drei Monaten verurteilt. Der Chefarzt der Kinderklinik wurde freigesprochen und die Laborschwester aus Mangel an Beweisen freigesprochen.

Epilog

In einer bemerkenswerten Qualität und Zusammenarbeit von Epidemiologie, Bakteriologie und Pathologie wurde die Lübecker Epidemie in kurzer Zeit abgeklärt und BCG vollständig rehabilitiert. Trotzdem wurde die generelle Einführung der BCG-Impfung in Deutschland dadurch verzögert.

Die BCG-Impfung wurde weltweit erst in den 50er-Jahren als allgemeine Schutzimpfung eingeführt [11]. Sie verleiht einen relativ guten Schutz gegen disseminierte Formen der Tuberkulose (vor allem die tuberkulöse Meningitis) im Kleinkindesalter [12], trägt aber wenig zur Verbesserung der epidemiologischen Entwicklung der Tuberkulose bei [13]. Eine zunehmende Anzahl industrialisierter Länder hat die allgemeine BCG-Impfung inzwischen sistiert [14], da die Indikation zum Schutz gegen die tuberkulöse Meningitis mit der Verbesserung der epidemiologischen Lage nicht mehr gegeben ist und die seltenen wichtigen Impfkomplikationen (Osteomyelitis und generalisierte Erkrankung) in einigen Ländern häufiger wurden als die Krankheit, die die Impfung verhüten sollte [12].

Dass Kreuzkontaminationen ein leider nicht seltenes Geschehen in mykobakteriologischen Laboratorien sind, ist inzwischen hinreichend etabliert [15]. Calmette hatte dies befürchtet und entsprechende Anweisungen in aller Deutlichkeit gegeben, Empfehlungen, die sowohl vom internistischen Chefarzt des Lübecker Krankenhauses als auch der zuständigen Gesundheitsbehörde fahrlässig und mit katastrophalen Folgen missachtet wurden.

Danksagung

Herr Uwe Molkentin stellte Arbeiten aus dem Reichsgesundheitsamt zur Verfügung und Herr Dr. Robert Kropp verschaffte zusätzliche historische Unterlagen aus den Archiven in Lübeck.

Literatur

[1] Calmette A. Preventive vaccination against tuberculosis with BCG. Proc Roy Soc Med 1931; 24: 85-94

[2] Institut Pasteur. Vaccination préventive de la tuberculose de l'homme et des animaux par le BCG. Rapports et documents provenant des divers pays (France exceptée) transmis à l'Institut Pateur en 1932. 1 ed. Paris: Masson et Cie 1932, p. 1-366

[3] Calmette A, Guérin C, Nègre L. et al. Prémunition des nouveau-nés contre la tuberculose par le vaccin BCG (1921 à 1926). Ann Inst Pasteur 1926; 40: 89-134

[4] Moegling A. Die „Epidemiologie" der Lübecker Säuglingstuberkulose. Arbeiten a d Reichsges-Amt 1935; 69: 1-24

[5] Schürmann P, Kleinschmidt H. Pathologie und Klinik der Lübecker Säuglingstuberkuloseerkrankungen. Arbeiten a d Reichsges-Amt 1935; 69: 25-204

[6] Lange L. Zu den Tuberkuloseschutzimpfungen in Lübeck. Zeitschr Tuberkulose 1930; 57: 305-310

[7] Lange L, Pescatore H. Bakteriologische Untersuchungen zur Lübecker Säuglingstuberkulose. Arbeiten a d Reichsges-Amt 1935; 69: 205-305

[8] Lange B. Untersuchungen zur Klärung der Ursachen der im Anschluss an die Calmette-Impfung aufgetretenen Säuglingserkrankungen in Lübeck. Zeitschr Tuberkulose 1930; 59: 1-18

[9] Petroff SA, Branch A, Steenken Jr W. A study of Bacillus Calmette-Guérin (BCG). I. Biological characteristics, cultural „dissociation" and animal experimentation. Am Rev Tuberc 1929; 19: 9-46

[10] Edelhoff J. Der Calmette-Prozess. Der Wagen. Ein Lübeckisches Jahrbuch. Lübeck: Hansisches Verlagskontor 1984, p. 62-68

[11] Comstock GW. The international tuberculosis campaign: a pioneering venture in mass vaccination and research. Clin Infect Dis 1994; 19: 528-540

[12] Rieder HL. Interventions for tuberculosis control and elimination. Paris: International Union Against Tuberculosis and Lung Disease 2002, p. 1-251

[13] Styblo K, Meijer J. Impact of BCG vaccination programmes in children and young adults on the tuberculosis problem. Tubercle 1976; 57: 17-43

[14] Trnka L, Dankova D, Zitova J. et al. Survey of BCG vaccination policy in Europe: 1994 – 96. Bull World Health Organ 1998; 76: 85-91

[15] Heifets L. False diagnosis of tuberculosis. (Editorial). Int J Tuberc Lung Dis 2001; 5: 789-790

Anhang: Quellenverzeichnis

Kap. 1
Pneumologie 2003; 57: 314
Pneumologie 2003; 57: 340–341

Kap. 2
Pneumologie 2011; 65: 21–24

Kap. 3
Pneumologie 2010; 64(10): 626–631

Kap. 4
Pneumologie 2010; 64(7): 415–421

Kap. 5
Pneumologie 2010; 64(5): 311–315

Kap. 6
Pneumologie 2010; 64(4): 249–254

Kap. 7
Pneumologie 2010; 64(2): 111–114

Kap. 8
Pneumologie 2009; 63(12): 702–708

Kap. 9
Pneumologie 2009; 63: 582–584

Kap. 10
Pneumologie 2009; 63 : 404–406

Kap. 11
Pneumologie 2009; 63: 228–230

Kap. 12
Pneumologie 2008; 62: 602–606

Kap. 13
Pneumologie 2008; 62: 200–203

Kap. 14
Pneumologie 2008; 62: 93–98

Kap. 15
Pneumologie 2007; 61: 655–658

Kap. 16
Pneumologie 2007; 61: 522–524

Kap. 17
Pneumologie 2007; 61: 374–380

Kap. 18
Pneumologie 2007; 61: 291–294

Kap. 19
Pneumologie 2007; 61: 99–104

Kap. 20
Pneumologie 2006; 60: 772–776

Kap. 21
Pneumologie 2006; 60: 701–710

Kap. 22
Pneumologie 2006; 60: 401–407

Kap. 23
Pneumologie 2006; 60: 360–365

Kap. 24
Pneumologie 2006; 60: 290–294

Kap. 25
Pneumologie 2006; 60: 96–99

Kap. 26
Pneumologie 2005; 59: 901–909

Kap. 27
Pneumologie 2005; 59: 725–729

Kap. 28
Pneumologie 2005; 59: 349–353

Kap. 29
Pneumologie 2005; 59: 213–217

Kap. 30
Pneumologie 2005; 59: 33–35

Kap. 31
Pneumologie 2004; 58: 525–530

Kap. 32
Pneumologie 2004; 58: 176–178

Kap. 33
Pneumologie 2003; 57: 761–762

Kap. 34
Pneumologie 2003; 57: 402–405

Begriffe zum Stöbern

J

K

L

M

N

O

P

R

S